Manual de condutas na

COVID-19

Manual de condutas na COVID-19

EDITORES
Vinícius Machado Correia
Eduardo Messias Hirano Padrão
Lucas Lentini Herling de Oliveira
Vinicius Zofoli de Oliveira
Paula Sepulveda Mesquita
Victor Paro da Cunha
Rodrigo Antonio Brandão Neto
Heraldo Possolo de Souza
Lucas Oliveira Marino
Julio Flávio Meirelles Marchini
Júlio César Garcia de Alencar
Sabrina Corrêa da Costa Ribeiro
Irineu Tadeu Velasco

SIMM

MANOLE

Editor gestor: Walter Luiz Coutinho
Editora: Eliane Usui
Projeto gráfico: Departamento de Arte da Editora Manole
Diagramação: Departamento de Arte da Editora Manole, HiDesign Estúdio
Ilustrações: HiDesign Estúdio, Luargraf Serviços Gráficos
Capa: Deborah Takaishi
Imagem de capa: Freepik

CIP-BRASIL. CATALOGAÇÃO NA PUBLICAÇÃO
SINDICATO NACIONAL DOS EDITORES DE LIVROS, RJ

M251
Manual de condutas na COVID-19 / Vinícius Machado Correia ... [et al.]. - 1. ed. - Barueri [SP] : Manole, 2020.
: il.

Inclui bibliografia e índice
ISBN 9786555760750

1. Coronavírus (Covid-19) - Manuais, guias, etc. 2. Coronavírus (Covid-19) - Diagnóstico. 3. Coronavírus (Covid-19) - Tratamento. I. Correia, Vinícius Machado.

20-64872 CDD: 614.58
CDU: 616-036.22

Leandra Felix da Cruz Candido - Bibliotecária - CRB-7/6135

Edição – 2020

Editora Manole Ltda.
Av. Ceci, 672 – Tamboré
06460-120 – Barueri – SP – Brasil
Tel.: (11) 4196-6000
www.manole.com.br | https://atendimento.manole.com.br/

Impresso no Brasil | *Printed in Brazil*

Sobre os editores

Vinícius Machado Correia

Membro Fundador da SIMM. Residente em Cardiologia pelo Instituto do Coração do Hospital das Clínicas da Faculdade de Medicina da Universidade de São Paulo (InCor-HC-FMUSP) (2020-2022). Ex-preceptor da Disciplina de Emergências Clínicas do HC-FMUSP (2019-2020). Residência em Clínica Médica pelo HC-FMUSP. Graduado em Medicina pela Unicamp. Instrutor do ATLS (Suporte de Vida Avançado no Trauma). Médico plantonista da UTI do Hospital Nipo-Brasileiro. Durante a pandemia, atua no atendimento de pacientes com COVID-19 no InCor.

Eduardo Messias Hirano Padrão

Membro Fundador da SIMM. Residente de *Internal Medicine* da University of Connecticut (2020-2022). Médico Assistente do Pronto-socorro Médico do HC-FMUSP em 2020. Ex-preceptor da Disciplina de Emergências Clínicas do HC-FMUSP (2019-2020). Residência em Clínica Médica pelo HC-FMUSP. Graduado em Medicina pela FMUSP. Médico plantonista da UTI do Hospital Nipo-Brasileiro. Durante a pandemia, atua no atendimento de pacientes com COVID-19 no Instituto Central (IC) do HC-FMUSP.

Lucas Lentini Herling de Oliveira

Membro Fundador da SIMM. Residente em Cardiologia no InCor-HC-FMUSP (2020-2022). Ex-preceptor da Disciplina de Emergências Clínicas do HC-FMUSP (2019-2020). Residência em Clínica Médica pelo HC-FMUSP. Graduado em Medicina pela Universidade Federal de Ciências da Saúde de Porto Alegre (UFCSPA). Durante a pandemia, atua no atendimento de pacientes com COVID-19 no InCor e no IC-HC-FMUSP.

Vinicius Zofoli de Oliveira

Membro Fundador da SIMM. Residente em Medicina Intensiva no HC-FMUSP (2020-2022). Ex-preceptor da Disciplina de Emergências Clínicas do HC-FMUSP (2019-2020). Médico Assistente do Pronto-socorro do Hospital Universitário (HU) da USP (2019). Residência em Clínica Médica pelo HC-FMUSP. Graduado em Medicina pela Universidade Federal do Rio de Janeiro (UFRJ). Médico plantonista da UTI do Hospital Nipo-Brasileiro. Durante a pandemia, atua no atendimento de pacientes com COVID-19 nas UTIs do IC-HC-FMUSP.

Paula Sepulveda Mesquita

Membro da SIMM. Preceptora da Disciplina de Emergências Clínicas do HC-FMUSP (2020-2021). Residência em Clínica Médica pelo HC-FMUSP. Graduada em Medicina pela Universidade de Uberaba (UNIUBE). Médica plantonista da UTI do Hospital Nipo-Brasileiro. Durante a pandemia, atua no atendimento de pacientes com COVID-19 no IC-HC-FMUSP.

Victor Paro da Cunha

Membro da SIMM. Preceptor da Disciplina de Emergências Clínicas do HC-FMUSP (2020-2021). Residência em Medicina de Emergência pelo HC-FMUSP. Graduado em Medicina pela Universidade Estadual do Piauí (UESPI). Durante a pandemia, atua no atendimento de pacientes com COVID-19 no IC-HC-FMUSP.

Rodrigo Antonio Brandão Neto

Médico Supervisor do Pronto-socorro do HC-FMUSP e do Programa de Residência de Medicina de Emergência do HC-FMUSP. Doutorado em Ciências Médicas pelo HC-FMUSP.

Heraldo Possolo de Souza

Professor-Associado da Disciplina de Emergências Clínicas do Departamento de Clínica Médica da FMUSP. Pesquisador Responsável pelo Laboratório de Investigação Médica – LIM 51 da Disciplina de Emergências Clínicas da FMUSP. Médico da Divisão de Clínica Médica de Emergência do HC-FMUSP.

Lucas Oliveira Marino

Médico Assistente e Diarista do Pronto-socorro do HC-FMUSP. Intensivista pela Associação de Medicina Intensiva Brasileira (AMIB). Médico Diarista da UTI Geral do Hospital Nipo-Brasileiro. Doutorado em Ciências Médicas pela FMUSP.

Julio Flávio Meirelles Marchini

Professor Colaborador do Departamento de Clínica Médica da FMUSP. Supervisor Suplente do Programa de Residência de Medicina de Emergência do HC-FMUSP. Pós-doutorado pela Harvard Medical School. Doutorado pela Faculdade de Medicina de Ribeirão Preto (FMRP) da USP. Título de Especialista em Medicina de Emergência pela Associação Brasileira de Medicina de Emergência (ABRAMEDE).

Júlio César Garcia de Alencar

Médico Assistente e Diarista do Pronto-socorro do HC-FMUSP. Doutorando da Disciplina de Emergências Clínicas do HC-FMUSP. Professor da Faculdade de Medicina da Universidade Municipal de São Caetano do Sul (USCS).

Sabrina Corrêa da Costa Ribeiro

Doutorado em Pneumologia pelo HC-FMUSP. Médica Supervisora do Pronto-socorro do HC-FMUSP. Especialização em Cuidados Paliativos, Terapia Intensiva pela AMIB e em Emergência pela ABRAMEDE. Coordenadora da Unidade de Cuidados Intensivos (UCI) do Pronto-socorro do HC-FMUSP.

Irineu Tadeu Velasco

Professor Titular da Disciplina de Emergências Clínicas do Departamento de Clínica Médica do Pronto-socorro do IC-HC-FMUSP. Médico Responsável do Laboratório de Investigação Médica – LIM 51 da Disciplina de Emergências Clínicas da FMUSP.

Sobre os editores colaboradores

Fernando Galassi Stocco Neto

Graduado em Medicina pela Faculdade de Medicina da Universidade de São Paulo (FMUSP). Médico Residente em Clínica Médica pelo Hospital das Clínicas (HC) da FMUSP. Durante a pandemia, dedica-se ao atendimento de pacientes suspeitos e confirmados na Unidade de Emergência Referenciada e em Unidades de Terapia Intensiva do HC-FMUSP.

Ricardo Vasserman de Oliveira

Graduado em Medicina pela Faculdade de Medicina da Universidade de São Paulo (FMUSP). Médico Residente em Clínica Médica pelo Hospital das Clínicas (HC) da FMUSP. Durante a pandemia, dedica-se ao atendimento de pacientes suspeitos e confirmados na Unidade de Emergência Referenciada e em Unidades de Terapia Intensiva do HC-FMUSP.

Victor Van Vaisberg

Graduado em Medicina pela Faculdade de Medicina da Universidade de São Paulo (FMUSP). Médico Residente em Clínica Médica pelo Hospital das Clínicas (HC) da FMUSP. Durante a pandemia, dedica-se ao atendimento de pacientes suspeitos e confirmados na Unidade de Emergência Referenciada e em Unidades de Terapia Intensiva do HC-FMUSP.

Sobre os autores

Alexandra Braga Furstenberger

Graduada em Medicina pela Universidade Federal do Rio Grande do Norte (UFRN). Residente em Clínica Médica pelo Hospital das Clínicas da Faculdade de Medicina da Universidade de São Paulo (HC-FMUSP). Durante a pandemia, dedica-se ao atendimento e cuidado de pacientes suspeitos e confirmados de COVID-19 na Unidade de Terapia Intensiva (UTI).

Álvaro Furtado Costa

Graduado em Medicina pela FMUSP. Residência Médica em Infectologia pelo Departamento de Moléstias Infecciosas e Parasitárias (DMIP) do HC-FMUSP. Médico Assistente da Enfermaria de Moléstias Infecciosas e Parasitárias do HC-FMUSP. Durante a pandemia, é Médico Assistente para pacientes internados com COVID-19 na enfermaria do HC-FMUSP.

Ana Paula Messias

Graduada em Medicina pela FMUSP. Especialista em Clínica Médica pelo HC-FMUSP e Residente em Oncologia pelo Instituto do Câncer do Estado de São Paulo (ICESP). Durante a pandemia, atua na enfermaria com casos suspeitos de COVID-19 no ICESP.

André Moreira Nicolau

Graduado em Medicina pela Escola Paulista de Medicina da Universidade Federal de São Paulo (EPM-Unifesp). Residente em Clínica Médica pelo HC-FMUSP. Durante a pandemia, dedica-se ao atendimento de pacientes com COVID-19 no pronto-socorro, nas enfermarias e na UTI do complexo HC-FMUSP.

André Pessoa Bonfim Guimarães

Graduado em Medicina pela Universidade Federal da Bahia (UFBA). Residente em Clínica Médica pelo HC-FMUSP. Durante a pandemia, dedica-se ao atendimento de pacientes com COVID-19 no pronto-socorro e na UTI do complexo HC-FMUSP.

Bárbara Bozzoli Destro

Graduada em Medicina pela Faculdade de Ciências Médicas da Santa Casa de São Paulo (FCMSCSP). Residente em Clínica Médica pelo HC-FMUSP. Durante a pandemia, dedica-se ao atendimento de pacientes com COVID-19 em Unidade de Terapia Intensiva do HC-FMUSP.

Beatriz Rizkallah Alves

Graduada em Medicina pela Faculdade de Ciências Médicas da Santa Casa de São Paulo (FCMSCSP). Residente em Clínica Médica pelo HC-FMUSP.

Bruno Rocha de Macedo

Médico Assistente da UTI Respiratória do Instituto do Coração (InCor) do HC-FMUSP. Aluno do Programa de Doutorado da Disciplina de Pneumologia do InCor-HC-FMUSP. Complementação Especializada em Ventilação Mecânica e Insuficiência Respiratória pela Disciplina de Pneumologia do InCor-HC-FMUSP. Médico e Especialista em Clínica Médica e Pneumologia pela Universidade Federal do Rio Grande do Sul (UFRGS) e Hospital de Clínicas de Porto Alegre (HCPA).

Carlos Augusto Metdieri Menegozzo

Médico Assistente de Cirurgia da Disciplina de Cirurgia Geral e Trauma do HC-FMUSP. Chefe do Grupo de Ultrassonografia *Point-of-Care* da Disciplina de Cirurgia Geral e Trauma do HC-FMUSP. Membro Titular do Colégio Brasileiro de Cirurgiões.

Carolina Saldanha Neves Horta Lima

Graduada em Medicina pela Universidade de Brasília. Residente em Clínica Médica pelo HC-FMUSP. Durante a pandemia, dedica-se ao atendimento de pacientes com COVID-19 na Unidade de Terapia Intensiva do HC-FMUSP.

Carolina Wermelinger Erthal

Graduada em Medicina pela Universidade Federal do Rio de Janeiro (UFRJ). Residência Médica em Clínica Médica na EPM-Unifesp. Durante a pandemia, dedica-se ao atendimento de pacientes com COVID-19 no pronto-socorro e na enfermaria de cuidados paliativos do Hospital São Paulo.

Deborah Teodoro

Graduada em Medicina pela FMUSP. Residente em Ginecologia e Obstetrícia pelo HC--FMUSP. Durante a pandemia, dedica-se ao cuidado de gestantes e puérperas com COVID-19 no HC-FMUSP.

Eduardo Kaiser Ururahy Nunes Fonseca

Graduado em Medicina pela EPM-Unifesp. Especialista em Radiologia e Diagnóstico por Imagem pelo Hospital Israelita Albert Einstein e em Radiologia Cardiotorácica pelo Instituto de Radiologia (InRad) e InCor-HC-FMUSP. Médico Assistente do InCor-HC-FMUSP.

Felipe Liger Moreira

Médico Residente em Medicina de Emergência no HC-FMUSP. Membro do American College of Emergency Physicians. Durante a pandemia, dedica-se ao atendimento de pacientes com COVID-19 no Departamento de Emergência do HC-FMUSP.

Felipe Melo Nogueira

Médico Assistente da Disciplina de Hematologia, Hemoterapia e Terapia Celular do HC-FMUSP. Durante a pandemia, dedica-se ao atendimento de pacientes hematológicos suspeitos no Hospital Dia da Hematologia.

Fernando Onuchic

Graduado em Medicina pela FMUSP. Residente em Clínica Médica pelo HC-FMUSP. Durante a pandemia, atua em UTIs referenciadas do complexo.

Fernando Rabioglio Giugni

Graduado em Medicina pela FMUSP. Especialista em Clínica Médica pelo HC-FMUSP e Cardiologia pelo InCor-HC-FMUSP.

Flávia Vanessa Carvalho Sousa Esteves

Graduada em Medicina pela Universidade Federal do Piauí (UFPI). Residente em Clínica Médica pelo HC-FMUSP. Durante a pandemia, dedica-se ao atendimento de pacientes com COVID-19 nas UTIs do HC-FMUSP.

Flora Goldemberg

Graduada em Medicina pela FMUSP. Residente em Infectologia pelo HC-FMUSP.

Gabriel Abrantes de Queiroz

Graduado em Medicina pela FMUSP. Especialista em Radiologia e Diagnóstico por Imagem pelo InRad-HC-FMUSP, cursando complementação especializada em Radiologia Cardiotorácica. Durante a pandemia, dedica-se à avaliação dos exames de imagem de pacientes com suspeita ou diagnóstico de COVID-19 no complexo HC-FMUSP.

Gabriel Berlingieri Polho

Graduado em Medicina pela FMUSP. Residente em Clínica Médica pelo HC-FMUSP. Durante a pandemia, dedica-se ao atendimento de pacientes com COVID-19 na enfermaria e UTI do HC-FMUSP.

Giovanna Chiqueto Duarte

Graduada em Medicina pela Universidade Estadual de Maringá (UEM). Residente em Clínica Médica pelo HC-FMUSP. Durante a pandemia, dedica-se ao atendimento de pacientes com COVID-19 no pronto-socorro e na UTI do complexo HC-FMUSP.

Gisela Biagio Llobet

Graduada em Biomedicina pela UFRGS e em Medicina pela FMUSP. Residência em Clínica Médica pelo HC-FMUSP, cursando complementação especializada em Cuidados Paliativos pelo HC-FMUSP. Durante a pandemia, dedica-se ao atendimento de pacientes com suspeita ou diagnóstico de COVID-19 na Enfermaria de Cuidados Paliativos do HC-FMUSP.

Glória Selegatto

Graduada em Medicina pela Universidade Federal de São Carlos. Residência em Infectologia pelo HC-FMUSP. Ex-preceptora da Residência Médica em Infectologia na CCIH.

Guilherme dos Santos Moura

Graduado em Medicina pela UFPI. Residência em Clínica Médica pela EPM-Unifesp. Residente de Cardiologia pelo InCor-HC-FMUSP.

Guilherme Moreira Magnavita

Graduado em Medicina pela UFBA. Mestre em Métodos Quantitativos em Saúde Pública pela Harvard T.H. Chan School of Public Health. Residente em Clínica Médica pelo HC-FMUSP. Durante a pandemia, dedica-se ao atendimento de pacientes com COVID-19 no pronto-socorro e UTI do HC-FMUSP.

Guilherme Parise Santa Catharina

Graduado em Medicina pela Pontifícia Universidade Católica de Campinas (PUC--Camp). Residência em Clínica Médica pela Santa Casa de São Paulo e em Nefrologia pelo HC-FMUSP. Atualmente é Médico Assistente da Unidade de Terapia Intensiva de

Nefrologia/UTI COVID do HC-FMUSP e Médico Assistente do Serviço de Emergência da Santa Casa de São Paulo.

Gustavo Antonio Marcolongo Bezerra

Graduado em Medicina pela FMUSP. Residente em Psiquiatria pelo HC-FMUSP. Durante a pandemia, atuou atendendo urgências e interconsultas psiquiátricas de pacientes com ou suspeitos de COVID-19, até ser deslocado como voluntário na frente de atuação clínica dentro do HC-FMUSP.

Iago Navas Perissinotti

Graduado em Medicina pela FMUSP. Residência Médica em Neurologia pelo HC-FMUSP. Complementando em Doenças Cerebrovasculares. Médico Assistente da UTI do ICESP.

Isabela de Castelo Branco e Souza

Aluna da Graduação em Medicina pela FMUSP. Presidente da Liga de Emergências Clínicas da FMUSP em 2019. Durante a pandemia, atuou como voluntária no Núcleo de Vigilância Epidemiológica do Hospital Universitário (HU-USP).

Isabelle I Hue Wu

Graduada em Medicina pela FMUSP. Residência Médica em Dermatologia pelo HC-FMUSP. Preceptora da Graduação do Departamento de Dermatologia do HC-FMUSP em 2018. Especialização em Tricologia pelo Hospital do Servidor Público Municipal. Colaboradora do Ambulatório de Laser do Departamento de Dermatologia do HC-FMUSP. Membro Titular da Sociedade Brasileira de Dermatologia.

Ítalo Antunes Franzini

Graduado em Medicina pela Faculdade de Medicina de Botucatu (FMB-UNESP). Residente em Clínica Médica pelo HC-FMUSP. Durante a pandemia, dedica-se ao atendimento de pacientes com COVID-19 no pronto-socorro e na UTI do complexo HC-FMUSP.

Juliana Alves Pereira Matiuck Diniz

Graduada em Medicina e Residência em Ginecologia e Obstetrícia pela Universidade Estadual de Campinas (Unicamp). Título de Especialista em Ginecologia e Obstetrícia pela Federação Brasileira das Associações de Ginecologia e Obstetrícia (FEBRASGO). Aperfeiçoamento em Endoscopia Ginecológica no Hospital Pérola Byington.

Kartagena Martins Barreto Borges
Graduada em Medicina pela Universidade Federal do Rio Grande do Norte (UFRN). Residente em Clínica Médica pelo HC-FMUSP. Durante a pandemia, dedica-se ao atendimento de pacientes com COVID-19 no pronto-socorro e nas UTIs do HC-FMUSP.

Leonardo Pereira Santana
Graduado em Medicina pela Escola Bahiana de Medicina e Saúde Pública (EBMSP). Residente em Clínica Médica pelo HC-FMUSP. Durante a pandemia, dedica-se ao atendimento de pacientes com COVID-19 na UTI do HC-FMUSP.

Ludimila Oliveira Resende
Graduada em Medicina pela Faculdade de Medicina de Botucatu (FMB-UNESP). Residente em Dermatologia pelo HC-FMUSP. Durante a pandemia, dedica-se ao atendimento de pacientes com COVID-19 nas enfermarias referenciadas do complexo HC-FMUSP.

Luiza Lapolla Perruso
Graduada em Medicina pela UFRJ. Especialista em Clínica Médica e Residente em Hematologia e Hemoterapia pelo HC-FMUSP. Atuou no cuidado dos pacientes hematológicos com COVID-19 no HC-FMUSP e na UTI do ICESP.

Marcelo Cristiano Rocha
Médico Supervisor de Cirurgia da Unidade de Emergência Referenciada do HC-FMUSP. Membro Titular do Colégio Brasileiro de Cirurgiões. *Fellow* do American College of Surgeons.

Mariana Akemi Matsura Misawa
Graduada em Medicina pela FMUSP. Residente em Oftalmologia pelo HC-FMUSP. Durante a pandemia, dedica-se ao atendimento de pacientes com COVID-19 na enfermaria do HC-FMUSP.

Mariana Hiromi Manoel Oku
Graduada em Medicina pela FMUSP. Residente em Neurologia pelo HC-FMUSP. Durante a pandemia, atua no atendimento de urgências e interconsultas neurológicas dos pacientes com COVID-19 no HC-FMUSP.

Marina Mattos Rebeis
Graduada em Medicina pela FMUSP. Residente em Dermatologia pelo HC-FMUSP. Durante a pandemia, dedica-se ao atendimento de pacientes com COVID-19 nas enfermarias referenciadas do complexo HC-FMUSP.

Melina de Oliveira Valdo

Graduada em Medicina pela FMUSP. Especialista em Clínica Médica pelo HC-FMUSP e Preceptora da Disciplina de Emergências Clínicas do HC-FMUSP.

Michelle Marcovici

Graduada em Medicina pela Unicamp. Residência Médica em Pediatria pelo HC--FMUSP. Preceptora do Pronto-socorro Infantil do Instituto da Criança do HC-FMUSP (2019 e 2020). Médica Pediatra da Unidade de Pronto-atendimento do Hospital Israelita Albert Einstein.

Natália Doratioto Serrano Faria Braz

Graduada em Medicina pela FMUSP. Residente em Cirurgia Geral pelo HC-FMUSP. Durante a pandemia, dedica-se ao atendimento e cuidado de pacientes suspeitos e confirmados de COVID-19 na UTI do HC-FMUSP.

Nubia Marrer Abed

Graduada em Medicina pela FMUSP. Residente em Dermatologia pelo HC-FMUSP. Durante a pandemia, dedica-se ao atendimento de pacientes com COVID-19 nas enfermarias referenciadas do complexo HC-FMUSP.

Paulo Siqueira do Amaral

Graduado em Medicina pela Faculdade de Medicina de Marília (FAMEMA). Especialista em Clínica Médica pela Unifesp. Residente em Oncologia pelo ICESP. Durante a pandemia, atua na enfermaria de onco-hematologia de pacientes com COVID-19 no HC-FMUSP.

Pedro Gomes Oliveira Braga

Graduado em Medicina pela FMUSP. Residente em Oftalmologia pelo HC-FMUSP. Durante a pandemia, dedica-se ao atendimento de pacientes com COVID-19 na Enfermaria do HC-FMUSP.

Rita de Cássia Franco Etrusco

Graduada em Medicina pela Faculdade de Medicina de Itajubá (FMIt). Residente em Clínica Médica pelo HC-FMUSP. Durante a pandemia, atua no cuidado de pacientes com COVID-19 na UTI do HC-FMUSP.

Rodolfo Furlan Damiano

Médico Residente em Psiquiatria pelo HC-FMUSP. Membro do Programa de Saúde, Espiritualidade e Religiosidade (Pro-SER) do Instituto de Psiquiatria (IPq) do HC--FMUSP, do Grupo de Pesquisa em Educação Médica da Universidade Federal de Juiz de Fora (UFJF) e atualmente mentor jr. do Programa de Mentoria da Faculdade de Medicina da USP (FMUSP). Editor dos livros *Uma Nova Medicina para Um Novo Milênio: A Humanização do Ensino Médico, Cartas ao Dr. Bezerra de Menezes* e *Spirituality, Religiousness and Health, From Research to Clinical Practice*. Durante a pandemia, atuou fazendo interconsultas e atendimentos de urgência no HC-FMUSP.

Rodrigo de Carvalho Flamini

Graduado em Medicina pela Faculdade de Medicina da UFJF. Residência Médica em Radiologia e Diagnóstico por Imagem pela Universidade Federal de Pernambuco (UFPE). Residência Médica em Medicina Nuclear pelo INCa (RJ). Pós-graduado em PET/CT pelo Hospital Israelita Albert Einstein.

Sara Terrim

Graduada em Medicina pela FMUSP. Residente em Neurologia pelo HC-FMUSP. Durante a pandemia, atua no atendimento de urgências e interconsultas neurológicas dos pacientes com COVID-19 no HC-FMUSP.

Stefânia Bazanelli Prebianchi

Graduada em Medicina pela PUC-Camp. Residência em Infectologia pela Unifesp. Preceptora da Residência Médica em Infectologia da Unifesp.

Thiago Vicente Pereira

Membro da SIMM. Graduado em Medicina pela FMUSP. Residência em Clínica Médica pelo HC-FMUSP. Preceptor da Disciplina de Emergências Clínicas (2018-2019). Atual Médico Residente em Cardiologia pelo InCor-HC-FMUSP.

Tomás Minelli

Graduado em Medicina pela FMUSP. Residente em Oftalmologia pelo HC-FMUSP. Durante a pandemia, dedica-se ao atendimento de pacientes com COVID-19 no pronto-socorro do HC-FMUSP.

Victor Arrais Araujo

Graduado em Medicina pela FMUSP. Residente em Clínica Médica pelo HC-FMUSP. Durante a pandemia, dedica-se ao atendimento de pacientes com COVID-19 em UTI e Emergências do HC-FMUSP.

Vinicius Vasconcelos Sobral

Graduado em Medicina pela Universidade Federal de Sergipe (UFS). Residente em Clínica Médica pelo HC-FMUSP.

Vitor Marcondes Ramos

Membro da SIMM. Graduado em Medicina pela FMUSP. Residência Médica em Cirurgia Geral pelo HC-FMUSP. Médico Preceptor da Disciplina de Cirurgia Geral e Trauma do HC-FMUSP.

William George Giusti Fischer

Graduado em Medicina pela Universidade Federal de Pelotas (UFPel). Especialista em Clínica Médica pelo HC-FMUSP. Preceptor da Disciplina de Emergências Clínicas.

O que é a SIMM?

Somos um grupo de entusiastas pelo atendimento em emergência e, principalmente, pelo ensino médico. Formamos uma equipe de oito médicos, sendo todos preceptores ou ex-preceptores do Hospital das Clínicas da Faculdade de Medicina da Universidade de São Paulo (HC-FMUSP).

Ao longo do ano de 2019, fomos responsáveis pelo ensino teórico e prático de Medicina de Emergência para residentes de Clínica Médica, Medicina de Emergência e alunos da graduação do HC-FMUSP. Desta experiência, surgiu a vontade de expandir o ensino de emergência para além dos muros da USP.

Nosso objetivo é disseminar o conhecimento. Com isso em mente, começamos a publicar acerca de temas frequentes no Instagram e YouTube. Rapidamente observamos a necessidade da criação de um curso prático, baseado em simulações realísticas, para poder estar mais perto dos alunos. A simulação realística é um método de ensino e aprendizado dinâmico, que consegue manter alto nível de atenção e "adrenalina", que se juntam em prol do conhecimento final. Foi essa a nossa principal ferramenta no ensino de emergência com os residentes e graduandos da FMUSP.

Em 2020, com a explosão de casos da pandemia de COVID-19, surgiu a necessidade de alcançar um público ainda maior, de modo que lançamos nossa plataforma de ensino a distância, com um curso abordando todos os aspectos da infecção por coronavírus, de forma gratuita, com cerca de 6 mil alunos inscritos. Mantivemos o mesmo entusiasmo, lançando também nosso podcast SIMMcast, buscando disseminar ainda mais a informação.

Convidamos vocês a conhecerem nosso novo projeto, o *Manual de Condutas na COVID-19*, em parceria com a Disciplina de Emergência do HC-FMUSP, e a continuar conosco nos nossos próximos projetos, seja a distância ou presenciais!

Não esqueça de nos acompanhar em nossas redes sociais, onde oferecemos conteúdo gratuito em Medicina de Emergência.

emergencia.simm

linktr.ee/simm

www.emergenciasimm.com.br

Emergencia SIMM

SIMMCast – Nosso podcast em Emergências

Sumário

Parte B – Sistemas e grupos especiais

Parte E – Profilaxia

Prefácio

A pandemia global causada pelo vírus SARS-CoV-2 mergulhou grande parte do mundo em uma gravíssima crise médica, social e econômica a partir do início de 2020. A COVID-19, doença respiratória causada pelo vírus SARS-CoV-2, já causou até o momento mais de 350 mil mortes no mundo, incluindo aproximadamente 29 mil apenas no Brasil. A mortalidade da COVID-19 é particularmente alta em pacientes com condições preexistentes, como hipertensão arterial sistêmica, diabetes e doença cardiovascular e naqueles que acabam por necessitar do uso de ventilação mecânica invasiva.

Da mesma forma com que a contaminação do vírus tomou rápida proporção global, percebemos incansável esforço da sociedade científica mundial, com a publicação de centenas de trabalhos científicos em busca do entendimento da doença, desde a fisiopatologia até os possíveis tratamentos. Surpreendentemente, o conhecimento acumula-se rapidamente, e as concepções que tínhamos sobre a doença no início da pandemia transformam-se radicalmente mês a mês. Impressiona também o obscurantismo, alimentado pelo medo e pela esperança de tratamentos eficazes para uma doença possivelmente letal.

Hospitais dedicaram enfermarias e UTIs para o cuidado exclusivo de doentes acometidos pelo novo coronavírus. Para aumentar o número de leitos, hospitais de campanha foram montados em diversas cidades pelo mundo. Neste contexto, o Hospital das Clínicas da Faculdade de Medicina da Universidade de São Paulo (HC-FMUSP) passou por uma grande transformação ao dedicar todo o prédio de seu Instituto Central (IC) aos casos suspeitos e confirmados de SARS-CoV-2, objetivando aumentar a capacidade e eficiência no tratamento às vítimas da COVID-19. Médicos das mais variadas áreas deixaram seus campos de atuação para contribuir integralmente no combate à doença, aumentando a força de trabalho no hospital.

Com o objetivo de agrupar informações baseadas em evidências, revisar conceitos clínicos e propor uma padronização de condutas médicas para profissionais que estejam na linha de frente do combate a COVID-19, nos empenhamos em escrever este manual prático, que passa por fisiopatologia, quadro clínico, diagnóstico, aspectos radiológicos, abordagem no pronto-socorro, abordagem na terapia intensiva e profilaxia, dentre outros. Esta obra é uma iniciativa dos médicos residentes do complexo HC-FMUSP, que estão na linha de frente, em conjunto com a SIMM (Simulações Médicas), empresa constituída por médicos preceptores e ex-preceptores de emergências do HC-FMUSP e que tem por objetivo principal o ensino de qualidade em emergências, por meio de cursos práticos (com simulações realísticas e oficinas práticas), de cursos teóricos e de amplo conteúdo disponibilizado nas diversas redes sociais. Além disso, o livro conta com o apoio e a supervisão do Departamento de Emergências Clínicas do HC-FMUSP. Acreditamos que neste momento de incertezas em relação à doença nova, é crucial que, em primeiro lugar, seja mantida a prática de uma medicina de alta qualidade e ética, linha pela qual seguimos nesta obra.

O livro é voltado para médicos e profissionais de saúde. Os capítulos foram elaborados de forma objetiva para consulta com conteúdo voltado a todos os níveis de atenção, desde o pronto atendimento até a terapia intensiva. O conteúdo está organizado em cinco partes, cobrindo os principais tópicos no assunto: o básico sobre o vírus e a doença; o acometimento da COVID-19 por sistemas orgânicos e em grupos de pacientes específicos; alterações radiológicas; o manejo clínico da COVID-19; e a profilaxia.

Para tornar o material acessível, todos os editores e autores prescindiram de quaisquer benefícios remuneratórios. O preço do livro, portanto, será o menor possível e parte dos lucros será revertida para o projeto HC com Vida (destinado ao combate à COVID-19) e para o Centro de Estudos Professor Antonino dos Santos Rocha. Esperamos com isso ajudar o maior número possível de profissionais da saúde e que possa resultar em um substrato no auxílio no cuidado de pacientes acometidos pela COVID-19 em todo o país!

Boa leitura.

Vinícius Machado Correia
Eduardo Messias Hirano Padrão
Lucas Lentini Herling de Oliveira
Vinicius Zofoli de Oliveira
Paula Sepulveda Mesquita
Victor Paro da Cunha
Rodrigo Antonio Brandão Neto
Heraldo Possolo de Souza
Lucas Oliveira Marino
Julio Flávio Meirelles Marchini
Júlio César Garcia de Alencar
Sabrina Corrêa da Costa Ribeiro
Irineu Tadeu Velasco
Fernando Galassi Stocco Neto
Ricardo Vasserman de Oliveira
Victor Van Vaisberg

Agradecimentos

Tempos de pandemia são difíceis, pois envolvem múltiplos aspectos da vida do ser humano. Todos nós estamos passando por talvez um dos momentos mais difíceis nas últimas décadas. Muitos estão perdendo familiares, entes amados, amigos, seus empregos, convívio social, lazer, sonhos e planos, entre outros. Este livro foi escrito por médicos que amam o que fazem, com o intuito de cuidarmos melhor de nossos pacientes e mitigar as consequências da pandemia. Gostaríamos de agradecer a todos os médicos residentes, assistentes, preceptores e professores do Hospital das Clínicas da Faculdade de Medicina da Universidade de São Paulo pelo apoio e ajuda na realização deste livro. Muito amor e dedicação foram empenhados, pensando em auxiliar a população brasileira. O Departamento de Emergência também merece toda a nossa gratidão, pois foi e ainda é a nossa casa, como residentes e depois como preceptores. Devemos mencionar principalmente os professores Heraldo Possolo e Rodrigo Brandão, que no Departamento de Emergência são os dois principais líderes que têm nos guiado, médicos assistentes, preceptores, residentes e internos, nestes tempos de pandemia. Por fim, gostaríamos de agradecer a todo profissional da saúde que todo dia vai ao trabalho, mesmo expondo sua família e a si próprio, muitas vezes trabalhando sob condições adversas.

Grupo SIMM:
Eduardo Messias Hirano Padrão
Lucas Lentini Herling de Oliveira
Vinícius Machado Correia
Vinicius Zofoli de Oliveira
Paula Sepulveda Mesquita
Victor Paro da Cunha

Dedicatórias

Dedico este livro à minha mãe Edna, minha irmã Isabella e à Mona, que sempre me apoiaram com amor mesmo sabendo da possibilidade de estar distante. Ao meu pai Messias que, em tempos de pandemia, me liga todos os dias perguntando se estou usando EPIs. E, por final, a todos os profissionais de saúde envolvidos nessa luta.

Eduardo Messias Hirano Padrão

Dedico este livro à minha mãe Elizabeth, meu pai Cloves, ao meu irmão Igor e à minha noiva Juliana, que sempre apoiam meus ideais e são a minha maior fonte de felicidade, de onde tiro minha força para correr atrás de meus objetivos. Vale ressaltar a imensa preocupação diária de meus pais com minha segurança durante essa pandemia, que nos distanciou fisicamente por um bom tempo. Dedico também a todos os profissionais de saúde que estão na linha de frente.

Vinícius Machado Correia

Dedico este livro aos meus pais, Bárbara e André, que tornaram possível que eu buscasse meus objetivos; aos meus pacientes, que me estimulam a acordar cedo todos os dias; e à minha noiva, Carol, e cachorro, Lek, que me fazem sentir saudades de casa, e voltar sempre com um sorriso no rosto.

Vinicius Zofoli de Oliveira

Dedico aos meus pais, Débora e Olímpio. Nunca mediram esforços para me permitir ser feliz. Dedico também a todas as pessoas que possam se beneficiar deste trabalho que fizemos com carinho – pacientes e profissionais. Que sirva de ferramenta para que os profissionais possam tratar da melhor maneira possível as pessoas que lhes forem confiadas.

Lucas Lentini Herling de Oliveira

Dedico este livro aos meus maravilhosos pais, Helder e Cássia, já que sem seu incansável estímulo e afeto eu não teria chegado na posição de ajudar as pessoas, assim como meu irmão, meus avós, tios e amigos que se preocuparam comigo diariamente durante esses dias difíceis. Lembro também dos meus colegas de equipe e agradeço por manterem seus espíritos sempre ativos e animados, tornando o sofrimento diário mais leve e suportável. Por fim, dedico aos pacientes que sofreram com essa doença nova que mudou o mundo, eles foram os verdadeiros guerreiros dessa pandemia.

Victor Paro da Cunha

Dedico este livro principalmente a todos os pacientes que sofreram e sofrem com essa doença e também às famílias que passaram por momentos sombrios e angustiantes. Não posso deixar de dedicar esta obra aos meus pais e irmão, Patricia, Luis Flavio e Luis Eduardo, que têm sido minhas maiores fontes de energia e esperança. Mesmo com a distância física, seguem ao meu lado com orações e palavras de conforto. Dedico também ao Lucas, aos meus amigos e familiares por tornarem meus dias mais coloridos. Por fim, dedico o livro à Preceptoria de Emergência do HC-FMUSP, grandes heróis desta jornada.

Paula Sepulveda Mesquita

Este livro foi feito pelos médicos residentes na linha de frente contra o COVID-19 em nossa instituição. O trabalho, a dedicação e a doação desses residentes na pandemia nos inspiraram e é uma enorme alegria editar este belíssimo trabalho. Obrigado por estarem na linha de frente comigo e pela honra de poder editar esta obra.

Rodrigo Antonio Brandão Neto

Dedico este livro ao meu pai, Gerson, exemplo de retidão, caráter e perseverança. À minha mãe, Ludmila, fonte infinita de amor e carinho. Ao meu irmão, Eduardo, meu grande amigo e minha referência como médico.

Lucas Oliveira Marino

Dedico este livro a todos que se dedicaram ao enfrentamento da pandemia.

Julio Flávio Meirelles Marchini

Dedico este livro ao meu pai, mais uma vítima da COVID-19, que me ensinou a lutar incansavelmente contra a doença.

Júlio César Garcia de Alencar

Dedico este livro à minha família, aos residentes que me inspiram e estimulam e aos pacientes que atendi nestes 20 anos, meus maiores e melhores professores.

Sabrina Corrêa da Costa Ribeiro

Dedico este livro aos meus pais, Gisela e Eduardo, que me educaram com todo amor e carinho, ao meu irmão Alexandre, parceiro incondicional e fonte de inspiração e orgulho, e minha namorada Daphne, que eu amo muito.

Ricardo Vasserman de Oliveira

Dedico este livro a meus pais, Denise e Paulo, dos quais a saudade diária move a vida na esperança do reencontro que se aproxima. À minha avó Maria, segunda mãe, que construiu os valores que tenho. Minha tia Eliane, inspiração que me levou à Medicina. Aos meus pacientes e seus familiares, minha verdadeira missão. A meus melhores amigos, que tornaram a pandemia mais leve. E por fim aos inesquecíveis mestres, em especial Elnara Negri, Daniel Deheinzelin, Leandro Taniguchi, Pedro Vitale Mendes e Arnaldo Lichtenstein, sem os quais nem metade das palavras que escrevi aqui teriam existido.

Fernando Galassi Stocco Neto

Dedico este livro aos meus pais, Alberto e Marly, que sempre me apoiaram em minhas escolhas. À minha família, avó Mina e tias Marcia e Paulette; aos avós Moysés, Clara e Henrique que não estão mais conosco, mas também sempre me ensinaram a amar a ciência e o cuidado ao próximo. Por fim, a todos os professores que tive em minha trajetória, e ajudaram a me tornar o médico que sou hoje.

Victor Van Vaisberg

1

Virologia e patogenia da COVID-19

Beatriz Rizkallah Alves
Flora Goldemberg
Eduardo Messias Hirano Padrão
Stefânia Bazanelli Prebianchi

INTRODUÇÃO

O surgimento estimado dos primeiros coronavírus varia entre 10.000 anos e 300 milhões de anos atrás. Os coronavírus são vírus da ordem Nidovirales e possuem alguns dos maiores genomas de RNA já identificados,[1,3] mais de três vezes mais longos que os de vírus como do HIV e hepatite C. A subfamília de coronavírus é ainda classificada em quatro gêneros: coronavírus alfa, beta, gama e delta. A denominação "corona" origina-se da semelhança entre sua forma arredondada com projeções pontiagudas e uma coroa. Os coronavírus que podem causar infecções sintomáticas em humanos estão em dois gêneros: alfacoronavírus (HCoV-229E e HCoV-NL63) e betacoronavírus (HCoV-HKU1, HCoV-OC43, MERS-CoV e SARS-CoV). Manifestam-se habitualmente como resfriados leves,[1] OC43 e HKU1, provenientes de roedores, e 229E e NL63, provenientes de morcegos.

Já os outros coronavírus são mais conhecidos pela gravidade de suas infecções: o SARS-CoV (causador da SARS, *severe acute respiratory syndrome* ou síndrome respiratória aguda grave) e o MERS-CoV (*Middle East respiratory syndrome* ou síndrome respiratória do Oriente Médio) – provenientes de morcegos.[1] Por fim, o SARS-CoV-2, ou novo coronavírus, é outro betacoronavírus também responsável por, mais comumente, acometimento de vias aéreas superiores, mas também podendo causar quadros graves de pneumonia e insuficiência respiratória.

Responsável por uma epidemia na China em 2002-2004, o SARS-CoV teve seu número de casos estimado em 9 mil,[4] com cerca de 10% de taxa de letalidade, variando conforme a faixa etária. A estrutura de ligação no receptor celular é muito similar à do SARS-CoV-2, usando o mesmo receptor (ACE2) para entrada na célula hospedeira.[1,4]

Relatado na Arábia Saudita em junho de 2012, o MERS-CoV apresentou taxa de letalidade de aproximadamente 30%,[4] com 800 mortes estimadas (Tabela 1). Devido ao pequeno número de casos – aproximadamente 2.500 casos confirmados –, é difícil o estabelecimento de sua real letalidade. O vírus foi isolado em morcegos, e alta soropositividade para MERS-CoV foi encontrada em camelos,[1] sem no entanto determinação exata sobre transmissão ou reservatório do vírus nessa população. A origem do SARS-CoV-2 ainda não está determinada, sendo identificada semelhança de 96% de seu material genético com um vírus encontrado em morcegos de uma caverna em Yunnan, China.[2]

• **TABELA 1** Comparação entre as epidemias de coronavírus

Epidemia	SARS	MERS	SARS-2
Origem	China	Oriente Médio	China
Data	2002-2003	2012-2013	2019-???
Número de casos	8.432	2.519	4.554.798
Número de mortes	813	866	30.773
Taxa de letalidade	9,6%	34,3%	6,7%

Tabela atualizada em 16/05/2020. Adaptada de: John Hopkins Coronavirus Resource Center (https://coronavirus.jhu.edu/map.html).

Em relação à COVID-19, o número de casos novos e de mortes cresce rapidamente a cada dia. A Tabela 1 possui os dados atualizados em 16/05/2020. É difícil estimar com precisão a taxa de letalidade de uma pandemia em curso, no entanto o gráfico da Figura 1 demonstra uma previsão com dados obtidos até o atual momento.

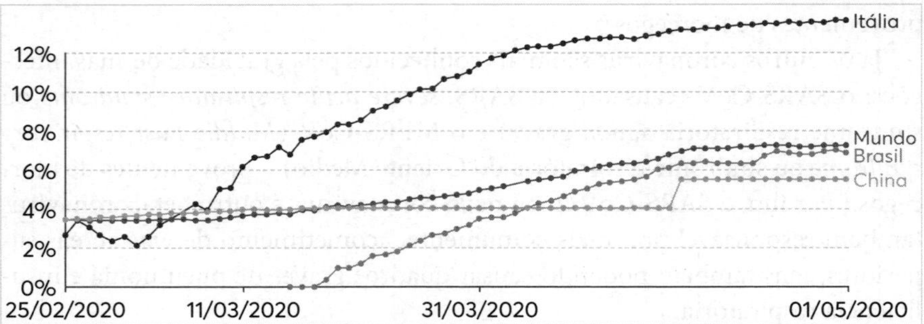

• **FIGURA 1** Taxa de letalidade da COVID-19 em diferentes países e no mundo. Adaptada de: Centers for Disease Control and Prevention (CDC) (atualizado em 01/05/2020).

Os coronavírus já conhecidos possuem capacidade de infecção de diversos tipos celulares, relacionada habitualmente a infecções respiratórias. Sua patogenia é determinada pelo sítio de maior infecção – os quatro primeiros tipos (OC43, HKU1, 229E e NL63) apresentam ação mais intensa em trato respiratório superior,[4] enquanto MERS-CoV e SARS-CoV atuam no trato respiratório inferior – e são portanto correlacionados aos quadros pulmonares mais graves.

Os coronavírus também são um dos poucos RNA vírus com mecanismo de correção genética, o que faz com que o vírus tenha menor acúmulo de mutações que poderiam enfraquecê-lo. Tal mecanismo é uma das atribuições de falha terapêutica de antivirais que teriam como mecanismo a indução de mutações virais ou interferência no metabolismo de RNA.

Apesar de não ser associado ao grande número de mutações, como influenza – com frequência de mutações estimada três vezes maior –, os coronavírus apresentam mecanismo de recombinação, realizando trocas de RNA com outros coronavírus, levando possivelmente a diferentes potenciais de infectividade do vírus. Esse potencial de mutações e recombinações genéticas pode contribuir ao debate sobre as características do SARS-CoV-2, que combina a alta infectividade e a ação em trato respiratório superior dos coronavírus respiratórios circulantes com a letalidade relacionada à manifestação pulmonar do MERS-CoV e SARS-CoV (Figura 2).

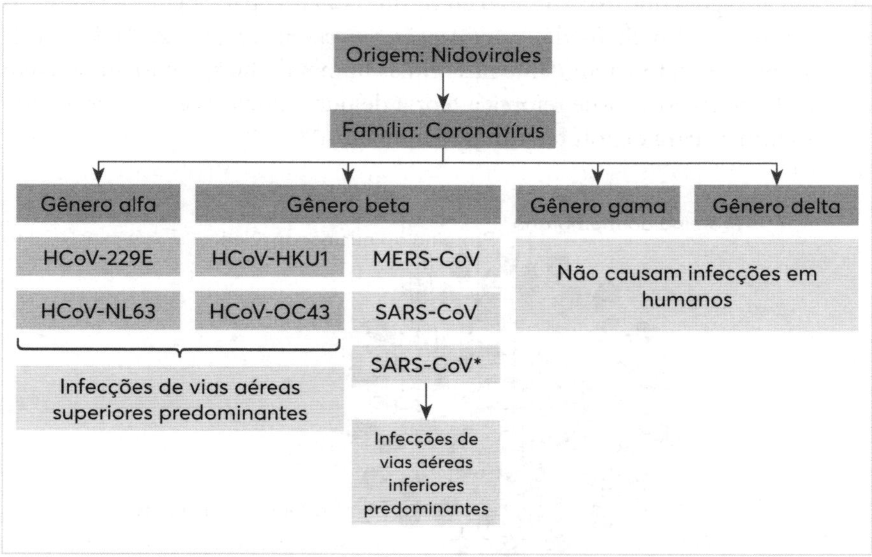

• **FIGURA 2** Família Coronavírus. *Ação frequente em vias aéreas superiores, mas também em inferiores.

TERMINOLOGIA

- SARS-CoV-2: nome dado pela *International Committee on Taxonomy of Viruses* para o coronavírus que causa a atual doença em questão (Figura 3). Significa "*severe acute respiratory syndrome coronavirus 2*".
- COVID-19: nome dado pela World Health Organization (WHO) à doença que emergiu em dezembro de 2019 na China. Significa "*coronavirus disease 2019*".

A ESTRUTURA VIRAL

O coronavírus contém quatro proteínas estruturais em sua superfície: (S) *spike*, (E) envelope, (M) membrana e, por fim, (N) nucleocapsídeo (Figura 3). A proteína S apresenta um papel fundamental na ancoragem, fusão e entrada do vírus nas células do hospedeiro e será essencial para compreensão da fundamentação teórica no desenvolvimento de terapêuticas em estudo. De forma mais detalhada, essa proteína estrutural S possui subunidades S1 (responsável pela ligação com o receptor celular) e S2 (responsável pela fusão da membrana viral e da membrana do hospedeiro). Essas subunidades são os principais alvos para o desenvolvimento de anticorpos, inibidores de fusão ou até mesmo vacinas que poderiam revolucionar o curso da atual pandemia.[5]

A partir do entendimento dessa característica estrutural do vírus, sabemos também até agora que existe um receptor fundamental para a entrada do vírus nas células, que é o chamado "*angiotensin converting enzyme 2* (ACE2)" (Figura 4). Esse receptor, abundante nas células humanas, também foi notado em células de morcegos, o que reforça a teoria de que a doença teria se originado desses animais para depois ter atingido humanos.[5,6]

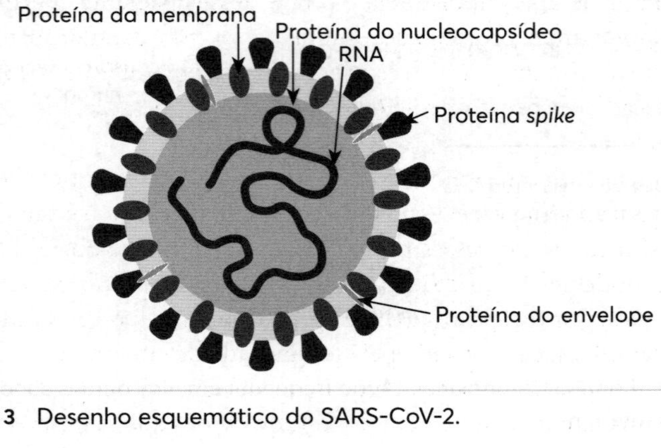

• **FIGURA 3** Desenho esquemático do SARS-CoV-2.

PATOGÊNESE DA DOENÇA

Após a entrada do vírus na célula, e uma complexa cascata de reações intracelulares, o vírus replica seu material genético e garante a manutenção do processo infeccioso. Acredita-se que o SARS-CoV-2 apresente importante tropismo pelas células epiteliais pulmonares, renais, miocárdicas e gastrointestinais, bem como por macrófagos ali localizados. Essa suposição em muito se dá pela abundância de receptores ACE2 nesses órgãos, receptor este de fundamental importância para fusão viral, como já explicado. No entanto, a patogênese da infecção ainda não está inteiramente descrita.

Além da questão do tropismo, a patogenicidade está também muito associada a uma hiper-reatividade imunológica vista em diversos pacientes infectados. A progressão da COVID-19 foi associada a uma diminuição contínua na contagem de linfócitos e elevação significativa dos neutrófilos. Enquanto isso, os marcadores inflamatórios estão marcadamente elevados, incluindo proteína C-reativa, ferritina, interleucina (IL)-6, IP-10, MCP1, MIP1A e TNFα. A contagem reduzida de linfócitos e níveis elevados de ferritina, IL-6 e D-dímero foram relatados em vários estudos como associados a pior desfecho clínico e aumento da mortalidade. No entanto, mecanismos responsáveis pela linfopenia progressiva em pacientes graves e críticos com COVID-19 permanecem incertos.[7]

Outro aspecto em evidência é a discussão sobre distúrbios da coagulação subjacentes ao processo infeccioso. O estado inflamatório persistente em pacientes críticos com COVID-19 atua como um importante gatilho para a cascata de coagulação. Certas citocinas, incluindo IL-6, poderiam ativar o sistema de coagulação e suprimir o sistema fibrinolítico. Além disso, no cenário de COVID-19, a lesão endotelial pulmonar e periférica devido ao ataque viral direto pode ser um indutor igualmente importante da hipercoagulação. O terceiro fator de alta importância é o fato desses pacientes permanecerem internados por tempo prolongado, muitas vezes sob ventilação mecânica e bloqueio neuromuscular. Esses três processos podem atuar de maneira sinérgica em direção a um descontrole de coagulação e, portanto, um desfecho de maior mortalidade.[8]

Tem-se observado que em torno de 25% dos pacientes críticos têm evoluído com disfunção renal e necessidade de hemodiálise. Não se sabe ao certo a causa da disfunção renal nesses pacientes, mas acredita-se que a insuficiência renal aguda pode ser fruto da disfunção hemodinâmica do paciente crítico, lesão direta viral por receptores ECA-2 (provavelmente nas células dos túbulos renais) ou da inflamação causada pela tempestade de citocinas.

Por fim, em relação às fases clínicas do desenvolvimento da doença, foi publicada a imagem da Figura 5 em um estudo chinês que se propôs a exempli-

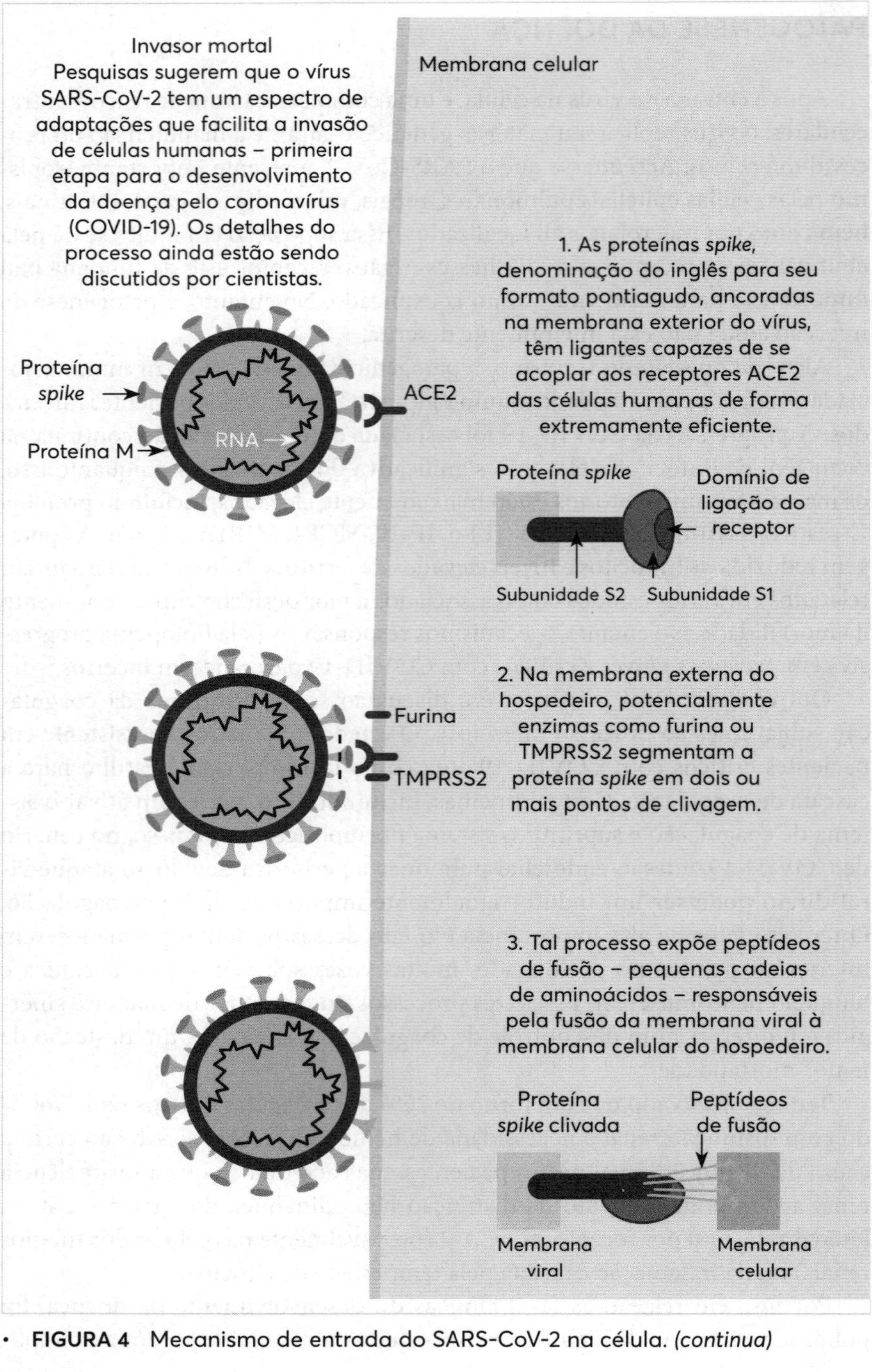

• **FIGURA 4** Mecanismo de entrada do SARS-CoV-2 na célula. *(continua)*

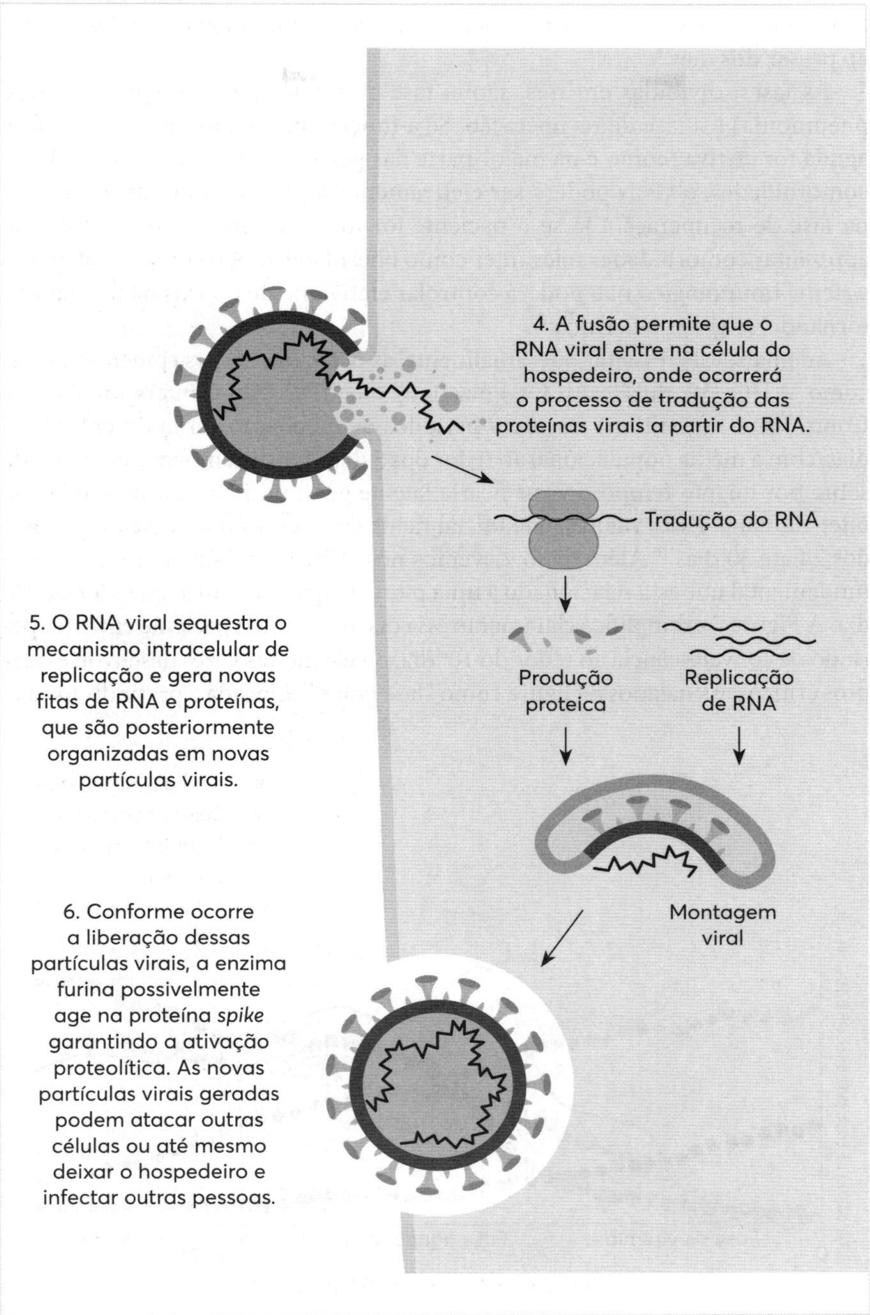

• **FIGURA 4** Mecanismo de entrada do SARS-CoV-2 na célula. *(continuação)*

ficar como as fases da doença se associam à reação imunológica do hospedeiro ao passar dos dias.[9]

As fases, divididas em três, são: a fase de viremia, a fase aguda (fase de pneumonia) e a fase de recuperação. Se a função imune dos pacientes na fase aguda for efetiva (como é na maior parte das pessoas saudáveis), e não houver comorbidades, o vírus poderá ser efetivamente suprimido para depois entrar na fase de recuperação. Já se o paciente for idoso, imunocomprometido, ou apresentar comorbidades relevantes como obesidade, hipertensão e diabetes, o sistema imunológico não poderá controlar efetivamente o vírus na fase aguda, tornando-se grave ou crítico.[9]

Ademais, vale ressaltar que, atualmente, as principais fontes epidemiológicas como WHO (World Health Organization) e o CDC (US Centers for Disease Control and Prevention) discutem períodos de incubação variando entre 0-14 dias, com a média populacional ao redor dos 5 dias. Existe também muita dúvida sobre por quanto tempo o vírus ficaria latente garantindo a transmissibilidade inter-humana. Esses valores, que inicialmente eram de 14 dias, hoje estão perto dos 24 até 30 dias.[10] Além disso, devemos nos atentar também a um fenômeno fundamental que está relacionado a uma piora do quadro clínico ao redor do 10° dia. A Figura 5 exemplifica claramente essa discussão: ou o paciente entra no período de convalescência ao redor do 10° dia, ou ele muitas vezes desenvolve quadros críticos assinalados na figura como "fase grave", colocada a partir do 14° dia.

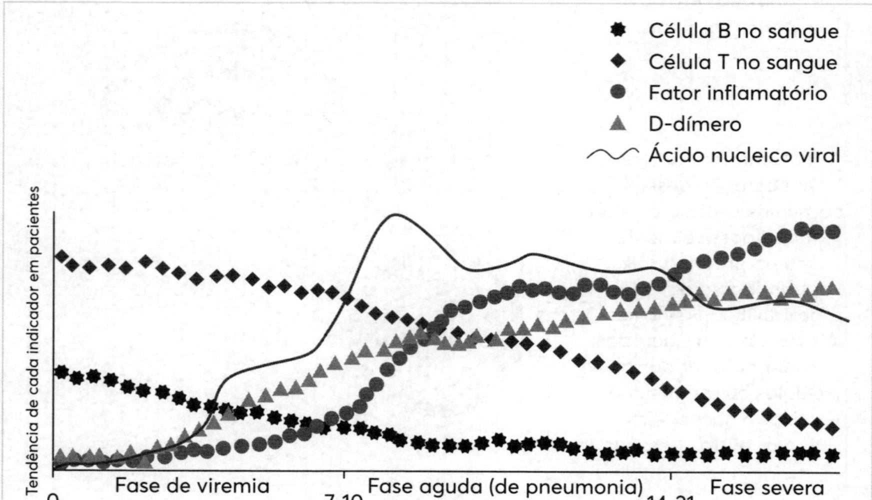

• **FIGURA 5** Fases clínicas da COVID-19.

REFERÊNCIAS BIBLIOGRÁFICAS

1. Graham R, Donaldson E, Baric R. A decade after SARS: Strategies for controlling emerging coronaviruses. Nature Reviews Microbiology. 2013;11(12):836-48.
2. Zhang T, Wu Q, Zhang Z. Probable pangolin origin of SARS-CoV-2 associated with the COVID-19 Outbreak. Current Biology. 2020;30(7):1346-1351.e2.
3. Al Hajjar S, Memish Z, McIntosh K. Middle east respiratory syndrome coronavirus (MERS-CoV): A perpetual challenge. Annals of Saudi Medicine. 2013;33(5):427-36.
4. Morty R, Ziebuhr J. Call for Papers: The pathophysiology of COVID-19 and SARS-CoV-2 infection. American Journal of Physiology-Lung Cellular and Molecular Physiology. 2020. doi: 10.1152/ajplung.00136.2020 ISSN1040-0605.
5. Tai W, He L, Zhang X, et al. Characterization of the receptor-binding domain (RBD) of 2019 novel coronavirus: implication for development of RBD protein as a viral attachment inhibitor and vaccine. Cell Mol Immunol. 2020. Disponível em: https://doi.org/10.1038/s41423-020-0400-4.
6. Fehr AR, Perlman S. Coronaviruses: an overview of their replication and pathogenesis. Methods Mol Biol. 2015;1282:1–23. doi:10.1007/978-1-4939-2438-7_1.
7. Weiss SR, Navas-Martin S. Coronavirus pathogenesis and the emerging pathogen severe acute respiratory syndrome coronavirus. Microbiol Mol Biol Rev. 2005;69(4):635-64. doi:10.1128/MMBR.69.4.635-664.2005.
8. Cao W, Li T. COVID-19: towards understanding of pathogenesis. Cell Res. 2020. https://doi.org/10.1038/s41422-020-0327-4.
9. Lin L, Lu L, Cao W, Li T. Hypothesis for potential pathogenesis of SARS-CoV-2 infection – A review of immune changes in patients with viral pneumonia. Emerg Microbes Infect. 2020;9(1):727-32. doi:10.1080/22221751.2020.1746199.
10. Shufa Z, Jian F, Fei Y, Baihuan F, Bin L, Qianda Z, et al. Viral load dynamics and disease severity in patients infected with SARS-CoV-2 in Zhejiang province, China, January-March 2020: retrospective cohort study. BMJ. 2020;369:m1443.

2

Modelos epidemiológicos da COVID-19

Guilherme Moreira Magnavita
Eduardo Messias Hirano Padrão

ASPECTOS POPULACIONAIS DA INFECÇÃO POR CORONAVÍRUS: O QUE É O POUCO QUE SABEMOS E POR QUE NÃO PODEMOS SABER MAIS?

Este capítulo não deve ser encarado como um comentário sobre a efetividade das medidas de isolamento ou outras estratégias para enfrentamento da pandemia de COVID. Qualquer decisão sobre políticas públicas deve ser informada por dados aos quais apenas os planejadores centrais e os especialistas que lhes informam têm acesso. Além disso, as decisões das autoridades de saúde envolvem equipes muito maiores, com especialistas trabalhando em conjunto e com um suporte técnico que nenhum comentarista independente poderia alcançar. Este capítulo pretende oferecer ao profissional da assistência um *insight* sobre o funcionamento dos modelos de transmissão de coronavírus e sobre como a matemática pode nos permitir fazer projeções de impacto e avaliar estratégias de controle.

A abordagem será guiada pela discussão de três tópicos:

- A infectividade (número reprodutivo).
- A dinâmica de transmissão.
- A gravidade (letalidade e necessidade de leitos).

A Tabela 1 apresenta um resumo esquemático.

• **TABELA 1**

Letalidade	0,2% a 1,4%*
Indicação de leitos de UTI	5%
R0 (casos novos que cada caso gera)	2-2,6

A letalidade e a indicação de leitos de UTI varia de acordo com a localidade e testagem de casos. *0,2% considerando o relato do cruzeiro Diamond Princess e 1,4% a série de casos chinesa do *NEJM*. UTI: unidade de terapia intensiva.

DINÂMICA POPULACIONAL DE UMA DOENÇA INFECCIOSA EM GERAL

Modelos e suas fraquezas

Todo modelo é literalmente uma operação matemática que simplifica a realidade para descrevê-la. Essa operação pode ser um conjunto de 2 ou 3 equações – como o modelo SIR – ou uma simulação "física" da sociedade baseada em redes – como o modelo do Imperial College –, que veremos a seguir. Modelos só servem para fazer projeções e simular cenários futuros alternativos, e sua complexidade pode ajudar ou atrapalhar a acurácia dessas projeções. Modelos mais simples tendem a errar muito em populações pequenas, ou no momento em que a epidemia está se lentificando e tende a cessar. Por outro lado, em momentos iniciais e em populações grandes, eles frequentemente são acurados. Além do mais, por serem mais simples, eles estão menos sujeitos ao erro ou influência humana durante seu desenho. Por outro lado, modelos mais complexos podem simular até mesmo populações pequenas e cenários anômalos. No entanto, sua complexidade também pode ser sua fraqueza. Enquanto o modelo SIR – que está no extremo da simplicidade – só depende de duas equações e de poucos parâmetros* para descrever toda uma população, modelos de redes podem precisar de centenas de parâmetros. Esses parâmetros frequentemente são escolhidos por suposições de especialistas, sem muita verificação ou ponto de partida preciso, e o conjunto deles tem um impacto significativo no resultado. Um exemplo: o relatório do Imperial College pressupõe que, ao fechar as escolas, a taxa de contato dentro dos bairros aumentaria em 25%.[8] Apesar de 25% não parecer um número improvável, a verdade é que não há embasa-

* Parâmetro é algo que o modelo pressupõe. Pode ser um número ou um mecanismo que orienta a matemática por trás dos resultados. Pode ser usado como sinônimo de pressuposto ou axioma nesse caso.

mento real para escolher 25% ao invés de 20%, 30% ou 50%. Esse parâmetro, ao ser incorporado no modelo junto a outras centenas de parâmetros incertos, aumenta a variabilidade dos resultados e torna as projeções muito vulneráveis a esses milhares de pequenos erros de calibração. Isso pode fazer com que um modelo de natureza similar apresente previsões muito diferentes se desenhado com pequenas alterações, reduzindo a confiança nas suas recomendações.[4]

O formalismo SIR, a eficácia de curto prazo do isolamento social e a imunidade de rebanho

Um dos modelos mais simples, porém ainda bem acurado e também um dos mais didáticos para entender a disseminação do COVID, se chama "formalismo SIR". O modelo calcula a probabilidade de se transitar entre três estados (Figura 1).

Nesse modelo não há a possibilidade de retorno entre os estados. Isso significa que, sendo suscetível, você só pode se tornar infectante/infectado, e que, quando infectado, você se torna recuperado, imune, e sem capacidade de transmitir a doença. O número de contatos é fixo – ou seja, toda pessoa do grupo dos suscetíveis tem a mesma possibilidade de se infectar; e todo infectado, de transmitir. O grupo dos suscetíveis vai se esvaziando progressivamente – pela infecção –, enquanto o grupo dos infectados cresce pelas novas infecções e se esvazia pelas curas/mortes. Esse modelo não calcula diretamente o número de mortes, mas permite que elas sejam calculadas indiretamente (multiplicando o número de infectados pela letalidade). O propósito desse modelo é calcular o número total de infectados e a velocidade de disseminação da infecção. Uma das bases desse modelo é o R0, ou número reprodutivo básico. O interessante desse modelo é que ele precisa de pouquíssimos parâmetros, e é totalmente descrito por duas equações diferenciais simples (não incluídas neste livro, mas de fácil consulta na bibliografia). Uma clara limitação do modelo SIR é que ele

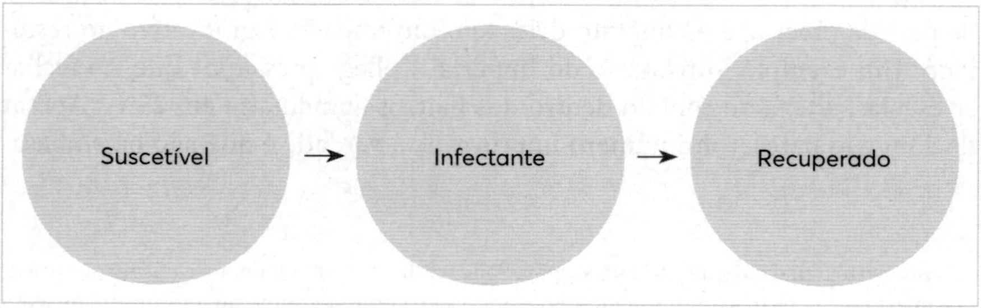

• **FIGURA 1** Formalismo SIR.

não pressupõe reinfecção, mas até o momento da escrita desse texto não existem dados que apontem que a reinfecção por coronavírus seja um fenômeno frequente ou populacionalmente relevante.

Número reprodutivo e disseminação

Transmissão em progressão geométrica

R é o número de novos casos que cada caso gera em um determinado momento. O R0 é o número de novos casos que cada paciente doente gera *em uma população completamente suscetível*. Esse parêntese é importante, porque em uma população completamente imune, se um novo caso fosse introduzido na população, ele não infectaria ninguém, e o R seria 0. Na verdade, o R0 depende basicamente do nível de contato entre as pessoas, do tempo que a pessoa leva infectante e da agressividade do próprio vírus.

$$R0 = \frac{\text{número de contatos}}{\text{taxa de cura da infecção}}$$

Valores maiores de R0 indicam vírus mais agressivos, ou sociedades em que o contato entre as pessoas é maior. O R0 do SARS-CoV-2 foi estimado em 2,2, com uma faixa crível de 2 a 2,6 na China,[5] e parece ser o mesmo na Europa e no Brasil. A estimativa do R0 é menos enviesada pela falta de um teste do que a estimativa de letalidade, por razões que não serão discutidas aqui.

Já o R em cada momento subsequente é apenas o R0 multiplicado pela proporção de pessoas suscetíveis:

$$R_{\text{momento qualquer}} = R0 \times \text{proporção de suscetíveis}$$

Como o número de suscetíveis começa em 100% e depois apenas cai à medida que as pessoas adquirem a infecção, o que acontece é que os R em cada momento sempre são menores que o R0 e sempre são menores que o R do momento anterior.

$$\text{Número de casos}_{\text{momento anterior}} \times R_{\text{do momento anterior}} = \text{Número de casos novos}$$

Disso surge outra propriedade interessante: a cada momento, o número de casos novos é igual ao número de casos antigos multiplicado pelo R daquele momento.

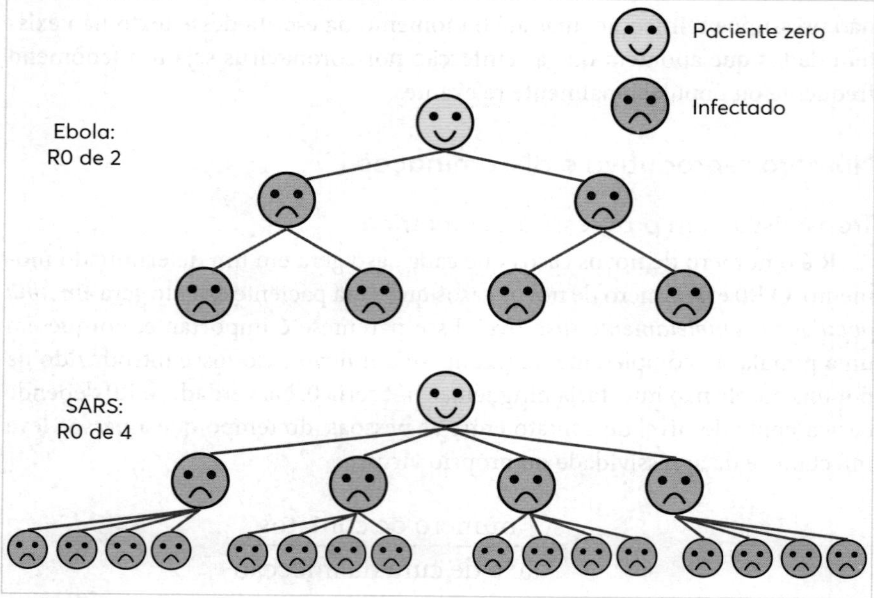

• **FIGURA 2**

Isso gera algumas conclusões interessantes desse modelo:

- O número de casos sempre progride de maneira geométrica, com o R sendo a base da progressão geométrica.*
- O R vai sempre caindo, como explicado.
- Quando o R = 1, o número de novos casos fica constante, já que pela expressão acima o número de casos no momento seguinte fica igual ao número de casos no momento anterior. Repare que aqui o número de casos acumulados ainda cresce, mas o número de **casos novos a cada momento não**.
- Quando o R fica menor que 1, o número de casos cai progressivamente até que a doença desaparece.

O modelo SIR começa a errar em suas predições quando a doença para de ter transmissão epidêmica e passa a ter transmissão endêmica – isso é, o R se aproxima de 1 –, porque nesse momento a epidemia pode cessar espon-

* Formalmente, uma progressão geométrica deve ter base constante. Mas como no começo da epidemia o número de imunes é pequeno, e todos são suscetíveis, o R é aproximadamente igual ao R0 e constante, e a doença cresce em progressão geométrica. À medida que a doença se espalha e as pessoas ficam imunes, a transmissão se lentifica.

taneamente, quando os casos daquele momento tiverem contato apenas com pessoas imunes e não conseguirem mais transmitir. Nesse momento, podemos dizer que foi adquirida imunidade de rebanho. O valor de imunização que permite uma imunidade de rebanho varia de doença a doença, sendo maior quanto maior for o R0 da doença em si, justamente porque a proporção de imunes precisa ser maior para reduzir o R do valor do R0 até 1. O sarampo, uma doença com R0 de 18 – muito maior que os 2,0 a 2,6 do COVID –, parece ter uma imunidade de rebanho acima de 90%, por exemplo.[6]

E isso nos permite tirar algumas conclusões.

- O R0 do vírus tem um componente que não podemos controlar – a duração do período infeccioso e a agressividade do próprio vírus – e uma parte que podemos controlar: o nível de contato social.
- Reduzir o contato social reduz o R0 e consequentemente todos os outros R, que são menores que o R0 por definição.
- Retomar o contato social retorna os R aos valores iguais aos observados antes do isolamento, e a progressão da doença retorna em velocidade pré-isolamento.
- A única medida capaz de reduzir definitivamente os R é reduzir a proporção de suscetíveis/aumentar a proporção de imunes.
- As únicas formas de adquirir imunidade são por vacina ou por infecção.

MODELOS BASEADOS EM REDES

Esses são os modelos mais complexos usados por grupos de planejamento, entre os quais o do Imperial College. Aqui a matemática é mais simples, mas há um trabalho intenso de arquitetura no desenho do modelo. Uma representação "física" da população a ser estudada é simulada como uma rede. Cada pessoa é um ponto, e os pontos são ligados por linhas entre si. As linhas representam os contatos entre as pessoas, e esses contatos são as vias de transmissão que permitem à doença circular. O matemático então simula ligações que representem os contatos em casa, no trabalho, no transporte público, entre outros, naquela sociedade. Por exemplo, o modelo do Imperial College simula os contatos intradomiciliares na Inglaterra ao pegar o número médio e a distribuição de pessoas em uma mesma casa segundo o censo nacional, e reproduzir esses contatos na rede. A mesma coisa é feita para os contatos no trabalho, lazer, transporte etc. Os pontos na rede simulam a distribuição de idade da população em questão, seguindo a pirâmide etária do censo. Essa *pseudopopulação* é então submetida à simulação de doença: a infecção começa inicialmente em vários pontos aleatórios da rede, e é transmitida entre os pon-

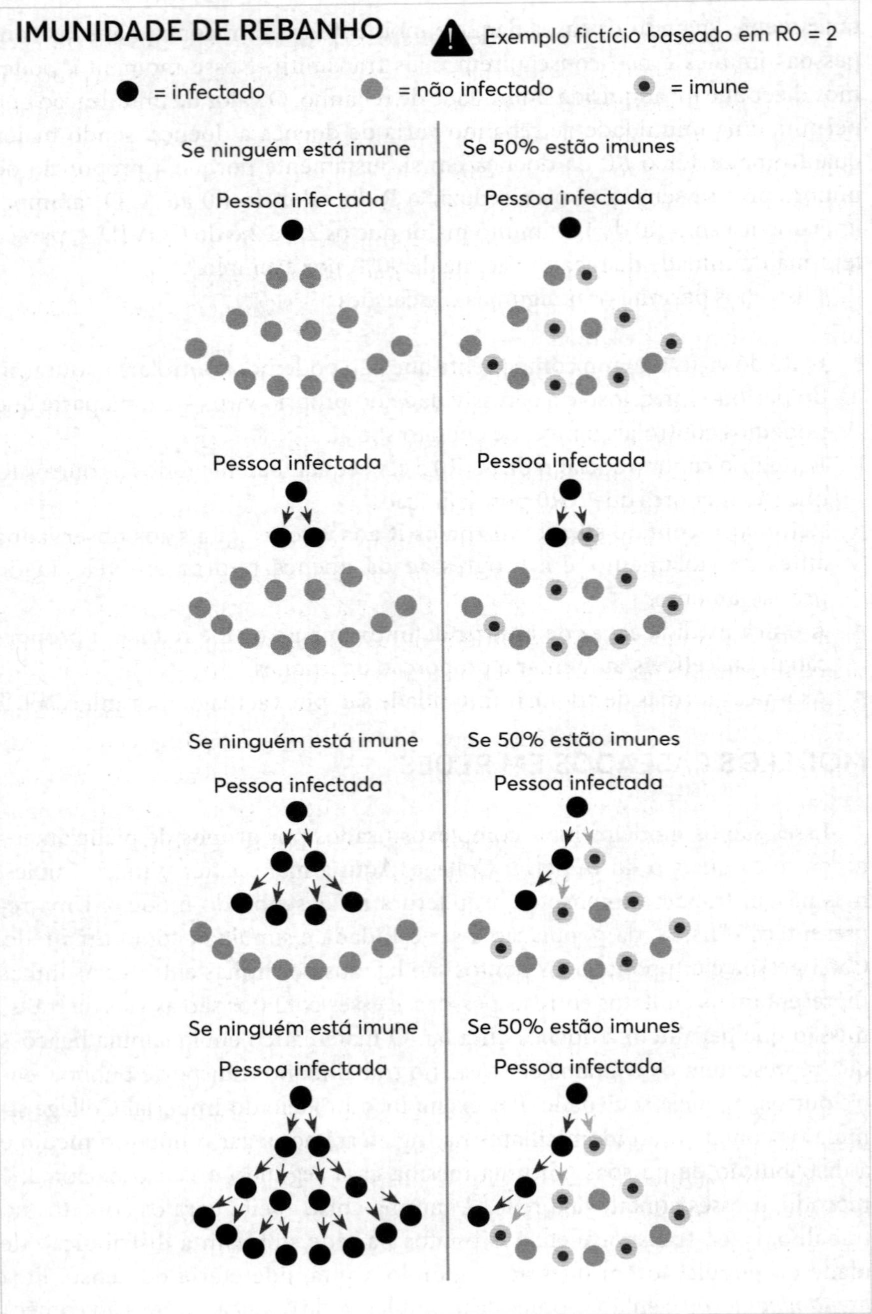
IMUNIDADE DE REBANHO
Exemplo fictício baseado em R0 = 2
= infectado
= não infectado
= imune
Se ninguém está imune
Se 50% estão imunes
Pessoa infectada
Pessoa infectada
Pessoa infectada
Pessoa infectada
Se ninguém está imune
Se 50% estão imunes
Pessoa infectada
Pessoa infectada
Se ninguém está imune
Se 50% estão imunes
Pessoa infectada
Pessoa infectada

• **FIGURA 3**

tos (ou pessoas) por essa linhas de contato. O modelo então conta o número de infectados, de mortos, de internados, e assim por diante. O mesmo processo é então repetido dezenas de milhares de vezes, para que o ponto de início na rede – que usualmente é aleatório ou semialeatório – não seja um fator importante. O modelo então conta a média de infectados, mortes, internados dessas dezenas de milhares de simulações. O modelo também pode contar em qual porcentagem dos cenários a doença se extingue antes de gerar uma epidemia relevante – esse número seria a probabilidade de uma epidemia – e que porcentagem da população, em média, precisa ser imunizada para que a epidemia cesse – a imunidade de rebanho.

Para estudar o impacto das diferentes medidas de isolamento (fechamento de escolas, de locais de trabalho, em diante), o pesquisador então enfraquece ou reforça as linhas que ligam os pontos. Por exemplo, para simular o fechamento de escolas e universidades, o modelo reduz em 75% os contatos referentes a universidades, e 100% os referentes a escolas, e aumenta em 50% os contatos em casa e em 25% os contatos no bairro. O modelo então ressorteia o ponto de início da infecção dezenas de milhares de vezes e repete o processo.[8]

Esse modelo, pela complexidade, desperta admiração e confiança, mas também tem fraquezas. Cada um dos números citados anteriormente precisa ser alimentado no modelo pelo matemático. Alguns podem ser medidos e empiricamente verificados, como o número de pessoas em uma casa ou universidade. Outros são escolhidos sem verificação, como o fortalecimento de contatos. Essa *incerteza de parâmetro* gera uma *incerteza de resultado* que pode alterar o resultado do modelo. Como o modelo é desenvolvido pelos matemáticos, é possível ajustar essas centenas de pequenos pontos de forma a apresentar resultados por vezes muito diferentes, segundo a visão da equipe de modelagem responsável.

GRAVIDADE E LETALIDADE

As dificuldades das projeções sobre o número de mortos

Essa é a maior dificuldade para projeção do impacto da doença. Até alguns meses atrás, o coronavírus era desconhecido. Devido à sua pouca relevância clínica em nível mundial, não se dispunha de um teste rápido, sensível e barato para identificar a infecção. Isso gera um problema, porque qualquer indicador para projetar mortes ou leitos de UTI necessários terá a forma:

$$\frac{\text{Mortos}}{\text{Casos totais}} \text{ ou } \frac{\text{Casos que precisam de UTI}}{\text{Casos totais}}$$

Na ausência de um teste com as características citadas, é impossível descobrir o número de casos totais. Os estudos iniciais na China mostraram uma letalidade de 3,4% para o COVID. Porém, como o PCR de *swab* nasal do qual dispomos é ao mesmo tempo pouco sensível e pouco disponível, ele não pôde ser aplicado em nível populacional. Isso é problemático porque não apenas há um subdimensionamento de casos, há um *subdimensionamento sistemático de casos leves e assintomáticos.* Casos mais graves têm maior probabilidade de receber o teste – reduzindo o problema de acesso – e têm maior probabilidade de ser testados múltiplas vezes – reduzindo o problema da baixa sensibilidade. Disso resulta um viés que tende a tratar a COVID-19 como uma doença mais grave do que de fato é. Apesar de haver erro de contagem no sentido contrário – isto é, óbitos ou casos graves não confirmados –, isso tende a acontecer em muito menor número em nosso cenário. Com isso, não se pode provar que as letalidades atuais estejam superestimadas, mas que a *expectativa de viés* das letalidades atuais penda para superestimação. Ou seja: em média, uma letalidade observada tenderá a superestimar a letalidade real. Dessa forma, não podemos tirar grandes conclusões sobre a real letalidade a partir dos estudos atuais, servindo como limites superiores das letalidades reais.[7]

As primeiras séries de casos mostraram letalidades altas, em torno de 3 a 5%. Com o aumento do número de testes, a própria China revisou sua estimativa para 1,4% em uma série de casos no *NEJM*, com uma letalidade maior em Hubei (epicentro da epidemia), provavelmente porque havia menos testes naquele momento; deve-se acrescentar que o estudo com 1,4% de letalidade tinha uma minoria de pacientes com desfechos, o que dificulta a estimativa da realidade. Posteriormente, alguns países começaram a fazer testes em massa, como a Coreia do Sul, mostrando valores de até 0,7% de letalidade. Porém, mesmos os testes em massa da Coreia não foram aplicados em nível populacional, e também sofrem de baixa sensibilidade. Isso significa que qualquer figura de letalidade demonstrada será um limite superior da real letalidade. Em outras palavras: se mostrarmos que a letalidade é 0,7%, isso significa que ela pode até ser menor que 0,7%, mas ela dificilmente será maior que 0,7%. Isso acontece porque o viés, ao favorecer desproporcionalmente a não identificação de casos leves, reduz o numerador mais que o denominador. Se um dia a identificação de todos os casos leves for possível – porque o teste se tornou mais disponível e mais sensível –, nesse momento, a falha de identificação de casos graves dificilmente ocorrerá.

Uma estimativa atípica de letalidade – o Diamond Princess

Curiosamente, um caso interessante de estimativa de letalidade é o do cruzeiro Diamond Princess, um cruzeiro com 3.711 passageiros que ficou quarentenado e formou um microcosmo onde a doença se disseminou de forma muito similar a uma população geral, mas em menor escala.[3] Houve 696 casos confirmados no cruzeiro, com 7 mortes. Apenas metade dos casos foi assintomática, porém. Essa proporção de casos assintomáticos está mais baixa do que o esperado – estudos iniciais na China mostraram proporções de 86% de infecções assintomáticas,[2] e prevalências de anticorpos em 20% da população de Nova York parecem indicar que o número de assintomáticos talvez seja maior.[1] Isso provavelmente indica que um número substancial de casos no cruzeiro não foi diagnosticado. Saber que a população do cruzeiro era substancialmente mais idosa do que a de qualquer população humana (média de idade: 58 anos), que idade é um dos principais fatores de risco para a forma grave da doença, e que o vírus se espalhou entre 700 pessoas, com 7 mortes (letalidade de 1%), mas com potencial de ter se espalhado pelos 3.711 (letalidade 0,18%), nos mostra a real letalidade da COVID.

O problema do *lag-time*

Quando estamos lidando com uma doença normal e é possível identificar quem adoeceu, calcular a letalidade é um trabalho de contagem e divisão. Em população definida, contam-se os casos dentro da população definida, as mortes dentro dos casos após transcorrido o curso da doença, e dividem-se as mortes pelos casos.

Como no caso do coronavírus é impossível definir quantas pessoas estão se infectando a cada dia, porque o teste é falho em sensibilidade, então tem-se acesso a apenas dois números: quantos casos foram relatados até aquele momento e quantos óbitos ocorreram. O problema é que ao dividir o total de casos diagnosticados hoje pelo número de mortes relatadas hoje, deixar-se-á de contar pacientes diagnosticados recentemente que morrerão nos próximos dias em seu numerador. É necessário dar um tempo entre o dia que se contam as mortes – suponhamos, hoje – para o numerador e o dia em que se contam os casos relatados – X dias atrás – para permitir que a doença cumpra seu curso, e que todos os óbitos que ocorreriam dentre esses casos tenham ocorrido. Esse período de X dias se chama *lag-time*, e para o coronavírus ele tem sido estimado em 13 dias. Porém, não existe forma muito correta de estimar esse número. *Lag-times* muito curtos subestimarão a letalidade, por não contarem mortes que ocorrerão entre os casos relatados; *lag-times* mais altos do que o necessário superestimarão a mortalidade, por contarem mortes que ocorreram em um universo de casos maior que o considerado.[7]

Enquanto não houver uma estimativa de letalidade, nenhuma projeção de número de mortos pode ser crível. Qualquer projeção de número de mortos consiste apenas na multiplicação da letalidade estimada pela população a ser infectada até que haja imunidade de rebanho (em torno de 50% a 70% da população atingida).

População × porcentagem para atingir imunidade de rebanho × letalidade=mortes

Se existe uma incerteza de 15 vezes sobre a real letalidade, também haverá uma incerteza igual sobre o números de mortes. As ferramentas das quais a Epidemiologia dispõe para contornar essa *incerteza de parâmetro* – como análises de cenário e de sensibilidade – acabam dando respostas muito variáveis, justamente pela incerteza sobre o real valor do parâmetro "letalidade".

Gravidade/leitos de UTI

Todas as considerações sobre estimativas de letalidade e projeções de morte se aplicam à gravidade e necessidade de leitos de UTI. O mesmo estudo que demonstrou que 5% dos pacientes necessitam de leitos de UTI – um número que foi usado sem muito questionamento ou margem de incerteza por inúmeras simulações – também foi o mesmo estudo que mostrou letalidade de 1,4% na China. Ou seja, todos os vieses que foram discutidos, de que a real letalidade talvez seja 3 ou 7 vezes menor do que a relatada pela série chinesa, também pode se aplicar a essa estimativa. Todo o viés de *lag-time* incorreto e falta de identificação de casos leves se aplica.

CONCLUSÕES

A situação atual é extremamente complexa. As projeções variam de graves a catastróficas, mas têm suas falhas. No entanto, tais projeções são uma das poucas ferramentas disponíveis para que os governos tomem medidas. A doença parece ainda estar longe de terminar seu curso, mesmo nos países em que a pandemia se iniciou precocemente. Porém, vale ressaltar que em nenhum deles o impacto ainda foi tão alarmante quanto o projetado pelas estimativas do modelo citado. Não se sabe até o momento se as estimativas estão infladas, se o isolamento lentificou o impacto da doença ou se o impacto da doença vai se aproximar do predito até o fim do seu curso.

O isolamento social reduz a velocidade de disseminação da doença, mas não pode ser mantido indefinidamente por razões externas ao próprio coronavírus. Retomar o contato faz com que a doença retorne a níveis de transmissão similares àqueles do pré-isolamento. Outras formas de lentificar a transmissão da doença são através da disseminação da própria doença ou através de uma vacina que ainda está em fase de testes. De fato, o isolamento reduz ou até bloqueia a transmissão da doença, e o número de casos cai, mas a doença continua eternamente à espreita, pronta para retornar após o relaxamento das medidas de contenção. O isolamento social não pode ser eterno – inclusive porque o impacto de saúde da devastação econômica pode ser também catastrófico, e pode sê-lo independentemente de pacotes de apoio. O isolamento por si coloca a sociedade em um beco sem saída: não resolve o problema, mas permite uma pausa para se pensar em uma estratégia definitiva para lidar com a pandemia. No momento, não há resposta de por quanto tempo o isolamento deve se prolongar. A conclusão mais sólida que se pode tirar é que, na ausência de uma vacina e de um teste eficaz, não dispomos de ferramentas comprovadas para combater ou sequer prever o impacto da doença.

REFERÊNCIAS BIBLIOGRÁFICAS

1. Time. Why COVID-19 may be less deadly than we think. Disponível em: https://time.com/5798168/coronavirus-mortality-rate/. Acesso em 09/05/2020.
2. Li R, et al. Substantial undocumented infection facilitates the rapid dissemination of novel coronavirus (SARS-CoV2). Science. 2020;368:489-93.
3. Russell TW, et al. Estimating the infection and case fatality ratio for coronavirus disease (COVID-19) using age-adjusted data from the outbreak on the Diamond Princess cruise ship, February 2020. Eurosurveillance. 2020;25:2000256.
4. Choisy M, Guégan J.-F, Rohani P. Mathematical modeling of infectious diseases dynamics. In: Encyclopedia of infectious diseases. John Wiley & Sons; 2007.
5. Li Q, et al. Early transmission dynamics in Wuhan, China, of novel coronavirus-infected pneumonia. New England Journal of Medicine. 2020;382:1199-207.
6. Plans P, Torner N, Godoy P, Jané M. Lack of herd immunity against measles in individuals aged <35 years could explain re-emergence of measles in Catalonia (Spain). Int J Infect Dis. 2014;18:81-3.
7. Battegay M, et al. 2019-novel Coronavirus (2019-nCoV): estimating the case fatality rate – a word of caution. Swiss Medical Weekly. 2020;150:w20203.
8. Ferguson NM, et al. Impact of non-pharmaceutical interventions (NPIs) to reduce COVID-19 mortality and healthcare demand. doi:10.25561/77482.

3

Apresentação clínica e grupos de risco

Rita de Cássia Franco Etrusco
Paula Sepulveda Mesquita

HISTÓRIA NATURAL E APRESENTAÇÃO CLÍNICA

A história natural da doença causada pelo novo SARS-CoV-2 ainda é pouco conhecida. O que se sabe até o momento é que causa um grande espectro de sintomas, desde formas assintomáticas até graves casos de insuficiência respiratória. Ainda não se sabe, entretanto, quais são os determinantes de tamanha variação entre as formas de apresentação (Tabela 1).

• **TABELA 1** Espectro de gravidade da COVID-19

81%	Assintomático ou pneumonia leve
14%	Doença grave (dispneia, hipóxia, acometimento pulmonar > 50% em exame de imagem)
5%	Doença crítica (insuficiência respiratória, choque ou disfunção orgânica múltipla)

Adaptada de Centro Chinês de Controle e Prevenção de Doenças e Manual do Ministério da Saúde.[1,2]

Sinais e sintomas

Nas formas sintomáticas (Tabela 2), o período de incubação é de aproximadamente quatro a cinco dias.

Em geral, podemos enquadrar o paciente em alguma das síndromes clínicas da tabela adaptada do *guideline* da OMS de março de 2020[15-17] (Tabela 3).

• **TABELA 2** Sinais e sintomas da COVID-19[3-14]

Mais comuns	Menos comuns
Febre (44-94%)*	Mialgia (11-15%)
Tosse (68-83%)	Cefaleia (8-14%)
Anosmia/hiposmia e disgeusia (5-70%)	Confusão mental (9%)
Sintomas respiratórios superiores (5-61%): odinofagia, rinorreia, congestão nasal	Sintomas gastrointestinais (3-17%): diarreia, náuseas, vômitos
Dispneia (11-40%)	
Fadiga (22-38%)	

*Limiar de febre pouco definido. Na maioria dos estudos, > 38°C, porém deve-se individualizar de acordo com cada paciente.[3,9]

Síndromes clínicas

• **TABELA 3** Síndromes clínicas por SARS-CoV-2

Síndrome gripal	Infecção de vias aéreas superiores, sem sinais de dispneia, sepse ou disfunção de órgãos. Os sinais e sintomas mais comuns são: febre, tosse, dor na garganta, congestão nasal, cefaleia, mal-estar e mialgia. Imunossuprimidos, idosos e crianças podem apresentar quadro atípico.
Pneumonia não complicada	Infecção do trato respiratório inferior sem sinais de gravidade. É a forma de apresentação mais comum da doença.
Pneumonia grave/SRAG	Infecção do trato respiratório inferior com algum dos sinais de gravidade: • Frequência respiratória > 24 irpm. • Dispneia. • SpO_2 < 93% em ar ambiente. • Cianose. • Disfunção orgânica.
Síndrome do desconforto respiratório agudo (SDRA)	Início ou agravamento de sintomas respiratórios, entre o 8° e o 15° dia de doença. Apresenta ainda alterações radiológicas (opacidades bilaterais, atelectasia lobar/pulmonar ou nódulos); edema pulmonar não explicado por insuficiência cardíaca ou hiper-hidratação; relação $PaO_2/FiO_2 \leq 300$ mmHg – leve (200-300 mmHg), moderada (100-200 mmHg) e grave (<100 mmHg).
Sepse	Infecção presumida ou confirmada levando a síndrome da resposta inflamatória sistêmica com disfunção orgânica (alteração do nível de consciência, oligúria, taqui e/ou dispneia, baixa saturação de oxigênio, taquicardia, pulso débil, extremidades frias, coagulopatia, trombocitopenia, acidose, elevação do lactato sérico ou da bilirrubina).

(continua)

• **TABELA 3** Síndromes clínicas por SARS-CoV-2 *(continuação)*

Choque séptico	Sepse acompanhada de hipotensão (PAM < 65 mmHg) e hiperlactatemia a despeito de ressuscitação volêmica adequada.

Adaptada do *guideline* da OMS (03/2020).
PAM: pressão arterial média; SRAG: síndrome respiratória aguda grave.

Embora bem definidas, nenhuma dessas síndromes clínicas é específica da infecção pelo SARS-CoV-2, devendo ser considerados diagnósticos diferenciais de acordo com o contexto epidemiológico e as características de cada paciente.

Ainda não existem evidências de características clínicas específicas que possam distinguir de forma confiável o COVID-19 de outras infecções respiratórias virais.

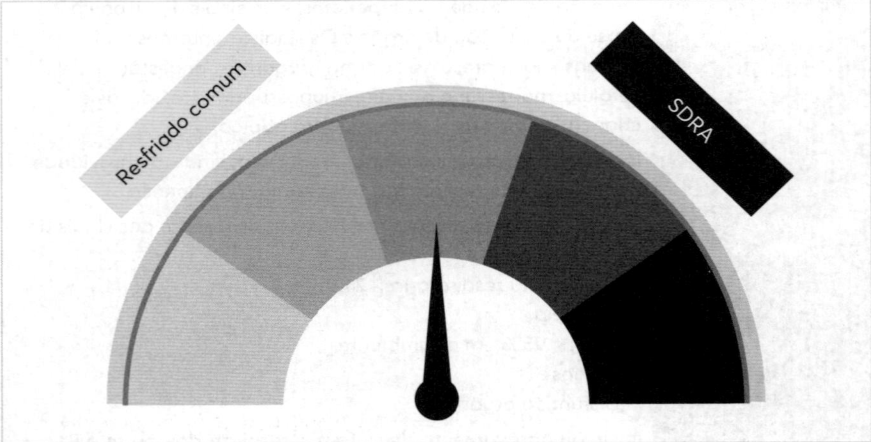

• **FIGURA 1** SDRA: síndrome do desconforto respiratório agudo.

FATORES DE RISCO PARA DOENÇA GRAVE

Relacionados ao paciente

As doenças graves podem ocorrer em indivíduos saudáveis de qualquer idade, mas ocorrem predominantemente em adultos com idade avançada ou com condições médicas subjacentes (Tabela 4).

• **TABELA 4** Comorbidades associadas à doença grave e mortalidade – Centro dos Estados Unidos de Controle e Prevenção de Doenças (CDC)

Fator	Mecanismo
Idade > 65 anos (sobretudo > 85 anos)*	Enfraquecimento do sistema imune. Outras condições mórbidas crônicas.
Doença cardiovascular (insuficiência cardíaca, doença coronariana e hipertensão pulmonar)	Aumento do trabalho cardíaco e estresse cardiovascular. Dano miocárdico direto.
Diabetes mellitus (DM) com controle inadequado	Maior chance de complicações vasculares pelo DM, que dificultam o combate ao vírus.
Asma moderada a grave	Possibilidade de exacerbação grave.
Doença pulmonar crônica (DPOC, fibrose cística, bronquiectasia e fibrose pulmonar)	Possibilidade de exacerbação grave.
Doença renal crônica dialítica	Estado de imunossupressão. Coexistência de outras condições patológicas (DM/HAS).
Obesidade grave (IMC > 40)	Aumenta o risco de SDRA. Coexistência de alterações metabólicas e cardiovasculares. Hipoventilação pulmonar (pequenas vias aéreas). Estado pró-inflamatório crônico. Estresse oxidativo contínuo.[26-30]
Pessoas institucionalizadas	População frágil. Maior risco de contaminação (aglomeração).
Doença hepática	Estado de imunossupressão. Hepatotoxicidade dos medicamentos utilizados no tratamento.
Uso de imunobiológicos	A imunossupressão confere maior risco de complicações infecciosas após insultos por outros agentes virais. Ainda não se sabe em relação à COVID-19, especificamente, mas tem-se considerado cuidado especial com essa população.
Transplantados ou outra imunossupressão	
HIV+ sem TARV ou com CD4 < 200	
Hipertensão arterial	Não é listada pelo CDC, porém foi associada a maior risco de SDRA em diversos estudos.[31]

*A idade avançada tem sido uma característica consistente associada a infecção e mortalidade graves em pacientes com COVID-19. Não há limite bem definido, sendo usado o limar de 65 anos pela maioria dos estudos.[21,22]
DPOC: doença pulmonar obstrutiva crônica; HAS: hipertensão arterial sistêmica; IMC: índice de massa corpórea; SDRA: síndrome da doença respiratória aguda; TARV: terapia antirretroviral.

Achados laboratoriais de pior prognóstico

Algumas complicações parecem estar relacionados a alguns marcadores laboratoriais (Tabela 5) e serão detalhadas em capítulos específicos.

• **TABELA 5** Marcadores laboratoriais de pior prognóstico

Linfopenia	Tempo de protrombina (TP) aumentado
Elevação de enzimas hepáticas (AST/TGO e ALT/TGP)	Troponina elevada
Elevação de desidrogenase lática (DHL)	Creatinofosfoquinase (CPK) elevada
Elevação de marcadores inflamatórios (PCR, ferritina)	Lesão renal aguda
D-dímero > 1 mcg/dL	

ALT/TGP: alanina aminotransferase; AST/TGO: aspartato aminotransferase; PCR: proteína C-reativa.

CASOS ESPECIAIS

Crianças

Os sintomas de COVID-19 são semelhantes em crianças e adultos, apesar de em crianças serem mais leves e com maior parcela de casos assintomáticos. Casos graves também já foram relatados.

Febre (56%) e tosse (54%) são os sintomas mais comuns nessa população, sendo fadiga, rinorreia/congestão nasal, diarreia e vômitos menos comuns.[32-34]

Lactentes com < 1 ano de idade e crianças com certas condições graves associadas parecem estar em maior risco, embora ainda não existam evidências que associem tais achados.

Gestantes

Os dados disponíveis até o momento são limitados, mas sugerem que as mulheres grávidas não apresentam risco aumentado para um curso clínico grave de COVID-19 em comparação com pessoas não grávidas de idade semelhante. Entretanto, entre as que desenvolvem pneumonia por COVID-19, parece haver uma frequência aumentada de parto prematuro e parto cesáreo, provavelmente relacionada a doença materna grave.[35]

Não há evidência clara de que SARS-CoV-2 atravesse a barreira placentária e infecte o feto, apesar de haver relatos.

Imunossuprimidos

Até o presente momento, não há dados clínicos suficientes que demonstrem que o prognóstico de pacientes imunossuprimidos com a COVID 19 seja pior do que de qualquer outro indivíduo também diagnosticado com a doença. Recomendam-se, entretanto, cuidados especiais com essa população.[21,22]

REFERÊNCIAS BIBLIOGRÁFICAS

1. Ministério da Saúde. Diretrizes para diagnóstico e tratamento da COVID-19. 17 de março de 2020.
2. Wu Z, McGoogan JM. Characteristics of and important lessons from the coronavirus disease 2019 (COVID-19) outbreak in China: Summary of a report of 72314 cases From the Chinese Center for Disease Control and Prevention. JAMA. 2020.
3. Brigham and Women's Hospital. Clinical course, prognosis, and epidemiology. Brigham and Women's Hospital COVID-19 Clinical Guidelines. April 19, 2020.
4. Wang D, Hu B, Hu C, et al. Clinical characteristics of 138 hospitalized patients with new coronavirus-infected pneumonia 2019 in Wuhan, China. JAMA. 2020.
5. Guan WJ, Ni ZY, Hu Y, et al. Clinical features of 2019 coronavirus disease in China. N Engl J Med. 2020;382:1708.
6. Richardson S, Hirsch JS, Narasimhan M, et al. Presenting characteristics, comorbidities, and outcomes among 5700 patients hospitalized with COVID-19 in the New York City area [published online ahead of print, 2020 Apr 22]. JAMA. 2020.
7. Grasselli G, Zangrillo A, Zanella A, et al. Baseline characteristics and outcomes of 1591 patients infected with SARS-CoV-2 admitted to ICUs of the Lombardy Region, Italy. JAMA. 2020.
8. Huang C, Wang Y, Li X, et al. Clinical characteristics of patients infected with the new 2019 coronavirus in Wuhan, China. Lancet. 2020;395:497.
9. Arentz M, Yim E, Klaff L, et al. Characteristics and outcomes of 21 critically ill patients with COVID-19 in Washington State [published online ahead of print, 2020 Mar 19]. JAMA. 2020;323(16):1612-4.
10. Chen N, Zhou M, Dong X, et al. Epidemiological and clinical characteristics of 99 cases of 2019 new coronavirus pneumonia in Wuhan, China: a descriptive study. Lancet. 2020;395:507.
11. Liu K, Fang YY, Deng Y, et al. Clinical characteristics of new coronavirus cases in tertiary hospitals in Hubei province. Chin Med J (Engl). 2020.
12. Li Q, Guan X, Wu P, et al. Early transmission dynamics in Wuhan, China, of novel coronavirus-infected pneumonia. N Engl J Med. 2020;382(13):1199-207.
13. Giacomelli A, Pezzati L, Conti F, et al. Self-reported olfactory and taste disorders in patients with SARS-CoV-2: a cross-sectional study. Clin Infect Dis. 2020.
14. Lechien JR, Chiesa-Estomba CM, De Siati DR, et al. Olfactory and gustatory disorders as a clinical presentation of mild to moderate forms of coronavirus disease (COVID-19): a multicentre European study. Eur Arch Otorhinolaryngol. 2020.
15. World Health Organization Director-General's opening remarks at the media briefing on COVID-19. 24 February 2020.
16. World Health Organization. Clinical care for severe acute respiratory infection: toolkit: COVID-19 adaptation. Genebra: World Health Organization; 2020.
17. Zhou F, Yu T, Du R, et al. Clinical course and risk factors for mortality of adult patients hospitalized with COVID-19 in Wuhan, China: a retrospective cohort study. Lancet. 2020;395:1054.

18. Wu C, Chen X, Cai Y, et al. Risk factors associated with acute respiratory distress syndrome and death in patients with coronavirus disease 2019 pneumonia in Wuhan, China [published online ahead of print, 2020 Mar 13]. JAMA Intern Med. 2020.
19. Yang X, Yu Y, Xu J, et al. Clinical course and outcomes of critically ill patients with SARS-CoV-2 pneumonia in Wuhan, China: a retrospective, centered observational study. Lancet Respir Med. 2020.
20. Bajema KL, Oster AM, McGovern OL, et al. People evaluated for the new 2019 coronavirus – United States, January 2020. MMWR Morb Mortal Wkly Rep. 2020;69:166.
21. CDC COVID-19 Response Team. Preliminary estimates of the prevalence of selected underlying health conditions among patients with coronavirus disease 2019 – United States, February 12-March 28, 2020. MMWR Morb Mortal Wkly Rep. 2020.
22. Deputy Director for Infectious Deseases, CDC (Center for Disease Control and Prevention).
23. Preliminary estimates of the prevalence of selected underlying health conditions among patients with coronavirus disease 2019 — United States, February 12-March 28, 2020.
24. McMichael TM, Currie DW, Clark S, et al. Epidemiology of Covid-19 at a long-term care facility in King County, Washington. N Engl J Med. 2020.
25. Garg S, Kim L, Whitaker M, et al. Hospitalization rates and characteristics of hospitalized patients with laboratory confirmed coronavirus disease 2019 – COVID-NET, 14 States, March 1 to 30, 2020. MMWR Morb Mortal Wkly Rep. 2020;69:458.
26. Lighter J, Phillips M, Hochman S, et al. Obesity in patients younger than 60 years is a risk factor for Covid-19 hospital admission. Clin Infect Dis. 2020.
27. WHO. Global Health Observatory (GHO) data: overweight and obesity. 2017.
28. Kass DA, Duggal P, Cingolani O. Obesity could shift severe COVID-19 disease to younger ages. The Lancet. 2020.
29. Honce R, Schultz-Cherry S. Impact of obesity on influenza A virus pathogenesis, immune response, and evolution. Front Immunol. 2019;10:1071.
30. Ji D, Qin E, Xu J, Zhang D, Cheng G, Wang Y, et al. Implication of non-alcoholic fatty liver diseases (NAFLD) in patients with COVID-19: A preliminary analysis. Journal of Hepatology. 2020 April.
31. COVID-19 Threat: Guidance for people with hypertension from the World Hypertension League.
32. Cai J, Xu J, Lin D, et al. A case series of children with 2019 novel coronavirus infection: clinical and epidemiological features. Clin Infect Dis. 2020.
33. CDC COVID-19 Response Team. Coronavirus disease 2019 in children – United States, February 12-April 2, 2020. MMWR Morb Mortal Wkly Rep. 2020;69(14):422-6. Published 2020 Apr 10.
34. Liu W, Zhang Q, Chen J, et al. Detection of Covid-19 in children in early january 2020 in Wuhan, China. N Engl J Med. 2020;382:1370.
35. Di Mascio D, Khalil A, Saccone G, et al. Outcome of coronavirus spectrum infections (SARS, MERS, COVID 1-19) during pregnancy: a systematic review and meta-analysis. Am J Obstet Gynecol MFM. 2020;100107.

4

Testes diagnósticos para COVID-19

Leonardo Pereira Santana
Vinícius Machado Correia
Álvaro Furtado Costa
Rodrigo Antonio Brandão Neto

INTRODUÇÃO

Os exames laboratoriais de relevância na COVID-19 podem ser divididos em dois grupos: exames etiológicos e exames prognósticos (Figura 1). Neste capítulo, abordaremos os exames etiológicos e dedicamos um capítulo específico para o segundo grupo.

MÉTODOS DIAGNÓSTICOS DISPONÍVEIS

O diagnóstico da infecção pelo SARS-CoV-2 se dá pela pesquisa do RNA viral diretamente ou dos anticorpos produzidos contra ele.

Quais são os exames relevantes para COVID-19?	
Etiológicos	Prognósticos
Testes moleculares (rRT-PCR) Testes sorológicos (Testes rápidos e não rápidos) Painel viral (pesquisa de outros vírus respiratórios) Culturas	HGM, Coagulograma, D-dímero, DHL TGO, TGP, bilirrubinas U, Cr, eletrólitos Gasometria arterial com lactato Troponina, ECG, ECO RX/TC tórax

• **FIGURA 1** Exames para COVID-19.

Cr: creatinina; DHL: desidrogenase lática; ECG: eletrocardiograma; ECO: ecocardiograma; HMG: hemograma; rRT-PCR: *real-time reverse transcription-polymerase chain reaction*; RX/TC: raio X/tomografia computadorizada; TGO: transaminase glutâmica oxalacética; TGP: transaminase glutâmica pirúvica; U: ureia.

Atualmente, para detecção viral, o método de escolha é o *real-time polimerase chain reaction* (RT-PCR) com pesquisa de genes virais. Existem diversos protocolos para realização do RT-PCR, sendo o protocolo Charité um dos mais usados. Esse método realiza a pesquisa dos genes *N* e *E* (presentes em betacoronavírus relacionados a morcegos) e do gene *RdNp* (específico para SARS-CoV e semelhantes, incluindo o SARS-CoV-2). A pesquisa do vírus também pode ser realizada por método de imunofluorescência para detecção de RNA viral.[1]

As principais amostras utilizadas para pesquisa do vírus são: (1) *swab* de nasofaringe com ou sem *swab* de orofaringe; (2) escarro; (3) secreção traqueal; e (4) lavado broncoalveolar.

A obtenção de amostra por *swab* pode ser realizada em orofaringe e nasofaringe. É um método pouco invasivo e de fácil execução e, em geral, associa-se a coleta do exame dos dois sítios para aumentar a sensibilidade. Isoladamente, o *swab* nasal, em um estudo chinês, apresentou sensibilidade de 63%, podendo ultrapassar 70% em outros estudos.[5] Já o *swab* de orofaringe isoladamente possui menor sensibilidade (32%).[5] A coleta de escarro não deve ser induzida devido a maior aerossolização. A secreção traqueal é coletada em pacientes intubados e é útil para diagnóstico de COVID-19 por RT-PCR, bem como para infecções bacterianas através de bacterioscópico e cultura. O lavado broncoalveolar, apesar de possuir a maior sensibilidade, é pouco utilizado devido ao elevado potencial de aerossolização.[1-4]

Em março de 2020, foi publicado no *JAMA* um estudo chinês que avaliou a positividade do RT-PCR de cada tipo de amostra usada, levando em conta pacientes com quadro clínico e radiológico muito sugestivo de COVID-19 (Figura 2).[5]

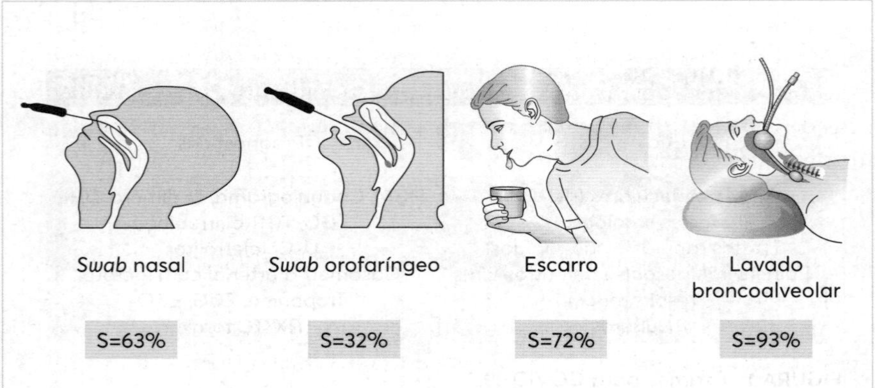

• **FIGURA 2** Sensibilidade do RT-PCR (*real-time polimerase chain reaction*) para SARS-CoV-2 em diferentes amostras.

No entanto, estudos mais robustos são necessários para definir melhor a sensibilidade dos métodos diagnósticos.

Diante de um resultado não reagente deve-se considerar a possibilidade de falso-negativo, sobretudo se a probabilidade pré-teste da doença for alta.

Alguns fatores podem contribuir para resultados falsos-negativos:

- Amostra de má qualidade (material insuficiente).
- Coleta do RT-PCR em fase muito precoce ou tardia da doença.
- Manuseio e condicionamento inadequados da amostra.
- Razões técnicas do teste (mutação do vírus ou inibição de PCR).

Os exames de RT-PCR podem ser negativos, principalmente em fases iniciais da doença, não sendo recomendada a realização antes de 3 dias de sintomas e, se negativo, deve-se repetir o exame em 48 horas, caso haja suspeita significativa de COVID-19. A Figura 3 resume a abordagem recomendada nas diretrizes institucionais do Hospital das Clínicas da Faculdade de Medicina da Universidade de São Paulo (HC-FMUSP).

Outra forma de diagnosticar a COVID-19 é pela pesquisa de anticorpos (IgG, IgM e IgA) específicos para o vírus através de *enzyme-linked immunosorbent assay* (ELISA). A pesquisa de anticorpos é útil na confirmação de contato com o vírus (boa utilização para monitorização epidemiológica), entretanto não é capaz de definir com segurança se a infecção ainda é ativa ou é pregressa.

Há disponíveis para uso clínico também os testes rápidos que podem ser feitos tanto para pesquisa de anticorpos no sangue ou soro (imunocromatografia), quanto para detecção de antígenos virais por imunofluorescência em amostras de *swab* de oro e nasofaringe (Figura 4). A realização de testes rápidos para rastreio de pessoas assintomáticas ou para presumir imunidade adquirida em pacientes com IgM positivo possui evidência incerta e não deve ser adotada como rotina.

O uso da sorologia também deve ser incorporado nas estratégias diagnósticas da COVID-19. A Figura 5 mostra as recomendações das diretrizes institucionais do HC-FMUSP.

No âmbito de pesquisa e monitorização epidemiológica, há outros métodos diagnósticos disponíveis. O sequenciamento viral, por exemplo, avalia o genoma viral de maneira parcial ou total, sendo útil na identificação de mutações e das principais cepas circulantes.

As culturas virais não são realizadas devido ao baixo rendimento e por questões de biossegurança. No entanto, devemos coletar hemoculturas em pacientes graves, além de culturas de secreção ou aspirado traqueal, com intuito de diagnósticos diferenciais com infecções bacterianas, que algumas vezes se associam à infecção viral.

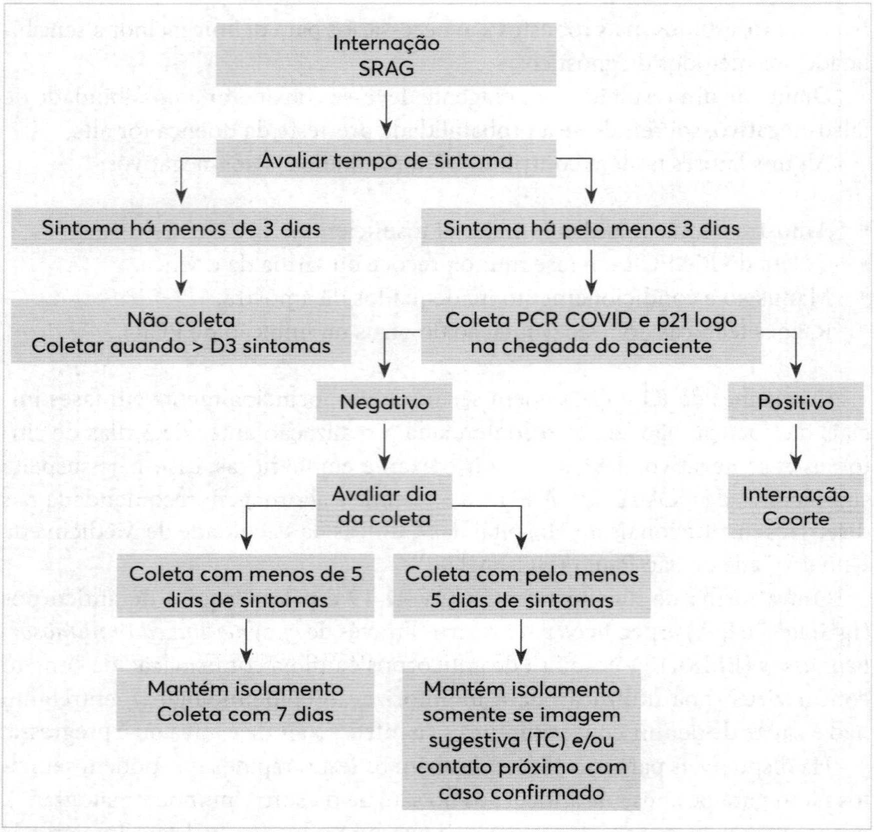

• **FIGURA 3**
PCR: *polimerase chain reaction*; SRAG: síndrome respiratória aguda grave; TC: tomografia computadorizada.

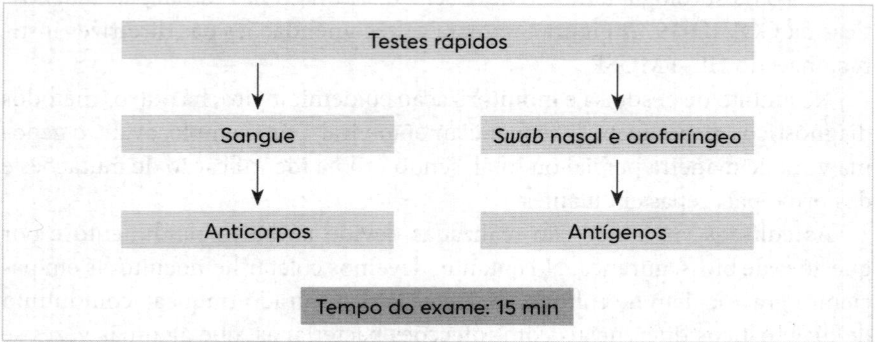

• **FIGURA 4** Tipos de testes rápidos.

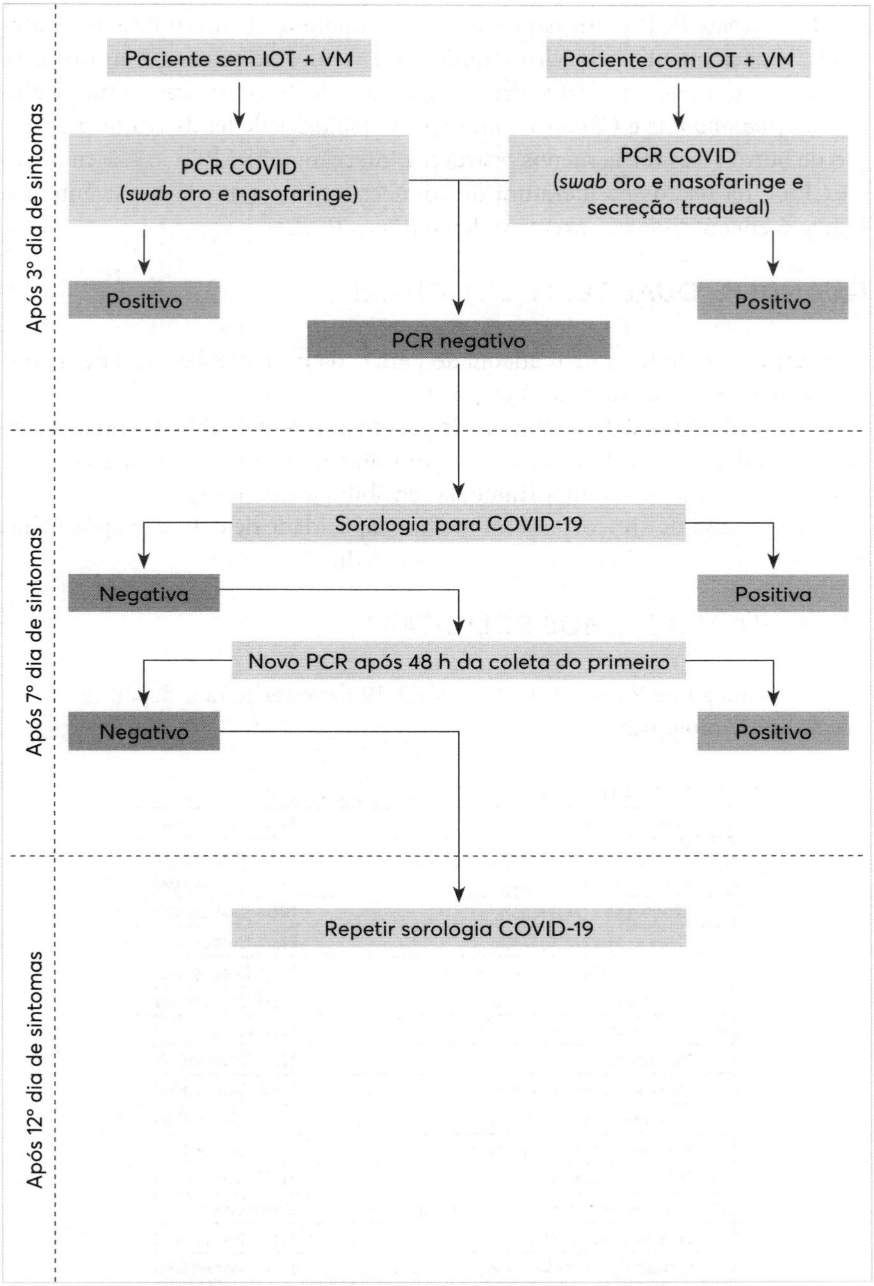

• **FIGURA 5** Quadro clínico e radiológico sugestivo de COVID-19.
IOT: intubação orotraqueal; PCR: *polimerase chain reaction*; VM: ventilação mecânica.

O *multiplex PCR* é útil para diagnóstico diferencial com outras infecções virais, especialmente pelo vírus influenza e vírus sincicial respiratório. Esse método testa também outros vírus e algumas bactérias atípicas, como *Mycoplasma pneumoniae* e *Chlamydophilla pneumoniae.* Vale lembrar que a detecção de outro vírus torna menos provável a infecção por SARS-CoV-2, mas não a exclui e há relatos na literatura de coinfecções por mais de um agente. Na Figura 6 encontra-se um exemplo de *multiplex PCR.*

QUANDO E QUAL TESTE SOLICITAR?

A utilização do teste mais adequado para cada paciente deve levar em consideração o tempo de doença (Figura 7).[3]

Os métodos com detecção direta de genes virais têm melhor acurácia quando solicitados entre o terceiro e o sétimo dias de sintomas (Figura 8). Fora desse período, há queda importante da sensibilidade do teste.

Já a pesquisa de anticorpos tem melhor capacidade de detecção após 8 dias de sintomas, sobretudo quando ultrapassa 14 dias.[5]

PARA QUEM DEVEMOS SOLICITAR?

A solicitação de RT-PCR para COVID-19 deve ser feita a depender da situação epidemiológica.

Result Summary		
	Adenovirus	Not Detected
	Coronavirus 229E	Not Detected
	Coronavirus HKU1	Not Detected
	Coronavirus NL63	Not Detected
	Coronavirus OC43	Not Detected
	Human Metapneumovirus	Not Detected
	Human Rhinovirus/Enterovirus	Not Detected
✓	Influenza A H1-2009	Detected
	Influenza B	Not Detected
	Parainfluenza Virus 1	Not Detected
	Parainfluenza Virus 2	Not Detected
	Parainfluenza Virus 3	Not Detected
	Parainfluenza Virus 4	Not Detected
✓	Respiratory Syncytial Virus	Detected
	Bordetella pertussis	Not Detected
	Chlamydophila pneumoniae	Not Detected
	Mycoplasma pneumoniae	Not Detected

• **FIGURA 6** Exemplo de *multiplex PCR.*

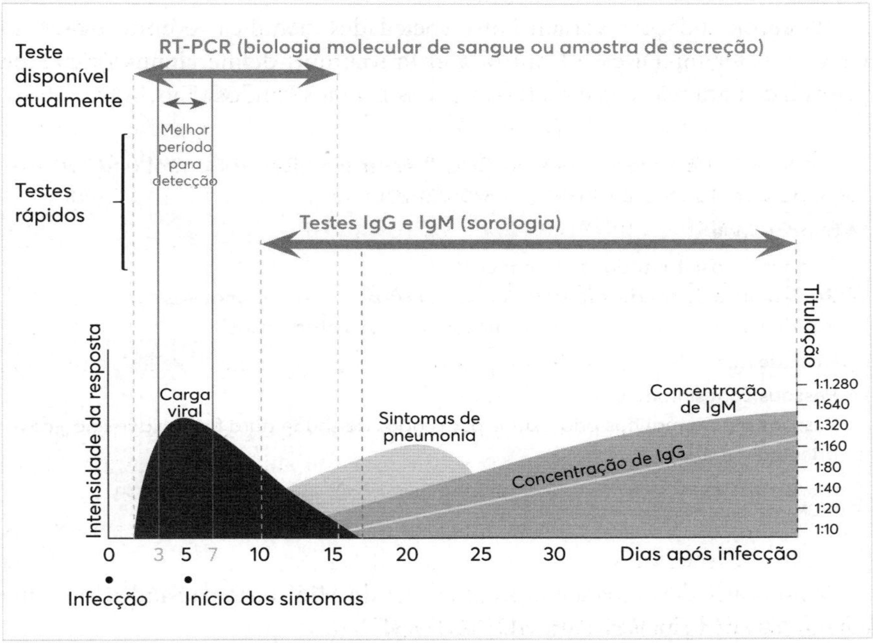

• **FIGURA 7** Testes disponíveis para SARS-Cov-2.
Adaptada de: Ministério da Saúde[3].

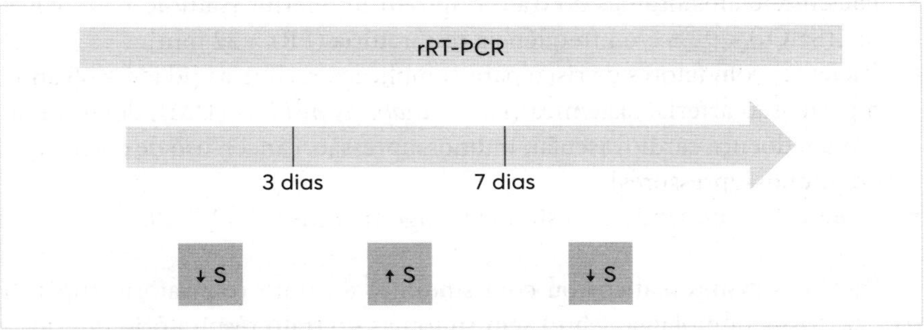

• **FIGURA 8** Sensibilidade (S) do RT-PCR (*polimerase chain reaction*) de acordo com o tempo de sintomas.

Em lugares com transmissão local (poucos casos e possibilidade de rastreá-los para cessar a cadeia de transmissão), o teste deve ser realizado em todos os indivíduos suspeitos ou contactantes de casos suspeitos.

Em lugares com transmissão comunitária como o Brasil (grande número de casos sem possibilidade de cessar cadeia de transmissão), o diagnóstico deve ser sindrômico e o teste deve ser realizado em grupos específicos de maior risco.

As recomendações variam entre sociedades científicas e entre países. O CDC (Center for Disease Control and Prevention) define alguns grupos de prioridade para realização do RT-PCR nos Estados Unidos (Tabela 1).

• **TABELA 1** Recomendações do CDC (Center for Disease Control and Prevention) para realização do RT-PCR (05/05/2020)

Alta prioridade
• Pacientes hospitalizados sintomáticos* • Profissionais da saúde e funcionários de prisão/abrigos sintomáticos* • Residentes de casas de repouso e prisão/abrigos sintomáticos*
Prioridade
• Pessoas com sintomas* • Pessoas assintomáticas priorizadas por órgãos de saúde para fins epidemiológicos principalmente

*Febre, tosse, dispneia, calafrios, mialgia, ageusia, anosmia, vômitos, diarreia, odinofagia.
RT-PCR: *real-time polimerase chain reaction.*

Já no Brasil, devemos seguir as diretrizes do Ministério da Saúde (MS), que adaptam as principais recomendações à realidade do país.

Os grupos prioritários definidos pelo MS são:

- Pacientes com sintomas do trato respiratório inferior [saturação de oxigênio ($SatO_2$) < 92% e/ou frequência respiratória (FR) > 22 ipm].
- Pacientes com fatores de risco para complicações clínicas [idade ≥ 65 anos, hipertensão arterial sistêmica (HAS), *diabetes mellitus* (DM), doença pulmonar, doença cardiovascular, imunossupressão, câncer, uso de corticoides ou imunossupressores].
- Profissionais de saúde com sintomas sugestivos de COVID-19.

Pacientes assintomáticos ou com sintomas do trato respiratório superior (coriza, tosse, odinofagia, febre) sem sintomas do trato respiratório inferior e sem fatores de risco não devem ser rotineiramente testados.

LIMITAÇÕES DOS TESTES DIAGNÓSTICOS

Todos os testes diagnósticos disponíveis devem ser interpretados juntamente com o quadro clínico do paciente, exames de imagem (radiografia, tomografia) e história epidemiológica (exposição pontual, área com grande quantidade de casos etc.).

A presença de um exame negativo para COVID-19 não afasta completamente o diagnóstico e pode ser necessário repetir o teste de detecção viral em dias diferentes.

A coleta do material para realização do teste é de grande importância no resultado (fase pré-analítica). Deve ser feita por profissional treinado e com condições de biossegurança adequadas.

No mercado, existem diversos testes rápidos para SARS-CoV-2. Antes da utilização do teste, ele deve passar por processo de validação pelo Instituto Nacional de Controle de Qualidade em Saúde (INCQS)/Fiocruz, para avaliar a sua confiabilidade. Muitos não são aprovados e o uso destes de maneira ilegal pode impactar negativamente na pandemia. Pacientes falsos-negativos podem ser liberados equivocamente do isolamento domiciliar e profissionais da saúde falsos-positivos podem ser afastados da linha de frente desnecessariamente.

Em maio de 2020, a Anvisa liberou a comercialização de testes rápidos de COVID-19 para realização em farmácias. Tal medida é alvo de críticas em decorrência da dificuldade de interpretação do resultado sem confrontação com dados clínicos.[6,7]

TÉCNICA PARA COLETA DE *SWAB* NASOFARÍNGEO

1. Os materiais utilizados são (Figura 9): cotonetes tipo *swab*; um tubo do tipo Falcon; cloreto de sódio 0,9% (soro fisiológico); um abaixador de língua (espátula).[8]
2. O profissional deve estar adequadamente paramentado para procedimento gerador de aerossol (capote impermeável, óculos de proteção, gorro, luva, máscara N95, *face shield*).[8]
3. O procedimento deve ser realizado em sala fechada. Pressão negativa não é obrigatória.
4. Com o paciente sentado, elevar o queixo, levantar a ponta do nariz e visualizar o orifício de entrada do cotonete antes de introduzi-lo. A direção de inserção é aproximadamente 90 graus com o rosto, em direção à orelha do paciente.
5. Após sentir resistência ao encostar em nasofaringe, girar cotonete 90 graus gentilmente e logo após retirar em movimento único. Repetir com o mesmo cotonete na outra narina (Figura 10).
6. Para *swab* de orofaringe, utilizar outro cotonete. Pedir ao paciente que abra a boca, podendo-se utilizar uma espátula para abaixar a língua. Introduzir o cotonete até a orofaringe, girar 90 graus e retirar em movimento único (Figura 11).

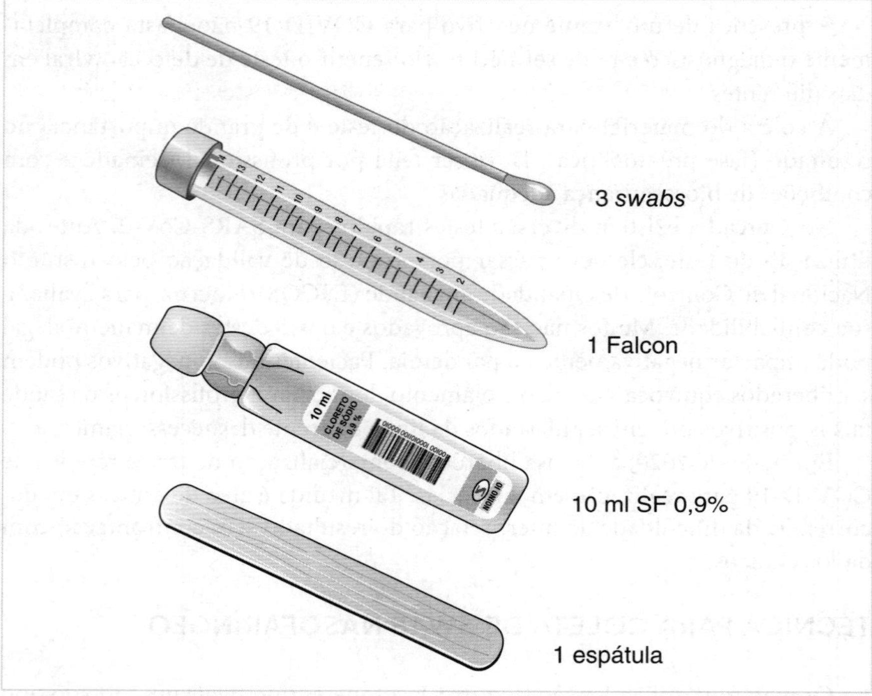

• **FIGURA 9** Materiais para o *swab*.

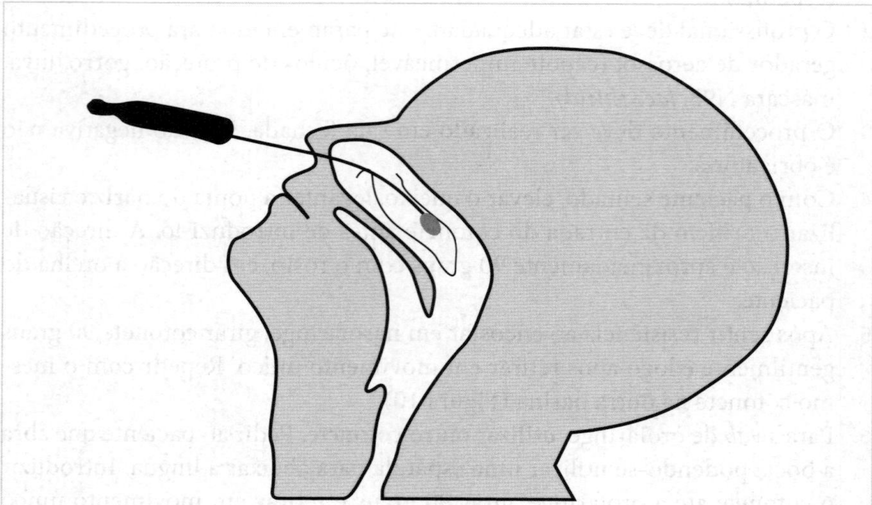

• **FIGURA 10** Coleta do *swab* nasofaríngeo.

7. Colocar ambos os cotonetes em um tubo do tipo falcon e preencher com 3-5 mL de cloreto de sódio 0,9% (Figura 12). Fechar o frasco e encaminhar ao laboratório o mais rápido possível, respeitando regras de biossegurança da instituição.
8. As amostras devem ser armazenadas entre 2-8ºC por até 72 h. Se o teste for realizado em período superior a 72 h da coleta, deve-se condicionar a amostra em temperatura menor que –70ºC.

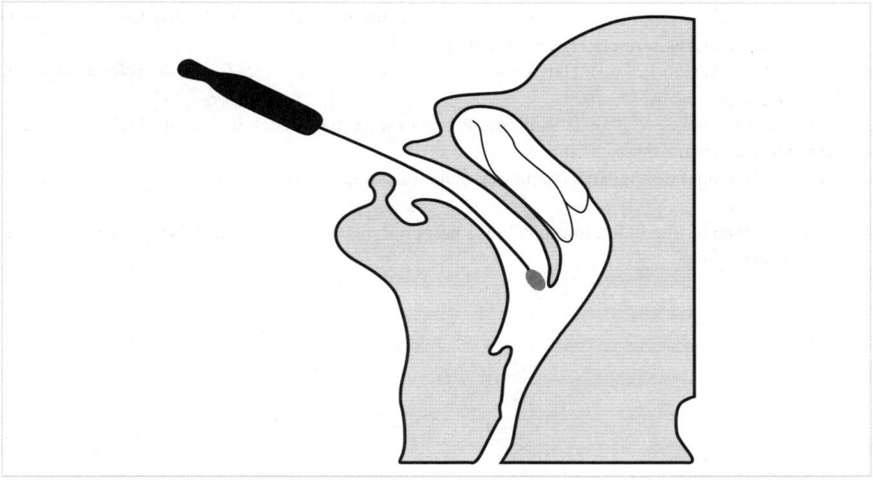

• **FIGURA 11** Coleta do *swab* orofaríngeo.

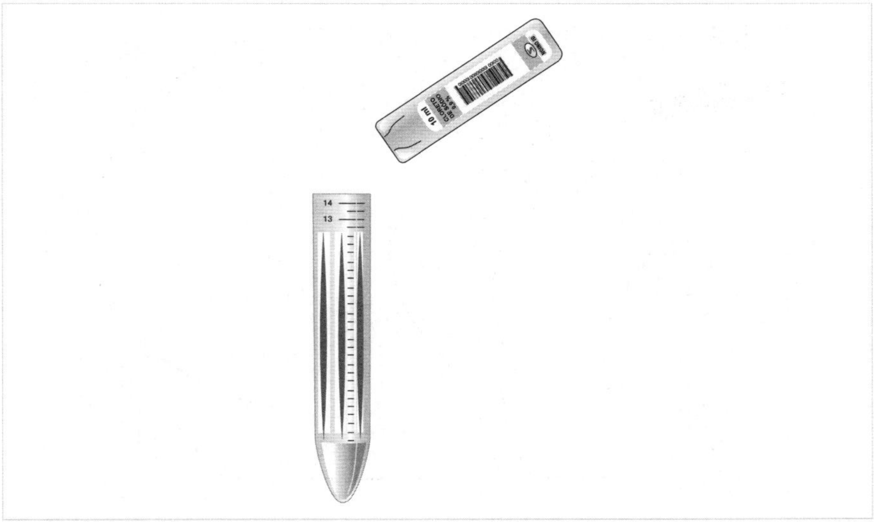

• **FIGURA 12** Preenchimento do tubo Falcon com 3-5 mL de soro fisiológico 0,9%.

REFERÊNCIAS BIBLIOGRÁFICAS

1. Organização Pan-Americana de Saúde. Diretrizes laboratoriais para o diagnóstico e detecção de infecção pelo novo coronavírus (2019-nCoV). 2020.
2. Ministério da Saúde do Brasil. Diretrizes para diagnóstico e tratamento da Covid-19. Brasília: Ministério da Saúde; 2020.
3. Ministério da Saúde do Brasil. Guia de Vigilância Epidemiológica: Emergência de saúde pública de importância nacional pela doença pelo coronavírus 2019. Brasília: Ministério da Saúde; 2020.
4. Menezes M. Diagnóstico laboratorial do coronavírus (SARS-CoV-2) causador da COVID-19: SBAC [Internet]. Disponível em: http://www.sbac.org.br/blog/2020/03/30/diagnostico-laboratorial-do-coronavirus-sars-cov-2-causador-da-covid-19/.
5. Wang W, Xu Y, Gao R, Lu R, Han K, Wu G, et al. Detection of SARS-CoV-2 in different types of clinical specimens. JAMA. 2020.
6. Agência Nacional de Vigilância Sanitária. Produtos para diagnóstico in vitro de COVID-19 regularizados. Brasília: Anvisa; 2020.
7. Agência Nacional de Vigilância Sanitária. Saiba mais sobre testes rápidos em farmácias. Brasília: Anvisa; 2020.
8. Marty F, Chen K, Verrill K. How to obtain a nasopharyngeal swab specimen. New England Journal of Medicine. 2020.

5

Exames prognósticos

Bárbara Bozzoli Destro
Vinícius Machado Correia
Álvaro Furtado Costa
Rodrigo Antonio Brandão Neto

INTRODUÇÃO

Os exames laboratoriais de relevância na COVID-19 podem ser divididos em dois grupos: etiológicos e prognósticos (Figura 1). O primeiro grupo foi abordado em outro capítulo. No atual, abordaremos os exames prognósticos.

O vírus SARS-CoV-2, como será descrito posteriormente, pode ter repercussões em diversos sistemas do organismo e, por isso, é importante a solici-

Quais são os exames relevantes para COVID-19?	
Etiológicos	Prognósticos
Testes moleculares (rRT-PCR) Testes sorológicos (testes rápidos e não rápidos) Painel viral (pesquisa de outros vírus respiratórios) Culturas	HMG, coagulograma, D-dímero, DHL TGO, TGP, bilirrubinas U, Cr, eletrólitos Gasometria arterial com lactato Troponina, ECG, ECO RX/TC de tórax

• **FIGURA 1** Exames para COVID-19.

Cr: creatinina; DHL: desidrogenase lática; ECG: eletrocardiograma; ECO: ecocardiograma; HMG: hemograma; rRT-PCR: *real-time reverse transcription-polymerase chain reaction*; RX/TC: raio X/tomografia computadorizada; TGO: transaminase glutâmica oxalacética; TGP: transaminase glutâmica pirúvica; U: ureia.

tação de exames que possam indicar a presença de lesão nos diversos órgãos passíveis de acometimento.

ACOMETIMENTO DE MÚLTIPLOS ÓRGÃOS PELO SARS-COV-2

Em relação ao acometimento pulmonar, um exame importante é a gasometria arterial, que nos permite avaliar o grau de hipoxemia pela pO_2, avaliar a relação pO_2/FiO_2 (P/F) e se há acidose ou hipercapnia, que serão parâmetros importantes na avaliação inicial de pacientes em insuficiência respiratória e na condução da ventilação mecânica de pacientes de maior gravidade. Os exames de imagem são úteis no diagnóstico, mas também no prognóstico, sobretudo a tomografia (TC) de tórax, exame muito sensível para COVID-19. Estudo chinês realizado em Wuhan, na China, avaliou achados na TC de tórax de pacientes com COVID-19, desenvolvendo um escore prognóstico, que considera o padrão radiológico predominante em cada área avaliada (normal, vidro fosco ou consolidação) e o número de áreas pulmonares acometidas.[5] Quanto pior o padrão radiológico e maior o número de áreas pulmonares, pior o prognóstico do paciente.

Do ponto de vista hematológico, um exame primordial é o hemograma completo, frequentemente alterado na COVID-19. O mais comum é encontrarmos linfopenia (60-83%) e com leucograma que pode variar de leucopenia (33%) a leucocitose (5,9%).[3,4] Em alguns casos, pode-se observar também plaquetopenia (12-36%).[3,8] A maioria dos serviços sugere também coleta de coagulograma e D-dímero na avaliação inicial, com repetição conforme indicação específica. O D-dímero comumente apresenta-se elevado (46%), ainda com maior frequência nos casos graves (59,6%).[3] Na casuística do REGISTRO-COVID do Hospital das Clínicas da Faculdade de Medicina da Universidade de São Paulo (HC-FMUSP), o D-dímero era acima de 1.000 pg/mL em 80% dos casos e maior que 3.000 pg/mL em 30% dos casos. No entanto, seu uso como marcador de mau prognóstico é controverso, uma vez que a prevalência de D-dímero aumentado também é grande entre os pacientes não graves.

Os marcadores inflamatórios encontram-se frequentemente elevados, como proteína C-reativa (PCR), desidrogenase lática (DHL), ferritina e IL-6. Já a procalcitonina é um marcador que foge à regra, pois raramente se eleva (cerca de 5,5-6%).[3,8] Dessa forma, quando estiver aumentada, deve-se levantar a suspeita de infecção bacteriana secundária. A PCR se encontrava aumentada em 85% dos pacientes do REGISTRO-COVID do HC-FMUSP.

A lesão cardíaca, embora não tão prevalente em pacientes com COVID-19, é um achado importante pois traduz maior gravidade. Cerca de 7,2-12% dos pacientes podem evoluir com lesão cardíaca, seja por miocardite, cardiomiopatia de estresse ou isquemia aguda por aumento da demanda ou por disfunção endotelial e trombogênese.[1,7,11] Dessa forma, exames como troponina, creatinofosfoquinase (CPK), peptídeo natriurético cerebral (BNP), eletrocardiograma e ecocardiograma são essenciais para avaliação inicial e seguimento de pacientes graves ou com comorbidades importantes, como cardiopatia prévia, pois traduzem pior prognóstico.

Um número considerável de pacientes com COVID-19 apresenta alterações em exames de função hepática, com um padrão de lesão predominantemente hepatocelular. Elevação de aspartato aminotransferase (AST) e alanina aminotransferase (ALT) é vista em 22,3-58,4% dos pacientes.[3,4] Gamaglutamil transferase (GGT) também se encontra elevada em aproximadamente 18-54% dos pacientes.[1] Os níveis de bilirrubina, assim como de fosfatase alcalina, encontram-se aumentados em menor porcentagem de pacientes (apenas cerca de 10,5% e 4%, respectivamente).[1,3] Albumina baixa é um achado muito comum, presente em 98% dos pacientes.[8] Apesar de ser relativamente frequente a alteração desses exames, a lesão hepática costuma ser leve e autolimitada, mesmo em pacientes de maior gravidade.[1,12]

A incidência de lesão renal aguda em pacientes com COVID-19 varia dentro dos diversos estudos publicados, de 0,5-22,2%.[3,4,7] Por isso, devemos estar atentos à função renal dos pacientes, avaliando creatinina e ureia periodicamente, principalmente em pacientes com disfunção renal prévia, pois essa lesão renal pode progredir de forma mais rápida. Além disso, pacientes graves, principalmente internados em UTI, podem por vezes fazer uso de drogas nefrotóxicas, contraste, apresentar depleção de volume, choque, obstrução de vias urinárias e, portanto, desenvolver lesão renal por outros mecanismos.

O Massachusetts General Hospital considera os seguintes exames como fatores de risco para progressão da doença: D-dimero > 1.000 ng/mL; CPK > 2 vezes o limite superior da normalidade; PCR > 100; DHL > 245 U/L; elevação de troponina; linfócitos < 800 na admissão; ferritina > 500 ug/L.

O QUE E QUANDO PEDIR

A periodicidade com que os exames devem ser solicitados varia de acordo com o serviço. No protocolo do HC-FMUSP é sugerida a coleta da seguinte forma (Tabela 1).

• **TABELA 1** Protocolo do HC-FMUSP na admissão

• Hemograma completo.
• PCR.
• TGO/TGP.
• Creatinina/ureia.
• Gasometria arterial.
• CPK*.
• D-dímero*.
• Troponina*.
• DHL*.
• BNP (para pacientes acima de 70 anos ou cardiopatia prévia)*.
• ECG (para pacientes acima de 60 anos ou com cardiopatia prévia)*.

*Coletar na admissão, e depois somente se houver indicação específica de acordo com a evolução do paciente. BNP: peptídeo natriurético cerebral; CPK: creatinofosfoquinase; DHL: desidrogenase lática; ECG: eletrocardiograma; PCR: proteína C-reativa; TGO/TGP: transaminase glutâmico-oxalacética/ transaminase glutâmico-pirúvica.

Pelo protocolo do Ministério da Saúde atualizado em abril de 2020, os seguintes exames devem ser realizados em pacientes graves, que necessitam de internação hospitalar:

- TC de tórax.
- Hematológicos e infecciosos: hemograma completo, PCR e/ou procalcitonina, coagulograma, D-dímero, DHL.
- Renais e metabólicos: ureia, creatinina e glicemia.
- Hepáticos: bilirrubinas totais e frações.
- Pulmonares: gasometria arterial.
- Cardíacos: troponina.

A Figura 2 resume os exames prognósticos mais relevantes e os associados a maior mortalidade.

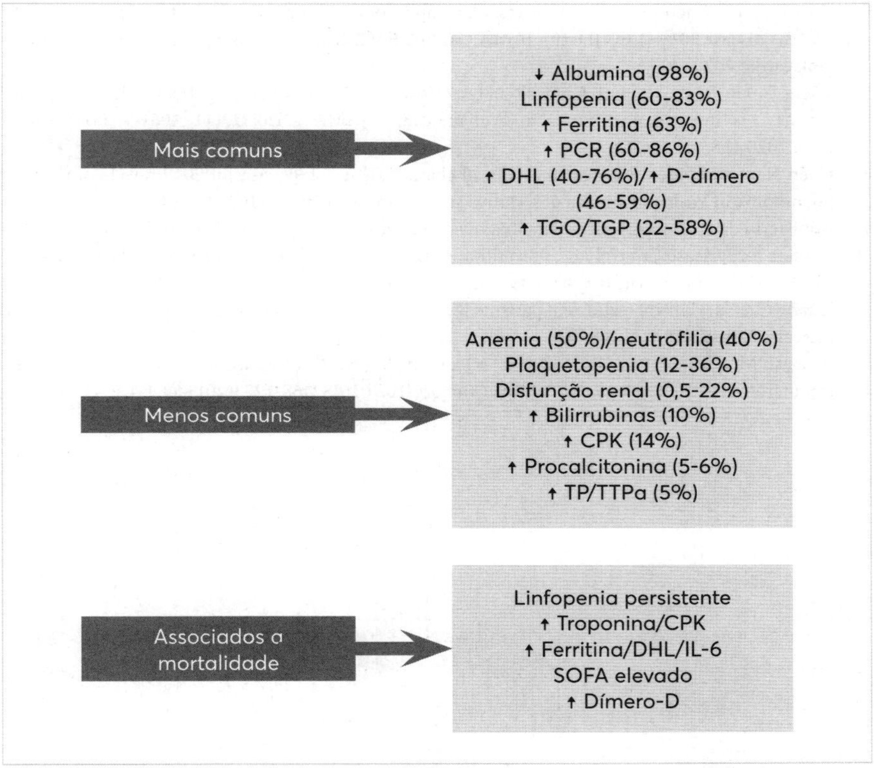

• **FIGURA 2** Exames prognósticos mais relevantes para COVID-19.

CPK: creatinofosfoquinase; DHL: desidrogenase lática; PCR: proteína C-reativa; TGO/TGP: transaminase glutâmico-oxalacética/transaminase glutâmico-pirúvica; TP/TTPa: tempo de protrombina/tempo de tromboplastina parcial ativada.

REFERÊNCIAS BIBLIOGRÁFICAS

1. Brigham and Women's Hospital. Brigham and Women's Hospital COVID-19 clinical guidelines. 2020. Disponível em: https://covidprotocols.org. Acesso em 01 de maio de 2020.
2. Massachusetts General Hospital. Hematology recommendations and dosing guidelines during COVID-19. 2020. Disponível em https://www.massgeneral.org/assets/MGH/pdf/news/coronavirus/guidance-from-mass-general-hematology.pdf. Acesso em 03 de maio de 2020.
3. Guan W, et al. Clinical caracteristics ir coronavirus disease 2019 in China. N Engl J Med. 2020;382:1708-20.
4. Richardson S, et al. Presenting characteristics, comorbidities, and outcomes among 5700 patients hospitalized with COVID-19 in the New York City area. JAMA. Published online April 22, 2020. doi:10.1001/jama.2020.6775.
5. Yuan M, Yin W, Tao Z, Tan W, Hu Y. Association of radiologic findings with mortality of patients infected with 2019 novel coronavirus in Wuhan, China. PLoS One. 2020;15(3):e0230548. doi:10.1371/journal.pone.0230548.

6. Guo T, Fan Y, Chen M, et al. Cardiovascular implications of fatal outcomes of patients with coronavirus disease 2019 (COVID-19). JAMA Cardiol. Published online March 27, 2020. doi:10.1001/jamacardio.2020.1017.
7. Wang D, Hu B, Hu C, et al. Clinical characteristics of 138 hospitalized patients with 2019 novel coronavirus–infected pneumonia in Wuhan, China. JAMA. 2020;323(11):1061-9. doi:10.1001/jama.2020.1585.
8. Chen N, et al. Epidemiological and clinical characteristics of 99 cases of 2019 novel coronavirus pneumonia in Wuhan, China: a descriptive study. Lancet. 2020;395(10222): 391-3.
9. Ministério da Saúde. Diretrizes para diagnóstico e tratamento da COVID-19. 08 de abril de 2020.
10. Centers for Disease Control and Prevention (CDC). Clinical care guidance for healthcare professionals about coronavirus (COVID-19). May 3, 2020.
11. Huang C, et al. Clinical features of patients infected with 2019 novel coronavirus in Wuhan, China. Lancet. 2020;395(10223):469-70.
12. Bangash MN, Patel J, Parekh D. COVID-19 and the liver: little cause for concern. The Lancet Gastroenterology & Hepatology. 2020. https://doi.org/10.1016/S2468-1253(20)30084-4.

6 Diagnósticos diferenciais

Vinicius Vasconcelos Sobral
Vinicius Zofoli de Oliveira
Eduardo Messias Hirano Padrão
Álvaro Furtado Costa
Rodrigo Antonio Brandão Neto

INTRODUÇÃO

Durante a pandemia da COVID-19, devemos ter cautela para não esquecer de alguns diagnósticos diferenciais comuns na prática clínica, mas que podem não ser valorizados e adequadamente investigados na síndrome respiratória aguda grave (SRAG) pelo SARS-CoV-2.

Tanto quadros infecciosos como não infecciosos podem ter apresentação clínico/radiológica indistinguível, e devem ser levados em consideração, especialmente em grupos populacionais específicos como em pacientes com múltiplas comorbidades clínicas (cardiopatias e pneumopatias), polifarmácia, imunocomprometidos oncológicos, transplantados e pessoas vivendo com HIV, entre outros.

Além disso, a COVID-19 pode descompensar doenças de base, de forma que o tratamento das comorbidades não deve ser esquecido. Os imunocomprometidos podem apresentar quadros atípicos, dissociação clínico-radiológica, associação com outros agentes infecciosos concomitantes com o SARS-CoV-2.[1] O padrão tomográfico em "vidro fosco" não é diagnóstico definitivo dessa doença e devemos sempre considerar outras etiologias para esse achado.[2-3]

Ao avaliar os pacientes com SRAG, devemos levar em conta não apenas o quadro atual, mas também o histórico médico completo do paciente, incluindo comorbidades, medicamentos em uso, cirurgias, alergias, esquemas de imunossupressão, passado de imunização, contato com pessoas com tuberculose, hábitos e vícios.

Durante o cuidado do paciente internado, deve-se considerar que o paciente com COVID-19 está sujeito às mesmas complicações das terapias que pacientes com outras doenças e algumas complicações mais específicas, conforme discutido em outros capítulos.[2-3]

QUADROS NÃO INFECCIOSOS

O que chama mais atenção na COVID-19 são os quadros de insuficiência respiratória hipoxêmica, mas não devemos negligenciar as causas mais comuns de insuficiência respiratória aguda (IRpA) na nossa prática clínica. Embora existam poucos dados no Brasil, os casos de insuficiência cardíaca descompensada registrados no DATASUS chegam a mais de 20 mil ao ano. Um estudo em um hospital público especializado em cardiologia no Brasil demonstrou que a principal causa de descompensação desses pacientes foi a má adesão, informação que pode ser obtida durante a anamnese.[7] Dispneia progressiva, ortopneia, edema de membros inferiores, presença de B3, estase jugular a 45°, hepatosplenomegalia podem indicar um quadro típico de insuficiência cardíaca descompensada.[8] Os exames de imagem também podem apresentar infiltrados bilaterais e, no caso da tomografia, vidro fosco. No entanto, a COVID-19 cursa com infiltrados mais periféricos, enquanto que a insuficiência cardíaca, infiltrados mais centrais. Derrame pleural é raro em pacientes com COVID-19. Deve-se atentar que além de um diferencial, há o fato de que a COVID-19 pode descompensar a insuficiência cardíaca. O uso de ultrassom (USG) torácico se demonstrou útil para o diagnóstico de congestão pulmonar. No entanto, a COVID-19 tem o mesmo achado de linhas B difusas. Talvez, nesse contexto, como ferramenta para diagnóstico, o peptídeo natriurético cerebral (BNP) tenha algum papel, embora não haja estudos até o momento que recomendem ou demonstrem alguma evidência para o paciente com COVID-19 e insuficiência cardíaca. Lembrando que níveis de BNP elevados falam a favor de insuficiência cardíaca, mas não descartam COVID-19.

Apesar de existirem relatos de casos de COVID-19 que cursaram com dor torácica e supradesnivelamento de segmento ST, a cineangiocoronariografia não demonstrou lesões obstrutivas. No entanto, mesmo no contexto atual, a imensa maioria dos casos de dor torácica com supra de ST serão infartos agudos do miocárdio, devendo ser tratados como tal.[4]

Devemos pensar em tromboembolismo pulmonar (TEP) não só como diagnóstico diferencial da COVID-19, mas também pode haver uma associação das duas condições. Em estudo na França com pacientes de uma unidade de terapia intensiva (UTI), 20,9% dos pacientes com COVID apresentaram TEP durante a internação, a despeito de anticoagulação profilática (20 casos) ou anticoagulação plena indicada por outras razões (2 casos). A incidência de TEP em pacientes de gravidade semelhante, na mesma UTI, foi de 6,1%.[6] Em casos de TEP, a história típica de dor torácica súbita, ventilatório-dependente, associada a dispneia, taquicardia, hemoptise, hipotensão postural e síncope deve atentar ao diferencial.

Exacerbações de asma e doença pulmonar obstrutiva crônica (DPOC) podem ser confundidas, ou mesmo causadas pelo SARS-CoV-2. Em condições habituais, cerca de 70% dos quadros de exacerbação de DPOC são causados por infecções respiratórias. Ao atender esses pacientes, além de cogitar e investigar COVID-19, não podemos esquecer de utilizar medicamentos específicos para exacerbação da asma e DPOC. A presença de sibilos, relato de chiado no peito, dor ou opressão torácica em um paciente com antecedente de asma deve ampliar o manejo para a exacerbação asmática. O mesmo deve ser realizado para DPOC. Pacientes com quadro de sibilos, piora da tosse, piora da quantidade e qualidade da secreção devem ser manejados como DPOC exacerbada.

Em pessoas com anemia falciforme devemos também pensar em síndrome torácica aguda (STA) como diagnóstico diferencial de COVID, condições muitas vezes indistinguíveis, pois cursam com novas opacidades na radiografia de tórax associadas a febre. O tratamento nesses casos deve incluir o controle de dor e manejo específico de STA. No momento não há evidência de associação de anemia falciforme com a COVID-19.

Vasculites associadas a ANCA envolvem pequenos vasos, podendo causar insuficiência respiratória hipoxêmica por envolvimento pulmonar, muitas vezes dramático. Miopatias inflamatórias podem evoluir com insuficiência respiratória hipercápnica, ou mesmo, no caso da síndrome antissintetase, com doença pulmonar intersticial. Nesses casos podemos ter associação com fraqueza muscular proximal, artrite não erosiva, fenômeno de Raynaud e mãos de mecânico.[9-10]

QUADROS INFECCIOSOS

Diversas doenças infecciosas podem ser confundidas com COVID-19, muitas delas com tratamentos específicos, sendo importante realizar esse diagnóstico diferencial.[5] Lembrar sempre de infecções bacterianas associadas, outros vírus respiratórios, das doenças endêmicas em nosso país e de agentes que são mais usuais em populações imunocomprometidas (fungos, citomegalovírus e micobactérias).

Exames como baciloscopia e teste rápido molecular para tuberculose, cultura para fungos e micobactérias, painel viral, sorologias para fungos e proteína C-reativa (PCR) para citomegalovírus (CMV) podem ser muito úteis na avaliação de diagnósticos diferenciais.

Alguns autores recomendam administração de antibioticoterapia empírica em casos graves de COVID-19, pela dificuldade de distingui-la de quadros bacterianos, ou mesmo pela possibilidade de superinfecção, apesar dessa indicação ter pouco nível de evidência. Tem sido utilizada a associação de uma cefalosporina de terceira geração associada a macrolídeo em pacientes com alterações radiológicas com maior extensão, como protocolo de manejo terapêutico. Não esquecer de coletar hemoculturas.

Com relação a populações vivendo com HIV, alguns quadros infecciosos oportunistas podem se assemelhar a quadros de COVID-19, como o *Pneumocystis jirovecii*, que pode evoluir com insuficiência respiratória hipoxêmica, no entanto com tratamento específico. Estes pacientes devem ser abordados de forma habitual, tendo a COVID como mais um entre os diagnósticos diferenciais.

No contexto de um paciente com HIV e CD4 baixos (geralmente abaixo de 200 cel/mm^3), a pneumocistose pode ser praticamente indiferenciável de COVID-19. Ambas as doenças vão cursar com sintomas similares que envolvem tosse, dispneia e febre. Além disso, o achado tomográfico de vidro fosco é similar e elevação de PCR, desidrogenase láctica (DHL) e hipoxemia severa ocorrem em ambos os casos. O quadro de dispneia mais subagudo (em torno de 3 semanas) fala a favor de pneumocistose, além da ausência de sintomas de vias aéreas superiores. Devido à similaridade do quadro, deve-se considerar tratar empiricamente (em decisão conjunta com a infectologia) pneumocistose em pacientes com HIV e CD4 baixos. Deve-se também lembrar da possibilidade da coinfecção do SARS-CoV-2 e do *Pneumocystis jirovecci*. As drogas de escolha são derivados de sulfa em doses altas e deve ser feita a monitorização cuidadosa de eventos adversos durante o tratamento.

Também é importante lembrar da tuberculose, mesmo nas populações HIV negativas pela prevalência dessa doença em nosso país e pela possibilidade de apresentações atípicas na coinfecção com a COVID-19. Pacientes com sequelas dessa doença podem apresentar formas mais graves da infecção pelo novo coronavírus.

Não podemos esquecer da possibilidade de infecção por outros vírus respiratórios causando quadro semelhante ao do SARS-CoV-2. Em 2019 foram registrados 39.190 casos de SRAG no Brasil. Desses, 5.714 foram atribuídos ao vírus influenza, e outros 7.556 como causados por outros vírus. A possibilidade de infecção por vírus influenza existe, de modo que alguns autores advogam a utilização de oseltamivir e realização de PCR para influenza perante um quadro de SRAG. No nosso serviço, caso o PCR para influenza venha negativo, orientamos a suspensão do oseltamivir. No manejo também é importante na avaliação inicial verificar quantos dias de sintomas o paciente já apresenta, uma vez que o uso de oseltamivir tem maior benefício com menos de 5 dias de evolução de sintomas da síndrome gripal.

Os sintomas dos diferentes tipos de vírus influenza são similares, com variações anuais na frequência, com mudanças no padrão em pandemias, mas mantendo uma certa semelhança.

O vírus influenza H1N1 tem período de incubação de 1 a 7 dias (média de 1 a 4 dias), com período de transmissão iniciando-se 24 horas antes do início dos sintomas e estendendo-se por 7 dias. Em crianças, a transmissão pode durar até 14 dias.

Os sintomas mais frequentemente descritos são febre, cefaleia, dor de garganta e tosse. Casos de pneumonia e insuficiência respiratória aguda foram relatados associados a infecção pelo virus H1N1 e em 2009 tivemos uma pandemia com vários quadros de insuficiência respiratória e óbito. Febre ocorre em 95% dos casos em algumas séries, mas em outras séries até 30% dos pacientes não tiveram febre.[11-14] A Tabela 1 descreve os principais sintomas apresentados por esses pacientes.

• **TABELA 1** Frequência de sintomas em pacientes com infecção por influenza s [série de casos do Centers for Disease Control and Prevention (CDC) dos Estados Unidos]

Sintomas	Frequência
Febre	93%
Tosse	83%
Dispneia	54%
Calafrios	37%
Rinorreia	36%
Mialgias	36%
Dor de garganta	31%
Vômitos	29%
Sibilância	24%
Diarreia	24%

Em média, o tempo de sintomas até o aparecimento de manifestações graves que indicam a internação é de 5 a 7 dias; radiografias realizadas no início do quadro são muitas vezes normais e alguns dias depois o infiltrado passa a ser evidente nos exames de imagem. A principal complicação é a pneumonia usualmente viral com coinfecção bacteriana em até 30% dos casos, que pode cursar com hipoxemia significativa e usualmente acometimento bilateral. Os escores de gravidade de pneumonia podem subestimar sua gravidade, como podemos verificar em nossos pacientes no Departamento de Emergência do HC-FMUSP, cuja maioria com necessidade de suporte ventilatório apresentava escores de pneumonia PSI 2 ou 3 e CURB-65 de 0 ou 1. As principais complicações da infecção pelo H1N1 são citadas na Tabela 2.

• **TABELA 2** Complicações da infecção pelo vírus influenza H1N1

• Exacerbação de condição crônica de base
• Sinusite, otite, bronquiolite, asma
• Pneumonia, injúria pulmonar aguda, insuficiência respiratória
• Miocardite, pericardite
• Miosite, rabdomiólise
• Encefalite, convulsões, mal epiléptico
• Resposta inflamatória sistêmica
• Insuficiência renal
• Sepse
• Disfunção de múltiplos órgãos
• Óbito

Os quadros respiratórios graves são típicos de outras infecções respiratórias virais, com acometimento bilateral em pouco menos de 80%. Escores de gravidade de pneumonia como o PSI e o CURB-65 tenderam a subestimar a gravidade desses pacientes, enquanto o escore SMART-COP, que desconsidera a idade e utiliza apenas variáveis fisiológicas, apresentou boa performance em estimar a gravidade desses casos.

Os painéis virais envolvendo os principais agentes respiratórios podem ser realizados diante de um quadro de SRAG. No início da epidemia na Itália, a maioria dos casos de SRAG era por outros patógenos, porém essa realidade se modificou ao longo do tempo.[5] Os painéis disponíveis no mercado testam outras espécies de coronavírus humano, influenza, parainfluenza, vírus sincicial respiratório, metapneumovírus, enterovírus, além de *Mycoplasma pneumoniae*, entre outros. O custo e a disponibilidade desta ferramenta são fatores que dificultam a sua implementação.

REFERÊNCIAS BIBLIOGRÁFICAS

1. Zhou F, Yu T, Du R, Fan G, Liu Y, Liu Z, et al. Clinical course and risk factors for mortality of adult inpatients with COVID-19 in Wuhan, China: A retrospective cohort study. Lancet [Internet]. 2020;395(10229):1054-62. Disponível em: http://dx.doi.org/10.1016/S0140-6736(20)30566-3.
2. Wang CJ, Ng CY, Brook RH. Response to COVID-19 in Taiwan: Big data analytics, new technology, and proactive testing. JAMA. 2020;2019:2019-20.

• **TABELA 3** Resumo dos principais diagnósticos diferenciais para a COVID-19

Não infecciosos		Infecciosos	
Doença	Dados clínicos	Doença	Dados clínicos
Insuficiência cardíaca	• Estase jugular. • Hepatoesplenomegalia. • Edema de MMII. • Presença de B3.	Pneumonia bacteriana	• Pneumococo. • *Mycoplasma pneumoniae.* • *Legionella.* • *Chlamydophila.* • *Haemophilus.*
Tromboembolismo pulmonar	• Quadro agudo. • Dor torácica ventilatório-dependente. • Dispneia. • Taquicardia. • Síncope. • Hemoptise.	Outras pneumonias virais	• Influenza. • Parainfluenza. • Vírus sincicial respiratório. • Metapneumovírus.
Asma	• Sibilos. • Opressão torácica. • História de chiado no peito.	Tuberculose	• Quadro arrastado e progressivo. • Febre vespertina. • Tosse crônica. • Dispneia. • Sudorese noturna. • Perda de peso.
DPOC	• Sibilos. • Piora da tosse. • Piora da qualidade da expectoração. • Aumento da expectoração.	Pneumocistose	• Pacientes com HIV e CD4 < 200. • Transplantados. • Quadro subagudo (3 semanas). • Dispneia progressiva. • Ausência de sintomas de via aérea superior.
Síndrome torácica aguda	• Pacientes portadores de anemia falciforme. • Dor torácica. • Dispneia. • Hipoxemia.		

DPOC: doença pulmonar obstrutiva crônica; MMII: membros inferiores.

3. Guan WJ, Ni ZY, Hu Y, Liang WH, Ou CQ, He JX, et al. Clinical characteristics of coronavirus disease 2019 in China. N Engl J Med. 2020.
4. Bangalore S, Sharma A, Slotwiner A, Yatskar L, Harari R, Shah B, et al. ST-segment elevation in patients with Covid-19 – A case series. N Engl J Med [Internet]. 17 de abril de 2020;5(50):NEJMc2009020.
5. Bordi L, Nicastri E, Scorzolini L, Di Caro A, Capobianchi MR, Castilletti C, et al. Differential diagnosis of illness in patients under investigation for the novel coronavirus (SARS-CoV-2), Italy, February 2020. Eurosurveillance. 2020;25(8):2-5.

6. Poissy J, Goutay J, Caplan M, Parmentier E, Duburcq T, Lassalle F, et al. Pulmonary embolism in COVID-19 patients: Awareness of an increased prevalence. Circulation [Internet]. 2020;1-6. Disponível em: http://www.ncbi.nlm.nih.gov/pubmed/32330083.
7. Mangini S, Silveira FS, Silva CP, Grativvol PS, Seguro LFBC, Ferreira SMA, et al. Insuficiência cardíaca descompensada na unidade de emergência de hospital especializado em cardiologia. Arq Bras Cardiol. 2008;90(6):433-40.
8. Rohde LEP, Montera MW, Bocchi EA, Clausell NO, Albuquerque DC, Rassi S, et al. Diretriz brasileira de insuficiência cardíaca crônica e aguda. Arq Bras Cardiol. 2018;111(3):436-539.
9. Witt LJ, Curran JJ, Strek ME. The diagnosis and treatment of antisynthetase syndrome. Clin Pulm Med [Internet]. 2016;23(5):218-26.
10. Sourla E, Bagalas V, Tsioulis H, Paspala A, Akritidou S, Pataka A, et al. Acute respiratory failure as primary manifestation of antineutrophil cytoplasmic antibodies-associated vasculitis. Clin Pract. 2014;4(2):27-9.
11. Dawood FS, Jain S, Finelli L, et al. Emergence of a novel swine-origin influenza A (H1N1) virus in humans. N Engl J Med. 2009;360:2605.
12. United States Centers for Disease Control and Prevention. Interim guidance for clinicians on identifying and caring for patients with swine-origin influenza A (H1N1) virus infection. Disponível em: http://www.cdc.gov/swineflu/identifyingpatients.htm.
13. Writing Committee of the WHO Consultation on Clinical Aspects of Pandemic (H1N1) 2009 Influenza, Bautista E, Chotpitayasunondh T, et al. Clinical aspects of pandemic 2009 influenza A (H1N1) virus infection. N Engl J Med. 2010;362:1708.
14. World Health Organization. Human infection with new influenza A (H1N1) virus: Clinical observations from Mexico and other affected countries, May 2009. Weekly Epidemiological Record. 2009;84:185. Disponível em: http :// www.who.int/wer/2009/wer8421.pdf.

Sites recomendados

1. Centers for Disease Control and Prevention. Coronavirus disease 2019 (COVID-2019). Disponível em: https://www.cdc.gov/coronavirus/2019-ncov/need-extra-precautions/asthma.html.
2. World Health Organization. Coronavirus disease 2019 (COVID-2019) technical guidance: patient management. Disponível em: https://www.who.int/emergencies/diseases/novel-coronavirus-2019/technical-guidance/patient-management.
3. Global Initiative for Chronic Obstructive Lung Disease. GOLD COVID-19 guidance. Disponível em: https://goldcopd.org/gold-covid-19-guidance/.
4. UpToDate. Overview of acute pulmonary embolism in adults. Disponível em: https://www.uptodate.com/contents/overview-of-acute-pulmonary-embolism-in-adults.
5. UpToDate. Acute chest syndrome in adults with sickle cell disease. Disponível em: https://www.uptodate.com/contents/acute-chest-syndrome-in-adults-with-sickle-cell-disease.
6. UpToDate. Coronavirus disease 2019 (COVID-19): Management in hospitalized adults. Disponível em: https://www.uptodate.com/contents/coronavirus-disease-2019-covid-19-management-in-hospitalized-adults.
7. UpToDate. Treatment and prevention of Pneumocystis infection in patients with HIV. Disponível em: https://www.uptodate.com/contents/treatment-and-prevention-of-pneumocystis-infection-in-patients-with-hiv.

7

Manifestações neurológicas da COVID-19

Mariana Hiromi Manoel Oku
Sara Terrim
Victor Paro da Cunha
Iago Navas Perissinotti

COVID-19 E A NEUROLOGIA

O sistema nervoso é alvo notório de diversas infecções virais. As coronaviroses não são exceção. Na epidemia de 2005 pelo SARS-CoV-1 foram relatados casos de polineuropatia, encefalite e acidente vascular isquêmico.[1] Já em relação ao MERS-CoV, foram descritos sintomas neurológicos em quase 20% dos pacientes, incluindo distúrbios da consciência, acidente vascular encefálico (AVE) e síndrome de Guillain-Barré.[2] Foram encontrados também antígenos CoV e RNA no liquor e tecido cerebral de pacientes com esclerose múltipla e antígenos CoV-OC43 e CoV-229E no liquor de pacientes com doença de Parkinson.[3,4] É, portanto, plausível imaginar que o SARS-CoV-2 também possa ter um potencial de neuroinvasão e promover acometimento neurológico.

Alguns achados corroboram a hipótese de envolvimento neurológico na COVID-19. Primeiramente, o receptor conversor da angiotensina 2 (ACE2), identificado como receptor funcional do SARS-CoV-2, está presente nas células do sistema nervoso e musculoesqueléticas, demonstrando, portanto, um potencial de neuroinvasão.[5] Foi também reportada a presença do SARS-CoV-2 no liquor por sequenciamento genético e no tecido cerebral de pacientes com COVID-19.[6,7] Ademais, autópsias desses pacientes identificaram degeneração neuronal, além de hiperemia e edema do tecido cerebral.[8] A via de entrada do vírus poderia ser hematológica (com quebra da barreira hematoencefálica) ou neuronal (através da migração retrógrada trans-sináptica por terminais sensoriais), o que talvez estivesse relacionado à hiposmia, um dos sintomas mais comumente descritos na COVID-19.[9]

Apesar dos estudos supracitados sugerirem um potencial neuroinvasivo pelo SARS-CoV-2, a experiência pregressa demonstra que o envolvimento direto do sistema nervoso central (SNC) é raro. Algumas hipóteses sobre a patogenicidade do SARS-CoV-2 no SNC incluem: dano viral direto, insulto neurológico indireto (seja por lesão hipóxico-isquêmica, reação inflamatória exacerbada, sedação prolongada, entre outros) e injúria imunomediada tardia.[10] O presente capítulo objetiva reunir as principais manifestações neurológicas observadas até o momento, ainda que faltem evidências esclarecendo os mecanismos fisiopatológicos envolvidos nesse processo.

QUADRO CLÍNICO NEUROLÓGICO

Em um estudo retrospectivo de Wuhan com 214 pacientes, foi observada a presença de sintomas neurológicos em 36,4% dos pacientes, sendo 24% alterações de sistema nervoso central (SNC), 9,8% em sistema nervoso periférico (SNP) e 10,7% alterações musculares. As principais manifestações do SNC foram tontura, cefaleia e alterações do nível e/ou conteúdo da consciência. No entanto, outras manifestações neurológicas mais específicas como acidente vascular encefálico (AVE), ataxia e convulsões representaram 3,8% dos casos. As alterações do SNP incluíram disgeusia, hipo ou anosmia, alterações visuais ou neuralgia, enquanto que as alterações musculares consistiram em quadros de dor muscular acompanhada de nível sérico de creatinofosfoquinase acima de 200 U/L.

Já em uma série francesa foram estudadas manifestações neurológicas em 64 pacientes internados por COVID-19. Como resultado, foram descritos: confusão mental (medida pelo CAM-ICU) em 65% dos casos, sinais de liberação piramidal em 67%, agitação após suspensão de bloqueio muscular em 69%, além de sintomas disexecutivos em 33% dos casos.[11]

Cabe ressaltar que as alterações neurológicas foram mais presentes em pacientes com infecção mais grave. Na série de Estrasburgo, somente 14% dos pacientes apresentavam sintomas neurológicos na admissão, enquanto que 67% vieram a apresentar após desmame de sedação e bloqueio neuromuscular.[11] Já no estudo chinês, observou-se que os pacientes com quadro clínico mais grave evoluíram com maior ocorrência de AVE (5,7% no grupo com infecção grave *versus* 0,8% no grupo com infecção leve a moderada), alteração da consciência (14,8% *versus* 2,4%) e injúria muscular (19,3% *versus* 4,8%).[12] Podemos supor, portanto, que essas manifestações podem decorrer simplesmente do contexto do doente crítico, que sabidamente aumenta a prevalência de afecções neurológicas, em oposição a uma ação direta do SARS-CoV-2 no sistema nervoso.

HIPOSMIA/ANOSMIA

As alterações do olfato (hiposmia ou anosmia) têm sido amplamente relatadas na COVID-19, com prevalência variando entre 5-98%.[12-15] A grande variabilidade pode estar relacionada aos diferentes métodos utilizados nos estudos para identificar tais sintomas e os diferentes tipos de pacientes analisados (com doença mais ou menos grave). Estudos sugerem um maior aparecimento de hiposmia/anosmia em pacientes que não necessitam internação hospitalar.[16] A presença de anosmia é de importância clínica não só pelo seu impacto na qualidade de vida dos pacientes, mas também por poder trazer pistas sobre a fisiopatologia da doença.[32] Uma das hipóteses relacionadas à entrada do vírus no SNC é a disseminação neuronal. É possível, todavia, que tal sintoma seja apenas reflexo dos efeitos gerados pela inflamação/infecção do epitélio nasal. Na evolução, foi observada resolução espontânea do sintoma em 73-75% dos pacientes, não tendo sido necessária qualquer intervenção específica.[17,18] Tal dado parece sustentar a segunda hipótese, já que o epitélio nasal possui capacidade regenerativa muito maior do que as células do sistema nervoso.

Na Tabela 1 encontram-se os principais sinais e sintomas neurológicos dos pacientes com quadros de COVID-19.

• **TABELA 1** Principais sinais e sintomas neurológicos no paciente com COVID-19

Cefaleia	Hipo ou anosmia
Tontura	Disgeusia
Alteração no nível de consciência	Alteração do conteúdo da consciência

MENINGOENCEFALITE/ENCEFALITE

A encefalite consiste na inflamação do parênquima cerebral, podendo acometer também as meninges, sendo denominada, então, meningoencefalite. Foram descritos até o momento alguns relatos de casos de meningoencefalite/encefalite em pacientes com COVID-19. Em dois estudos, os sintomas observados incluíram febre, cefaleia, alteração do nível de consciência, sinais de irritação meníngea e convulsões.[8,19] A análise do liquor demonstrou pressão de abertura elevada (> 32 cmH_2O), bioquímica sem alterações, variando somente em relação à celularidade, com 12 células com predomínio linfomononuclear, sem hemácias, em um dos estudos e com contagem normal no outro.[8,19] Em ambos, o RT-PCR para SARS-CoV-2 no liquor foi positivo. No relato com descrição de pleocitose no liquor, foi realizada ressonância magnética (RNM), que observou hipersinal em lobo mesial temporal e hipocampo no T2 FLAIR, além de hipersinal na parede do corno inferior do ventrículo lateral direito, sugerindo possíveis ventriculite e encefalite.[19] Não foi realizada RNM no outro estudo.

Foi relatado também um possível caso de encefalite necrotizante aguda (ENA), um tipo raro de injúria cerebral, descrita como complicação de infecções por Influenza ou outros vírus.[20] Acredita-se que esse tipo de encefalite apresente mecanismo imunomediado, com tempestade de citocinas e quebra da barreira hematoencefálica, e não está relacionada a invasão viral direta ou desmielinização parainfecciosa. Radiologicamente, a ENA caracteriza-se por lesões simétricas multifocais hipoatenuantes à tomografia computadorizada (TC) e hipersinal com áreas de hemorragia interna em T2 FLAIR à RNM, com frequente envolvimento talâmico bilateral. No caso supracitado, foi relatada imagem característica em tálamo bilateral, lobos temporais e regiões subinsulares em uma paciente com quadro de tosse, febre e alteração do nível de consciência, além de *swab* nasofaríngeo para COVID-19 positivo. Não foi realizado PCR para SARS-CoV-2 no liquor, o que pode limitar a inferência sobre relação causal, a despeito do mecanismo mais frequente ser imunomediado.

A análise de tais estudos deve ser, contudo, cuidadosa. Primeiramente, deve-se considerar que são relatos de caso, o que não permite estabelecer causalidade. Ademais, tais estudos foram limitados pela ausência de exame de imagem (RNM) em um deles e de testagem do painel viral completo no liquor em ambos, o que impossibilitou descartar outras etiologias de encefalite viral. Portanto, até o momento, não há evidência clara de que a COVID-19 seja capaz de causar quadros encefalíticos, apesar de haver plausibilidade biológica para sugerir tal hipótese.

COMPLICAÇÕES NEUROMUSCULARES

A síndrome de Guillain-Barré (SGB) é uma forma de polirradiculoneurite aguda imunomediada com importante componente de mimetismo molecular. O quadro clínico clássico é de fraqueza muscular simétrica e progressiva, de caráter ascendente, com arreflexia ou hiporreflexia, envolvendo ou não nervos cranianos, que evolui em dias a semanas, podendo levar a insuficiência respiratória por falência muscular.[24] É uma complicação pós-infecciosa tipicamente descrita após infecções gastrointestinais e respiratórias, já tendo sido descrita também em associação com Zika-vírus[21,22] e com MERS-CoV[23]. Alguns relatos de caso foram publicados de SGB como uma das possíveis complicações neurológicas do SARS-CoV-2, com fracas evidências de associação, porém com plausibilidade biológica aceitável.[25-27]

Uma série de casos italiana relatou cinco pacientes com tetraparesia flácida com início 5 a 10 dias após sintomas respiratórios com pesquisa sérica positiva para SARS-CoV-2 (PCR ou sorologia).[28] Apesar do quadro clínico consistente, a investigação complementar com liquor, eletroneuromiografia e ressonância magnética não foi totalmente compatível com a síndrome, a pesquisa do vírus no liquor foi negativa, não foram encontrados anticorpos descritos em suas variantes e a resposta ao tratamento com imunoglobulina foi variável. Com todos esses achados, não foi possível estabelecer relação clara entre a SGB e a infecção por SARS-CoV-2, sendo necessários outros estudos para melhor investigação. Diante da suspeita de SGB como complicação da COVID-19, é mandatório considerar outros diagnósticos diferenciais e prosseguir a investigação com exames complementares (como a análise do líquido cefalorraquidiano evidenciando dissociação proteinocitológica e a realização de eletroneuromiografia com padrão de lesão desmielinizante) para confirmar o diagnóstico e indicar o melhor tratamento, em geral evoluindo com boa resposta à infusão de imunoglobulina na SGB.

Uma outra possível complicação neuromuscular que deve ser diferenciada da SGB é a polineuropatia/miopatia do doente crítico, associada a longa permanência em UTI, ventilação mecânica, disfunções orgânicas etc. A COVID-19 tem índices relativamente elevados de hospitalização e necessidade de terapia intensiva, de modo que pode levar a um aumento dessa complicação, porém sem relatos atuais de associação. A apresentação clínica pode muitas vezes sobrepor a polineuropatia e a miopatia, com perda sensorial distal, atrofia muscular, hiporreflexia e fraqueza muscular. A melhor conduta é a prevenção durante a permanência em UTI, com mobilização precoce e minimização de sedação/bloqueio neuromuscular, porém uma vez instalada, pode levar a perda de funcionalidade e exige reabilitação contínua a longo prazo.

COMPLICAÇÕES NEUROVASCULARES

Uma possível complicação neurológica indireta da infecção pelo SARS-CoV-2 que foi descrita é o acidente vascular encefálico (AVE). A infecção pelo vírus provoca um estado de aumento da atividade de coagulação no organismo, que parece estar associado a piores desfechos clínicos e disfunção de diversos sistemas.[33-35] No cérebro, esse estado pró-trombótico causado pela hiperativação imunológica pode estar relacionado à ocorrência de AVEs. Para qualquer paciente que se apresente com déficit neurológico súbito (incluindo perda visual, fraqueza unilateral de membros/face, perda sensorial unilateral e alterações da fala), deve ser considerada a hipótese de AVE.

Foi publicada uma série de casos em Nova York de cinco pacientes jovens (com menos de 50 anos) que se apresentaram ao serviço de emergência com déficits neurológicos súbitos compatíveis com a clínica de AVE e sintomas respiratórios frustros, demonstrando-se na investigação com neuroimagem presença de trombos intra-arteriais em grandes vasos cerebrais, sendo todos os pacientes com infecção confirmada pelo SARS-CoV-2.[30] Um caso semelhante foi relatado na Espanha em uma paciente de 36 anos encontrada com hemiparesia direita, com investigação por imagem revelando apresentação simultânea de trombo em carótida interna esquerda, tromboembolismo pulmonar e pneumonia viral, com PCR positivo para SARS-CoV-2.[29]

Doentes críticos em terapia intensiva, internações prolongadas e infecções graves com repercussões sistêmicas representam por si só fator de risco adicional para ocorrência de trombos intracranianos.[38] Em 2004, durante a epidemia de SARS-CoV-1, foram relatados casos de pacientes com AVE em território de grandes vasos em paciente hospitalizados e majoritariamente em estado crítico.[31] Entretanto, a ocorrência de isquemia cerebral como primeira manifestação clínica da infecção ainda não havia sido descrita, podendo ser secundária ao estado de hipercoagulabilidade provocado pelo vírus ou simplesmente como consequência da descompensação de fatores de risco cerebrovasculares tradicionais – pela relação já bem estabelecida entre infecções agudas e ocorrência de AVE.[36,37] De qualquer forma, evidências mais robustas são necessárias para definirmos se há uma relação direta do vírus com eventos isquêmicos encefálicos.

Na Tabela 2 estão descritas as principais síndromes neurológicas possivelmente associadas à COVID-19.

• **TABELA 2** Principais síndromes neurológicas possivelmente associadas à COVID-19

Meningoencefalite
Acidente vascular encefálico
Síndrome de Guillain-Barré
Polineuropatia do doente crítico

CONCLUSÃO

Em resumo, há um potencial de invasão do sistema nervoso pelo SARS-CoV-2 evidenciado em estudos anatomopatológicos e modelos animais. Diversas alterações neurológicas têm sido descritas nesses pacientes, desde sintomas inespecíficos como cefaleia e tontura, até eventos cerebrovasculares e encefalites. No entanto, até o momento, não está claro o mecanismo fisiopatológico dessas alterações. Os estudos foram, em sua maioria, exploratórios e tiveram diversas limitações metodológicas. Novos estudos são necessários para melhor compreendermos as alterações neurológicas provocadas pelo SARS-CoV-2 no curto e longo prazo, assim como entender seus mecanismos fisiopatológicos, seja pelo agravamento de condições neurológicas preexistentes, por lesão viral direta/indireta ou pelo desenvolvimento tardio de processos imunomediados.

A gravidade dos casos apresenta um desafio importante, visto que muitos pacientes permanecem internados por longos períodos, com múltiplas complicações clínicas, necessidade de ventilação mecânica, uso de sedativos e bloqueadores neuromusculares. Tais confundidores devem sempre ser levados em conta, tanto em estudos quanto na prática clínica, uma vez que estão associados a múltiplas complicações neurológicas, algumas vezes preveníveis.

Para o generalista, é importante ter em mente as possíveis apresentações neurológicas relacionadas à COVID-19 e incluir na avaliação clínica um exame neurológico sumário (devendo compreender, pelo menos, estado mental, exame das pupilas, simetria facial, motricidade, sensibilidade e, se possível, CAM ou CAM-ICU). Cuidados adicionais devem ser tomados diante do risco hipoteticamente aumentado de aerossolização em algumas manifestações neurológicas específicas, como crises convulsivas e *delirium* hiperativo. Por fim, é fundamental permanecermos vigilantes à literatura médica, extremamente dinâmica no momento atual, para que possamos rapidamente identificar as manifestações neurológicas da COVID-19, ajustar os tratamentos conforme as melhores evidências e, principalmente, prevenir as sequelas funcionais.

REFERÊNCIAS BIBLIOGRÁFICAS

1. Tsai L, Hsieh S, Chang Y. Neurological manifestations in severe acute respiratory syndrome. Acta Neurologica Taiwanica. 2005;14(3):113.
2. Kim JE, et al. Neurological complications during treatment of Middle East respiratory syndrome. Journal of Clinical Neurology. 2017;13(3):227-33.
3. Murray RS, et al. Detection of coronavirus RNA and antigen in multiple sclerosis brain. Annals of Neurology: Official Journal of the American Neurological Association and the Child Neurology Society. 1992;31(5):525-33.
4. Fazzini E, Fleming J, Fahn S. Cerebrospinal fluid antibodies to coronavirus in patients with Parkinson's disease. Movement Disorders: Official Journal of the Movement Disorder Society. 1992;7(2):153-8.
5. Hamming I, Timens W, Bulthuis ML, Lely AT, Navis G, van Goor H. Tissue distribution of ACE2 protein, the functional receptor for SARS coronavirus: a first step in understanding SARS pathogenesis. J Pathol. 2004;203(2):631-7.
6. Zhang QL, Ding YQ, Hou JL, He L, Huang ZX, Wang HJ, et al. Detection of severe acute respiratory syndrome (SARS)-associated coronavirus RNA in autopsy tissues with in situ hybridization. Di Yi Jun Yi Da Xue Xue Bao. 2003;23(11):1125-7.
7. Xiang P, Xu XM, Gao LL, Wang HZ, Xiong HF, Li RH. First case of 2019 novel coronavirus disease with encephalitis. ChinaXiv. 2020;T202003:00015.

8. National Health Commission of the People's Republic of China. Diagnosis and treatment of the novel coronavirus pneumonia (Trial version 7) [D]. Published 2020. Acesso 3 de março de 2020. Disponível em: http://www.nhc.gov.cn/yzygj/s7653p/202003/46c9294a7dfe4cef80dc7f5912eb1989/files/ce3e6945832a438eaae415350a8ce964.pdf.
9. De Felice FG, et al. Severe acute respiratory syndrome coronavirus 2 (SARS-CoV-2) and the central nervous system. Trends in Neurosciences. 2020.
10. Wu Y, Xu X, Chen Z, et al. Nervous system involvement after infection with COVID-19 and other coronaviruses [published online ahead of print, 2020 Mar 30]. Brain Behav Immun. 2020;S0889-1591(20):30357-3.
11. Helms J, et al. Neurologic features in severe SARS-CoV-2 infection. N Engl J Med. 2020.
12. Mao L, et al. Neurologic manifestations of hospitalized patients with coronavirus disease 2019 in Wuhan, China. JAMA Neurology. 2020.
13. Menni C, et al. Loss of smell and taste in combination with other symptoms is a strong predictor of COVID-19 infection. medRxiv. 2020.
14. Moein ST, et al. Smell dysfunction: a biomarker for COVID-19. International Forum of Allergy & Rhinology. 2020.
15. Giacomelli A, et al. Self-reported olfactory and taste disorders in patients with severe acute respiratory coronavirus 2 infection: a cross-sectional study. Clinical Infectious Diseases. 2020.
16. Yan CH, et al. Self-reported olfactory loss associates with outpatient clinical course in Covid-19. International Forum of Allergy & Rhinology. 2020.
17. Yan CH, et al. Association of chemosensory dysfunction and Covid-19 in patients presenting with influenza-like symptoms. International Forum of Allergy & Rhinology. 2020.
18. Lechien JR, et al. Olfactory and gustatory dysfunctions as a clinical presentation of mild-to-moderate forms of the coronavirus disease (COVID-19): a multicenter European study. European Archives of Oto-Rhino-Laryngology. 2020:1-11.
19. Moriguchi T, et al. A first case of meningitis/encephalitis associated with SARS-Coronavirus-2. International Journal of Infectious Diseases. 2020.
20. Poyiadji N, et al. COVID-19-associated acute hemorrhagic necrotizing encephalopathy: CT and MRI features. Radiology. 2020:201187.
21. Parra B, Lizarazo J, Jimenez-Arango JA, et al. Guillain-Barre syndrome associated with Zika virus infection in Colombia. N Engl J Med. 2016;375:1513-23.
22. Brasil P, Sequeira PC, Freitas AD, et al. Guillain-Barre syndrome associated with Zika virus infection. Lancet. 2016;387:1482.
23. Kim JE, Heo JH, Kim HO, et al. Neurological complications during treatment of Middle East respiratory syndrome. J Clin Neurol 2017;13:227-33.
24. Sejvar JJ, Baughman AL, Wise M, Morgan OW. Population incidence of Guillain-Barré syndrome: a systematic review and meta-analysis. Neuroepidemiology. 2011;36:123-33.
25. Sedaghat Z, Karimi N. Guillain Barre syndrome associated with COVID-19 infection: a case report. Journal of Clinical Neuroscience. 2020.
26. Zhao H, et al. Guillain-Barré syndrome associated with SARS-CoV-2 infection: causality or coincidence? The Lancet Neurology. 2020;19(5):383-4.
27. Alberti P, et al. Guillain-Barré syndrome related to COVID-19 infection. Neurology-Neuroimmunology Neuroinflammation. 2020;7(4).
28. Toscano G, et al. Guillain-Barré syndrome associated with SARS-CoV-2. N Engl J Med. 2020.
29. González-Pinto, T, et al. Emergency room neurology in times of COVID-19: Malignant ischemic stroke and SARS-COV2 infection. European Journal of Neurology. 2020.
30. Oxley TJ, et al. Large-vessel stroke as a presenting feature of Covid-19 in the Young. N Engl J Med. 2020:e60.

31. Umapathi T, et al. Large artery ischaemic stroke in severe acute respiratory syndrome (SARS). Journal of Neurology. 2004;251(10):1227-31.
32. Deems DA, Doty RL, et al. Smell and taste disorders, a study of 750 patients from the University of Pennsylvania Smell and Taste Center. Archives of Çtolaryngology – Head & Neck Surgery. 1991 May 1;117(5):519-28.
33. Zhou Fe, Yu T, et al. Clinical course and risk factors for mortality of adult inpatients with COVID-19 in Wuhan, China: a retrospective cohort study. Lancet 2020;395:1054-62.
34. Tang N, Li D, Wang X, Sun Z. Abnormal coagulation parameters are associated with poor prognosis in patients with novel coronavirus pneumonia. J Thromb Haemost JTH. 2020;18(4):844-7.
35. Giannis D, Ziogas IA, Gianni P. Coagulation disorders in coronavirus infected patients: COVID-19, SARS-CoV-1, MERS-CoV and lessons from the past. Journal of Clinical Virology. 2020;127.
36. Bova IY, Bornstein NM, Korczyn AD. Acute infection as a risk factor for ischemic stroke. Stroke. 1996 Dec;27(12):2204-6.
37. Grau AJ, Urbanek C, Palm F. Common infections and the risk of stroke. Nat Rev Neurol. 2010 Dec;6(12):681-94. doi: 10.1038/nrneurol.2010.163. Epub 2010 Nov 9.
38. McColl BW, Allan SM, Rothwell NJ. Systemic infection, inflammation and acute ischemic stroke. Neuroscience. 2009 Feb 6;158(3):1049-61. doi: 10.1016/j.neuroscience.2008.08.019. Epub 2008 Aug 22.
39. Brigham and Women's Hospital. Neurology. Disponível em: https://covidprotocols.org/protocols/11-neurology/.

8 Manifestações psiquiátricas na COVID-19

Gustavo Antonio Marcolongo Bezerra
Rodolfo Furlan Damiano
Victor Paro da Cunha

INTRODUÇÃO

Com o advento da pandemia da COVID-19 e sua crescente pressão sobre os sistemas de saúde, os efeitos no cuidado da saúde mental de pacientes, tanto aqueles com doenças psiquiátricas crônicas (seja em tratamento ou não), quanto pacientes sem histórico psiquiátrico prévio, têm demandado atenção especial dos médicos e profissionais de saúde por todo o mundo. Cada vez mais, trabalhadores das linhas de frente, assim como os da retaguarda, deparam-se com casos de agitação psicomotora, *delirium*, psicose, estados maniformes, reações agudas e crônicas ao estresse, ideação e tentativa de suicídio, entre diversos outros problemas de saúde mental.[1]

Faz-se ímpar que o profissional de saúde esteja atento para diagnosticar e tratar algumas das mais comuns manifestações psiquiátricas, assim como realizar o manejo de potenciais drogas psicotrópicas que serão utilizadas. Além disso, em um contexto pandêmico e no âmbito da saúde pública, devem ser levados em consideração fatores de estresse psicossociais gerados pelas medidas de controle da transmissão do vírus, como restrições ao contato social, a ansiedade gerada a partir da exposição a notícias traumáticas e cenários de incertezas quanto ao futuro, além de possíveis efeitos diretos que o processo inflamatório generalizado e o processo de doença grave podem causar à saúde mental. Não menos importante, também deve-se ressaltar os impactos que o direcionamento dos recursos de saúde para o manejo da crise do SARS-CoV-2, assim como a subsequente crise financeira, podem trazer na desassistência ao doente psiquiátrico, podendo acarretar um aumento da dificuldade no acesso a tratamento, agravando condições preexistentes e comprometendo a assistência contínua.

AVALIAÇÃO INICIAL

Na avaliação inicial de um doente com suspeita ou confirmação de COVID-19, após a avaliação clínica e da estabilidade das funções orgânicas, deve-se lançar mão imprescindivelmente de uma anamnese psiquiátrica sumária, assim como um breve exame do estado mental. O principal objetivo aqui é diferenciar doenças orgânicas de não orgânicas, doenças crônicas agudizadas de doenças agudas, e doenças psiquiátricas com potencial necessidade de internação ou não. Na anamnese, devemos nos atentar para a existência prévia de um diagnóstico psiquiátrico, assim como ao uso crônico ou recente de algum psicotrópico. Aqui é importante salientar que a retirada abrupta de algumas drogas psiquiátricas, como antidepressivos e benzodiazepínicos, pode causar sintomas graves, como sonolência, agitação, convulsões e/ou *delirium*. Da mesma forma, a introdução de algum agente pela equipe assistencial deve ser feita com cautela e com o devido conhecimento de seus possíveis efeitos colaterais e seu perfil de interação medicamentosa (existem diversos aplicativos disponíveis no mercado para esse fim).

No exame psíquico devemos observar pontos cruciais como aparência, atitude, orientação temporoespacial, nível de consciência (Glasgow) e nível de vigilância, atenção, sensopercepção (alucinações), humor, afeto, pensamento, psicomotricidade, crítica do estado mórbido, juízo de realidade (existência de delírios) e ideação suicida. Importante salientar neste momento que indivíduos com estado confusional agudo apresentam flutuação do nível de consciência e vigilância, alteração do nível de consciência e psicomotricidade (podendo ser tanto hipoativos como hiperativos), prejuízo atencional, além de pensamento e comportamentos desorganizados (confusos, sem uma ideia delirante estruturada, mas que flutua ao longo do tempo dependendo do exame mental e da condição clínica). Uma pesquisa na China encontrou incidência de *delirium* em cerca de 22% dos indivíduos que morreram por COVID-19, e em apenas 1% dos que não foram a óbito por essa condição.[2] Escalas como a *Confusion Assessment Method* (CAM) são úteis e estão disponíveis para a língua portuguesa.[3] Ao final de sua avaliação sumária você deve ser capaz de decidir a necessidade de chamar ou não a ajuda de um médico psiquiatra.

MANIFESTAÇÕES PSIQUIÁTRICAS EM COVID-19

Pesquisas recentes apontam para um aumento importante na incidência de transtornos mentais na população geral, assim como na população internada por COVID-19 durante e após a pandemia. Casos de transtorno de adaptação, resposta aguda ao estresse, transtorno do estresse pós-traumático, sintomas depressivos e ansiosos, comportamentos suicidas e agravamento dos transtornos psicóticos já foram relacionados de alguma forma ao avanço da pandemia de SARS-CoV-1, MERS-CoV, e agora (com evidências mais limitadas) a SARS--CoV-2.[1,4-7] Importante salientarmos que diversos são os fatores envolvidos, como ambientais, sociais e biológicos (por exemplo, resposta inflamatória, imunológica e atividade viral direta).[4,5] Além disso, como dito, é importante diferenciar, por meio da anamnese psiquiátrica, quadros agudos de crônicos agudizados, pois isso guiará nosso tratamento subsequente.

No exame psíquico, podemos encontrar pacientes com ideação ou tentativa de suicídio (perguntar sobre se ideação crônica ou aguda, tentativas prévias, algum indício de planejamento atual), sintomas depressivos (avaliar anedonia, diminuição ou aumento de apetite e sono, falta de energia, sintomas catatoniformes, dificuldades de concentração e atenção), sintomas psicóticos (considerar se sintomas são novos ou prévios e se acompanham algum outro sintoma – humor deprimido, humor eufórico, afeto hipomodulado, desorganização psicomotora), reações agudas ao estresse ou transtorno do estresse pós-traumático (TEPT) (perguntar sobre sonhos, crises de ansiedade, insônia, intrusão de pensamento, *flashbacks*, despersonalização e desrealização), ansiedade (questionar preocupações generalizadas ou se existe preocupação específica relacionada à pandemia, insônia, crises agudas de ansiedade), ou mesmo encontrar pacientes com necessidade do manejo das mais diversas drogas psicotrópicas.

• **TABELA 1**

Condição	Prevalência durante COVID-19	Abordagem
Suicidalidade (ideação, tentativa e suicídio consumado)	Provável aumento dos casos, porém sem dados objetivos.[8,9] Prevalência geral no Brasil: • Ideação suicida: cerca de 10%. • Tentativa de suicídios: 130/100.000 hab. • Suicídio consumado: 6,5/100.000 hab.	Faça uma avaliação compassiva, com escuta atenta. Não estigmatizar, avaliar e priorizar estado clínico geral, método da tentativa, letalidade de tentativas anteriores e atual, acesso a meios letais (armas de fogo, medicamentos etc.), avaliar suporte sociofamiliar, contatar especialista, manter em observação.

(continua)

• **TABELA 1** *(continuação)*

Condição	Prevalência durante COVID-19	Abordagem
Sintomas psicóticos	• Dados ainda não disponíveis.[10,11]	Se agitação psicomotora, considerar contenção física e contenção química. Sempre optar por medicamentos VO quando possível (quetiapina 100 mg, olanzapina 5-10 mg ou lorazepam 2 mg). Caso não seja possível ou o paciente não responda à medicação VO, introduzir medicação IM. No contexto de COVID-19, utilizar preferencialmente 1 ampola de haloperidol 5 mg/mL + 1 ampola de prometazina 25 mg/mL IM com reavaliações a cada 30 minutos, podendo repetir até 30 mg (avaliar sintomas de bloqueio dopaminérgico, distonia). Após isso, avaliar heteroagressividade, risco de suicídio e pedir avaliação de especialista após manejo inicial.[12-14]
Sintomas depressivos	• > 15% de sintomas moderados a graves na população geral.[15]	Avaliar descompensações clínicas, risco de suicídio, garantir seguimento e adesão a tratamento posterior. Considerar introdução de antidepressivo (lembrar do risco de hiponatremia associado a todos os antidepressivos).
Sintomas ansiosos, reação aguda ao estresse ou transtorno do estresse pós-traumático (TEPT)	• TEPT: > 90% dos pacientes internados por COVID-19 antes da alta.[16] • Ansiedade: quase 30% de sintomas moderados a graves de ansiedade na população geral.[15]	Suporte e escuta, evitar benzodiazepínicos e hipnóticos quando possível. Pode ser usada quetiapina (25-50 mg) para quadros agudos, incluindo insônia. Garantir seguimento e adesão a tratamento posterior.
Manejo de drogas psicotrópicas	• Provável aumento de intoxicações, efeitos de retirada, manejo de interações medicamentosas.	Avaliar risco de perda de seguimento e adesão a tratamento, garantir acesso a medicações, avaliar efeitos colaterais.

MEDICAMENTOS PSICOTRÓPICOS E CONSIDERAÇÕES NA COVID-19

O manejo farmacológico das manifestações psiquiátricas da COVID-19 deve seguir as condutas dos seus respectivos transtornos, respeitando as interações medicamentosas com a terapêutica clínica propriamente dita, de maneira a priorizar a estabilização clínica do paciente, mesmo que isso se sobreponha, transitoriamente, à descompensação de seu transtorno psiquiátrico. De modo geral, antidepressivos que inibem a recaptura seletiva de serotonina são a classe mais segura e apresentam menor perfil de interações farmacológicas, além de poderem ser utilizados nas mais diversas situações, como depressão, ansiedade e impulsividade, entre outras. No manejo agudo de quadros ansiosos e de insônia, podem ser usados benzodiazepínicos e hipnóticos; no entanto, estes devem ter seu potencial sedativo observado, ainda mais considerando a possibilidade de efeito adjuvante ao quadro de depressão respiratória do vírus. Além disso, seus riscos potenciais de agravar ou incitar quadros confusionais agudos, aumento do risco de suicídio, assim como de causar tolerância e dependência, não devem ser ignorados. Ademais, apesar de controverso na literatura, alguns estudos já associaram aumento do risco de desenvolvimento de TEPT após uso de medicação benzodiazepínica em um quadro agudo de estresse ou trauma, gerando dúvidas se seu potencial benefício supera os riscos do uso em quadros de reações agudas ao estresse.[17-19]

Outro importante efeito adverso a ser avaliado é o aumento do intervalo QTc no traçado eletrocardiográfico, observado principalmente com o uso de medicamentos da classe dos antidepressivos tricíclicos e de antipsicóticos. A associação dessas medicações com outras comuns no uso em pacientes com suspeita de COVID-19, como a hidroxicloroquina e azitromicina, predispõe o paciente a interação medicamentosa e efeitos colaterais mais graves. Dentre os antipsicóticos que não apresentam risco estatístico de causar prolongamento de QTc temos lurasidona, aripiprazol, paliperidona e haloperidol, apesar deste último apresentar uma tendência de prolongamento. No contexto de um paciente crítico na realidade brasileira, deve-se dar preferência ao haloperidol em detrimento dos antipsicóticos atípicos (olanzapina, quetiapina, risperidona), muito embora a qualidade das evidências ainda seja baixa.[20]

CONCLUSÃO

Diversas evidências apontam para um aumento da incidência dos transtornos mentais na população geral e especificamente na população com patologia mental prévia. Médicos generalistas estarão cada vez mais em contato com esses pacientes e devem saber manejar os quadros mais comuns, assim como diferenciar quadros potencialmente orgânicos de não orgânicos. O tratamento da sintomatologia mental deve levar em conta os potenciais riscos e benefícios de diversas drogas e seu potencial risco de interação. Além disso, esforços também devem ser tomados na prevenção de transtornos mentais crônicos pós-pandemia, assim como na identificação desses transtornos ao longo do tempo.

REFERÊNCIAS BIBLIOGRÁFICAS

1. Pfefferbaum B, North CS. Mental health and the Covid-19 pandemic. New England Journal of Medicine. 2020.
2. Chen T, Wu D, Chen H, et al. Clinical characteristics of 113 deceased patients with coronavirus disease 2019: retrospective study. BMJ (Clinical research ed). 2020;368:m1091.
3. Fabbri RMA, Moreira MA, Garrido R, Almeida OP. Validity and reliability of the Portuguese version of the Confusion Assessment Method (CAM) for the detection of delirium in the elderly. Arquivos de Neuro-Psiquiatria. 2001;59:175-9.
4. He F, Deng Y, Li W. Coronavirus disease 2019: What we know? J Med Virol. 2020.
5. Zhou M, Zhang X, Qu J. Coronavirus disease 2019 (COVID-19): a clinical update. Front Med. 2020:1-10.
6. Stein MB. Coronavirus disease 2019 (COVID-19): Psychiatric symptoms and disorders. UpToDate. Disponível em: https://www.uptodate.com/contents/coronavirus-disease-2019-covid-19-psychiatric-symptoms-and-disorders. Published 2020. Updated May 08, 2020. Acesso: 15/05/2020.
7. Brigham Health. Psychiatry. COVID-19 Protocols Web site. https://covidprotocols.org/protocols/psychiatry/#psychiatry-consultation. Acesso: 03/05/2020.
8. Gunnell D, Appleby L, Arensman E, et al. Suicide risk and prevention during the COVID-19 pandemic. The Lancet Psychiatry. 2020.
9. Sher L. An infectious disease pandemic and increased suicide risk. Brazilian Journal of Psychiatry. 2020.
10. Fonseca L, Diniz E, Mendonça G, Malinowski F, Mari J, Gadelha A. Schizophrenia and COVID-19: risks and recommendations. Brazilian Journal of Psychiatry. 2020.
11. Kozloff N, Mulsant BH, Stergiopoulos V, Voineskos AN. The COVID-19 global pandemic: implications for people with schizophrenia and related disorders. Schizophrenia Bulletin. 2020.
12. Baldaçara L, Diaz AP, Leite V, et al. Brazilian guidelines for the management of psychomotor agitation. Part 2. Pharmacological approach. Brazilian Journal of Psychiatry. 2019;41:324-35.
13. Hui D, Frisbee-Hume S, Wilson A, et al. Effect of lorazepam with haloperidol vs haloperidol alone on agitated delirium in patients with advanced cancer receiving palliative care: a randomized clinical trial. JAMA. 2017;318(11):1047-56.
14. Wu YC, Tseng PT, Tu YK, et al. Association of delirium response and safety of pharmacological interventions for the management and prevention of delirium: a network meta-analysis. JAMA Psychiatry. 2019;76(5):526-35.
15. Rajkumar RP. COVID-19 and mental health: A review of the existing literature. Asian J Psychiatr. 2020;52:102066.
16. Bo HX, Li W, Yang Y, et al. Posttraumatic stress symptoms and attitude toward crisis mental health services among clinically stable patients with COVID-19 in China. Psychological Medicine. 2020:1-2.

17. Dodds TJ. Prescribed benzodiazepines and suicide risk: a review of the literature. Prim Care Companion CNS Disord. 2017;19(2).
18. Guina J, Rossetter SR, De RB, Nahhas RW, Welton RS. Benzodiazepines for PTSD: A systematic review and meta-analysis. J Psychiatr Pract. 2015;21(4):281-303.
19. Victorri-Vigneau C, Gerardin M, Rousselet M, Guerlais M, Grall-Bronnec M, Jolliet P. An update on zolpidem abuse and dependence. Journal of Addictive Diseases. 2014;33(1):15-23.
20. Huhn M, Nikolakopoulou A, Schneider-Thoma J, et al. Comparative efficacy and tolerability of 32 oral antipsychotics for the acute treatment of adults with multi-episode schizophrenia: a systematic review and network meta-analysis. The Lancet. 2019;394(10202):939-51.

9

Manifestações respiratórias da COVID-19

Isabela de Castelo Branco e Souza
Victor Paro da Cunha
Rodrigo Antonio Brandão Neto

INTRODUÇÃO

Novos dados sobre o vírus SARS-CoV-2 indicam que até 80% dos portadores são assintomáticos, talvez mais.[1] Tratando-se dos indivíduos sintomáticos, as manifestações respiratórias fazem parte do espectro leve da doença em 81% dos casos, sendo a tosse e a dispneia os principais sintomas.[2] A fase prodrômica também pode cursar com manifestações extrarrespiratórias, sendo a febre o sintoma geral mais frequente da infecção por COVID-19. As Tabelas 1 e 2 mostram os principais tipos e incidências dos sintomas respiratórios e extrarrespiratórios, respectivamente.

• **TABELA 1** Características epidemiológicas dos sintomas respiratórios em pacientes confirmados para SARS-CoV-2

Tosse	67,8-82%
Dispneia	18,7-31%
Produção de escarro	23-33,7%
Disgeusia	88,8%
Anosmia ou hiposmia	85,6%
Dor de garganta	5-13,9%
Rinorreia	4-4,8%
Dor torácica	2%

Adaptada de: Guan W, et al.[2], Chen N, et al.[3], Lechien JR, et al.[5]

• **TABELA 2** Características epidemiológicas dos sintomas extrarrespiratórios em pacientes confirmados para SARS-CoV-2

Febre	83-88,7%
Mialgia ou artralgia	11-14,9%
Cefaleia	8-13,6%
Calafrios	11,5%
Náusea ou vômitos	1-5%
Diarreia	2-3,8%

Adaptada de: Guan W, et al.[2], Chen N, et al.[3], Lechien JR, et al.[5]

Deve-se acrescentar que febre, embora presente em quase 90% dos casos, com séries com prevalência de até 98% em um artigo publicado no *Lancet*,[3] na apresentação no departamento de emergência ocorreu em 43,8% dos pacientes.[2] Ao contrário da infecção por Influenza H1N1, os sintomas típicos de vias aéreas superiores como rinorreia e odinofagia são relativamente infrequentes na COVID-19.[4] Além disso, sintomas de anosmia e disgeusia, não relatados na infecção por H1N1, podem ter prevalência de até 85,6% e 88,8%, embora a incidência seja de 5 a 6% em outras séries nos pacientes com COVID-19.[5] Na coorte do Registro-COVID do Departamento de Emergência, anosmia e disgeusia ocorrem em 15 a 20% dos casos. O sintoma mais frequente foi dispneia, que ocorreu em 75% dos casos, já tosse ocorre em 74,5% dos pacientes, febre em 41% e dor de garganta e rinorreia em aproximadamente 15% dos casos.

EVOLUÇÃO CLÍNICA

Geralmente, tosse e febre se apresentam desde o primeiro dia de sintomas. A dispneia costuma se iniciar no final da primeira semana, podendo persistir, juntamente com a tosse, por até 19 dias. O período entre o sétimo e o décimo dias é crítico para avaliação dos pacientes, visto que casos leves podem progredir para moderados ou graves.[6] A Figura 1 esquematiza a persistência dos sintomas respiratórios durante o curso da COVID-19.

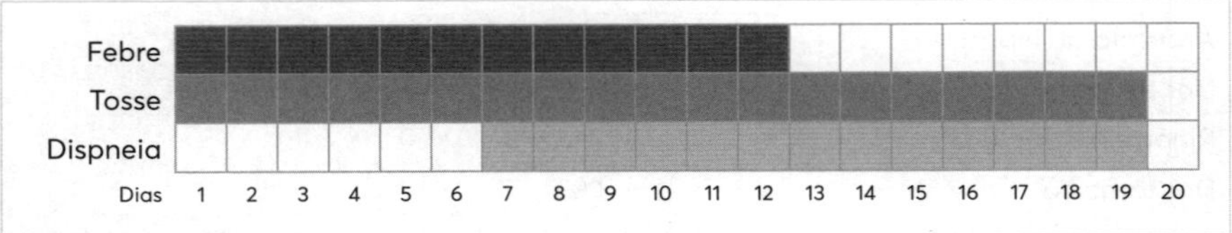

• **FIGURA 1** Curso clínico dos principais sintomas de COVID-19 em pacientes hospitalizados que sobreviveram à doença.
Adaptada de: Zhou F, et al.[6]

As manifestações da infecção pelo COVID-19 em dois estudos ocorreram com alguma correlação temporal:[3,6]

- Dispneia aparece com 6 a 8 dias.
- Tosse aparece no início do quadro e persiste usualmente por 3 semanas.
- Febre está presente na maioria dos casos, mas pode não ocorrer na instalação dos quadros; tende a durar até 14 dias.
- Necessidade de internação em unidade de terapia intensiva (UTI) em 10 a 12 dias de evolução.
- Síndrome do desconforto respiratório agudo ocorre com 10 a 12 dias de evolução na maioria dos casos.

QUADRO PULMONAR (FIGURA 2)

Síndrome respiratória aguda grave

Estima-se que 14% dos pacientes progridam do quadro respiratório leve inicial para um quadro de pneumonia mais grave, também denominado síndrome respiratória aguda grave (SRAG).[2]

Historicamente, a síndrome respiratória aguda grave foi um termo criado em 2003 para definir quadros graves do surto de SARS-CoV-1 na China. Atualmente, esse termo foi reciclado: no contexto da COVID-19, a SRAG é

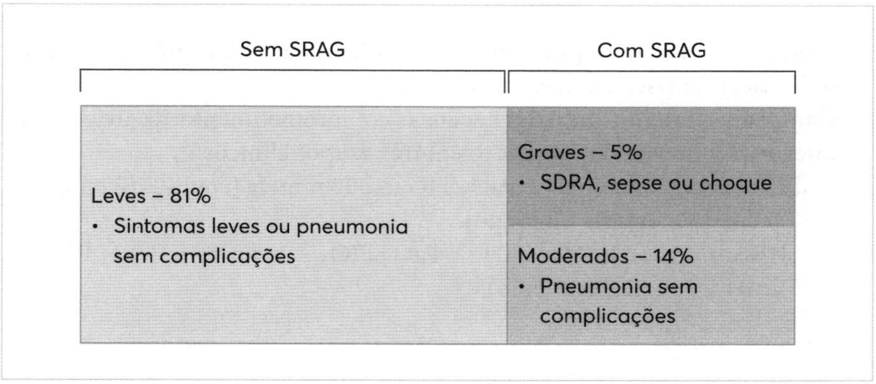

• **FIGURA 2** Classificação das manifestações respiratórias em relação à síndrome respiratória aguda grave (SRAG) e no espectro das síndromes clínicas da COVID-19. Adaptada de: World Health Organization[8]; Wu Z, et al.[14]; Proposta Secretaria Estadual de Saúde[7]. SDRA: síndrome do desconforto respiratório agudo.

determinada por frequência respiratória ≥ 24 irpm* e/ou saturação de oxigênio ($SatO_2$) ≤ 93%.[7]

Os pacientes com SRAG são enquadrados no espectro clínico moderado da COVID-19, apresentando sinais de gravidade que justificam internação em enfermaria, sem, entretanto, necessitarem de internação em leitos de UTI.

O espectro grave da doença corresponde a 5% dos casos confirmados de COVID-19. Dele fazem parte a síndrome do desconforto respiratório agudo (SDRA), a sepse e o choque, frequentemente se organizando nessa ordem cronológica.[8]

Síndrome do desconforto respiratório agudo

A síndrome do desconforto respiratório agudo (SDRA) é caracterizada por um edema pulmonar inflamatório que gera um quadro grave de insuficiência respiratória.

No contexto da COVID-19, a SDRA é a causa mais comum de transferência para terapia intensiva, e sua prevalência em pacientes com COVID-19 admitidos no hospital pode variar entre 3,4 e 17%.[2,8]

Em adultos, a definição de SDRA é baseada na presença de quatro características típicas:[9]

- **Início:** até 7 dias após insulto clínico conhecido ou início ou piora de sintomas respiratórios.
- **Imagem torácica [raio X (RX), tomografia computadorizada (TC) ou ultrassom (USG) pulmonar]:** opacidades pulmonares bilaterais, não explicadas por atelectasias ou nódulos.
- **Origem do infiltrado pulmonar:** edema pulmonar não explicado por insuficiência cardíaca ou hiper-hidratação.
- **Comprometimento da oxigenação**: o comprometimento da oxigenação categoriza a gravidade do quadro em três grupos clínicos:
  - SDRA leve: 200 mmHg < PaO_2/FIO_2 ≤ 300 mmHg (com PEEP ou CPAP ≥ 5 cmH_2O, ou não ventilado).
  - SDRA moderada: 100 mmHg < PaO_2/FIO_2 ≤ 200 mmHg (com PEEP ≥ 5 cmH_2O, ou não ventilado).

* Para crianças, considerar os valores de frequência respiratória para a faixa etária e outros sinais de desconforto respiratório, como: tiragem intercostal, tiragem de fúrcula e batimento de asa nasal.

- SDRA grave: $PaO_2/FIO_2 \leq 100$ mmHg (com PEEP ≥ 5 cmH_2O, ou não ventilado).**

A SDRA pode ser fatal, e juntamente com o choque séptico é a principal causa de morte por COVID-19 em UTI, necessitando de suporte ventilatório rápido e eficiente.

Outras afecções pulmonares

Achados de pneumonia bacteriana secundária foram encontrados em mais da metade das autópsias de pacientes críticos, porém ainda faltam estudos acerca de suas implicações clínicas, sobretudo porque grande parte dos pacientes em UTI recebe antibióticos, diminuindo a sensibilidade diagnóstica dos testes baseados em culturas.[10]

Atualmente, discute-se a possibilidade de instalação de uma pneumopatia residual nos pacientes que se recuperaram da COVID-19. Isso ocorre em função de achados de imagem sugestivos de um processo fibrótico progressivo a partir da segunda semana após o início dos sintomas. No entanto, como a história natural da infecção ainda está sendo explorada, não existem no momento dados suficientes que sustentem a instalação de uma fibrose pulmonar irreversível como sequela da doença.[11]

REFERÊNCIAS BIBLIOGRÁFICAS

1. Day M. Covid-19: four fifths of cases are asymptomatic, China figures indicate. BMJ [Internet]. 2020;369(April):m1375. Disponível em: http://dx.doi.org/doi:10.1136/bmj.m137.
2. Guan WJ, Ni ZY, Hu Y, Liang WH, Ou CQ, He JX, et al. Clinical characteristics of coronavirus disease 2019 in China. N Engl J Med. 2020. Disponível em: https://doi.org/10.1056/NEJMoa2002032.
3. Chen N, Zhou M, Dong X, Qu J, Gong F, Han Y, et al. Epidemiological and clinical characteristics of 99 cases of 2019 novel coronavirus pneumonia in Wuhan, China: a descriptive study. Lancet [Internet]. 2020;395(10223):507-13. Disponível em: http://dx.doi.org/10.1016/S0140-6736(20)30211-7.
4. Perez-Padilla R, De La Rosa-Zamboni D, Ponce de Leon S, Hernandez M, Quiñones-Falconi F, Bautista E, et al. Pneumonia and respiratory failure from swine-origin influenza A (H1N1) in Mexico. N Engl J Med. 2009;361(7):680-9.
5. Lechien JR, Estomba CMC, Siati DR de, Horoi M. Olfactory and gustatory dysfunctions as a clinical presentation of mild-to-moderate forms of the coronavirus disease (COVID-19): A multicenter European study. Eur Arch Oto-Rhino-Laryngology [Internet]. 2020;2(0123456789). Disponível em: https://doi.org/10.1007/s00405-020-05965-1.

** Quando a PaO_2 não for disponível, a $SpO_2/FiO_2 \leq 315$ sugere a presença de SDRA (inclusive em pacientes não ventilados).

6. Zhou F, Yu T, Du R, Fan G, Liu Y, Liu Z, et al. Clinical course and risk factors for mortality of adult inpatients with COVID-19 in Wuhan, China: a retrospective cohort study. Lancet [Internet]. 2020;395(10229):1054-02. Disponível em: http://dx.doi.org/10.1016/S0140-6736(20)30566-3.
7. Proposta Secretaria Estadual de Saúde; Atendimento COVID-19. Diário Oficial. 2020;130(55). Disponível em: http://www.imprensaoficial.com.br/DO/GatewayPDF.aspx?link=/2020/executivo%20secao%20i/marco/20/pag_0032_422baff2f78d22d3bb030c91ee9c041c.pdf.
8. World Health Organization. Clinical management of severe acute respiratory infection when COVID-19 is suspected (v1.2). Who [Internet]. 2020;1-21. Disponível em: https://www.who.int/publications-detail/clinical-management-of-severe-acute-respiratory-infection-when-novel-coronavirus-(ncov)-infection-is-suspected.
9. The ARDS Definition Task Force. Acute respiratory distress syndrome: The Berlin definition. JAMA. 2012;307(23):2526-33. doi:10.1001/jama.2012.5669.
10. Cox MJ, Loman N, Bogaert D, Grady JO. Co-infections: potentially lethal and unexplored in COVID-19. The Lancet Microbe [Internet]. 2020;5247(20):30009. Disponível em: http://dx.doi.org/10.1016/S2666-5247(20)30009-4.
11. Shi H, Han X, Jiang N, Cao Y, Alwalid O, Gu J, et al. Radiological findings from 81 patients with COVID-19 pneumonia in Wuhan, China: A descriptive study. Lancet Infect Dis [Internet]. 2020;20(4):425-34. Disponível em: http://dx.doi.org/10.1016/S1473-3099(20)30086-4.
12. Salehi S, Abedi A, Balakrishnan S, Gholamrezanezhad A. Coronavirus disease 2019 (COVID-19): A systematic review of imaging findings in 919 patients. AJR Am J Roentgenol. 2020;(July):1-7.
13. Ministério da Saúde. Protocolo de manejo clínico para o novo Coronavírus (2019 – nCov). 2020;13-6.
14. Wu Z, McGoogan JM. Characteristics of and important lessons from the coronavirus disease 2019 (COVID-19) outbreak in China: Summary of a report of 72314 cases from the Chinese Center for Disease Control and Prevention. JAMA. 2020;323(13).
15. Yang X, Yu Y, Xu J, Shu H, Xia J, Liu H, et al. Clinical course and outcomes of critically ill patients with SARS-CoV-2 pneumonia in Wuhan, China: A single-centered, retrospective, observational study. Lancet Respir Med [Internet]. 2020;8(5):475-81. Disponível em: http://dx.doi.org/10.1016/S2213-2600(20)30079-5.

10

Manifestações cardiovasculares

Kartagena Martins Barreto Borges
Vinícius Machado Correia
Melina de Oliveira Valdo
Fernando Rabioglio Giugni

INTRODUÇÃO

Manifestações cardiovasculares foram descritas em pacientes infectados por SARS-Cov-2 e estão relacionadas ao aumento da mortalidade. Ademais, fatores de risco cardiovascular estão presentes em uma porcentagem considerável desses pacientes e também se associam a pior desfecho clínico. Em um estudo com 1.099 pacientes hospitalizados por COVID-19, as comorbidades mais comuns eram hipertensão (14,9%), diabetes (7,4%) e doença arterial coronariana (2,5%). Dentre os casos mais graves, a prevalência de tais comorbidades era ainda maior.[1] Em outro estudo com 44.672 pacientes confirmados para COVID-19, pacientes com doença cardiovascular compuseram 4,2% dos casos confirmados e 22,7% de todos os casos fatais, com uma taxa de mortalidade de 10,5%. A taxa de mortalidade de casos em pacientes com hipertensão foi de 6%, com diabetes foi de 7,3% e com doença respiratória crônica foi de 6,3%.[2]

ORIGEM DA INJÚRIA MIOCÁRDICA

A evolução clínica da COVID-19 pode ser dividida em três fases de acordo com a fisiopatologia da doença (Figura 1). Na primeira fase, que ocorre nos 5 dias iniciais de sintomas, ocorre uma replicação viral intensa com baixa resposta do hospedeiro, sendo predominante a resposta inata (macrófagos e monócitos) e comum a presença de linfopenia. Na segunda fase, também denominada fase pulmonar, entre 5 e 10 dias do início dos sintomas, o paciente pode cursar com pneumonia viral, detectada clinicamente e por meio dos exames de imagem. A terceira fase é caracterizada por elevação de marcadores inflamatórios (PCR, IL-6, ferritina, TNF-alfa) e cardíacos (troponina, BNP), secundária a resposta inflamatória sistêmica exacerbada e tempestade citocinérgica. Essa descarga inflamatória coincide com a lesão miocárdica.

É incerta a fisiopatologia da lesão miocárdica pela COVID-19. Há três hipóteses distintas para explicá-la (Figura 2), nas quais a infecção pode levar ao dano miocárdico:

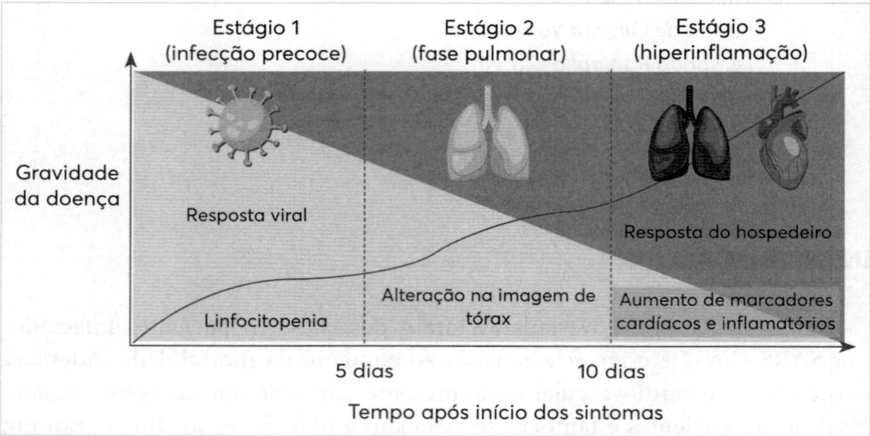

• **FIGURA 1** Fases da COVID-19. Adaptada de AHA.

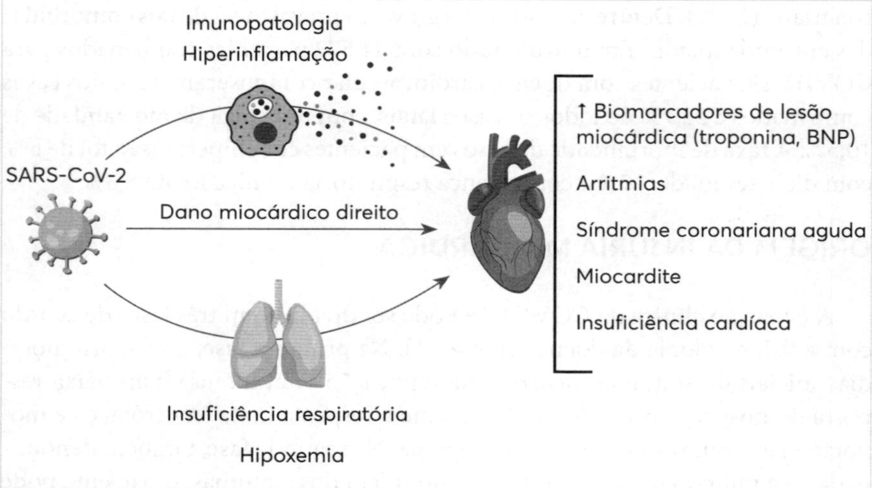

• **FIGURA 2** Mecanismos de lesão miocárdica pela COVID-19. Adaptada de AHA.

1. Associação à resposta inflamatória sistêmica. As citocinas produzidas na terceira fase da doença, como IL-6, IL-17 e outras decorrentes da ativação de linfócitos T, poderiam levar à lesão e disfunção de cardiomiócitos.
2. Lesão viral direta. O vírus poderia causar dano miocárdico direto por infectar os cardiomiócitos e levar ao recrutamento de linfócitos e consequente miocardite. Além disso, o SARS-CoV-2 poderia levar a dano microvascular e isquemia tecidual através da entrada pelos receptores ECA2 presentes nos vasos sanguíneos. Tais receptores também se encontram nos pulmões, rins e intestino.
3. Hipóxia tecidual. A hipoxemia causada pela infecção pulmonar por SARS-CoV-2 levaria à hipóxia tecidual e consequente dano miocárdico.

MARCADORES PROGNÓSTICOS

Marcadores como D-dímero e troponina estão associados a maior mortalidade nos pacientes com COVID-19, sobretudo a troponina (Figura 3). Em um estudo, a mortalidade aumentou com incremento da idade, maior pontuação no SOFA e altos níveis de D-dímero na admissão.[3] Pacientes com elevação de troponina (TnT) apresentaram maior incidência de complicações cardíacas, como arritmias malignas, assim como de outros sistemas, como síndrome do desconforto respiratório agudo (SDRA), lesão renal aguda e coagulopatia aguda, além de maior mortalidade comparados aos que possuíam TnT em níveis normais (59,6% vs 8.,9%, respectivamente; $P < 0{,}001$).[4]

MANIFESTAÇÕES CARDIOVASCULARES DA COVID-19

Miocardite

Miocardite foi identificada em pacientes com COVID-19 e deve ser suspeitada em pacientes com dor torácica aguda, alteração do segmento ST no eletrocardiograma, arritmias e instabilidade hemodinâmica, além de dilatação do ventrículo esquerdo, hipocontratilidade global/multissegmentar no ECO *point of care* e aumento significativo do BNP/NT-proBNP, sem evidência de doença arterial coronariana. Ressonância magnética cardíaca é o método de imagem preferível para investigação diagnóstica.

Casos de miocardite fulminante foram descritos, porém não costumam ocorrer na terceira fase da doença (Figura 1), mas sim mais tardiamente na evolução da doença (Figura 4).[12]

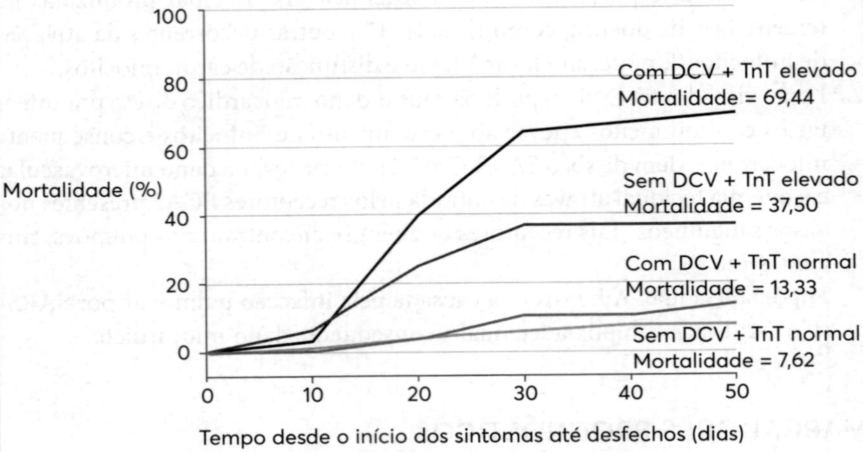

Sem DCV + TnT normal (n = 105)	102	86	41	10	0
Sem DCV + TnT elevado (n = 16)	15	12	7	1	0
Com DCV + TnT normal (n = 30)	29	25	10	4	0
Com DCV + TnT elevado (n = 36)	34	20	8	2	0

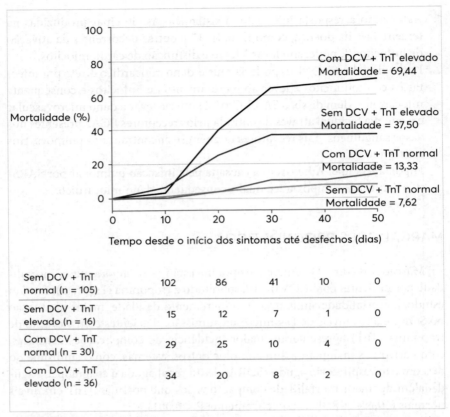

• **FIGURA 3** Mortalidade de pacientes com COVID-19 com/sem doença cardiovascular e com/sem elevação dos níveis de troponina.[4]
DCV: doença cardiovascular; TnT: troponina T.

O tratamento da miocardite em pacientes com COVID-19 ainda não possui terapêutica específica. O uso dos corticoides no contexto geral da infecção foi associado a aumento da mortalidade, aumento da permanência hospitalar e de infecções bacterianas, segundo metanálise composta de estudos retrospectivos.[5] No entanto, em um relato de caso, uma jovem de 38 anos diagnosticada com miocardite fulminante foi tratada com glicocorticoide e imunoglobulina, com bom desfecho clínico.

A American Heart Association (AHA) sugere:

- Evitar a ressuscitação excessiva do fluido, pois balanço hídrico positivo está associado a maior mortalidade.

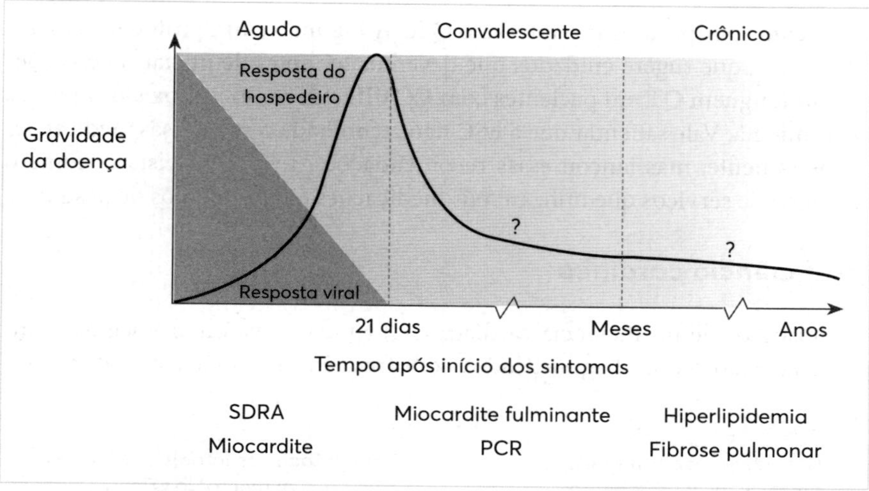

• **FIGURA 4** Manifestações tardias da COVID-19. Adaptada de AHA.
PCR: parada cardiorrespiratória; SDRA: síndrome do desconforto respiratório agudo.

- A pré-carga mais alta pode ser desejável quando houver disfunção significativa do ventrículo direito (VD) e/ou estados de pressão expiratória final positiva alta (PEEP).
- Objetivar uma pressão arterial média (PAM) de 60-65 mmHg.
- A droga vasoativa de escolha em pacientes com PAM abaixo do alvo é a noradrenalina.
- Considerar dobutamina no cenário de disfunção cardíaca.
- Para choque refratário, considerar vasopressina e/ou epinefrina.

Arritmias

A ocorrência de arritmias na infecção pelo SARS-Cov-2 está relacionada com a fisiopatologia exposta anteriormente, mas também com o uso de medicações testadas em vários estudos em andamento. Em um estudo, cerca de 16,7% das pessoas apresentaram arritmia, sendo 44,4% internadas na UTI. Existe uma preocupação particular com a hipocalemia na doença COVID-19 como resultado da interação do SARS-CoV-2 com o sistema renina-angiotensina-aldosterona, pois sabe-se que a hipocalemia aumenta a vulnerabilidade a diversas arritmias. As recomendações para o tratamento de arritmias seguem um padrão semelhante para pacientes não COVID-19, com otimização de eletrólitos, correção de gatilhos (incluindo revisão de medicações) e monitoramento de eletrocardiograma para pacientes com QTc longo ou com medicamentos conhecidos por prolongar o intervalo QTc. A Figura 5 é um protocolo adaptado da ESC, que sugere cuidados que devemos ter antes de iniciar medicações que prolonguem QT em pacientes com COVID-19, como hidroxicloroquina e azitromicina. Vale salientar que a ESC não recomenda o uso dessas medicações rotineiramente, mas lançou essas recomendações, tendo em vista o número crescente de serviços que utilizam tais medicações em protocolos de pesquisa.

Insuficiência cardíaca

Episódios de insuficiência cardíaca (IC) aguda, nova ou crônica descompensada estão sendo diagnosticados com frequência em pacientes com CO-

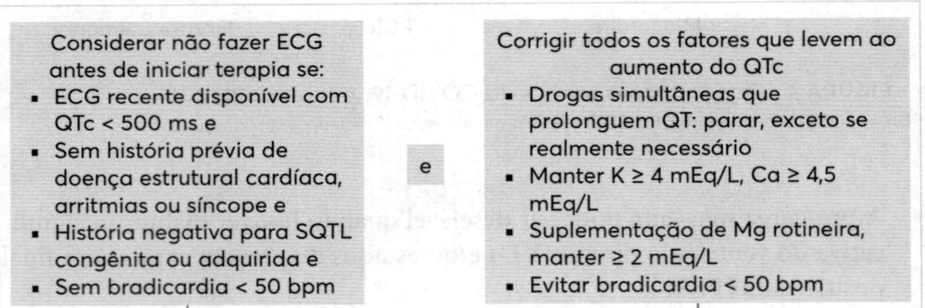

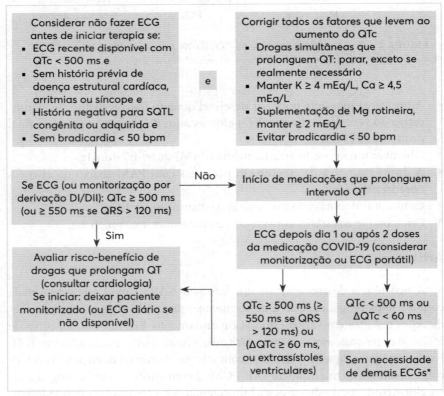

• **FIGURA 5** Manejo do prolongamento de QT em pacientes com COVID-19. Adaptada de ESC, 2020.

*Se paciente estável (sem vômitos pronunciáveis, diarreia, sinais e sintomas de insuficiência cardíaca ou deterioração respiratória ou outra disfunção orgânica). ECG: eletrocardiograma; SQTL: síndrome do QT longo.

VID-19. Segundo coorte chinesa com 191 pacientes, 44 (23%) tiveram insuficiência cardíaca descompensada, dos quais 28 sobreviveram e 16 morreram.[3]

O principal desafio nos pacientes com IC crônica descompensada é que muitos são admitidos com queixa de tosse e dispneia, sendo difícil descartar a suspeita de infecção por SARS-CoV-2 associada. Além disso, a congestão pulmonar causada pela IC apresenta um padrão em vidro fosco na tomografia computadorizada (TC) de tórax semelhante ao padrão do COVID-19, o que também dificulta a exclusão de COVID-19. Isso é relevante, pois os casos suspeitos de COVID-19 devem ser manejados em local isolado dos demais pacientes. Assim, se levantarmos a suspeita de COVID-19 como um fator desencadeante da descompensação da IC, devemos isolar o paciente e coletar RT-PCR para SARS-CoV-2, mantendo-o isolado até o resultado.

Outro cenário é a IC aguda nova causada por SARS-CoV-2, podendo ser secundária a miocardite aguda, arritmias, infarto agudo do miocárdio e até mesmo Takotsubo. A apresentação clínica, comorbidades cardiovasculares preexistentes, achados de imagem torácica (por exemplo, cardiomegalia e/ou derrame pleural bilateral) e elevação de BNP/NT-proBNP são ferramentas de extrema importância para o diagnóstico de IC. O ecocardiograma transtorácico *point-of-care* é uma ferramenta útil para avaliação desses casos, com atenção para evitar a contaminação do paciente pelo pessoal e/ou pelo equipamento.

O manejo dos pacientes com IC aguda no pronto-socorro deve ser orientado por *guidelines*, não havendo diferença entre pacientes com e sem COVID-19.

Síndromes coronarianas agudas

Pesquisas recentes têm mostrado casos de pacientes que evoluíram com infarto agudo do miocárdio (Figura 6), isquemia intestinal e disfunção de múltiplos órgãos, nos quais foram realizadas análises histopatológicas que evidenciaram infiltrado inflamatório e presença de vírus em células endoteliais. Esses achados sugerem que a infecção por SARS-CoV-2 facilita a indução de endotelite tanto pela ação direta do vírus quanto pela resposta imune do hospedeiro.[8]

Estudo recente de Nova York descreveu cinco casos de infarto cerebral de grandes vasos, todos com idade abaixo dos 50 anos, sendo mais uma manifestação possivelmente explicada por essa fisiopatogenia.[9]

- Síndrome coronariana aguda sem supradesnivelamento do segmento ST (SCASSST): os pacientes que apresentam SCASSST devem ser manejados de acordo com a estratificação de risco. Grupos chineses e a AHA sugerem que os pacientes de muito alto risco (conforme definido na Figura 7)

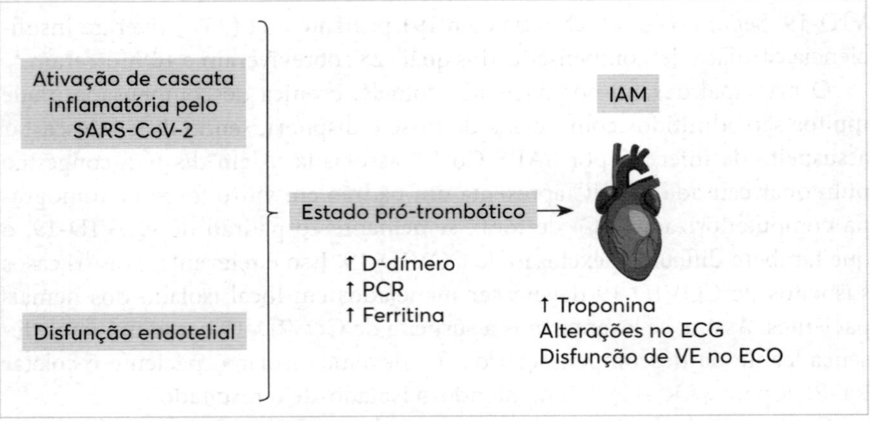

• **FIGURA 6** Fisiopatologia do infarto agudo do miocárdio na COVID-19.
ECG: eletrocardiograma; ECO: ecocardiograma; IAM: infarto agudo do miocárdio; PCR: proteína C-reativa; VE: ventrículo esquerdo.

devam ir ao cateterismo imediatamente (em até 2 horas). Para os demais pacientes, o ideal seria realizar o RT-PCR para SARS-CoV-2 na admissão e, para os pacientes negativos, seguir a estratificação de risco habitual em alto, intermediário e baixo risco, e definir a estratégia a partir disso. Se RT-PCR for positivo para SARS-CoV-2, o paciente deveria receber tratamento clínico habitual para SCASSST e programar CATE após melhora da infecção viral. Pela ESC (European Society of Cardiology) (Figura 7), a conduta é a mesma para os pacientes de muito alto risco. Nos pacientes de alto risco, a estratégia invasiva deve ser precoce (< 24 horas), podendo ser em maior tempo dependendo dos resultados de testes para PCR SARS-CoV-2. Se positivo, o paciente deve ser referenciado para serviço destinado a pacientes com COVID-19 e que possua sala de hemodinâmica. Naqueles com risco intermediário, recomenda-se buscar diagnósticos diferenciais como infarto agudo do miocárdio (IAM) tipo II, miocardite, injúria miocárdica pela insuficiência respiratória, disfunção de múltiplos órgãos ou Takotsubo. Se aventada a hipótese de algum desses, a estratégia de estratificação não invasiva deve ser considerada, sendo a angiotomografia de coronárias o exame preferível para tais casos. Dependendo da estrutura e da demanda dos serviços de hemodinâmica locais, manejo ambulatorial pode ser considerado com plano de acompanhamento estabelecido. Isso difere dos pacientes sem COVID-19, pois aqueles com risco intermediário deveriam ser estratificados invasivamente em até 72 h da admissão.

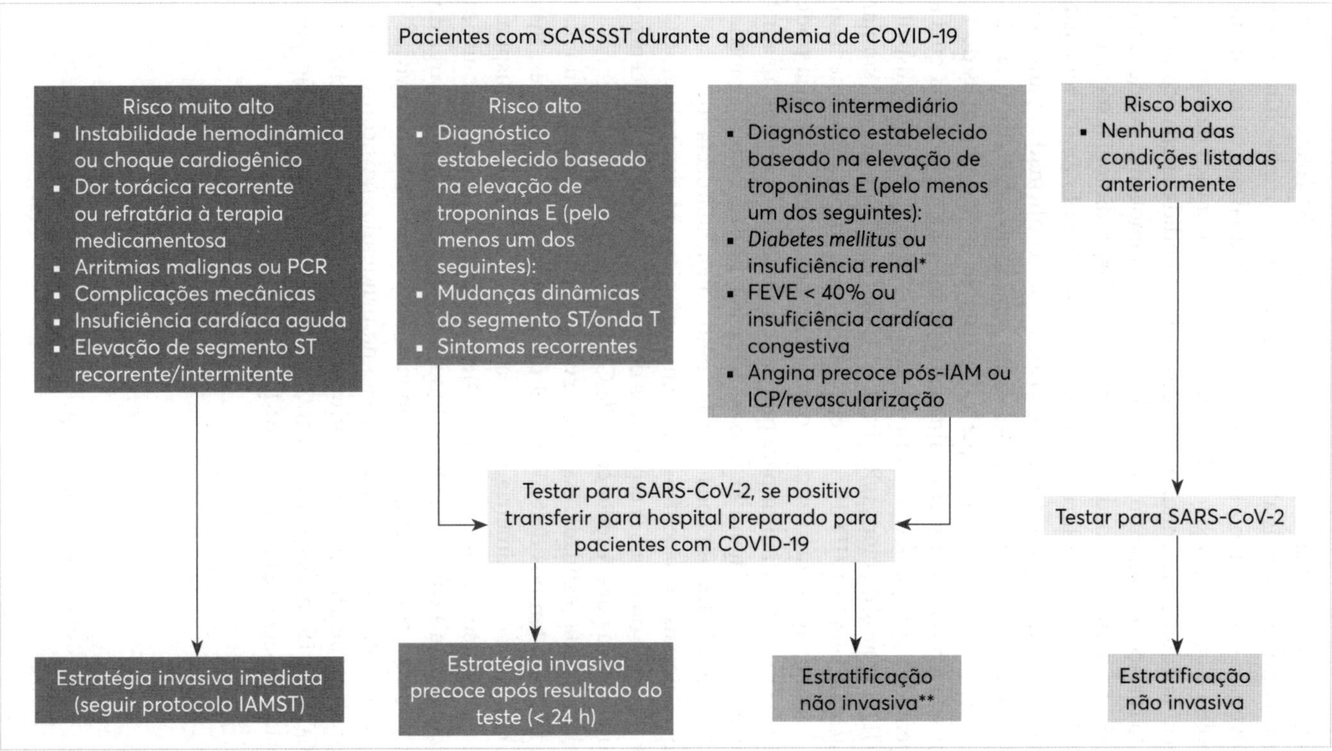

• **FIGURA 7** Recomendações para o manejo da síndrome coronariana aguda sem supradesnivelamento do segmento ST (SCASSST) durante a pandemia de COVID-19. Adaptada de ESC, 2020.

*Taxa de filtração glomerular < 60 mL/min/1,73 m². **Angiografia de coronárias por tomografia computadorizada se disponível. FEVE: fração de ejeção de ventrículo esquerdo; IAMST: infarto agudo do miocárdio sem supradesnivelamento do segmento ST; ICP: intervenção coronariana percutânea; PCR: parada cardiorrespiratória.

- Infarto agudo do miocárdio com elevação do segmento ST (IAMCSST): este é um tema controverso, pois alguns especialistas, como grupos chineses e a AHA, advogam que, devido à situação de pandemia atual, em casos em que a trombólise é aceitável, a prioridade deveria ser a segurança da equipe. A segurança da equipe, no entanto, não deve ser entendida apenas como da equipe do serviço de hemodinâmica, mas deve ser homogênea em departamento de emergência, unidade de terapia intensiva, radiologia, serviço de hemodinâmica etc. Dessa forma, em serviços de hemodinâmica sem sala com pressão negativa, para pacientes suspeitos ou confirmados para COVID-19, orientam priorizar a trombólise em relação ao cateterismo cardíaco. Faz-se exceção aos casos em que a dor tiver se iniciado há mais de 12 horas ou se a trombólise for contraindicada ou ineficaz, situação na qual a abordagem invasiva é preferível. Para os casos nos quais se afastou a suspeita de COVID-19 (história clínica, RT-PCR e TC de tórax), o manejo é similar ao do paciente sem COVID-19, ou seja, cateterismo coronariano imediato. A ESC defende que a intervenção coronariana percutânea primária pode ser atrasada em até 60 minutos para preparo e segurança da equipe no atual contexto da epidemia (Figura 8). Se o paciente não possuir teste diagnóstico para SARS-CoV-2, deve-se considerá-lo como potencial infectado.
- Cuidados especiais nos centros de hemodinâmica em tempos de COVID-19: algumas precauções específicas devem ser adotadas pelos centros de hemodinâmica para receber casos de COVID-19 (Figura 9).
- Racional para cada realidade: essas observações sobre as diferenças no manejo da SCA em tempos de COVID-19 podem parecer impactantes, mas deve-se considerar a assimetria dos impactos da pandemia e da disponibilidade de recursos, como serviços de hemodinâmica com as precauções preconizadas para a equipe de saúde. Em situações de maior sobrecarga do sistema, pode ser compreensível o aumento de trombólises em IAMCSST. Por outro lado, em locais com a situação da pandemia mais controlada e que disponham de serviços de hemodinâmica preparados para receber casos de COVID-19, o cateterismo continua sendo a primeira opção para reperfusão em pacientes com IAMCSST.

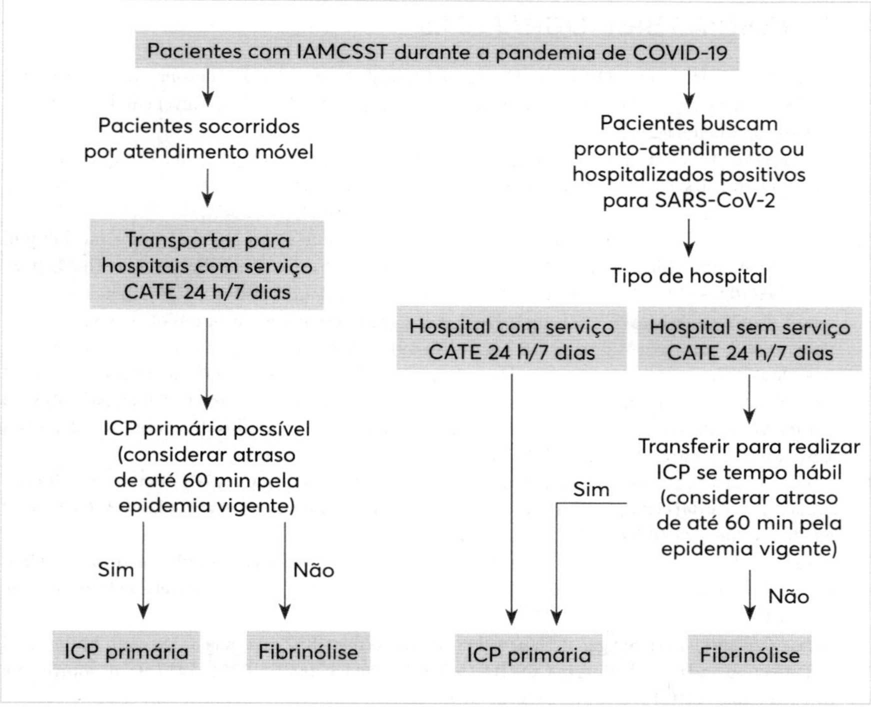

• **FIGURA 8** Recomendações para o manejo de infarto agudo do miocárdio com elevação do segmento ST (IAMCSST) durante pandemia de COVID-19 (ESC,2020)

CATE: cateterismo coronariano; ICP: intervenção coronariana percutânea.

Evitar procedimentos eletivos e reduzir o número de pessoas na sala	Todos os profissionais na sala com EPIs	Sala com pressão negativa	Terminal após cada procedimento
Priorizar apenas os procedimentos de emergência e deixar na sala apenas as pessoas essenciais	Touca Óculos ou *face shield* Máscara N95 Aventais Luvas Protetores para os pés	É o ideal, mas se não for possível, deve-se desligar o ar condicionado	A sala de hemodinâmica deve ser adequadamente higienizada a cada procedimento

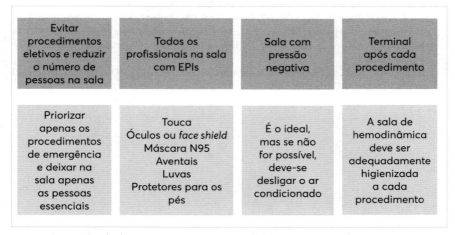

• **FIGURA 9** Cuidados especiais nos centros de hemodinâmica durante a COVID-19.

EPI: equipamento de proteção individual.

REFERÊNCIAS BIBLIOGRÁFICAS

1. Guan W, Ni Z, Hu Y, Liang W, Ou C, He J, et al. Clinical characteristics of coronavirus disease 2019 in China. New England Journal of Medicine. 2020;382(18):1708-20. Disponível em: http://dx.doi.org/10.1056/nejmoa2002032.
2. The Novel Coronavirus Pneumonia Emergency Response Epidemiology Team. The epidemiological characteristics of an outbreak of 2019 novel coronavirus diseases (COVID-19) – China, 2020[J]. China CDC Weekly. 2020;2(8):113-22. Disponível em: doi:10.46234/ccdcw2020.032.
3. Zhou F, Yu T, Du R, Fan G, Liu Y, Liu Z, et al. Clinical course and risk factors for mortality of adult inpatients with COVID-19 in Wuhan, China: a retrospective cohort study. The Lancet. 2020;395(10229):1054-62. Disponível em: http://dx.doi.org/10.1016/s0140-6736(20)30566-3.
4. Guo T, Fan Y, Chen M, Wu X, Zhang L, He T, et al. Cardiovascular implications of fatal outcomes of patients with coronavirus disease 2019 (COVID-19). JAMA Cardiology. 27 mar. 2020;1-8. American Medical Association (AMA). Disponível em: .http://dx.doi.org/10.1001/jamacardio.2020.1017
5. Yang Z, Liu J, Zhou Y, Zhao X, Zhao Q, Liu J. The effect of corticosteroid treatment on patients with coronavirus infection: a systematic review and meta-analysis. Journal of Infection. abr. 2020;1-8. Disponível em: http://dx.doi.org/10.1016/j.jinf.2020.03.062.
6. Zeng JH, Liu YX, Yuan J, Wang FX, Wu WB, Li JX, et al. First case of COVID-19 infection with fulminant myocarditis complication: case report and insights. Infection. 10 apr. 2020;1-5. Disponível em: https://doi.org/10.1007/s15010-020-01424-5.
7. Hu H, Ma F, Wei X, Fang Y. Coronavirus fulminant myocarditis treated with glucocorticoid and human immunoglobulin. European Heart Journal. 16 mar. 2020;1-1. Disponível em: http://dx.doi.org/10.1093/eurheartj/ehaa190.
8. Varga Z, Flammer AJ, Steiger P, Haberecker M, Andermatt R, Zinkernagel AS, et al. Endothelial cell infection and endotheliitis in COVID-19. The Lancet. 2020;395(10234):1417-8. Disponível em: http://dx.doi.org/10.1016/s0140-6736(20)30937-5.
9. Oxley TJ, Mocco J, Majidi S, Kellner CP, Shoirah H, Singh IP, et al. Large-vessel stroke as a presenting feature of Covid-19 in the young. New England Journal of Medicine. 28 abr. 2020;1-1. Disponível em: http://dx.doi.org/10.1056/nejmc2009787.
10. Basu-ray I, Soos MP. Cardiac manifestations of coronavirus (COVID-19) [Updated 2020 Apr 12]. In: StatPearls [Internet]. Treasure Island (FL): StatPearls Publishing; 2020 Jan.
11. Han Y, Zeng H, Jiang H, Yang Y, Yuan Z, Cheng , et al. CSC Expert Consensus on principles of clinical management of patients with severe emergent cardiovascular diseases during the COVID-19 epidemic. Circulation. 27 mar. 2020;1-21. Disponível em: http://dx.doi.org/10.1161/circulationaha.120.047011.
12. Akhmerov A, Marbén E. COVID-19 and the heart. Circ Res. 2020;126(10):1443-55. Disponível em: doi:10.1161/CIRCRESAHA.120.31705.

11

Manifestações gastrointestinais na COVID-19

Victor Van Vaisberg
Victor Paro da Cunha

A presença de sintomas gastrointestinais é frequente em séries de casos de indivíduos acometidos pela COVID-19, porém sua incidência é bastante variável. Neste capítulo, discutiremos as manifestações luminais e hepáticas da COVID-19 em seus aspectos clínicos, laboratoriais e fisiopatológicos diante das evidências disponíveis no momento.

MANIFESTAÇÕES LUMINAIS (TABELA 1)

Os sintomas gastrointestinais raramente são manifestação isolada da doença, contudo podem preceder outros sintomas em alguns dias. Desses sintomas, o mais comum é anorexia, seguido por diarreia e náuseas. Já dor abdominal e vômitos são sintomas menos frequentes. O objetivo do tratamento é de suporte, e pacientes devem receber terapêuticas com intuito sintomático.

Os sintomas luminais da COVID-19 costumam ser de intensidade leve a moderada e ser passageiros. A presença de sintomas importantes, como dor abdominal intensa, grande volume de diarreia e vômitos incoercíveis deve chamar a atenção para diagnósticos diferenciais e outras causas de abdome agudo, e não deve ser interpretada inicialmente apenas como manifestação da COVID-19. Nesses casos, o benefício de investigação laboratorial adicional e exames de imagem deve ser discutido.[1-5]

Fisiopatologia

A fisiopatologia dos sintomas luminais não está elucidada, e aceita-se que seja multifatorial, por ação medicamentosa, resposta inflamatória e agressão

• **TABELA 1** Manifestações clínicas luminais na COVID-19

Comuns	Pensar em diagnósticos diferenciais
• Anorexia. • Diarreia. • Náuseas e vômitos. • Dor abdominal leve a moderada.	• Dor abdominal intensa. • Grande volume de diarreia. • Vômitos incoercíveis.

viral direta. Drogas que vêm sendo usadas no tratamento da COVID-19, como azitromicina, hidroxicloroquina e lopinavir-ritonavir cursam sabidamente com intolerância gastrointestinal. Por outra teoria, o intestino e os pulmões compartilhariam um sistema de imunidade de mucosa único através de um eixo pulmão-intestino, e eventos pulmonares poderiam surtar respostas intestinais remotas e vice-versa.

Sabe-se que SARS-CoV-2 pode apresentar tropismo gastrointestinal. Há substrato biológico para penetração direta dos vírus em enterócitos, uma vez que essas células expressam o receptor viral de entrada em células humanas ACE2. Algumas séries de casos reportaram em torno de 50% de detecção de RNA viral por rRT-PCR nas fezes, porém em um relato esse número chegou a 81,8%. Em uma dessas séries, um caso foi submetido a exames endoscópicos, e partículas virais foram identificadas por imuno-histoquímica em estômago, duodeno e reto. Além disso, o clareamento viral nas fezes também pode ocorrer mais tardiamente do que nas vias aéreas, sendo sua ocorrência observada aproximadamente 11 dias depois do clareamento viral das vias aéreas superiores em uma série de casos.[6-10]

O significado desse tipo de achado ainda é indeterminado, pois nenhuma série correlacionou detecção viral nas fezes com sintomas gastrointestinais, tampouco com doença sistêmica mais grave ou estabeleceu correlação prognóstica. A presença de vírus nas fezes e a sua replicação em sistema de cultura de células com sucesso a partir de partículas virais obtidas de amostras clínicas sugere uma possível via de transmissão oral-fecal, contudo ainda não houve relatos de infecção por essa via.[11,12]

As incertezas nesse contexto levaram a múltiplas ponderações nos cenários de práticas médicas. Sociedades de Gastroenterologia emitiram recomendações quanto ao uso de equipamentos de proteção individual em exames endoscópicos considerando seu potencial gerador de aerossóis. O Food and Drug Administration americano emitiu alerta de segurança quanto a novas medidas em transplantes de fezes, haja vista um potencial de contaminação nesse tipo de tratamento.[13,14]

MANIFESTAÇÕES HEPÁTICAS

A lesão hepática na COVID-19 ocorre com incidência muito variável entre as diferentes casuísticas. A maioria dos casos é leve, de resolução espontânea, e tem predomínio hepatocelular. A Tabela 2 apresenta os principais achados laboratoriais descritos na lesão hepática no contexto de COVID-19. Até o momento, não há registro de disfunção hepática aguda grave em nenhum paciente, seja entre internados em UTI ou até mesmo em pacientes com antecedente de hepatopatia crônica.[15,16]

Aumento de transaminases foi mais frequente em pacientes graves do que em não graves em séries de casos, e sua elevação associou-se com outros marcadores de inflamação sistêmica, como febre elevada e aumento de proteína C-reativa, aumento de procalcitonina e linfopenia. Entretanto, o caráter prognóstico do aumento de transaminases é incerto, pois alguns estudos observaram uma elevação em pacientes que morreram em comparação com sobreviventes, e outro, não.[17-21]

• **TABELA 2** Alterações laboratoriais em lesão e função hepática em pacientes hospitalizados pela COVID-19

Parâmetro laboratorial alterado	Incidência
Alanina aminotransferase (ALT/TGP)	18-28%
Aspartato aminotransferase (AST/TGO)	18-78%
Albumina	98%
Bilirrubina total	5-6%
Creatinofosfoquinase (CPK)	5%
Desidrogenase láctica (DHL)	35-98%
Fosfatase alcalina (FA)	< 4%
Gama glutamil transferase (GGT)	18-54%
Tempo de protrombina (TP)	2%

Modificada de Bringham and Women's Hospital COVID-19 clinical guidelines.

A fisiopatologia do dano hepático, e sobretudo da elevação de transaminases, é múltipla. Podem contribuir condições próprias ao doente crítico, como hepatite isquêmica ou congestiva, e o estado pró-inflamatório, isto é, lesão indireta por citocinas e outros mediadores. Drogas usadas no manejo clínico, como antimicrobianos, imunomoduladores, vasopressores, sedativos e outros podem levar a hepatotoxicidade e, nesses casos, as alterações tendem a ser mais tardias e podem ser mais graves. Efeito citopático viral no fígado também é uma hipótese, apesar de os achados disponíveis de uma única autópsia publicada até o momento serem indeterminados, podendo ter origem viral ou medicamentosa. Outro betacoronavírus, o SARS-CoV-1, foi atribuído a casos de hepatites virais no passado, e o receptor de entrada do SARS-CoV-2, ACE2, foi identificado em colangiócitos e hepatócitos, podendo ser um sinal de que essas células podem ser infectadas e sofrer efeito citopático.[22-24]

A American Association for the Study of Liver Diseases (AASLD) emitiu um documento com considerações clínicas e recomendações. Orienta que todo paciente internado por COVID-19 tenha sua bioquímica hepática mensurada regularmente, e que essa avaliação deve ser feita com mais frequência em pacientes que recebam drogas potencialmente hepatotóxicas, como redemsivir e tocilizumab. Pontos mais importantes da abordagem ao paciente com elevação de transaminases na COVID-19 estão na Figura 1.[24]

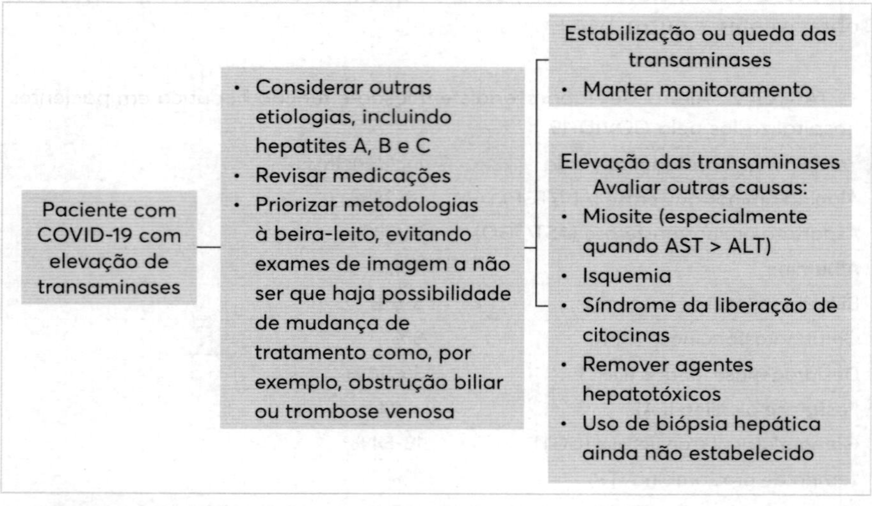

• **FIGURA 1** Abordagem do paciente com COVID-19 e elevação das transaminases. Modificada de American Association of Liver Diseases.[24]

ALT: alanina aminotransferase; AST: aspartato aminotransferase.

REFERÊNCIAS BIBLIOGRÁFICAS

1. Xiao F, Tang M, Zheng X, Liu Y, Li X, Shan H. Evidence for gastrointestinal infection of SARS-CoV-2. Gastroenterology. 2020;158(6):1831-3.e3.
2. Luo S, Zhang X, Xu H. Don't overlook digestive symptoms in patients with 2019 novel coronavirus disease (COVID-19). Clin Gastroenterol Hepatol. 2020.
3. Pan L, Mu M, Yang P, Sun Y, Wang R, Yan J, et al. Clinical characteristics of COVID-19 patients with digestive symptoms in Hubei, China: A descriptive, cross-sectional, multicenter study. Am J Gastroenterol. 2020;115(5):766-73.
4. D'Amico F, Baumgart DC, Danese S, Peyrin-Biroulet L. Diarrhea during COVID-19 infection: pathogenesis, epidemiology, prevention and management. Clin Gastroenterol Hepatol. 2020.
5. Redd WD, Zhou JC, Hathorn KE, McCarty TR, Bazarbashi AN, Thompson CC, et al. Prevalence and characteristics of gastrointestinal symptoms in patients with SARS-CoV-2 infection in the United States: A multicenter cohort study. Gastroenterology. 2020.
6. Wu Y, Guo C, Tang L, Hong Z, Zhou J, Dong X, et al. Prolonged presence of SARS-CoV-2 viral RNA in faecal samples. Lancet Gastroenterol Hepatol. 2020;5(5):434-5.
7. Qi F, Qian S, Zhang S, Zhang Z. Single cell RNA sequencing of 13 human tissues identify cell types and receptors of human coronaviruses. Biochem Biophys Res Commun. 2020;526(1):135-40.
8. Young BE, Ong SWX, Kalimuddin S, Low JG, Tan SY, Loh J, et al. Epidemiologic features and clinical course of patients infected with SARS-CoV-2 in Singapore. JAMA. 2020.
9. Amirian ES. Potential fecal transmission of SARS-CoV-2: Current evidence and implications for public health. Int J Infect Dis. 2020.
10. Zhang J, Wang S, Xue Y. Fecal specimen diagnosis 2019 novel coronavirus-infected pneumonia. J Med Virol. 2020.
11. Yong Z, Chen C, Zhu S, Shu C, Wang D, Song J, et al. Isolation of 2019-nCoV from a stool specimen of a laboratory-confirmed case of the coronavirus disease 2019 (COVID-19). China CDC Weekly. 2020;123-4.
12. WHO. Modes of transmission of virus causing COVID-19: implications for IPC precaution recommendations. 2020. Disponível em: https://www.who.int/news-room/commentaries/detail/modes-of-transmission-of-virus-causing-covid-19-implications-for-ipc-precaution-recommendations.
13. Society G. Joint GI Society Message on PPE During COVID-19 – American College of Gastroenterology. 2020.
14. US FDA. Safety alert regarding use of fecal microbiota for transplantation and additional safety protections pertaining to SARS-CoV-2 and COVID-19 | FDA. 2020. Disponível em: https://www.fda.gov/vaccines-blood-biologics/safety-availability-biologics/safety-alert-regarding-use-fecal-microbiota-transplantation-and-additional-safety-protections.
15. Xu Z, Shi L, Wang Y, Zhang J, Huang L, Zhang C, et al. Pathological findings of COVID-19 associated with acute respiratory distress syndrome. Lancet Respir Med. 2020;8(4):420-2.
16. Bangash MN, Patel J, Parekh D. COVID-19 and the liver: little cause for concern. Lancet Gastroenterol Hepatol. 2020.
17. Guan WJ, Ni ZY, Hu Y, Liang WH, Ou CQ, He JX, et al. Clinical Characteristics of Coronavirus Disease 2019 in China. N Engl J Med. 2020;382(18):1708-20.
18. Wang D, Hu B, Hu C, Zhu F, Liu X, Zhang J, et al. Clinical Characteristics of 138 Hospitalized Patients With 2019 Novel Coronavirus-Infected Pneumonia in Wuhan, China. JAMA. 2020.
19. Shi H, Han X, Jiang N, Cao Y, Alwalid O, Gu J, et al. Radiological findings from 81 patients with COVID-19 pneumonia in Wuhan, China: a descriptive study. Lancet Infect Dis. 2020;20(4):425-34.
20. Yang X, Yu Y, Xu J, Shu H, Xia J, Liu H, et al. Clinical course and outcomes of critically ill patients with SARS-CoV-2 pneumonia in Wuhan, China: a single-centered, retrospective, observational study. Lancet Respir Med. 2020;8(5):475-81.

21. Zhou F, Yu T, Du R, Fan G, Liu Y, Liu Z, et al. Clinical course and risk factors for mortality of adult inpatients with COVID-19 in Wuhan, China: a retrospective cohort study. Lancet. 2020;395(10229):1054-62.
22. Chai X, Hu L, Zhang Y, Han W, Lu Z, Ke A, et al. Specific ACE2 expression in cholangiocytes may cause liver damage after 2019-nCoV infection. bioRxiv. 2020.
23. Chau TN, Lee KC, Yao H, Tsang TY, Chow TC, Yeung YC, et al. SARS-associated viral hepatitis caused by a novel coronavirus: report of three cases. Hepatology. 2004;39(2):302-10.
24. American Association of Liver Diseases. Clinical best practice advice for hepatology and liver transplant providers during the COVID-19 pandemic: AASLD Expert Panel Consensus Statement 2020. Disponível: em www.aaalsd.org.

12

Manifestações renais da COVID-19

Fernando Onuchic
Victor Paro da Cunha
Guilherme Parise Santa Catharina
Lucas Oliveira Marino

INTRODUÇÃO

No contexto das repercussões sistêmicas da infecção pelo SARS-CoV-2, o acometimento renal se destaca como importante fator de morbidade e pior prognóstico nesses pacientes. A ocorrência de injúria renal aguda (IRA) associada a infecções por betacoronavírus já havia sido descrita em epidemias prévias (como na SARS-CoV-1 e na MERS).[17]

Com o quadro pandêmico que se desenha no início do ano de 2020, essa grave disfunção aparece cada vez mais em evidência, gerando internações mais prolongadas, necessidade de medidas invasivas, maiores custos e sobrecarga ao sistema de saúde e, principalmente, indicando pior prognóstico na evolução desse subgrupo de pacientes. A ocorrência de IRA é comum em pacientes críticos com COVID-19, afetando aproximadamente 20-40% dos pacientes admitidos em unidade de terapia intensiva (UTI).[19] Ademais, em torno de 20% dos pacientes em UTI requerem terapia de substituição renal, com uma mediana de 15 dias após o início da doença.[20]

Além disso, dentre os vários grupos de risco para desenvolver doença grave associada ao SARS-CoV-2, diversos estudos mostram que pacientes com nefropatias prévias apresentam risco significativamente maior, com maiores probabilidades de internação hospitalar, morbidade e mortalidade associadas ao vírus. Dada a alta prevalência global de doença renal crônica (DRC), estimada atualmente em 10-15%,[2] e subindo a cada ano, torna-se necessário um cuidado especial com essa subpopulação, especialmente em casos internados.

Pacientes com DRC, especialmente secundária a *diabetes mellitus*, apresentam maior risco de desenvolvimento de IRA por um aumento da expressão dos receptores da enzima conversora de angiotensina 1 (ECA1) e uma redução da expressão dos receptores da ECA2, o que leva a um estado pró-inflamatório e pró-fibrótico renal.[3]

PATOGÊNESE

A patogênese da lesão renal associada à COVID-19 ainda não é totalmente esclarecida, mas estudos demonstram uma etiologia multifatorial, com diversos mecanismos envolvidos (Tabela 1). Sabe-se que o vírus apresenta tropismo por células tubulares renais, sendo até já comprovada a presença de proteínas do nucleocapsídeo viral dentro desse tipo celular em pacientes infectados. Isso se deve ao fato de que essas células, especialmente nos túbulos proximais, apresentam expressão do receptor da ECA2, em quantidade até maior que em tecido pulmonar. Essa proteína, por sua vez, atua como receptor celular para a proteína S (*spike*) do vírus entrar na célula e iniciar a infecção. Achados histopatológicos também comprovam um dano principalmente tubular (com glomérulos relativamente preservados). Dessa forma, o efeito citopático viral por si só já parece ter algum efeito nocivo sobre o rim, e a vulnerabilidade de pacientes a esse efeito parece estar correlacionada com variantes genéticas que influenciam a expressão de ECA2 em células renais.[1]

Outros mecanismos estão envolvidos na lesão renal por COVID-19. Repercussões sistêmicas como disfunções hemodinâmicas, tempestade de citocinas, hipoxemia grave e coagulopatia/vasculopatia podem provocar diversas disfunções orgânicas, e entre elas a renal é bastante comum. Pacientes podem apresentar IRA pré-renal devido à hipoperfusão renal e vasoplegia, evoluindo para necrose tubular aguda (NTA). Além disso, a presença de microtrombos em vasos renais, associados à coagulopatia provocada pelo vírus, parece exercer um papel nesse processo.[1]

A rabdomiólise também pode estar associada ao processo de lesão renal. Os pacientes com apresentação grave da infecção por SARS-CoV-2 frequentemente apresentam importante elevação de creatinofosfoquinase (CPK). Um estudo chinês com análise de biópsias renais *post mortem* identificou a presença de grânulos de hemossiderina no epitélio tubular com a presença de ci-

TABELA 1 Lesões histológicas renais associadas ao SARS-CoV-2[3]

• Necrose tubular aguda (NTA)
• Inflamação intersticial
• Podocitopatia
• Microangiopatia
• Glomerulopatia colapsante

lindros pigmentados. A etiologia da rabdomiólise ainda não é bem definida, podendo ser secundária a drogas, hiperventilação ou mesmo efeito citotóxico viral direto no músculo.[18]

Apesar das várias hipóteses, ainda faltam estudos mais definitivos para elucidar esse processo fisiopatológico, bem como explicar o diferente acometimento renal em cada paciente.

MANIFESTAÇÕES CLÍNICAS

As manifestações renais pelo SARS-CoV-2 mais comuns são proteinúria e hematúria isoladas (com incidências de 44% e 27%, respectivamente[4]) ou, em casos mais graves, podem cursar com IRA e aumento de escórias nitrogenadas.

A IRA pela COVID-19, assim como as outras manifestações da doença, ocorre em um espectro bastante amplo, a depender do paciente. A incidência dela nesses pacientes é algo discordante entre diversos estudos. Em um estudo observacional em Nova York, 22% dos pacientes internados em um serviço apresentaram IRA, sendo a incidência significativamente maior em pacientes em UTI e de idades mais avançadas. Desses, 3,2% dos pacientes necessitaram de algum tipo de terapia renal substitutiva (TRS) durante a internação.[2]

A maioria dos estudos demonstra que lesão renal (independente da etiologia) é um fator de risco independente para gravidade e maior mortalidade. Um estudo chinês indicou mortalidade de 11,2% em pacientes com disfunção renal, *versus* 1,2% nos pacientes sem.[5] Na casuística de Nova York, dos 523 pacientes internados que apresentaram IRA e já haviam evoluído com um desfecho (morte ou alta hospitalar), 349 (em torno de 66%) foram a óbito; dentre os que necessitaram de TRS, esse número chegava à quase totalidade (78 de 81 casos). Contudo, cabe ressaltar aqui que, na época de encerramento do estudo, a maior parte dos pacientes ainda não apresentava desfecho definido.[2]

Em uma casuística chinesa de 333 pacientes, observou-se correlação entre gravidade da IRA e mortalidade: IRA KDIGO I 25%, IRA KDIGO II 75% e IRA KDIGO III 91%.[5] A Tabela 2 resume a classificação da IRA pela KDIGO.

O prognóstico no longo prazo ainda não é bem descrito (devido ao pouco tempo desde o surgimento da doença). Entretanto, alguns estudos já apontam que a função renal tende a normalizar após a resolução dos sintomas; em casuística chinesa, até 50% dos pacientes com IRA evoluíam com recuperação da função renal após 3 semanas.[6]

Cabe ressaltar, além da IRA associada a lesão tubular, a descrição de alguns casos de glomerulopatia colapsante, principalmente em pacientes afro-americanos, provavelmente associada à presença do alelo APOL1 e de receptores ECA2 nos podócitos dessa população.[7]

• **TABELA 2** Classificação da injúria renal aguda (IRA) pela KDIGO

Estágio	Aumento de creatinina	Débito urinário
I	1,5-1,9x o valor basal em 7 dias ou ≥ 0,3 mg/dL em 48 h	< 0,5 mL/kg/h por 6-12 h
II	2,0-2,9x o valor basal	< 0,5 mL/kg/h por ≥ 12 h
III	> 3x o valor basal ou ≥ 4,0 mg/dL ou início de TRS	< 0,3 mL/kg/h por ≥ 24 h ou anúria ≥ 12 h

Adaptada de: KDIGO, 2012[6].
TRS: terapia renal substitutiva.

PARTICULARIDADES NO MANEJO

Diante dos dados apresentados, é orientada na abordagem do paciente com COVID-19 a monitorização regular da função renal, especialmente em casos mais graves que evoluam com necessidade de internação hospitalar. É necessário se manter atento a sinais clínicos e laboratoriais de disfunção do órgão (balanço hídrico fortemente positivo, anasarca, oligo/anúria, aumento de escórias nitrogenadas, desbalanço eletrolítico ou ácido-base).

É importante nesses casos prevenir o agravamento da lesão renal por causas sistêmicas associadas à doença. Assim, manter oxigenação adequada, manter euvolemia, evitar hipoperfusão renal (hipotensão), além de evitar medicações nefrotóxicas, por exemplo anti-inflamatórios não esteroidais (AINE), se torna essencial (Tabela 3). Especial atenção ao balanço hídrico deve ser dada, evitando-se hipervolemia e edema pulmonar, com consequentes sobrecarga do ventrículo direito, congestão e IRA. Por outro lado, hipovolemia é comum na admissão de pacientes com COVID-19 (febre e taquipneia) e deve ser corrigida. Outro objeto de atenção remete ao uso de PEEP elevada na ventilação mecânica invasiva, com comprometimento secundário do débito cardíaco e hipoperfusão renal.

Quanto às indicações de terapia renal substitutiva (TRS), por ora são as mesmas que nos demais pacientes. Cabe mencionar que, devido à instabilidade clínica e hemodinâmica de grande parte dos pacientes com COVID-19, modos mais fisiológicos de TRS podem ser preferidos inicialmente, como terapias contínuas com doses iniciais tradicionais de 25-30 mL/kg/h (alvo mínimo de 20-25 mL/kg/h) ou, na sua indisponibilidade, terapias estendidas ou híbridas.

Muito se tem discutido sobre a retirada de citocinas inflamatórias através de terapias extracorpóreas, uma vez que a doença está envolvida com tempestade de citocinas. Métodos que utilizam *clearance* convectivo (tais como hemofiltração e hemodiafiltração) e filtros de adsorção são capazes de retirar partículas de maior peso molecular, como interleucinas, mas ainda não há evi-

• **TABELA 3** Manejo renal dos pacientes com COVID-19

Monitoramento regular em pacientes internados	Condutas
• Função renal. • Balanço hídrico. • Edema corporal/anasarca. • Oligúria/anúria. • Distúrbios hidroeletrolíticos. • Distúrbios ácido-base.	• Oxigenação adequada. • Manter euvolemia através de balanço hídrico zero. • Evitar hipotensão. • Evitar medicações nefrotóxicas.

dência suficiente para indicar seu uso. Vale lembrar que não há evidência para indicação de terapias extracorpóreas somente para retirada de mediadores inflamatórios quando não houver indicação renal clássica.

Os pacientes com DRC terminal, necessitando de TRS, são especialmente vulneráveis do ponto de vista epidemiológico. É uma população com exposição muito maior que a média e impossibilitada de seguir orientações de distanciamento social, uma vez que requer visitas regulares a serviços de saúde (hospitais ou clínicas de diálise), ao menos 3 vezes por semana. Diante disso, torna-se altamente necessário ter atenção especial a essa população, com orientação de medidas de proteção efetivas (uso de EPIs, distanciamento entre pacientes em clínicas, cuidados com higiene), bem como rastreamento ativo de casos suspeitos nesse subgrupo.[8]

A população de transplantados renais também se caracteriza como grupo de risco para a doença, uma vez que o uso contínuo de medicações imunossupressoras pode agravar a severidade da infecção. O papel que essas drogas exercem no desfecho da doença, bem como o melhor momento para suspendê-las, ainda não são totalmente elucidados, já que a remoção inadvertida dessas drogas pode levar à rejeição do enxerto e consequentemente piora do quadro clínico. Recomenda-se que a decisão seja individualizada levando em conta a gravidade do caso e o risco imunológico do paciente.

Com base na experiência do tratamento de outras infecções virais associadas a transplante renal, tal como BK vírus e citomegalovírus, de maneira geral, nos pacientes com COVID-19 deve-se considerar a suspensão (ou redução de 50% na dose) dos antimetabólitos (p.ex., micofenolato de mofetila e azatioprina), enquanto os inibidores de calcineurina (p.ex., ciclosporina e tacrolimo) costumam ser mantidos. Em casos graves, com instabilidade hemodinâmica associada, recomenda-se suspender todas as drogas imunossupressoras e introduzir hidrocortisona 300 mg/d.[8]

REFERÊNCIAS BIBLIOGRÁFICAS

1. Zhang Y, Zhang H. Genetic roadmap for kidney involvement of severe acute respiratory syndrome Coronavirus 2 (SARS-CoV-2) Infection. Clinical Journal of the American Society of Nephrology. 2020.
2. Richardson S, et al. Presenting characteristics, comorbidities, and outcomes among 5700 patients hospitalized with COVID-19 in the New York City area. Journal of the American Medical Association. 2020.
3. Batlle D, Soler MJ, Sparks MA, Hiremath S, South AM, Welling PA, et al. Acute kidney injury in COVID-19: Emerging evidence of a distinct pathophysiology. Journal of the American Society of Nephrology. 2020:ASN.2020040419.
4. Cheng Y, et al. Kidney disease is associated with in-hospital death of patients with COVID-19. Kidney International. 2020.
5. Pei G, et al. Renal involvement and early prognosis in patients with COVID-19 pneumonia. Journal of The American Society of Nephrology. 2020.
6. KDIGO Clinical practice guideline for acute kidney injury. Kidney International Supplements. 2012.
7. Larsen CP, et al. Collapsing glomerulopathy in a patient with coronavirus disease 2019 (COVID-19). Kidney International Reports. 2020.
8. Gleeson SE, Formica RN, Marin EP. Outpatient management of the kidney transplant recipient during the SARS-CoV-2 virus pandemic. Clinical Journal of the American Society of Nephrology. 2020:CJN.04510420.
9. Fanelli V, et al. Acute kidney injury in SARS-CoV-2 infected patients. Journal of Critical Care. 2020.
10. Yang X, et al. Clinical course and outcomes of critically ill patients with SARS-CoV-2 pneumonia in Wuhan, China: A single-centered, retrospective, observational study. Lancet Respiratory Medicine. 2020.
11. Chen T, et al. Clinical characteristics of 113 deceased patients with coronavirus disease 2019: Retrospective study. British Medical Journal. 2020.
12. Henry BM, Lippi G. Chronic kidney disease is associated with severe coronavirus disease 2019 (COVID-19) infection. International Urology and Nephrology. 2020.
13. Chu KH, et al. Acute renal impairment in coronavirus-associated severe acute respiratory syndrome. Kidney International Reports. 2020.
14. Vaduganathan M, et al. Renin–angiotensin–aldosterone system inhibitors in patients with Covid-19. New England Journal of Medicine. 2020.
15. Rombolà G, Brunini F. COVID-19 and dialysis: why we should be worried. Journal of Nephrology. 2020.
16. Diao B, Wang C, Wang R, Feng Z, Tan Y, Wang H, et al. Human kidney is a target for novel severe acute respiratory syndrome coronavirus 2 (SARS-CoV-2) infection. medRxiv. 2020:2020.03.04.20031120.
17. Pei G, Zhang Z, Peng J, Liu L, Zhang C, Yu C, et al. Renal involvement and early prognosis in patients with COVID-19 pneumonia. Journal of the American Society of Nephrology. 2020:ASN.2020030276.
18. Su H, Yang M, Wan C, Yi LX, Tang F, Zhu HY, et al. Renal histopathological analysis of 26 postmortem findings of patients with COVID-19 in China. Kidney Int. 2020.
19. Richardson S, Hirsch JS, Narasimhan M, et al. Presenting characteristics, comorbidities, and outcomes among 5700 patients hospitalized with COVID-19 in the New York City area. JAMA. 2020; published online April 22. doi:10.1001/jama.2020.6775.
20. Zhou F, Yu T, Du R, et al. Clinical course and risk factors for mortality of adult inpatients with COVID-19 in Wuhan, China: A retrospective cohort study. Lancet. 2020;395:1054-62.

13

Alterações imunológicas e metabólicas na COVID-19

Victor Van Vaisberg
Lucas Lentini Herling de Oliveira

Uma série de fenômenos imunes e metabólicos parecem ser elementos-chave na ocorrência de formas graves da COVID-19, e um maior entendimento de como esses processos ocorrem e de suas consequências no organismo é um potencial substrato para ações terapêuticas. Nesse contexto, o objetivo deste capítulo é discutir, sob ótica clínica, algumas das evidências científicas disponíveis no momento nesses dois campos de estudo e suas possíveis implicações práticas.

MANIFESTAÇÕES IMUNOLÓGICAS

A evolução clínica da doença, como comentado em outros capítulos deste livro, ocorre ao longo de três fases que se sucedem cronologicamente: infecção precoce, fase pulmonar e forma grave da doença (Figura 1). Apenas uma pequena parcela dos indivíduos acometidos desenvolverá a forma grave da doença, e a provável razão disso é a resposta imune do hospedeiro. Nesses casos, trata-se de uma resposta anômala que, ao mesmo tempo que provoca um *status* hiperinflamatório, leva à persistência viral que terá seu efeito citopático direto. Em séries de casos prévias, pacientes graves mostraram-se clinicamente mais inflamados, com elevação de marcadores classicamente associados à inflamação, como proteína C-reativa, procalcitonina e ferritina. Febre persistente e linfopenia, que também podem estar associadas à inflamação, também foram mais frequentes.[1-3]

Uma observação da prática clínica é a ocorrência de choque em pacientes graves com COVID-19, assunto discutido em detalhes em outro capítulo deste livro. Interessante notar que uma parcela desses pacientes relatados manifestou claros sinais de choque com disfunção de microcirculação: extremidades frias, livedo reticular e pulsos fracos – independentemente da presença ou não de hipotensão – associada a disfunções sistêmicas, como acidose metabólica, disfunção hepática e renal. Como em vários desses casos a etiologia do choque não é identificada, excluindo também possíveis focos infecciosos, foi proposto que as manifestações clínicas em pacientes graves fossem decorrentes de *sepse viral.* Em uma fase mais tardia no curso da doença, à semelhança da sepse bacteriana, poderia ocorrer imunossupressão. A depleção de linfócitos T CD4+ e CD8+, clinicamente evidente pela linfopenia, poderia também explicar o porquê de um grande número de doentes com COVID-19 padecerem de infecções secundárias.[2,4,5]

De maneira simplificada, a resposta imune ao vírus começaria no nível pulmonar pela agressão viral direta. Indivíduos que não desenvolvem a forma grave da doença provavelmente conseguem fazer o clareamento viral e o processo infeccioso-inflamatório se encerra. Em outros indivíduos acontece um predomínio de resposta Th1, liberando citocinas pró-inflamatórias, como

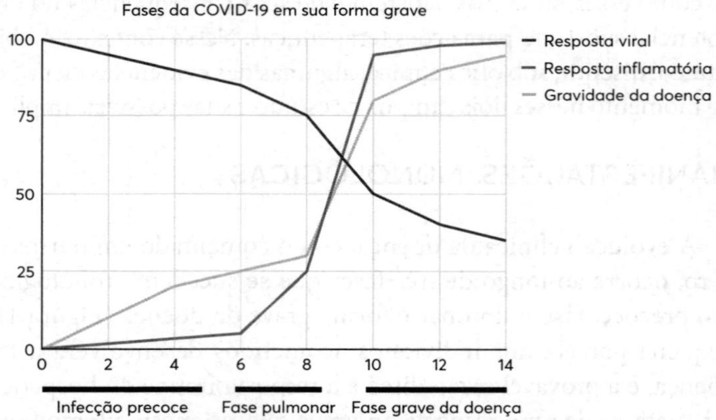

Apresentação clínica	Febre, tosse seca, diarreia, cefaleia	Dispneia e hipóxia ($PaO_2/FiO_2 < 300$)	SARA; choque
Exames suplementares	Linfopenia, D-dímero elevado	Alteração de imagem	Marcadores inflamatórios

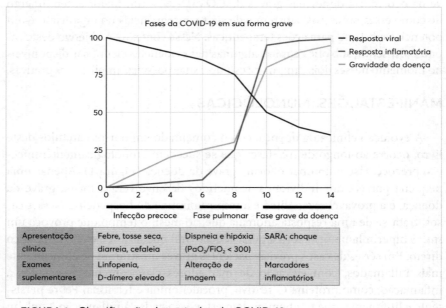

• **FIGURA 1** Classificação dos estados da COVID-19.

Adaptada de Siddiqu HK, Mehra MR. COVID-19 illness in native and immunosuppressed states: a clinical therapeutic staging proposal. Journal of Heart and Lung Transplantation. doi: 10.1016/j.healun.2020.03.012. FiO_2: fração inspirada de oxigênio; PaO_2: pressão arterial de oxigênio; SARA: síndrome da angústia respiratória aguda.

IL-6, promovendo a migração de outras células imunes para o sítio da infecção, como monócitos, macrófagos e linfócitos T. Essas células, por sua vez, produzirão IFN-γ, que estimulará novamente a liberação de citocinas pró-inflamatórias em um fenômeno de retroalimentação positiva. Esse excesso de citocinas é chamado de *tempestade de citocinas*, e seria o principal elemento fisiopatológico das formas graves de doença, embora isso não tenha sido determinado com certeza e existam relatos conflitantes a respeito. Conferindo plausibilidade biológica à teoria da *tempestade de citocinas*, pacientes com COVID-19 têm níveis elevados de citocinas pró-inflamatórias e quimiocinas envolvidas nas vias citadas, como IL-2, IL-6, IL-7, IL-10, G-CSF, MCP1, MIP1-α e TNF-α. Em uma série de casos, os níveis de IL-6 aumentaram progressivamente com o tempo em indivíduos infectados, e estavam mais elevados em pacientes que morreram do que em sobreviventes.[6-9]

Reforça essa linha de raciocínio o fato de outras doenças virais também terem grande componente inflamatório influenciando sua apresentação. Similarmente, estudos prévios identificaram que casos mais graves de MERS-CoV apresentavam níveis mais elevados de IL-6 e TNF-α. O padrão Th1, presente na COVID-19, também ocorria na doença induzida por SARS-CoV-1. Casos severos de influenza também estariam associados a um fenômeno análogo à tempestade de citocinas.[10,11]

Outra condição clínica que poderia surgir no contexto de hiperativação imune seria a linfo-histiocitose hemofagocítica secundária (LHHs), também conhecida como síndrome hemofagocítica. Trata-se de uma disfunção de múltiplos sistemas secundária à produção elevada de citocinas em um contexto inflamatório ou infeccioso. É classicamente descrita em contexto de sepse, infecções virais e doença reumatológicas, como doença de Still do adulto e artrite idiopática juvenil. São manifestações-chave da doença febre persistente, citopenias e hiperferritinemia. Os achados clínicos típicos são usados para compor um escore para calcular a probabilidade para linfo-histiocitose hemofagocítica secundária, o *Hscore* (Tabela 1). Pacientes com COVID-19 grave com alta probabilidade para LHHs poderiam se beneficiar de tratamento específico para essa condição.[12]

MANIFESTAÇÕES METABÓLICAS E ENDOCRINOLÓGICAS

A glicemia de indivíduos internados sabidamente diabéticos ou que estejam risco de desenvolver diabetes na internação (i.e.: pré-diabéticos com descompensação infecciosa aguda) deve ser vigiada rigorosamente. Há relatos de estados hiperglicêmicos agudos em pacientes com COVID-19, com pacientes apresentando-se em estado hiperglicêmico hiperosmolar ou cetoacidose diabética na admissão hospitalar ou evoluindo com essas condições durante o

• **TABELA 1** *Hscore* para probabilidade de linfo-histiocitose hemofagocítica secundária

Parâmetro	Valor	Pontos	Parâmetro	Valor	Pontos
Temperatura (°C)	< 38,4	0	Fibrinogênio (mg/dL)	> 250	0
	38,4-39,4	33		≤ 250	30
	> 39,4	49	Ferritina (ug/L)	< 200	0
Organomegalia	Nenhuma	0		200-600	35
	Hepato ou esplenomegalia	23		> 600	50
	Hepatoesplenomegalia	38	AST (UI)	< 30	0
Citopenias*	Uma linhagem	0		≥ 30	19
	Duas linhagens	24	Hemofagocitose em aspirado de medula	Não	0
	Três linhagens	34		Sim	35
Triglicérides (mg/dL)	< 131	0	Imunodepressão conhecida	Não	0
	131-450	44		Sim	18
	> 450	64			

Um *Hscore* maior que 169 tem sensibilidade de 93% e especificidade de 86% para linfo-histiocitose hemofagocítica secundária.
*Define-se como hemoglobina ≤ 9,2 g/dL, leucopenia ≤ 5.000 células/mm^3 ou plaquetas ≤ 110.000 células/mm^3. UI: Unidade Internacional.
Modificada de Mehta et al.[12]

curso da doença. Interessante notar que existem relatos de piora de controle glicêmico, mesmo em pacientes que tinham excelente controle glicêmico prévio, inclusive sem diagnóstico anterior de *diabetes mellitus*. Assim, exames de gravidade (pH, eletrólitos e cetonemia/cetonúria) devem ser considerados individualmente para estratificar possíveis quadros de descompensação aguda. O uso de insulina endovenosa também deve ser considerado precocemente em pacientes instáveis hemodinamicamente, uma vez que a absorção de insulina subcutânea torna-se errática.[13,14]

Inicialmente, o *diabetes mellitus* foi apontado em séries de casos como fator de risco para a forma grave de doença. Contudo, a observação de controle glicêmico inadequado em pacientes previamente euglicêmicos, incluindo estados hiperglicêmicos agudos, e as grandes doses de insulina para atingir euglicemia em pacientes com COVID-19 levaram à hipótese de que o vírus também seria responsável pela ocorrência ou piora do *diabetes mellitus*. Mecanismos possíveis seriam o aumento da resistência à insulina ou diminuição direta da função de células betapancreáticas em indivíduos acometidos.[14]

Outros elementos que juntamente com o *diabetes mellitus* compõem a *síndrome metabólica*, como hipertensão, obesidade e doença hepática gordurosa não alcoólica, são fatores de risco para forma grave de doença (Tabela 2). O tecido adiposo, na qualidade de órgão endócrino, pode ter papel pró-inflamatório em pacientes obesos, contribuindo com a secreção de interleucinas pró-inflamatórias, como a IL-6. Nesse contexto, recomenda-se que pacientes plurimetabólicos em uso de estatinas tenham sua medicação mantida, tanto pelo benefício cardiovascular a longo prazo, pelas associações de COVID-19 com doença cardiovascular e por um potencial efeito anti-inflamatório da medicação em um contexto de tempestade de citocinas.[14-17]

• **TABELA 2** Fatores de risco para formas graves de COVID-19

• *Diabetes mellitus.*
• Hipertensão arterial.
• Obesidade.
• Doença hepática gordurosa.

A ocorrência de formas graves e a maior letalidade em homens podem associar-se a questões hormonais. Em uma vertente de pensamento, o gênero seria uma variável de confusão, estando na verdade ligado ao risco de síndrome metabólica, e de essa síndrome, como mencionado, ser associada ao risco de apresentar formas graves ou morrer por COVID-19. Por outro lado, múltiplas diferenças biológicas também poderiam explicar essas apresentações distintas. Homens e mulheres sabidamente têm perfis hormonais distintos, e isso poderia influenciar a resposta imune. Inclusive, a administração de hormônios sexuais em pacientes é alvo de pesquisa em estudos randomizados-controlados em andamento para COVID-19. Também sabemos da existência de receptores imunológicos que participam da resposta imune viral, como o *toll-like receptor 7*, que são associados exclusivamente ao cromossomo X, apresentado em duplicidade no gênero feminino. Interessantemente, mulheres têm risco aumentado de desenvolver doenças autoimunes em relação a homens por mecanismos ainda não elucidados. Essas diferenças no funcionamento do sistema imune entre os gêneros poderiam, de alguma maneira, justificar as questões levantadas.[3,5,18,19]

Ao mesmo tempo que as evidências discutidas neste capítulo parecem direcionar alguns pontos importantes para a compreensão da COVID-19 como entidade clínica, ainda existem muitas questões que precisamos compreender melhor. É um assunto dinâmico, e a maior disponibilidade de evidências com o transcorrer da pandemia deverá trazer novos nortes.

REFERÊNCIAS BIBLIOGRÁFICAS

1. Liu F, Li L, Xu M, Wu J, Luo D, Zhu Y, et al. Prognostic value of interleukin-6, C-reactive protein, and procalcitonin in patients with COVID-19. J Clin Virol. 2020;127:104370.
2. Tay MZ, Poh CM, Rénia L, MacAry PA, Ng LFP. The trinity of COVID-19: immunity, inflammation and intervention. Nat Rev Immunol. 2020.
3. Felsenstein S, Herbert JA, McNamara PS, Hedrich CM. COVID-19: Immunology and treatment options. Clin Immunol. 2020;215:108448.
4. Li H, Liu L, Zhang D, Xu J, Dai H, Tang N, et al. SARS-CoV-2 and viral sepsis: observations and hypotheses. Lancet. 2020.
5. Huang C, Wang Y, Li X, Ren L, Zhao J, Hu Y, et al. Clinical features of patients infected with 2019 novel coronavirus in Wuhan, China. Lancet. 2020;395(10223):497-506.
6. Liu J, Li S, Liang B, Wang X, Wang H, Li W, et al. Longitudinal characteristics of lymphocyte responses and cytokine profiles in the peripheral blood of SARS-CoV-2 infected patients. EBioMedicine. 2020;55:102763.
7. Guan WJ, Ni ZY, Hu Y, Liang WH, Ou CQ, He JX, et al. Clinical characteristics of coronavirus disease 2019 in China. N Engl J Med. 2020;382(18):1708-20.
8. Jose RJ, Manuel A. COVID-19 cytokine storm: the interplay between inflammation and coagulation. Lancet Respir Med. 2020.
9. Quartuccio L, Semerano L, Benucci M, Boissier MC, De Vita S. Urgent avenues in the treatment of COVID-19: Targeting downstream inflammation to prevent catastrophic syndrome. Joint Bone Spine. 2020;87(3):191-3.
10. Kim ES, Choe PG, Park WB, Oh HS, Kim EJ, Nam EY, et al. Clinical progression and cytokine profiles of Middle East respiratory syndrome coronavirus infection. J Korean Med Sci. 2016;31(11):1717-25.
11. Iwasaki A, Pillai PS. Innate immunity to influenza virus infection. Nat Rev Immunol. 2014;14(5):315-28.
12. Mehta P, McAuley DF, Brown M, Sanchez E, Tattersall RS, Manson JJ, et al. COVID-19: consider cytokine storm syndromes and immunosuppression. Lancet. 2020;395(10229):1033-4.
13. Kim NY, Ha E, Moon JS, Lee YH, Choi EY. Acute hyperglycemic crises with coronavirus disease-19: Case reports. Diabetes Metab J. 2020;44(2):349-53.
14. Bornstein SR, Rubino F, Khunti K, Mingrone G, Hopkins D, Birkenfeld AL, et al. Practical recommendations for the management of diabetes in patients with COVID-19. Lancet Diabetes Endocrinol. 2020.
15. Muscogiuri G, Pugliese G, Barrea L, Savastano S, Colao A. Obesity: The "Achilles heel" for COVID-19? Metabolism. 2020;108:154251.
16. Malavazos AE, Corsi Romanelli MM, Bandera F, Iacobellis G. Targeting the adipose tissue in COVID-19. Obesity (Silver Spring). 2020.
17. Zheng KI, Gao F, Wang XB, Sun QF, Pan KH, Wang TY, et al. Obesity as a risk factor for greater severity of COVID-19 in patients with metabolic associated fatty liver disease. Metabolism. 2020:154244.
18. Zhou F, Yu T, Du R, Fan G, Liu Y, Liu Z, et al. Clinical course and risk factors for mortality of adult inpatients with COVID-19 in Wuhan, China: a retrospective cohort study. Lancet. 2020;395(10229):1054-62.
19. Wu C, Chen X, Cai Y, Xia J, Zhou X, Xu S, et al. Risk factors associated with acute respiratory distress syndrome and death in patients with coronavirus disease 2019 pneumonia in Wuhan, China. JAMA Intern Med. 2020.

14 Manifestações hematológicas da COVID-19

Luiza Lapolla Perruso
Lucas Lentini Herling de Oliveira
Felipe Melo Nogueira

ERITRÓCITOS

A anemia é comumente vista na evolução do quadro, mas não na apresentação inicial. Ela se desenvolve por mecanismos multifatoriais que incluem a inflamação, cujo mecanismo fisiopatológico inclui o represamento dos estoques de ferro pela hepcidina, diminuição do tempo de vida da hemácia, além das múltiplas coletas de amostras de sangue a que estes pacientes são submetidos, o que espolia estoques de ferro. Além disso, tem padrão normocítico normocrômico predominantemente, sem esboçar características com resposta medular inadequada, o que é incompatível com padrão de hemólise. Há, sim, aumento de desidrogenase lática nestes pacientes, mas que provavelmente constitui isoformas não eritrocitárias. Mesmo comparando pacientes graves a não graves, não há diferenças significativas entre os valores de hemoglobina.[1]

LEUCÓCITOS

Contagem diferencial

- Linfócitos: o compartimento leucocitário que mais apresenta evidências de alterações quantitativas e qualitativas, até o presente momento, é o linfocitário. Linfopenia foi descrita em 83,2% dos 1.009 pacientes que compuseram um dos primeiros estudos observacionais da China, publicado em março no *NEJM*.[1] Pacientes graves têm em média 800 linfócitos (600-1.000), enquanto não graves apresentam-se com média de 1.000 (800-1.400), e desta forma, deduz-se que a linfopenia é fator prognóstico. Quando comparados a indivíduos saudáveis e até mesmo doentes por COVID-19, mas com quadros leves, os mais graves apresentam menores contagens de linfócitos TCD4, TCD8 (mantendo uma relação CD4/CD8 normal) e B. No compartimento NK, não houve diferenças entre os grupos.

- Neutrófilos: correlação significativa entre pacientes que esboçam um quadro clínico mais grave com maiores contagens absolutas de leucócitos, neutrófilos totais e relações neutrófilo-linfócitos maiores (em torno de 3-5,5) à admissão.[2]
- Eosinófilos: é também descrita correlação entre eosinopenia e quadros mais graves, geralmente com contagens de eosinófilos tendendo a zero.[3]

Avaliação funcional

Estudos que avaliaram as respostas linfocitárias e os perfis de citocinas na COVID-19 sugerem que uma "tempestade de citocinas" – composta predominantemente por IL-6, IL-2, IFN-γ, TNF-α, IL-4 e IL-10 – que se sucede entre o 4º e o 6º dias da doença (e coincide com o período de maior linfopenia) pode ser um fator determinante para os piores desfechos.[4,5] É com esse argumento, inclusive, que se justifica o uso do tocilizumab para o tratamento da doença – droga que ainda não tem benefício comprovado em ensaios clínicos.

PLAQUETAS E HEMOSTASIA

Contagem de plaquetas

A contagem plaquetária por si só tem valor prognóstico quando está diminuída à admissão, sendo a plaquetopenia moderada (< 100.000/mm^3) preditor de gravidade do quadro.[9] Argumenta-se, ainda, que a progressão da gravidade da plaquetopenia acompanha o risco relativo de morte, como se ilustra na Tabela 1.[11]

• **TABELA 1** Relação do nadir plaquetário com risco relativo de óbito

Nadir plaquetário	Risco relativo de óbito (IC95%)	P
100.000-150.000	3,42 (2,36-4,96)	< 0,001
50.000-100.000	9,99 (7,16-13,94)	< 0,001
0-50.000	13,68 (9,89-18,92)	< 0,001

Adaptada de Yang X, Yang Q, Wang, et al.[11]

Convém pontuar que tais estudos podem apresentar fatores de confundimento: seria a plaquetopenia um fator de risco independente para mortalidade pelo COVID-19 ou apenas um marcador da presença de disfunção múltipla de órgãos?

Uma metanálise com 1.427 pacientes argumentou que um paciente plaquetopênico tem *odds ratio* 5 vezes maior de ter doença grave por COVID-19.[9] A tendência, ainda, é que os quadros mais graves mantenham a plaquetopenia ao longo de toda a internação.

Hemostasia

É também a tempestade de citocinas o provável pontapé inicial para o dano endotelial difuso, cujas manifestações vasculares lembram as das vasculites, e envolvem trombose microvascular, microtrombos hialinos e até mesmo ativação de anticorpos antifosfolípides.[7]

O que se sugere é que haja uma relação direta entre alteração de parâmetros da coagulação e gravidade dos casos, e é comprovado que os pacientes infectados apresentam mais eventos tromboembólicos comparados aos não infectados, mesmo em uso de quimioprofilaxia.[16] Há diversas séries de casos reportados de tromboembolismo venoso (TEV), sobretudo tromboembolismo pulmonar, em internados em UTI por COVID-19, e a incidência varia de 20 a 43% destes pacientes.

Os parâmetros da coagulação que apresentaram correlação estatisticamente significativa com mortalidade são apresentados na Tabela 2.[8]

• **TABELA 2** Parâmetros da coagulação

Parâmetro	Valor normal	Sobreviventes	Não sobreviventes
Tempo de protrombina	11,5-14,5 s	13,6 (13-14,3)	15,5 (14,4-16,3)
D-dímero	< 0,5 ug/mL	0,61 (0,35-1,29)	2,12 (0,77-5,27)
Produtos de degradação da fibrina	< 5,0 ug/mL	4,0 (4,0-4,3)	7,6 (4,0-23,4)

Adaptada de Tang N, et al.[8]

Um estudo publicado no *NEJM* observou que, de 216 pacientes infectados por SARS-2-CoV, 20% tinham prolongamento de tempo de tromboplastina parcial ativada (PTTa). Destes, 91% testaram positivos para a presença de anticoagulante lúpico, com 2 métodos diferentes de testagem usados, e com persistência do prolongamento do PTTa após o teste da mistura 50:50. Com esse achado, o estudo argumenta que o uso da quimioprofilaxia de TEV com heparina não deve se protelado, mesmo nos pacientes com PTTa alargado.[19]

Coagulação intravascular disseminada (CIVD)

A coagulação intravascular disseminada que ocorre em decorrência de COVID-19 guarda algumas características peculiares: costuma iniciar em torno do 4º dia de evolução, levando aos altos valores de D-dímeros mesmo em casos com pouca expressão clínica, e tem expressão clínica marcada por trombose (e não sangramento, como pode ocorrer em outros perfis de CIVD). Este paciente costuma evoluir com piora importante do 10º ao 14º dia, e a hipofibrinogenemia neste contexto também tem valor prognóstico para casos mais graves. Ao utilizarmos o DIC (*disseminated intravascular coagulopathy*) *score*, há uma diferença evidente entre os não sobreviventes e os sobreviventes – 71% dos não sobreviventes tiveram pontuação ≥ 5 pontos, enquanto apenas 0,6% dos sobreviventes (que correspondeu a 1 paciente no estudo) tiveram DIC *score* considerado positivo para CIVD.[8]

A sepse é uma causa clara e estabelecida de CIVD, e pode ser um fator que contribui para a CIVD ao longo da internação do paciente infectado por SARS-2-CoV, mas convém ressaltar que a própria infecção viral pode deflagrar o processo trombótico sozinha.

Apesar de o sangramento não ser a apresentação mais comum deste tipo de CIVD por COVID, a recomendação de manejo de sangramento ativo pela Sociedade Americana de Hematologia (ASH) é: transfusão de plaquetas caso contagem menor que 50.000/mm^3, transfusão de plasma fresco congelado se INR > 1,8 e concentrado de fibrinogênio ou crioprecipitado caso o fibrinogênio esteja menor que 1,5 g/L (150 mg/dL).

O tromboelastograma no paciente infectado

Pacientes infectados, sobretudo aqueles cujo quadro é grave, apresentaram tromboelastogramas com padrões de hipercoagulabilidade e baixa atividade fibrinolítica, que é o que ocorre na CIVD.[14,15]

As alterações mais frequentemente relatadas são apresentadas na Tabela 3.

Uso de heparina

Baseados no mecanismo fisiopatológico da CIVD por COVID-19, muitos estudos emergiram propondo benefícios na administração de heparina além da anticoagulação já conhecida. Em meio à euforia do uso da droga, alguns estudos inclusive propuseram um efeito anti-inflamatório e de proteção endotelial desta droga por meio da ativação de vias de sinalização da MAPK e NF-κB.[6] Convém pontuar, entretanto, que o embasamento de tais argumentos

• **TABELA 3**

Parâmetro	Alteração	Incidência nos infectados	Significado
MCF (*maximum clot firmness*)	Aumento (média de 68 mm em infectados e 62 mm no controle).	83%	Provavelmente decorrente de hiperfibrinogenemia, sem evidências consistentes sobre participação plaquetária neste processo.
Ângulo α	Mais obtuso (em torno de 78,8°).	72%	Dinâmica acelerada de formação do coágulo.
LY30 (*lysis under 30 min after clotting time*)	Abaixo do limite inferior da normalidade.	100%	Diminuição da fibrinólise.

provém de modelos experimentais de culturas celulares endoteliais, sem evidências clínicas, até o momento.[12]

O que há de evidências clínicas?

Um estudo envolvendo 449 pacientes na China não conseguiu mostrar diferença de mortalidade em 28 dias entre os pacientes que fizeram uso de heparina por pelo menos 7 dias na internação (de baixo peso molecular 40-60 mg/d ou não fracionada 10.000-15.000 UI/d) comparados aos que não fizeram.[10] A análise de subgrupo, contudo, sugeriu que a heparina poderia ter efeito protetor naqueles pacientes que tivessem SIC *score* ≥ 4* [mortalidade de 64,2% nos não usuários e 40% nos usuários, OR 0,372 (0,154-0,901 IC95%, p = 0,029)], ou naqueles cujo valor de D-dímero fosse maior que 6 vezes o limite superior da normalidade.

O estudo, porém, tem algumas limitações. Primeira: não mostrou alteração de desfecho primário entre os grupos, somente após a análise de subgrupos, além de não especificar a dose e a via de administração da heparina. Além disso, o próprio estudo pondera que a população chinesa tem prevalência menor de eventos tromboembólicos venosos quando comparada a outras etnias. Por fim, resta a ponderação de que a quimioprofilaxia de tromboembolismo venoso em pacientes críticos com internação prolongada já é o recomendado e, sendo assim, fazer um estudo com um braço não recebendo essa profilaxia pode não ser representativo da realidade.

---

* SIC (*sepsis-induced coagulopathy*) *score* é uma adaptação do DIC *score* proposto pela International Society of Thrombosis and Haemostasis em 2019.[13]

A Sociedade Italiana de Trombose e Hemostasia (SISET) recomenda a quimioprofilaxia de tromboembolismo venoso a todos os pacientes internados por COVID-19, sem preferência por heparina não fracionada ou baixo peso molecular. Indica, ainda, a manutenção das mesmas por 7-14 dias após a alta hospitalar para aqueles que apresentem demais fatores de risco para TEV (como mobilidade reduzida, IMC > 30, câncer ativo, TEV prévio etc.). Não há recomendação de uso de heparina em dose plena neste contexto, mas a Sociedade advoga que aos pacientes com múltiplos fatores de risco para TEV, pode-se aumentar a dose de enoxaparina para 40 mg de 12/12 h pela via subcutânea.[17]

A Sociedade Americana de Hematologia (ASH) também recomenda apenas a quimioprofilaxia aos pacientes internados por COVID-19, além de quimioprofilaxia estendida aos doentes de alto risco, chegando até 90 dias de uso de anticoagulação oral (em um esquema constituído por betrixabana 160 mg no primeiro dia, seguido de 80 mg por dia, por 35-42 dias; ou rivaroxabana 10 mg diariamente por 31-39 dias). Convém pontuar que não há *guideline* oficial da Sociedade até o momento desta revisão, nem ensaios clínicos randomizados que suportem tais recomendações, tendo sido as mesmas adaptadas de estudos clínicos prévios em contextos não COVID.[18]

Ainda não há consenso sobre o uso de doses plenas de heparina nos indivíduos infectados, mesmo os de alto risco trombótico, e sua indicação se reserva aos casos documentados de TEV.

• **TABELA 4** Manifestações hematológicas laboratoriais básicas da COVID-19

Série	Alterações encontradas
Eritrócitos	Anemia normocítica e normocrônica
Leucócitos	Leucócitos totais aumentados nos casos mais graves
	Linfopenia – manifestação mais comum
	Neutrófilos elevados e relação neutrófilo/linfócito elevada (3-5,5)
	Eosinopenia nos casos mais graves
Plaquetas	Plaquetopenia < 100.000 como preditor de severidade para quadros graves

REFERÊNCIAS BIBLIOGRÁFICAS

1. Guan WJ, Ni ZY, Hu Y, Liang WH, Ou CQ, He JX, et al.; China Medical Treatment Expert Group for Covid-19. Clinical characteristics of coronavirus disease 2019 in China. N Engl J Med. 2020 Feb 28.
2. Qin C, Zhou L, Hu Z, Zhang S, Yang S, Tao Y, et al. Dysregulation of immune response in patients with coronavirus 2019 (COVID-19) in Wuhan, China. Clinical Infectious Diseases. 2020 Mar 12.

3. Henry BM, de Oliveira MHS, Benoit S, Plebani M, Lippi G. Hematologic, biochemical and immune biomarker abnormalities associated with severe illness and mortality in coronavirus disease 2019 (COVID-19): a meta-analysis. Clinical Chemistry and Laboratory Medicine (CCLM). 2020 April 10.
4. Wang F, Nie J, Wang H, Zhao Q, Xiong Y, Deng L, et al. Characteristics of peripheral lymphocyte subset alteration in COVID-19 pneumonia. J Infect Dis. 2020 Mar 30.
5. Zhang W, Zhao Y, Zhang F, et al. The use of anti-inflammatory drugs in the treatment of people with severe coronavirus disease 2019 (COVID-19): The perspectives of clinical immunologists from China [published online ahead of print, 2020 Mar 25]. Clin Immunol. 2020;214:108393. doi:10.1016/j.clim.2020.108393.
6. Thachil J, et al. The versatile heparin in COVID-19. J Thromb Haemost. 2020 Mar 25.
7. Xu Z, Shi L, Wang Y, Zhang J, Huang L, Zhang C, et al. Pathological findings of COVID-19 associated with acute respiratory distress syndrome. Lancet Respir Med. 2020 Apr;8(4):420-2.
8. Tang N, Li D, Wang X, Sun Z. Abnormal coagulation parameters are associated with poor prognosis in patients with novel coronavirus pneumonia. J Thromb Haemost. 2020 Apr;18(4):844-7.
9. Lippi G, Plebani M, Henry BM. Thrombocytopenia is associated with severe coronavirus disease 2019 (COVID-19) infections: A meta-analysis. Clin Chim Acta. 2020 Mar 13; 506:145-8. Epub 2020 Mar 13.
10. Tang N, Bai H, Chen X, Gong J, Li D, Sun Z. Anticoagulant treatment is associated with decreased mortality in severe coronavirus disease 2019 patients with coagulopathy. J Thromb Haemost. 2020;18:1094-9.
11. Yang X, Yang Q, Wang Y, et al. Thrombocytopenia and its associations with mortality in patients with COVID-19. J Thromb Haemost. 2020;00:1-4.
12. Ma J, Bai J. Protective effects of heparin on endothelial cells in sepsis. Int J Clin Exp Med. 2015;8(4):5547-52. Published 2015 Apr 15.
13. Iba T, Levy JH, Warkentin TE, et al. Diagnosis and management of sepsis-induced coagulopathy and disseminated intravascular coagulation. J Thromb Haemost. 2019;17(11):1989-94.
14. Panigada M, Bottino N, Tagliabue P, Grasselli G, Novembrino C, Chantarangkul V, et al. Hypercoagulability of COVID-19 patients in intensive care unit. A report of thromboelastography findings and other parameters of hemostasis. J Thromb Haemost. 2020.
15. Spiezia L, et al. COVID-19-related severe hypercoagulability in patients admitted to intensive care unit for acute respiratory failure. Thrombosis and Haemostasis. 2020 Apr 21.
16. Klok FA, Kruip MJHA, van der Meer NJM, et al. Incidence of thrombotic complications in critically ill ICU patients with COVID-19. Thrombosis Research. 2020.
17. Marietta M, Ageno W, Artoni A, De Candia E, Gresele P, Marchetti M, et al. COVID-19 and haemostasis: a position paper from Italian Society on Thrombosis and Haemostasis (SISET). Blood Transfus. 2020.
18. Cohen AT, et al. Extended thromboprophylaxis with betrixaban in acutely ill medical patients. N Engl J Med. 2019.
19. Bowles L, et al. Lupus anticoagulant and abnormal coagulation tests in patients with Covid-19. N Engl J Med. May 5, 2020.

15 Manifestações cutâneas da COVID-19

Isabelle I Hue Wu
Ludimila Olioeira Resende
Marina Mattos Rebeis
Nubia Marrer Abed

INTRODUÇÃO

Desde o surgimento dos primeiros casos de pneumonia associada à síndrome gripal sem causa definida em Wuhan, houve uma disseminação da doença em escala mundial. Há um esforço conjunto de todas as especialidades médicas para melhor caracterização das manifestações clínicas dessa nova doença: a infecção pelo SARS-CoV-2 ou COVID-19. Sabe-se que inúmeras doenças virais podem cursar com manifestações cutâneas. Até o momento, foram descritos diversos relatos de dermatoses em pacientes infectados pelo SARS-CoV-2. Muitas dessas dermatoses têm sido atribuídas à doença COVID-19 em si.

O objetivo deste capítulo é sintetizar as manifestações cutâneas que mais frequentemente têm sido relatadas a fim de gerar ferramentas para a identificação precoce na prática clínica cotidiana. Além disso, tendo em vista o tempo prolongado de internação hospitalar dos pacientes graves com COVID-19, falaremos de uma das principais complicações cutâneas do paciente internado em unidade de terapia intensiva: a úlcera de decúbito.

CLASSIFICAÇÃO DAS MANIFESTAÇÕES CUTÂNEAS DA COVID-19

Por se tratar de uma doença relativamente nova, há uma grande velocidade no fluxo de informações e atualizações. Assim, observamos o surgimento de manifestações clínicas que ainda precisam ser mais estudadas. Após levantamento bibliográfico realizado até o início de maio de 2020 sobre as manifestações dermatológicas relatadas em pacientes suspeitos ou confirmados de

COVID-19, dividimos as manifestações dermatológicas em quatro grupos: lesões maculopapulares, lesões urticariformes, lesões de origem vascular e lesões vesiculares (Figura 1).[1-3] Destacamos que nenhuma dessas lesões, até o momento, foi considerada específica da infecção pelo SARS-CoV-2, devendo-se correlacionar a manifestação cutânea com a história, antecedentes pessoais, uso de medicações, contexto clínico do paciente e sempre considerar diagnósticos diferenciais.

Lesões maculopapulares

Neste grupo incluímos lesões exantemáticas e maculopapulares.
Definições:

- Mancha eritematosa: alteração de cor, sem relevo, causada por vasodilatação cutânea e que, portanto, desaparece à digitopressão[4].
- Exantema: manchas eritematosas disseminadas e de evolução aguda (Figura 2)[4].
- Erupção maculopapular: lesões com alteração de cor (máculas) e relevo (pápulas).[4]

No contexto da COVID-19, os relatos mostraram presença de exantema acometendo tronco e membros, com ou sem prurido associado. Em alguns casos, tais lesões exantemáticas estavam associadas a petéquias, se assemelhando ao *rash* causado pela dengue.[5] Além de lesões puramente exantemáticas, erupções maculopapulares, lesões flexurais, pitiríase rósea-*like*, eritema multiforme-*like* e pseudovesiculares também foram descritas.[1,6-8] O tempo médio de duração das lesões desse grupo foi de 8,6 dias e o tratamento foi sintomático.[1]

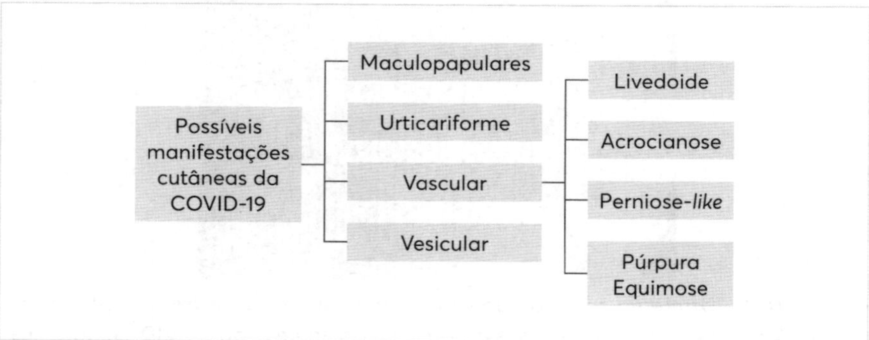

• **FIGURA 1** Manifestações cutâneas da COVID-19.

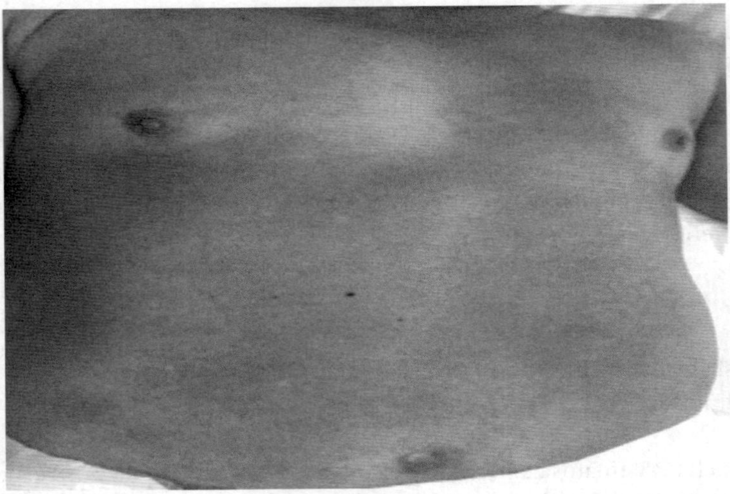

• **FIGURA 2** Exantema na região peitoral e abdominal. Em paciente com fototipo mais alto, a fotografia com *flash* pode auxiliar na visualização do exantema. (Foto do acervo próprio dos autores, de pacientes não COVID-19, para ilustração dos tipos de lesões.)

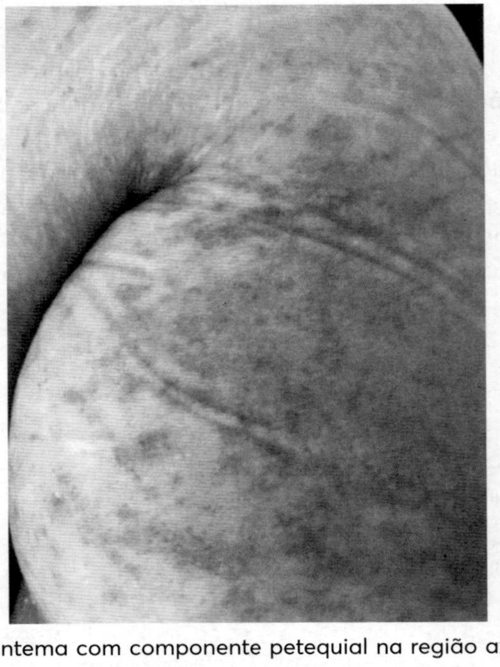

• **FIGURA 3** Exantema com componente petequial na região axilar posterior esquerda. (Foto do acervo próprio dos autores, de pacientes não COVID-19, para ilustração dos tipos de lesões.)

Os diagnósticos diferenciais clínicos e histopatológicos devem incluir erupções medicamentosas e outras infecções virais.[1,9]

Lesões de origem vascular

Alterações cutâneas vasculares, incluindo petéquias (Figura 4), púrpura (Figura 5), equimoses, acrocianose, lesões perniose-*like* e lesões livedoides (Figura 6), também foram descritas recentemente em pacientes com COVID-19.

Definições:

- Petéquias: manchas puntiformes causadas pelo extravasamento de sangue, que não somem à digitopressão (Figura 3)[4].
- Livedo reticular (LR): é causado por condições que reduzem o fluxo sanguíneo através do sistema de microvasculatura cutânea, levando ao acúmulo de sangue desoxigenado no plexo venoso. Caracteriza-se clinicamente pela presença de lesões eritematocianóticas, violáceas, de aspecto rendilhado.[4]
- Acrocianose: presença de coloração eritematocianótica, com ou sem necrose, nas extremidades[4] (principalmente mãos e pés) (Figura 7).

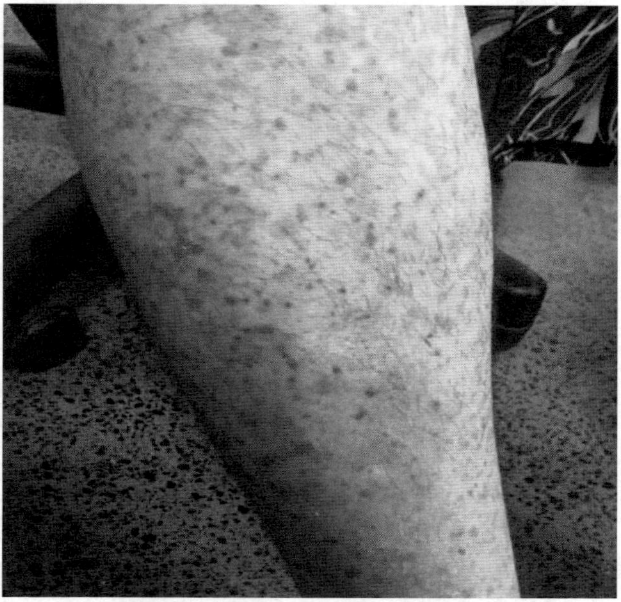

• **FIGURA 4** Petéquias em vários estágios evolutivos na perna direita. (Foto do acervo próprio dos autores, de pacientes não COVID-19, para ilustração dos tipos de lesões.)

Acredita-se que as microtromboses que também se manifestam em outros órgãos na COVID-19 (por exemplo, coração e pulmão) sejam a etiologia mais plausível para as apresentações cutâneas de livedo reticular e acrocianose. Assim, essas manifestações parecem variar dentro de um espectro clínico em que o LR transitório estaria associado a casos leves a moderados de microtrombose, e a acrocianose estaria presente em pacientes críticos no contexto de um *status* de hipercoagulação.[10,11]

Lesões do tipo perniose foram relatadas em pacientes suspeitos e confirmados para COVID-19. Tais pacientes tinham um perfil mais jovem, com pouco ou nenhum sintoma respiratório.[1,12,13] Apresentavam pápulas eritematovioláceas, edematosas, nas áreas acrais, sendo os pés o local mais envolvido isoladamente (Figura 8). Essas lesões podem evoluir com formação de bolhas hemorrágicas e ser recobertas por crostas.[14] O tempo médio de duração das lesões foi de 12,7 dias e receberam tratamento sintomático.[1] Quanto à histopatologia, não está claro se as lesões são secundárias a uma vasculite ou à isquemia causada pela presença de microtrombos.[1,15] Ressalta-se que embora as lesões de perniose primárias sejam notoriamente associadas à exposição a baixas temperaturas, as secundárias podem estar associadas a várias doenças, como distúrbios autoimunes (como associado ao lúpus eritematoso), distúrbios hematológicos e, raramente, infecções virais.[12]

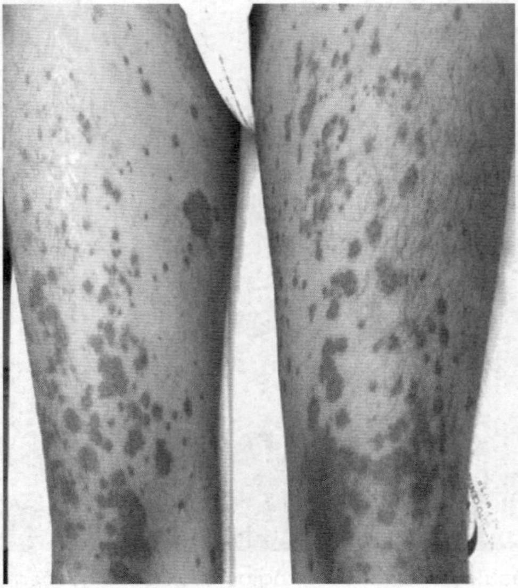

• **FIGURA 5** Lesões purpúricas nas coxas bilateralmente. (Foto do acervo próprio dos autores, de pacientes não COVID-19, para ilustração dos tipos de lesões.)

Para auxiliar na investigação de lesões vasculares, alguns exames podem ser solicitados: exame anatomopatológico, contagem de plaquetas, estudos de coagulação e avaliação de produtos de degradação de fibrina.[10]

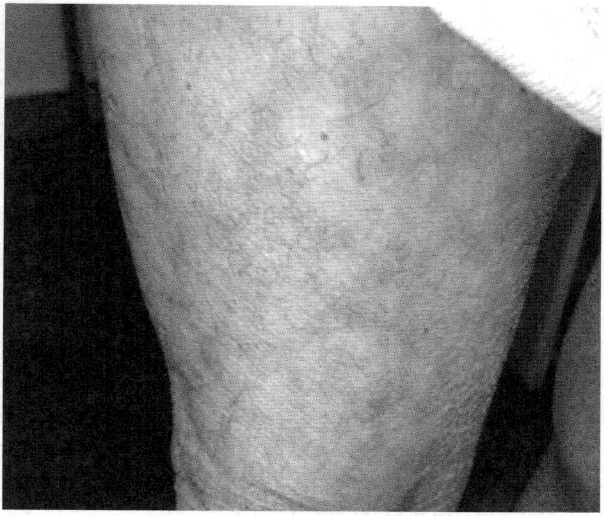

• **FIGURA 6** Livedo reticular na coxa direita. (Foto do acervo próprio dos autores, de pacientes não COVID-19, para ilustração dos tipos de lesões.)

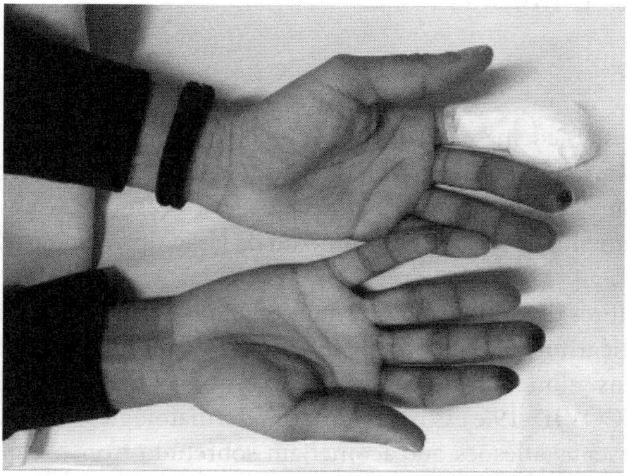

• **FIGURA 7** Acrocianose associada à necrose das polpas digitais do segundo e terceiro quirodáctilos da mão direita e terceiro quirodáctilo da mão esquerda. (Foto do acervo próprio dos autores, de pacientes não COVID-19, para ilustração dos tipos de lesões.)

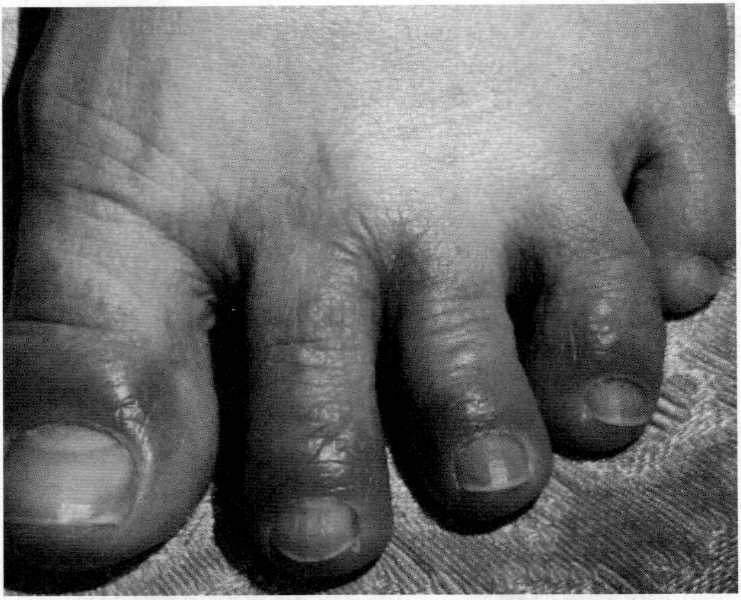

• **FIGURA 8** Lesões do tipo perniose nas falanges distais e interdígitos do pé esquerdo. (Foto gentilmente cedida pela Dra. Ana Paula Lie Tiba, de paciente não COVID-19, para ilustração do tipo de lesão.)

Lesões urticariformes

Definição:

- Urticas: lesões edematosas, de cor vermelha ou branca-rosada, de tamanhos e formas variáveis, de duração efêmera e muito pruriginosas. Decorrem principalmente da liberação de histamina, que leva à vasodilatação, que propicia extravasamento de plasma e surgimento da lesão tipicamente edematosa.[4]

Vários fatores desencadeantes devem ser analisados durante a investigação de lesões urticariformes: história de infecções (bacterianas, fúngicas e virais), medicamentos, alimentos e agentes físicos, entre outros. Nos relatos de pacientes com COVID-19 e essa manifestação dermatológica, observou-se que a maioria apresentava lesões que acometiam sobretudo tronco e membros (Figura 9). Entretanto, a distribuição das lesões com predomínio acral também foi observada (Figura 10), incluindo acometimento de face, palmas e plantas.[16,17] O tempo médio de duração das lesões urticariformes foi de 6,8 dias e o tratamento da maioria dos casos foi com anti-histamínicos orais.[1]

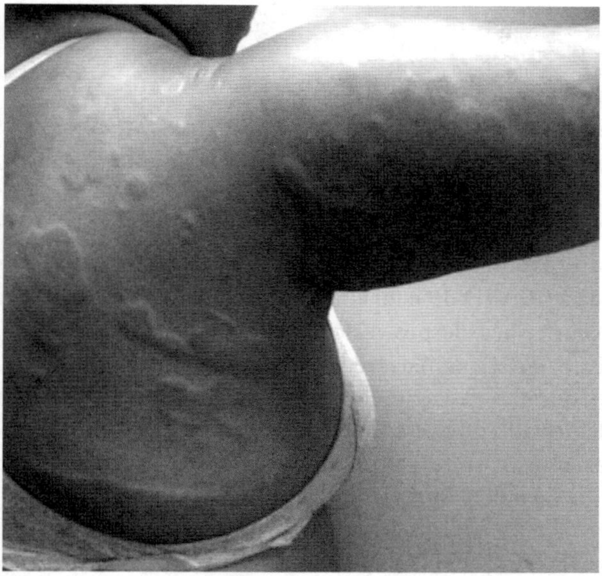

• **FIGURA 9** Placas urticariformes no dorso alto. (Foto do acervo próprio dos autores, de pacientes não COVID-19, para ilustração dos tipos de lesões.)

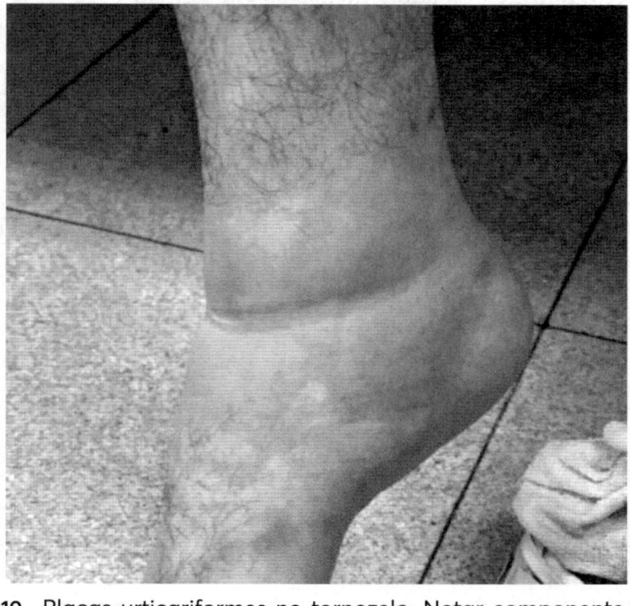

• **FIGURA 10** Placas urticariformes no tornozelo. Notar componente da pressão do elástico da meia no desenvolvimento dessa lesão. (Foto do acervo próprio dos autores, de pacientes não COVID-19, para ilustração dos tipos de lesões.)

Lesões vesiculares

Definição:

- Vesículas: elevações circunscritas com conteúdo líquido em seu interior, de até 1 cm de tamanho (Figura 11).[4]

Um quadro papulovesicular foi descrito como uma manifestação cutânea rara associada à COVID-19 e foi chamado de quadro "varicela-*like*". Porém, ao contrário da varicela, as lesões vesiculares eram monomórficas e pouco pruriginosas. As características mais frequentes nos pacientes que apresentaram esse tipo de lesão foram: o envolvimento constante do tronco, distribuição esparsa, a ausência de prurido ou presença de prurido leve.[18] As lesões apareceram, em média, 3 dias após os sintomas sistêmicos e desapareceram espontaneamente em uma média de 8 dias, sem deixar cicatrizes.[1,18]

ÚLCERAS DE DECÚBITO

As estatísticas mundiais apontam que 5% dos pacientes infectados por COVID-19 necessitam de cuidados intensivos em unidades de terapia intensiva

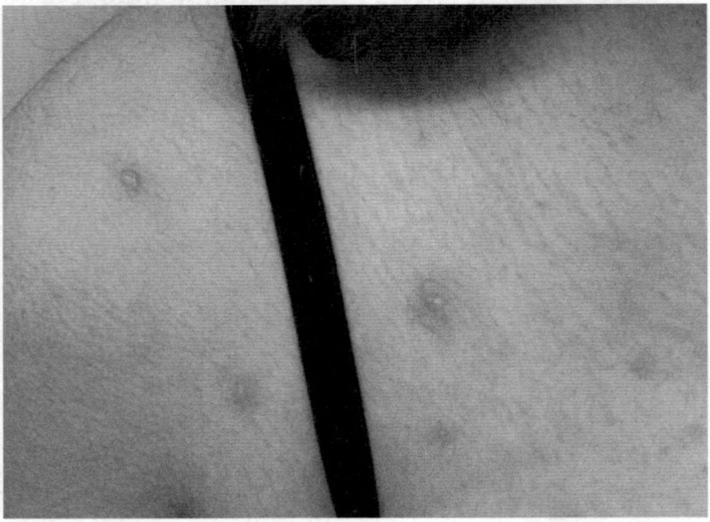

• **FIGURA 11** Lesões do tipo varicela na região torácica anterior. (Foto gentilmente cedida pelo Dr. Anderson Alves Costa, de paciente não COVID-19, para ilustração do tipo de lesão.)

(UTI). O período de permanência em UTI desses pacientes é de cerca de 12 dias.[19] Essa longa permanência está diretamente relacionada a complicações do paciente crítico, entre elas as úlceras de decúbito ou úlcera de pressão.

A úlcera de pressão é caracterizada por "um dano a pele e tecidos subjacentes, usualmente sobre uma proeminência óssea ou relacionada a algum dispositivo, resultante de intensa ou prolongada pressão, combinada com cisalhamento" (National Pressure Ulcer Advisory Panel – NPUAP). É uma complicação bastante prevalente entre os pacientes hospitalizados (5-15%), chegando a 21,5% nos pacientes internados em UTI. Epidemiologicamente, acomete principalmente idosos (sem predileção por sexo) e pacientes com condições neurológicas; dentre os indivíduos de meia-idade, homens são mais atingidos que mulheres; na faixa etária infantil, a principal causa de úlceras são os dispositivos instalados.[20]

A pressão contínua (em geral superior a 32 mmHg) sobre uma proeminência óssea leva a isquemia tecidual, morte celular e necrose do tecido. A pressão à qual o tecido é submetido e o tempo de exposição contínua estão diretamente ligados ao dano tecidual. O cisalhamento (quando a superfície permanece estática, mas a profundidade desliza, levando à angulação dos vasos sanguíneos), por sua vez, acaba por contribuir com a redução do fluxo sanguíneo e má perfusão tecidual. Há ainda estudos que demonstram que a umidade (transpiração, fezes e urina) aumenta em até cinco vezes a formação de úlceras de decúbito.[20,21]

Quando a necrose é estabelecida, forma-se a escara, enquanto o tecido subjacente sofre revascularização e recupera-se. Entretanto, a injúria de reperfusão leva à formação de espécies reativas de oxigênio e a uma resposta inflamatória pronunciada, com exsudação importante, podendo ser até mais danosa que a isquemia contínua.[20]

A maior pressão ocorre entre as proeminências ósseas e os músculos. Os efeitos da hipóxia e o risco de dano tecidual são proporcionais à demanda metabólica de cada tecido, dessa forma, são maiores nos músculos, seguidos pelo tecido subcutâneo e, enfim, a pele. Logo, uma lesão ulcerada inicial já representa um dano profundo extenso, sendo de extrema importância a identificação de úlceras nos estágios iniciais.[20]

Em um paciente acomodado em decúbito horizontal, 70% das úlceras ocorrem na região sacral, tuberosidade isquiática ou trocanter maior, sendo 12-25% de acometimento mais distal (calcâneo ou maléolo lateral). Vale lembrar que outros locais, embora menos frequentes, também podem ser acometidos, como olécranos, tubérculos umerais, regiões escapular e occipital (Figura 12).[20,21]

As úlceras podem ser classificadas de acordo com o grau de acometimento dos tecidos (Figura 13) (classificação NPUAP):[22]

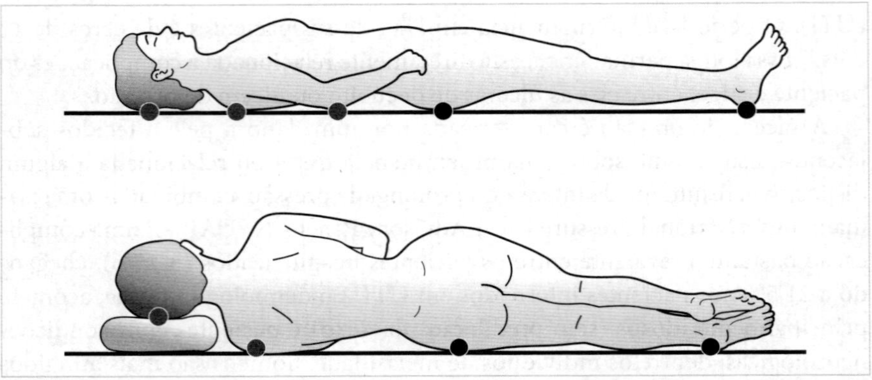

• **FIGURA 12** Locais acometidos por úlceras de decúbito. Em preto, os locais mais acometidos; em cinza, os locais com menor frequência.

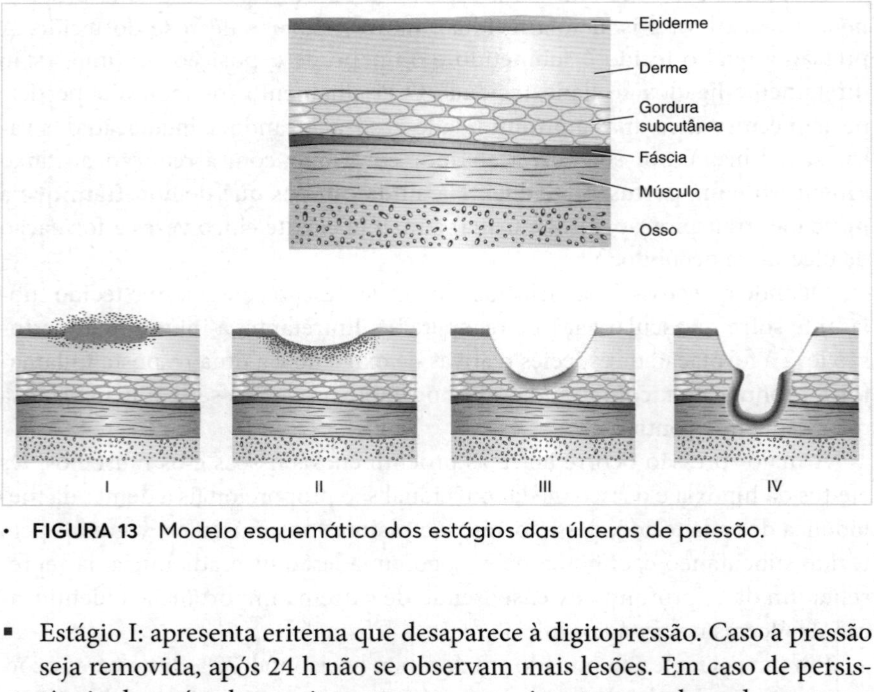

• **FIGURA 13** Modelo esquemático dos estágios das úlceras de pressão.

- Estágio I: apresenta eritema que desaparece à digitopressão. Caso a pressão seja removida, após 24 h não se observam mais lesões. Em caso de persistência do estímulo, o eritema torna-se persistente e a pele pode tornar-se lívida, porém ainda sem solução de continuidade.[21]
- Estágio II: apresenta ulceração rasa/erosão ou até bolha, com perda parcial da pele, podendo atingir até a derme (Figura 13).[21]
- Estágio III: apresenta ulceração mais profunda, em geral crateriforme, com exposição de tecido celular subcutâneo, porém poupando fáscia.[21]

- Estágio IV: apresenta acometimento de toda a espessura da pele, com extensa destruição tecidual, estendendo-se aos músculos, tendões, ligamentos, cartilagens e até ossos (Figura 14).[21]

Para a correta classificação e, então, realização do tratamento adequado, são essenciais a limpeza e o debridamento do leito da úlcera. Não é incomum que uma mesma úlcera tenha diversos estágios evolutivos, porém a classificação é sempre direcionada ao estágio mais avançado.

A prevenção da formação de úlceras de decúbito minimiza as complicações secundárias à hospitalização, especialmente infecciosas, além de reduzir o impacto econômico e social na reabilitação do doente crítico.

Medidas de prevenção

- A mudança frequente de decúbito é um dos principais alicerces da prevenção, e embora ainda não exista consenso e evidência suficiente que suporte a frequência exata com que essa mudança deva ser realizada, o mais aceito é que seja feita a cada 2 horas.[23]

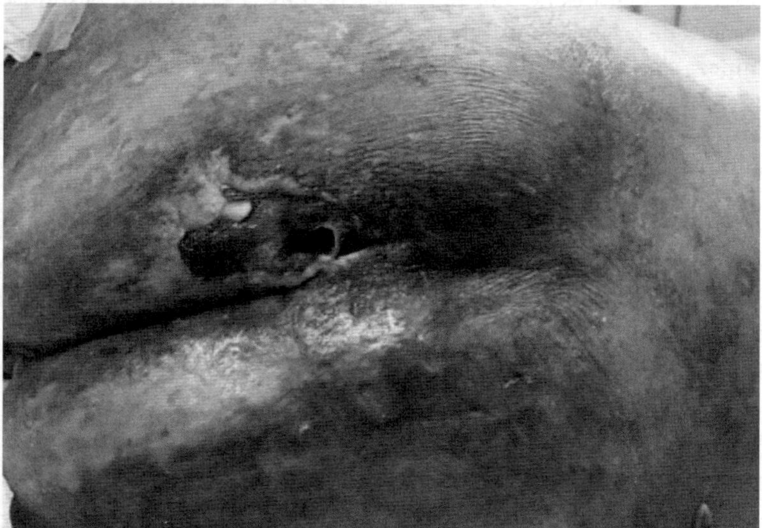

• **FIGURA 14** Úlcera de pressão próxima ao sulco interglúteo, com exposição de derme, tecido celular subcutâneo e inclusive com perfuração do osso (estágio IV). Na imagem, também se observam áreas com exposição da derme (estágio II) e áreas em reepitelização.

- Manter a cabeceira elevada com menor angulação possível também reduz o cisalhamento e a cascata de complicações secundárias a esse evento. A posição lateral com inclinação de 30°, na qual travesseiros são colocados sob as nádegas e pernas, parece ser vantajosa em relação à posição supina ou lateral 90°, por reduzir a pressão sobre os ossos do quadril.[23]
- Colchões com espuma de alta especificidade, de ar, de água e em "casca de ovo" também já mostraram superioridade na prevenção em relação aos colchões de espuma comum. Já colchões de pressão variável ainda não possuem evidências de que são vantajosos.[23]
- O uso de emolientes e loções hidratantes também reduz a fricção local e promove um ambiente mais saudável, com hidratação adequada da pele, contribuindo para prevenção da formação de úlceras de decúbito.
- Curativos específicos (com espuma ou hidrocoloide, p.ex.) a fim de evitar a fricção e cisalhamento podem ser utilizados.

Tratamento das úlceras de decúbito

- Eliminação dos pontos de pressão, com mudanças frequentes de decúbito e posicionamento adequado do paciente, além de intervir sempre que possível nos fatores de pior prognóstico (Tabela 1), como a desnutrição, a presença de cisalhamento e fricção, a umidade e a maceração.[21,23]
- Limpeza da ferida, com soro fisiológico ou água corrente, removendo debris celulares e possíveis corpos estranhos.[21,23]
- Debridamento químico (com hidrogel, papaína, colagenase) ou mecânico também pode ser necessário para remoção de tecido necrótico e fibrina, além da redução de biofilme bacteriano.[21,23]
- Avaliação de sinais de infecção secundária, como aumento da dor, calor local, eritema perilesional extenso, secreção purulenta e fétida, optando-se assim por antibioticoterapia sistêmica que, na suspeita de osteomielite, deve ser realizada por via endovenosa.[23]
- Escolha de um curativo adequado, visando manter um ambiente úmido, sem acúmulo excessivo de líquido e que permita trocas gasosas, é essencial para cicatrização.[23]

Existe uma grande variedade de curativos disponíveis no mercado (citaremos a seguir apenas alguns exemplos), porém, em recente revisão sistemática, não foram encontradas evidências que mostram superioridade de nenhum deles, devendo seu uso ser individualizado. Curativos primários como alginato de cálcio e hidrogel podem ser utilizados em feridas exsudativas. Alginato associado à prata possui atividade antimicrobiana local, porém não existe evidência quanto ao seu uso por longo tempo. Hidrocoloides são úteis no tratamento de feridas com pequeno a médio volume de exsudato e também são indicados na prevenção de úlceras de pressão. Ácidos graxos essenciais (AGE) são indicados para feridas rasas (estágio I/II) e na ação protetora da pele sã. O carvão ativado pode ser utilizado em feridas profundas, fétidas, com grande volume de exsudato, tendo a capacidade de absorver fluido, adsorver microrganismos e filtrar odores desagradáveis, além de promover debridamento local suave.[23] Feridas refratárias aos cuidados já citados podem apresentar benefício com uso de agentes tópicos contendo fator de crescimento, curativos com pressão negativa, câmara hiperbárica e retalhos cutâneos, devendo uma equipe multiprofissional especializada atuar diretamente nesse cuidado.[4,21,23]

Apesar de haver diversas modalidades de tratamento, o ideal é prevenir a formação das úlceras de pressão. Isso é possível através da identificação de fatores de risco e de pior prognóstico, da implementação de colchões adequados, da mudança frequente do decúbito, do posicionamento do paciente e da inspeção diária de toda a pele.

• **TABELA 1** Fatores de pior prognóstico para úlceras de pressão

Idade avançada (epiderme e derme de menor espessura, diminuição do *turnover* epidérmico).
Indivíduos que apresentam espasticidade ou contraturas (favorecimento de maior número de pontos de pressão).
Condições que reduzam a sensibilidade dolorosa (sedação, neuropatias etc.).
Umidade e maceração.
Fricção e cisalhamento.
Desnutrição.

REFERÊNCIAS BIBLIOGRÁFICAS

1. Galván Casas C, et al. Classification of the cutaneous manifestations of COVID-19: A rapid prospective nationwide consensus study in Spain with 375 cases. Br J Dermatol. 2020.
2. Hedou M, Carsuzaa F, Chary E, Hainaut E, Cazenave-Roblot F, Masson Regnault M. Comment on "Cutaneous manifestations in COVID-19: a first perspective" by Recalcati S. J Eur Acad Dermatol Venereol. 2020.
3. Grant-Kels JM, Sloan B, Kantor J, Elston DM. Letter from the editors: Big data and cutaneous manifestations of COVID-19. J Am Acad Dermatol. 2020.
4. Rivitti EA. Dermatologia de Sampaio e Rivitti. 4.ed. Artes Médicas; 2018.
5. Joob B, Wiwanitkit V. COVID-19 can present with a rash and be mistaken for dengue. J Am Acad Dermatol. 2020;82(5):e177.
6. Mahe A, Birckel E, Krieger S, Merklen C, Bottlaender L. A distinctive skin rash associated with Coronavirus Disease 2019? J Eur Acad Dermatol Venereol. 2020.

7. Gianotti R, Veraldi S, Recalcati S, Cusini M, Ghislanzoni M, Boggio F, et al. Cutaneous clinico--pathological findings in three COVID-19-positive patients observed in the metropolitan area of Milan, Italy. Acta Derm Venereol. 2020.
8. Avellana Moreno R, Villa E, Avellana Moreno V, Estela Villa C, Aparicio M, Fontanella A. Cutaneous manifestation of COVID-19 in images: A case report. J Eur Acad Dermatol Venereol. 2020.
9. Najarian DJ. Morbilliform exanthem associated with COVID-19. JAAD Case Rep. 2020.
10. Manalo IF, Smith MK, Cheeley J, Jacobs R. A dermatologic manifestation of COVID-19: Transient livedo reticularis. J Am Acad Dermatol. 2020.
11. Magro C, Mulvey JJ, Berlin D, Nuovo G, Salvatore S, Harp J, et al. Complement associated microvascular injury and thrombosis in the pathogenesis of severe COVID-19 infection: A report of five cases. Transl Res. 2020.
12. Piccolo V, Neri I, Filippeschi C, Oranges T, Argenziano G, Battarra VC, et al. Chilblain-like lesions during COVID-19 epidemic: A preliminary study on 63 patients. J Eur Acad Dermatol Venereol. 2020.
13. Recalcati S, Barbagallo T, Frasin LA, Prestinari F, Cogliardi A, Provero MC, et al. Acral cutaneous lesions in the time of COVID-19. J Eur Acad Dermatol Venereol. 2020.
14. Alramthan A, Aldaraji W. A case of COVID-19 presenting in clinical picture resembling chilblains disease. First report from the Middle East. Clin Exp Dermatol. 2020.
15. Landa N, Mendieta-Eckert M, Fonda-Pascual P, Aguirre T. Chilblain-like lesions on feet and hands during the COVID-19 pandemic. Int J Dermatol. 2020.
16. Henry D, Ackerman M, Sancelme E, Finon A, Esteve E. Urticarial eruption in COVID-19 infection. J Eur Acad Dermatol Venereol. 2020.
17. van Damme C, Berlingin E, Saussez S, Accaputo O. Acute urticaria with pyrexia as the first manifestations of a COVID-19 infection. J Eur Acad Dermatol Venereol. 2020.
18. Marzano AV, Genovese G, Fabbrocini G, Pigatto P, Monfrecola G, Piraccini BM, et al. Varicella-like exanthem as a specific COVID-19-associated skin manifestation: Multicenter case series of 22 patients. J Am Acad Dermatol. 2020.
19. Guan W-J, Ni Z-Y, Hu Y, Liang W-H, Ou C-Q, He J-X, et al. Clinical characteristics of coronavirus disease 2019 in China. N Engl J Med. 2020 Apr 30;382(18):1708-20.
20. Mervis JS, Phillips TJ. Pressure ulcers: Pathophysiology, epidemiology, risk factors, and presentation. J Am Acad Dermatol. 2019 Oct;81(4):881-90.
21. Bolognia JL, Schaffer JV, Cerroni L. Dermatology. 4.ed. Elsevier Health Sciences; 2017.
22. Edsberg LE, Black JM, Goldberg M, McNichol L, Moore L, Sieggreen M. Revised National Pressure Ulcer Advisory Panel Pressure Injury Staging System: Revised Pressure Injury Staging System. J Wound Ostomy Continence Nurs. 2016;43(6):585-97.
23. Mervis JS, Phillips TJ. Pressure ulcers: Prevention and management. J Am Acad Dermatol. 2019;81(4):893-902.

16

Oftalmologia no contexto da pandemia da COVID-19

Mariana Akemi Matsura Misawa
Pedro Gomes Oliveira Braga
Tomás Minelli
Eduardo Messias Hirano Padrão

O OLHO NA COVID-19

O olho é uma potencial porta de entrada para diversos vírus no organismo, podendo acarretar processos infecciosos em diferentes locais do corpo, não apenas no próprio olho.

Os vírus respiratórios, como adenovírus, influenza e coronavírus, são capazes de causar complicações oculares em indivíduos infectados e estabelecer uma infecção respiratória após a exposição ocular.[8] A superfície do olho está exposta a aerossóis e gotículas, sendo um sítio potencial para replicação viral e para entrada e acesso à via aérea através do ducto lacrimonasal.

Pelo sistema de drenagem da lágrima, o vírus pode ser transportado da mucosa ocular para o meato inferior nasal, facilitando assim a entrada do vírus na via aérea (Figura 1). Além da questão anatômica, existem receptores nas células epiteliais distribuídas pela superfície ocular que são presentes também no trato respiratório humano, fato que contribui para o tropismo de diversos vírus respiratórios pelo olho.[8]

---

* Agradecemos especialmente ao Dr. Bernardo Procaci Kestelman, Dra. Júlia Castelan Bastian, Dr. Leandro Bissoli, Dra. Maria Beatriz Lacerda Coelho de Paula, Dra. Regina Sayuri Shiotuki, Dra. Renata Maia e Dra. Yana Catunda Mourão por estarem conosco no cuidado dos pacientes acometidos pela COVID-19. Agradecemos também à Dra. Verônica Bresciani Giglio pela revisão e pelo auxílio na formulação do capítulo.
Os autores declaram não ter conflitos de interesse.

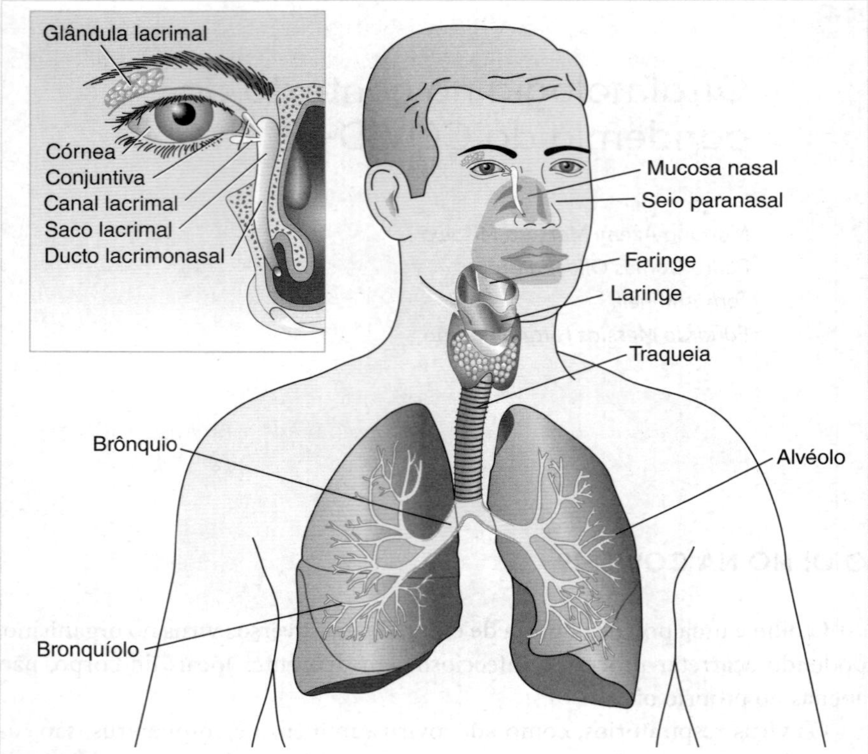

• **FIGURA 1** Contiguidade anatômica do olho com a via aérea superior.
Adaptada de Belser et al.[8]

No início da pandemia pelo SARS-CoV-2, suspeitou-se que o olho pudesse servir como porta de entrada para o vírus no organismo devido a relatos de profissionais de saúde que contraíram a doença, apesar de adequada proteção respiratória. Este estudo, feito em Wuang, na China, demonstrou que há possibilidade de infecção por SARS-CoV-2 pela via ocular, apesar de ser extremamente rara na população em geral. Contudo, o estudo alerta sobre essa potencial via de contágio no ambiente hospitalar, principalmente entre os profissionais de saúde, que tenham contato mais próximo com pacientes com COVID-19. Diante disso, o estudo recomenda o uso de óculos de proteção pelos profissionais de saúde para reduzir o risco de infecção.[1,2]

Em estudos mais recentes, detectou-se RNA do novo coronavírus em amostras coletadas da conjuntiva de pacientes com doença confirmada, evidenciando, assim, a presença do vírus no olho.[4-6] Um estudo, publicado na *Ophthalmology* em 2004, mostrou ser possível a detecção de RNA viral em pacientes com quadro inicial de infecção por SARS coronavírus durante o surto em 2003, demonstrando ser um possível método auxiliar no diagnóstico precoce. No entanto, apesar de se levantar a hipótese de a lágrima ser potencial fonte de infecção, ainda não foi confirmada a viabilidade do vírus detectado no filme lacrimal.[23]

Além do quadro respiratório já conhecido, o coronavírus pode provocar manifestações oculares, apesar de isso não ser o mais frequente. Existem relatos de alguns subtipos, como o SARS-CoV e o HCov NL63 (vírus causador de resfriados comuns), causarem afecções oftalmológicas, sendo a conjuntivite folicular a mais comum. Com o novo coronavírus isso não se mostrou diferente. Em uma série de casos publicada em janeiro de 2020, dos 41 pacientes incluídos no estudo, nenhum apresentou sinais oculares.[9] No entanto, em uma outra série de casos mais extensa, publicada no *NEJM* (*New England Journal of Medicine*) no final de fevereiro de 2020, englobando 1.099 pacientes de 522 hospitais com infecção confirmada pelo SARS-CoV-2, 9 (0,8%) apresentaram congestão conjuntival.[10] Fora isso, entre aqueles que apresentavam doença grave, 4 (2,3%) apresentaram conjuntivite. Em uma outra série de casos, também publicada em fevereiro, dedicada a descrever os achados oftalmológicos presentes em infectados por COVID-19, um total de 12 dos 38 pacientes incluídos no estudo (31,6%) apresentaram manifestações oculares consistentes com conjuntivite, entre elas: quemose, olho vermelho, epífora e aumento da secreção ocular.[5] Em relação a este último estudo, no entanto, a Academia Americana de Oftalmologia (AAO) emitiu parecer considerando que seus números estejam muito acima do esperado. A AAO sugeriu que, provavelmente, os sinais presentes no doente crítico pela COVID-19 sejam, em sua maioria, resultado do fluido deslocado para o terceiro espaço e/ou do aumento da pressão venosa dos pacientes entubados, não sendo, portanto, relacionados à conjuntivite viral.[11]

Na maioria dos estudos realizados até o momento, o exame oftalmológico completo incluindo mapeamento de retina não foi realizado notoriamente devido às dificuldades logísticas durante a pandemia. Recentemente, uma série de casos realizada na Unifesp e publicada na *Lancet* por meio de uma correspondência analisou a retina de 12 pacientes com COVID-19 confirmada (por PCR ou sorologia), após 11 a 33 dias dos sintomas iniciais. Todos os pacientes tinham exames séricos normais no momento da avaliação ocular. Os pesquisadores foram os primeiros a encontrarem alterações retinianas observadas no exame de OCT (*optical coherence tomography*) e de fundo de olho, sendo essas lesões hiper-refletivas nas camadas mais internas da retina, e em 4 pacientes, fenômenos vasculares, micro-hemorragias e exsudatos algodonosos.[3]

Desse modo, atualmente não se tem conhecimento aprofundado a respeito de eventuais alterações intraoculares que possam cursar com a infecção pelo novo coronavírus.

A (HIDROXI)CLOROQUINA

O efeito adverso ocular mais temido decorrente do uso de cloroquina e hidroxicloroquina é o desenvolvimento de maculopatia (Figura 2), uma patologia de natureza irreversível que pode levar à baixa de visão e defeitos de campo visual central. Há também alterações corneanas potencialmente causadas pela deposição da medicação no epitélio da córnea, a chamada córnea *verticillata* (Figura 3). Contudo, esta, excluindo-se raros casos, provoca pouca repercussão visual e apresenta reversão completa após a descontinuação da droga.[12,13]

O desenvolvimento da maculopatia por cloroquina e hidroxicloroquina não é raro em usuários crônicos do medicamento. A relação entre dose e peso real e o tempo de uso do medicamento são os principais fatores no desenvolvimento dessa patologia. A recomendação atual para o uso prolongado é de < 5 mg/kg de peso real por dia de hidroxicloroquina e < 2,3 mg/kg de peso real por dia de cloroquina.[14]

Os protocolos atualmente empregados no combate ao coronavírus fazem uso das mais variadas dosagens, desde 300 mg/dia até 2.000 mg/dia em alguns estudos, com tempos de tratamento também variados, a maioria de 5 a 14 dias, alguns mais longos.[15]

Nestes casos, com doses mais altas por curtos períodos de tempo, o risco de maculopatia irreversível é desconhecido. Independentemente, os pacientes devem ser informados sobre o potencial de toxicidade macular antes de iniciar o uso da medicação. A necessidade de exames, como fundoscopia prévia e/ou se-

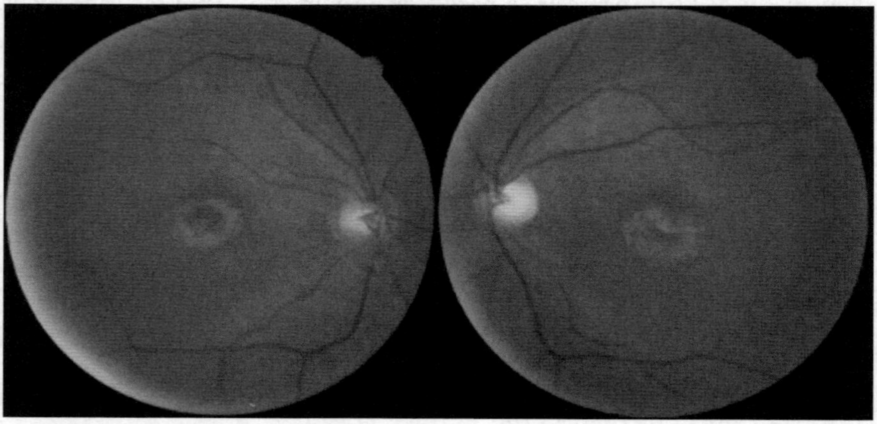

• **FIGURA 2** Retinografia colorida mostrando a maculopatia em *bull's eye* bilateral, estágio avançado de maculopatia por hidroxicloroquina. Agradecimento ao Dr. Alex Higashi, médico do Serviço de Oftalmologia do HC-FMUSP.

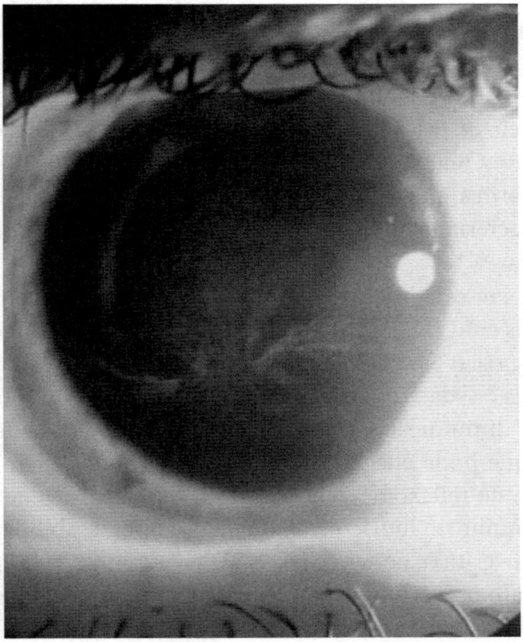

• **FIGURA 3** Córnea *verticillata*, deposição de complexo medicamentoso-lipídico na membrana basal do epitélio corneano. Tais complexos são resistentes à ação enzimática e se acumulam. A alteração é mais bem observada com a técnica biomicroscópica de campo negro. Agradecimento ao Dr. Daniel de Souza Costa, preceptor do Serviço de Oftalmologia do HC-FMUSP.

riada nestes casos também é desconhecida. Testes complementares funcionais e anatômicos adicionais como a campimetria visual e o OCT (tomografia de coerência óptica) da retina antes do início do tratamento para COVID-19 provavelmente não são necessários, primeiramente pela curta duração do tratamento, mas também porque sua execução poderia potencialmente aumentar a transmissão do vírus. Até que se aprenda mais sobre a toxicidade associada aos regimes usados no tratamento de COVID-19, a Academia Americana de Oftalmologia recomenda que as decisões sejam tomadas individualmente, levando em consideração as doenças retinianas já previamente existentes em cada paciente.[11,16]

AFECÇÕES OFTALMOLÓGICAS NO PACIENTE DE UTI

O paciente internado em Unidade de Terapia Intensiva (UTI) pode apresentar alterações nos mais diversos sistemas, demandando, assim, atenção e cuidados específicos para cada um deles.

O filme lacrimal protege o olho de trauma, ressecamento e infecções, além de oxigenar a córnea. Sua distribuição adequada sobre a superfície ocular é essencial para a saúde do olho. A distribuição depende do reflexo de piscar, de uma frequência de piscadas adequada e da capacidade de fechamento completo da pálpebra. Qualquer disfunção nesses mecanismos pode levar a dano ao epitélio da córnea que, quando não tratado adequadamente, pode evoluir para infecção bacteriana, afilamento da córnea, cicatrizes, endoftalmite e até perfuração ocular.[17,21]

Os pacientes em estado grave pela COVID-19 têm em comum as internações prolongadas em UTI. É sabido que a internação em UTI constitui um importante fator de risco para ceratite de exposição. A utilização de bloqueadores neuromusculares e sedativos contribui, ao inibir a ação do músculo orbicular do olho, para a diminuição do reflexo de piscar e o aumento da incidência de lagoftalmo, que pode chegar a 60% nesses pacientes, além de causar uma menor eficiência do reflexo de Bell, o qual protege a córnea quando fecha-se o olho.[17,21] O desequilíbrio hídrico e o aumento da permeabilidade vascular, comuns no paciente crítico, podem causar edema conjuntival, dificultando ainda mais o fechamento ocular. A ventilação com pressão positiva também promove edema conjuntival ao aumentar a pressão venosa do paciente e reduzir a drenagem sanguínea do olho. Uma outra prática comum nas UTIs, a aspiração traqueal, pode levar à aerossolização de patógenos respiratórios com consequente contaminação do epitélio da córnea, aumentando o risco para infecções bacterianas.[18,22] Por fim, a posição prona, bastante adotada em pacientes com COVID-19, é também um fator de risco para a ceratopatia de exposição.[20]

O risco de lesão ocular tem relação direta com o grau de exposição da superfície ocular e de edema de conjuntiva.[18,19] Desta forma, a principal medida a ser realizada é o rastreamento ativo de exposição ocular e tomada de medidas preventivas para manutenção de uma boa lubrificação ocular e fechamento das pálpebras nos pacientes em cuidados intensivos.

A ceratopatia de exposição é caracterizada por microerosões no epitélio corneano, de aspecto ponteado e superficial, mais comumente envolvendo o terço inferior exposto da córnea. Caso a exposição se mantenha, essas microerosões podem coalescer formando defeitos maiores.[17, 21] A ceratopatia de exposição pode ocorrer em 3,6% a 60% dos pacientes em UTI, com um pico de incidência entre 2 e 7 dias após a admissão.[21] Deve-se sempre atentar para a exposição corneana ou lagoftalmo no paciente internado, fazendo um *screening* ativo e classificando o grau do lagoftalmo (Figura 4). Pacientes com a frequência do piscar diminuída têm risco aumentado de desenvolver ceratite de exposição e, portanto, também devem ser avaliados de maneira minuciosa. Os pacientes devem ser inspecionados quanto a edema palpebral, hiperemia conjuntival, turvação corneana e perda epitelial. Esta última é mais facilmente observada com uso de colírio de fluoresceína sódica 1%, corante capaz de impregnar áreas desepitelizadas, e observação do olho sob fonte de luz difusa com filtro azul cobalto (Figura 6). Em um estudo, o exame realizado por intensivistas apresentou sensibilidade de 77,8% e especificidade de 96,7%, quando comparado ao exame do oftalmologista.[19] Ou seja, o rastreamento é eficiente mesmo na ausência do especialista, e sua realização tem papel fundamental no manejo ocular do paciente crítico.

Havendo lagoftalmo, há indicação de realização de profilaxia para lesão corneana de acordo com o grau de exposição. Na exposição apenas da conjuntiva, deve-se instilar colírios de lágrima artificial sem conservantes, uma gota a cada 2 horas, ou com conservantes, uma gota a cada 4 horas (mais difícil no contexto de pandemia, com grande número de pacientes e número reduzido de enfermeiras e técnicos de enfermagem) ou pomadas lubrificantes (Epitegel, Liposic®, Vidisic®, AdaptisGel® etc.). A Figura 5 mostra a técnica correta de aplicação no fórnice conjuntival. Caso haja exposição limbar ou corneana, é necessária a oclusão palpebral, que pode ser feita com Micropore®, conforme

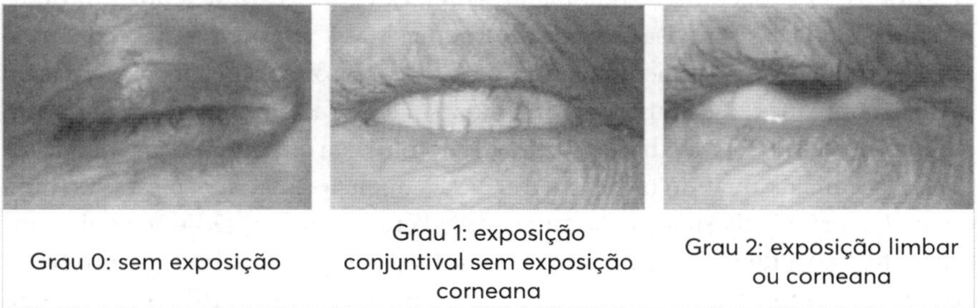

Grau 0: sem exposição
Grau 1: exposição conjuntival sem exposição corneana
Grau 2: exposição limbar ou corneana

• **FIGURA 4** Classificação do lagoftalmo. Adaptada de Hearne BJ.[22]

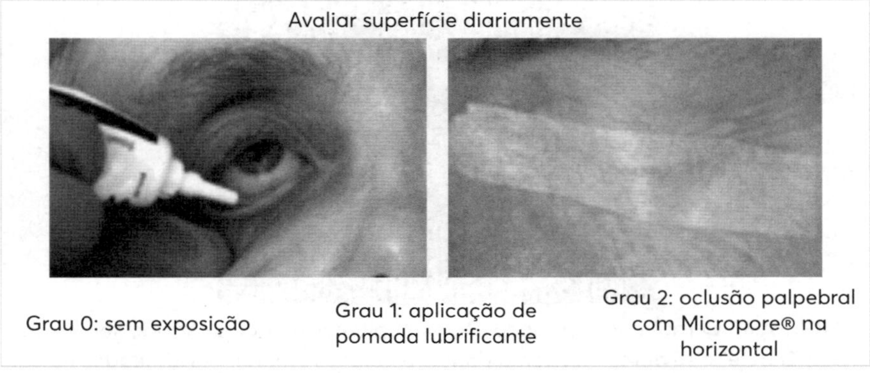

Avaliar superfície diariamente
Grau 0: sem exposição
Grau 1: aplicação de pomada lubrificante
Grau 2: oclusão palpebral com Micropore® na horizontal

• **FIGURA 5** Condutas nos diferentes graus de lagoftalmo sugeridas por Hearne BJ.[22]

a Figura 5, colocando-o horizontalmente sobre toda a fenda palpebral. A troca da oclusão deve ser realizada preferencialmente de 4 a 6 vezes por dia, sempre lavando o lubrificante antigo com soro fisiológico (preferencialmente aquecido, atentando para não esfregar a córnea), examinando-se o olho, e, por fim, reaplicando a pomada antes da nova oclusão.[18,22]

Uma outra opção tanto para a exposição conjuntival quanto para a corneana é a confecção de câmara úmida a fim de diminuir a perda de lágrima na evaporação para o ar ambiente. A câmara úmida pode ser feita com curativo filme transparente como Opsite® ou similares, e pomada lubrificante; com óculos de natação; ou ainda com dispositivos específicos como mostra a Figura 7. Metanálises mostram uma menor incidência de ceratopatia de exposição quando utilizadas câmaras úmidas em comparação com uso de pomada lubrificante sem câmara úmida.[18]

Entretanto, há casos em que, devido à quemose intensa ou mesmo a uma proptose de base, a oclusão com Micropore®, ou semelhante, não é possível. Nesses casos, além da câmara úmida, pode-se realizar a oclusão parcial ou total da fenda palpebral através da blefarorrafia, sutura temporária das pálpebras (Figura 8). O procedimento da blefarorrafia deve ser realizado por um oftalmologista e deve ser revisado periodicamente.[22]

As principais complicações da ceratopatia de exposição são a formação de cicatrizes corneanas com comprometimento visual e as úlceras de córnea (Figura 9).

É imprescindível a avaliação de um oftalmologista quando há suspeita de úlcera corneana ou quando o tratamento para a doença epitelial não está surtindo efeito. Os principais sinais e sintomas da úlcera de córnea são dor ocular importante, baixa de visão, hiperemia conjuntival moderada a intensa, infiltrado corneano e hipópio (pus na câmara anterior ocular) (Figura 10). O tratamento

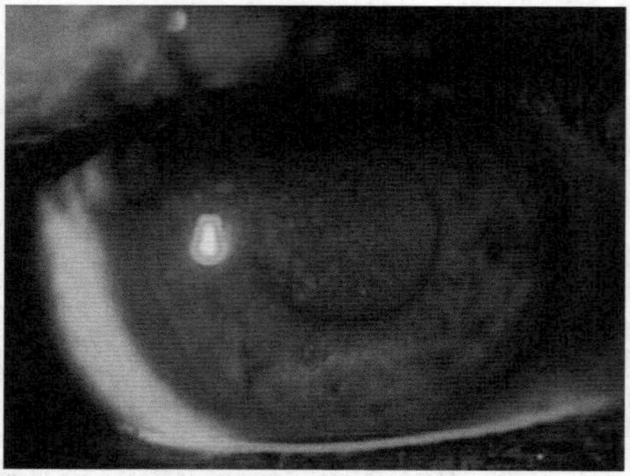

• **FIGURA 6** Ceratite de exposição. Defeito epitelial inferior mostrado sob luz azul difusa. O defeito se apresenta como pontos ou placas amarelo-esverdeadas na córnea mediante uso de colírio de fluoresceína sódica. Fonte: Lipner ML.[24]

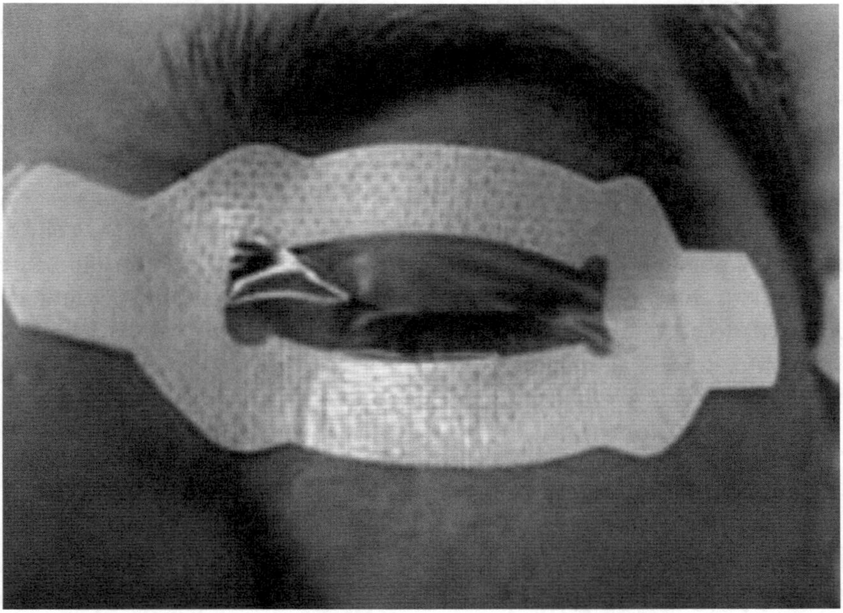

• **FIGURA 7** Exemplo de câmara úmida, o Eyepro®. Fonte: https://www.henleys-med.com/products/eyepro.

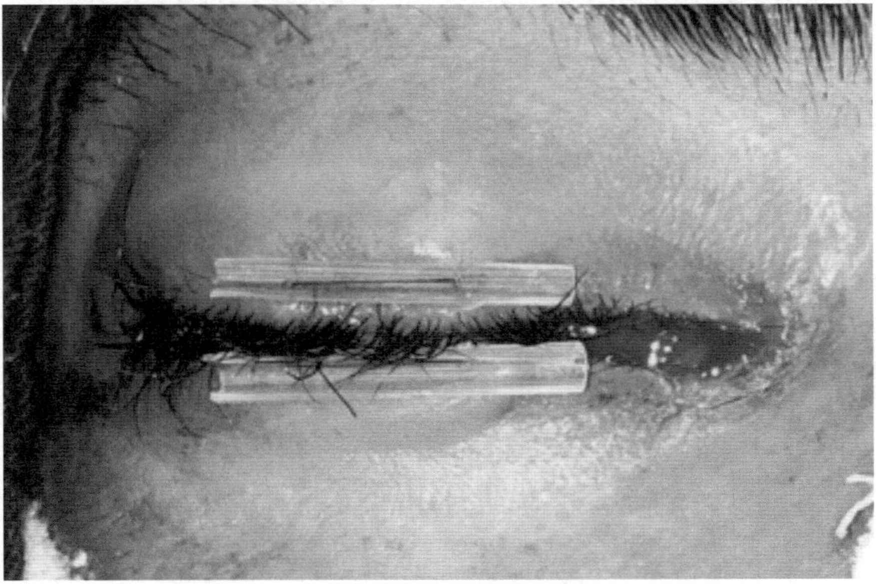

• **FIGURA 8** Exemplo de blefarorrafia. Realizada pela Dra. Ahlys Ayumi Nagai Miyazaki, residente do Serviço de Oftalmologia do HC-FMUSP.

da úlcera de córnea deve ser realizado com acompanhamento de um oftalmologista e geralmente é feito com colírios antibióticos fortificados em regimes de administração de hora em hora nas primeiras 48 horas. A escolha da antibioticoterapia inicial é empírica e de amplo espectro, mas deve ser individualizada, principalmente nos casos de pacientes com internação hospitalar prolongada. Vale lembrar que o ambiente de UTI é colonizado por bactérias mais resistentes a antibióticos, podendo haver a necessidade de escalonamento dos colírios. Havendo a possibilidade, deve-se realizar a coleta do material corneano antes do início dos colírios para exames de antibiograma e cultura, a fim de aumentar sensibilidade, seguindo o *Manual de Coletas em Oftalmologia* do HC-FMUSP. No entanto, vale ressaltar que a coleta do material, quando não disponível imediatamente, não deve retardar o início da antibioticoterapia tópica.

CUIDADOS NO ATENDIMENTO OFTALMOLÓGICO AMBULATORIAL/PRONTO-SOCORRO

O primeiro cuidado do oftalmologista no ambulatório ou pronto-socorro oftalmológico, durante a pandemia, deve ser de atender somente os casos com

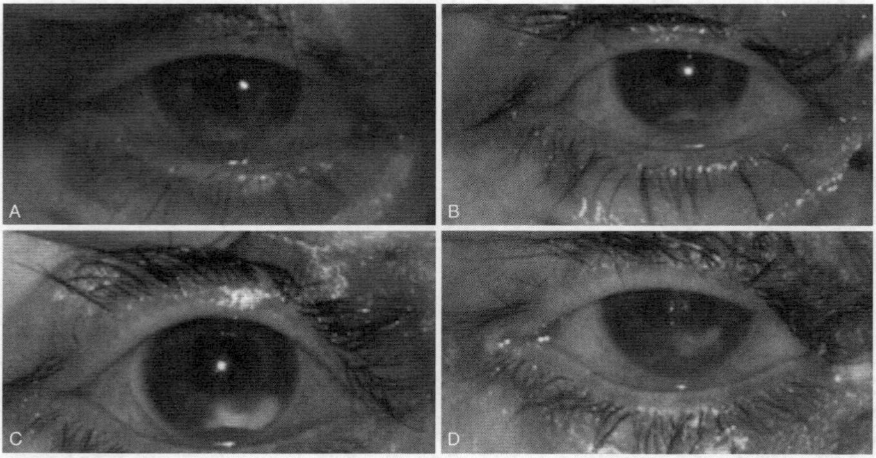

• **FIGURA 9** Evolução de caso de ceratopatia de exposição. Defeito epitelial mostrando aumento com a evolução do quadro apesar do uso de pomada lubrificante (A, B), evoluindo, no quarto dia de tratamento com lubrificantes, para úlcera de córnea (C). Note o aspecto infiltrativo da lesão com bordos mal limitados e piora da hiperemia conjuntival. O paciente apresentava lagoftalmo importante e não foi realizada câmara úmida ou oclusão palpebral. Alguns dias após o tratamento com colírios de antibióticos fortificados, houve melhora parcial do quadro (D). Arquivo pessoal.

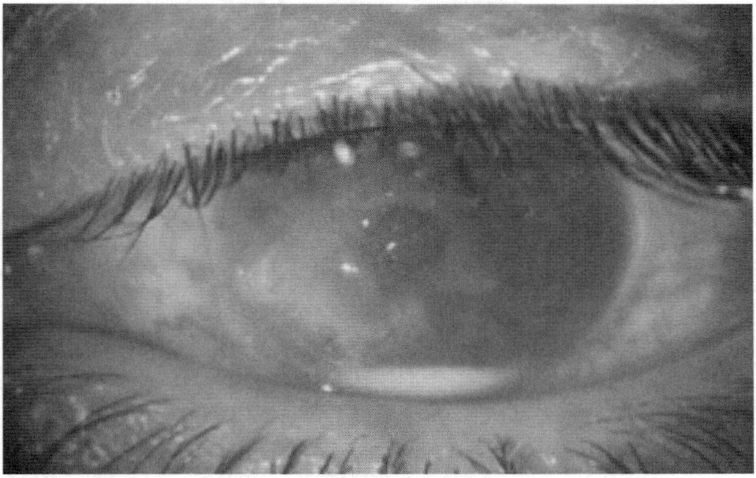

• **FIGURA 10** Úlcera de córnea com a presença de hipópio. Arquivo pessoal.

real necessidade, sempre se atentando aos grupos de risco para COVID-19. Ao chegar no consultório, os pacientes devem ser triados para sintomas respiratórios e de síndrome gripal. Na sala de espera, é prudente evitar aglomerações, respeitando as regras de distanciamento social e fornecer máscaras cirúrgicas ou de pano aos pacientes.

No exame com a lâmpada de fenda, o contato do paciente e do examinador é próximo. Assim, sugere-se que o paciente, além do uso da máscara, fale o mínimo possível durante o exame. O examinador deve usar máscara cirúrgica, óculos de proteção e luvas de procedimento descartáveis. A implementação de "escudos de lâmpada de fenda" (Figura 11) também é orientada para diminuir o risco de contato com gotículas.

Antes e após o exame de cada paciente, todos os instrumentos e superfícies devem ser higienizados com as soluções habituais (álcool de no mínimo 70%, sabões alcalinos e alvejantes/cloro). O endereço a seguir elenca uma lista de produtos de limpeza que podem ser usados para esse fim: https://www.epa.gov/pesticide-registration/list-n-disinfectants-use-against-sars-cov-2.

Colírios que precisam ser utilizados múltiplas vezes devem ser guardados em locais em que não haja risco de contaminação durante a consulta. Não obstante, como de rotina, deve-se atentar para que a ponta do recipiente não toque nos cílios ou na superfície ocular do paciente. As mãos do examinador devem ser desinfetadas antes e depois de examinar os pacientes e de utilizar o colírio. As pontas de tonômetro de aplanação devem ser tratadas como as outras superfícies e higienizadas com álcool 70%.

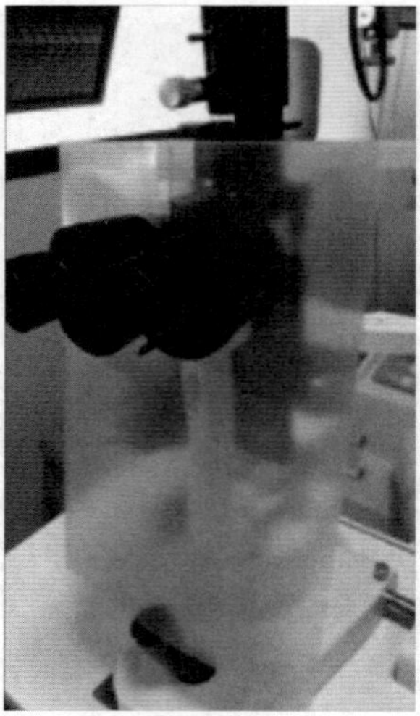

• **FIGURA 11** Escudo para lâmpada de fenda. Agradecimento à Dra. Ana Leticia Fornazieri Darcie.

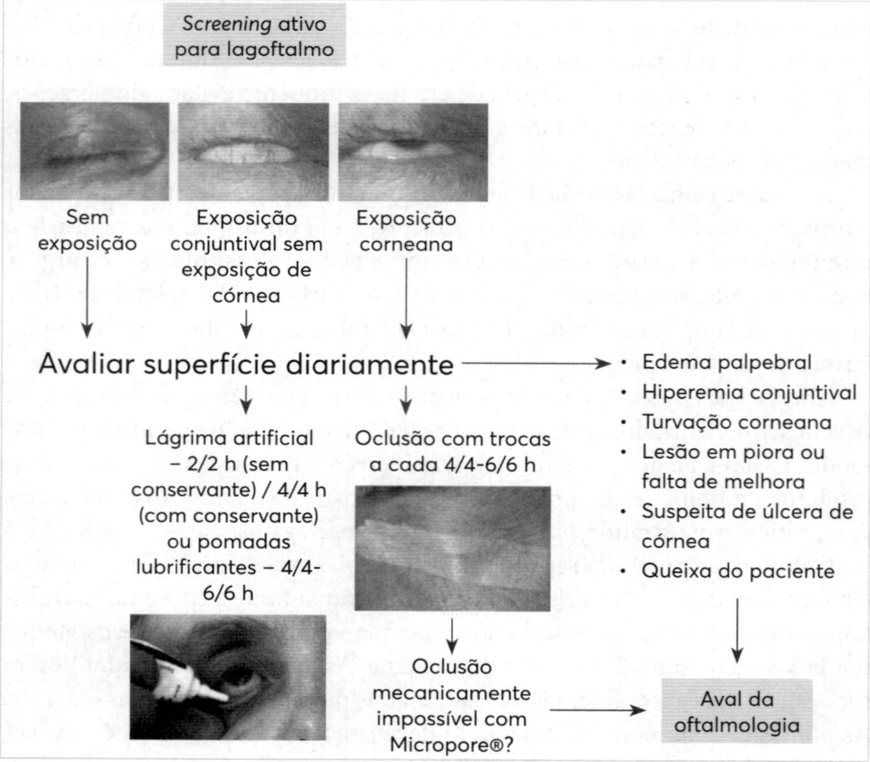

• **FIGURA 12**

REFERÊNCIAS BIBLIOGRÁFICAS

1. Lu CW, Liu XF, Jia ZF2019-nCoV transmission through the ocular surface must not be ignored. Lancet (London, England). 2020:395(10224);e39.
2. Li JPO, Lam DSC, Chen Y, Ting DSW. Novel Coronavirus disease 2019 (COVID-19): The importance of recognising possible early ocular manifestation and using protective eyewear. Br J Ophthalmol. 2020;104(3):297-8.
3. Marinho P, Marcos A, Romano A, Nascimento H, Belfort R. Retinal findings in patients with COVID-19. The Lancet. 2020.
4. Sun X, Zhang X, Chen X, Chen L, Deng C, Zou X, et al. The infection evidence of SARS-COV-2 in ocular surface: a single-center cross-sectional study. MedRxiv. 2020.
5. Wu P, Duan F, Luo C, Liu Q, Qu X, Liang L, et al. Characteristics of ocular findings of patients with coronavirus disease 2019 (covid-19) in Hubei Province, China. JAMA Ophthalmology. 2020.
6. Xia J, Tong J, Liu M, Shen Y, Guo D. Evaluation of coronavirus in tears and conjunctival secretions of patients with SARS-CoV-2 infection. Journal of Medical Virology. 2020.
7. Zhou Y, Zeng Y, Tong Y, Chen C. Ophthalmologic evidence against the interpersonal transmission of 2019 novel coronavirus through conjunctiva. MedRxiv. 2020.
8. Belser JA, Rota PA, Tumpey TM. Ocular tropism of respiratory viruses. Microbiol Mol Biol Rev. 2013;77(1):144-56.
9. Huang C, Wang Y, Li X, Ren L, Zhao J, Hu Y, et al. Clinical features of patients infected with 2019 novel coronavirus in Wuhan, China. The Lancet. 2020;395(10223):497-506.
10. Guan WJ, Ni ZY, HuY, Liang,WH, Ou CQ, He JX, et al. Clinical characteristics of coronavirus disease 2019 in China. New England Journal of Medicine. 2020.
11. Chodosh J, Holland N, Yeh S. Important coronavirus updates for ophthalmologists. 2020, April 26. Disponível em: https://www.aao.org/headline/alert-important-coronavirus-context.
12. Raizman MB, Hamrah P, Holland EJ, Kim T, Mah FS, Rapuano CJ, et al. Drug-induced corneal epithelial changes. Survey of Ophthalmology. 2017;62(3):286-301.
13. Savage DE, Plotnik R, Wozniak RA. Short-term, high-dose hydroxychloroquine corneal toxicity. American Journal of Ophthalmology Case Reports. 2020;100713.
14. Marmor MF, Kellner U, Lai TY, Melles RB, Mieler WF. Recommendations on screening for chloroquine and hydroxychloroquine retinopathy (2016 revision). Ophthalmology. 2016;123(6):1386-94.
15. Cortegiani A, Ingoglia G, Ippolito M, Giarratano A, Einav S. A systematic review on the efficacy and safety of chloroquine for the treatment of COVID-19. Journal of Critical Care. 2020.
16. Ruamviboonsuk P, Lai T, Chang A, Lai C, Mieler W, Lam D AAO. Updates guidance on use of chloroquine and hydroxychloroquine. 2020, March 27. Disponível em: https://eyewire.news/articles/aao-updates-guidance-on-use-of-chloroquine-and-hydroxychloroquine/.
17. Hartford J, Trief D. Exposure keratopathy. 2020, February 19. Disponível em: https://eyewiki.aao.org/Exposure_Keratopathy.
18. Rosenberg JB, Eisen LA. Eye care in the intensive care unit: narrative review and meta-analysis. Critical Care Medicine. 2008;36(12):3151-5.
19. McHugh J, Alexander P, Kalhoro A, Ionides A. Screening for ocular surface disease in the intensive care unit. Eye. 2008;22(12):1465-8.
20. Mercieca F, Suresh P, Morton A, Tullo A. Ocular surface disease in intensive care unit patients. Eye. 1999;13(2):231-6.
21. Grixti A, Sadri M, Edgar J, Datta AV. Common ocular surface disorders in patients in intensive care units. The Ocular Surface. 2012;10(1):26-42.
22. Hearne BJ, Hearne EG, Montgomery H, Lightman SL. Eye care in the intensive care unit. Journal of the Intensive Care Society. 2018;19(4):345-50.

23. Loon SC, Teoh SCB, Oon LLE, Se-Thoe SY, Ling AE, Leo YS, et al. The severe acute respiratory syndrome coronavirus in tears. British Journal of Ophthalmology. 2004;88(7):861-3.
24. Lipner ML. Research highlight eyeing the inflammatory rabbit hole. Acesso em Maio 1, 2020. Disponível em: https://www.eyeworld.org/eyeing-inflammatory-rabbit-hole.

17

COVID-19 no ciclo gravídico--puerperal

Deborah Teodoro
Juliana Alves Pereira Matiuck Diniz

INTRODUÇÃO

Os dados sobre a infecção pelo SARS-CoV-2 durante a gravidez e o puerpério ainda são limitados, em sua maioria sendo baseados em relatos de casos e estudos não controlados. Atualmente, gestantes e puérperas (principalmente nas primeiras 2 semanas após o parto e incluindo as pacientes que tiveram aborto ou perda fetal) são consideradas grupos de risco para complicações pela COVID-19. Devido às modificações gravídicas (cardiovasculares, pulmonares, hematológicas e imunológicas), gestantes são mais suscetíveis a infecções e há possibilidade de apresentarem formas mais graves e letais da patologia, como vimos com H1N1, por exemplo.[1] E apesar de até agora as evidências sugerirem que gestantes não apresentam sinais e sintomas diferentes ou maior gravidade da doença,[2] vale ressaltar que revisões mostram taxa de prematuridade podendo atingir 47%, morte fetal de 2,1%, morte perinatal (entre 22 semanas e 7 dias de vida) de até 7% e grande número de mães com necessidade de suporte avançado durante internação.[3]

A apresentação clínica da COVID-19 na gravidez é semelhante à da população geral (maioria com sintomas leves, mais comumente febre e tosse).[4] Dados americanos relatam que cerca de 85% das gestantes apresentaram doença leve, 10% doença grave e 5% doença crítica.[5] Comorbidades como obesidade, diabetes, asma e hipertensão podem tornar as mulheres grávidas mais suscetíveis aos efeitos mais severos da infecção.[6] Ainda há poucos casos relatados de mortes maternas e fetais.

RESULTADOS PERINATAIS

Até há pouco tempo, não haviam evidências de transmissão vertical do SARS-CoV-2.[7,8] Nos casos descritos de recém-nascidos (RNs) infectados, há maior suspeita de transmissão horizontal pelos cuidadores ou contato em ambiente contaminado.[9] Porém, apesar de raro, já existe relato de um pequeno número de placentas com identificação do vírus, além de alguns casos suspeitos de infecção vertical (presença de IgM – que não atravessa a placenta – positiva em RN com poucas horas de vida).[10] Novos estudos são necessários para dados mais consistentes a respeito da transmissão intraútero.

As consequências que a infecção pelo SARS-CoV-2 pode trazer à gestação ainda são incertas. Sabe-se que infecções por outros vírus respiratórios podem levar a aborto, ruptura prematura de membranas, parto prematuro, restrição de crescimento intrauterino, morte fetal intrauterina e morte materna.[11-13] Especificamente para a SARS-CoV-2, por enquanto há relatos de maior risco de trabalho de parto prematuro e aumento do número de partos cesáreas por sofrimento fetal agudo.[14]

Há poucos dados sobre gestantes infectadas na primeira metade da gestação. Até o momento não há indício de teratogenicidade, mas notou-se um aparente aumento de restrição de crescimento fetal (relacionado ao cenário de inflamação materna, hipóxia e estado pró-trombótico materno). Além disso, sabe-se que febre no início da gravidez pode estar associada a um aumento de malformações congênitas, sendo os defeitos do tubo neural os mais comumente descritos.[15]

Dessa forma, é imprescindível que a paciente mantenha acompanhamento regular com o profissional da saúde após infecção para verificação de possíveis complicações na gravidez.[9] Deve ser priorizada também a realização de ultrassonografia morfológica e controle da curva de crescimento fetal.

SEGUIMENTO PRÉ-NATAL

É necessário manter a rotina pré-natal de todas as gestantes durante a pandemia, mas para aquelas de baixo risco obstétrico é possível espaçar consultas e exames. Para as de alto risco, deve-se individualizar o calendário de consultas conforme a necessidade.

Deve-se adotar medidas que minimizem o risco de exposição das pacientes e profissionais de saúde nos atendimentos, conforme a Tabela 1.

Deve-se afastar do trabalho na linha de frente gestantes/lactantes que sejam profissionais de saúde ou com atividade/local de trabalho insalubre (Lei n. 13.287/16); para as que não se encaixam na lei citada, mas trabalham em locais

• **TABELA 1** Medidas para reduzir risco de exposição à COVID-19 no pré-natal

• Espaçar os horários das consultas
• Evitar a presença de acompanhantes
• Orientar uso de máscara
• Manter medidas de precaução padrão
• Triagem de sintomas respiratórios por telefone antes da consulta e novamente na chegada ao serviço e aferir temperatura
• Em caso de paciente sintomática, adiar a consulta se possível e orientar comparecimento a hospital de referência, se houver sinais de gravidade

de grande contato com público, orienta-se fazer relatório para o empregador dizendo se tratar de grupo de risco, solicitando avaliar mudança de função ou *home office* durante o período da pandemia. Possíveis códigos do CID-10 a serem utilizados em atestados a depender de cada caso: B34.2 (infecção por coronavírus de localização não especificada), Z35.7 (supervisão de gravidez de alto risco devido a problemas sociais) ou Z20 (contato com e exposição a doenças transmissíveis).[3]

Orientar vacinação para influenza a fim de evitar complicações pelo H1N1 ou por coinfecção.

- Para gestantes assintomáticas:
  - Orientar medidas de precaução padrão, isolamento domiciliar sempre que possível e busca de atendimento se sinais de alarme.
  - Pacientes com indicação de profilaxia de pré-eclâmpsia com ácido acetilsalicílico (AAS) não devem suspender a medicação.
  - Sugestão de otimização dos atendimentos:[16,17]
    - » Coordenar ultrassom (USG) morfológico de primeiro trimestre com 1ª visita ao obstetra e coleta de exames iniciais da gestação (resultados podem ser informados por contato telefônico).
    - » Coordenar USG morfológico de segundo trimestre com 2ª visita ao obstetra, com aproximadamente 20 semanas.
    - » USG de terceiro trimestre para avaliação de peso fetal deve ser avaliado caso a caso.
- Para gestantes sintomáticas (febre e/ou sintomas respiratórios) <u>sem</u> sinais de gravidade:
  - Tentar adiar atendimento eletivo para 14 dias após início dos sintomas. Caso não seja possível, atendê-la no último horário da agenda, em uso de equipamentos de proteção individual (EPIs), e realizar limpeza terminal no local depois.

- Orientar uso de máscara cirúrgica, isolamento domiciliar, sintomas de gravidade e local a procurar em caso de piora/sinais de gravidade.
- Manter contato telefônico para saber da evolução e possível piora do quadro.
- Se disponível: realizar teste diagnóstico para COVID-19.
- Para pacientes com COVID-19 positivo, dadas as preocupações teóricas com resultados fetais adversos, é recomendável controle mensal do crescimento fetal a partir de 28 semanas e realização de vitalidade fetal semanal, até o parto.[16]

■ Para gestantes sintomáticas que venham ao pré-natal com um ou mais sinais de gravidade:
  - Encaminhar com urgência para atendimento em ambiente hospitalar de referência.

• **TABELA 2** Critérios de internação

FR ≥ 24 ou desconforto respiratório	Descompensação de doença de base
$SatO_2$ < 95%	Oligúria
Hipotensão arterial	Nível de consciência alterado
Alteração do tempo de enchimento capilar	Diminuição da movimentação fetal (em idade gestacional viável)

MANEJO DE COVID-19 EM GESTANTES NO PRONTO-ATENDIMENTO E INTERNAÇÃO

Para gestantes, utilizamos os mesmos critérios diagnósticos de caso suspeito e confirmado da população geral. A Figura 1 apresenta em resumo o manejo da infecção. É preciso sempre pensar em diagnóstico diferencial com outras doenças que podem ter apresentação semelhante, como influenza, corioamnionite (no caso de febre, taquicardia materna e fetal) e pré-eclâmpsia ou síndrome HELLP (elevação de transaminases e alterações pulmonares).[16]

■ **Doença leve:** paciente sem emergência obstétrica e sem critérios de internação pela COVID pode ser tratada em casa.[17,18] O tratamento é sintomático. Até o momento, não há tratamento antiviral recomendado para casos leves de COVID-19. Deve ser orientado:
  - Isolamento domiciliar por 14 dias (gestante e outros moradores da casa).
  - Uso de máscara cirúrgica quando em contato com as outras pessoas.
  - Antitérmico: paracetamol (1ª opção); dipirona (2ª opção).
  - Repouso, alimentação balanceada, hidratação adequada via oral.

- Se critérios para **síndrome gripal:**

Febre (mesmo que referida) + tosse ou odinofagia

Na definição atual pelo MS não é necessário apresentar mialgia, cefaleia ou artralgia

↓

Prescrever oseltamivir 75 mg VO 12/12 h por 5 dias, pois também pode ser uma infecção pelo vírus influenza. Iniciar de preferência nas primeiras 48 h de sintomas. Notificar

Se possível, contato telefônico a cada 48 h para reavaliação.

- Orientar sinais de alarme para retorno (dispneia em repouso ou com deambulação, má aceitação de hidratação oral, hemoptise, dor/pressão no peito, tontura, queixas obstétricas).

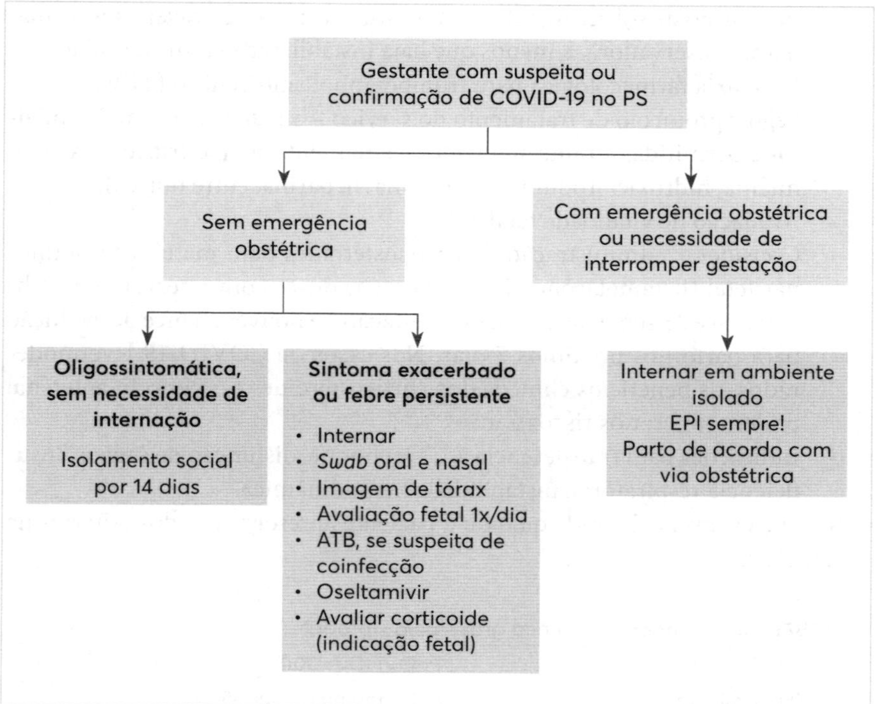

• **FIGURA 1** Manejo da COVID-19 na gestação.

ATB: antibioticoterapia; EPI: equipamento de proteção individual; PS: pronto-socorro; T: temperatura.

- **Doença moderada:** inclui as pacientes com síndrome respiratória aguda grave (SRAG) (Sat < 95%, dispneia, descompensação de doença de base) ou evidência radiológica de acometimento do trato respiratório inferior ou com emergência obstétrica. Estas devem ser encaminhadas à internação. O manejo é semelhante ao da paciente não gestante.
  - Colher teste diagnóstico para COVID, além de rastreio de outras infecções respiratórias virais e bacterianas (devido ao risco de coinfecções).
  - Iniciar oseltamivir (cobertura para H1N1 por 5 dias ou até teste negativo para esse vírus) e discutir início de antibioticoterapia, geralmente ceftriaxone + azitromicina por possível infecção bacteriana associada.
  - Notificar.
  - Imagem de tórax [raio X (RX), USG ou tomografia computadorizada (TC) permitidos em qualquer idade gestacional, se possível com proteção abdominal].
  - Monitorização de sinais vitais maternos e fetais.
  - Considerar oxigenoterapia precoce (alvo de $SatO_2 \geq 95\%$ e/ou $pO_2 \geq 70$ mmHg).
  - Prevenção de sobrecarga de fluidos: utilizar fluidos intravenosos de maneira conservadora, a menos que haja instabilidade cardiovascular.
  - Profilaxia farmacológica para tromboembolismo venoso (TEV).
  - Seguir protocolo de tratamento do serviço – a maioria dos medicamentos é permitida durante a gravidez e amamentação (ceftriaxona, azitromicina, hidroxicloroquina, cloroquina, heparina, entre outros).
  - Avaliação de vitalidade fetal diária.
  - Considerar administração de corticosteroides para maturação pulmonar fetal (betametasona 12 mg IM, duas doses com intervalo de 24 h) entre 24 e 33 semanas e 6 dias de gestação, se houver chance de evolução para parto nos próximos 7 dias. Nos casos de COVID-19 leve/moderados, os benefícios clínicos dos corticosteroides no período antenatal podem superar os riscos à mãe.[19]
  - Indicações para transferência à UTI: choque, disfunção de órgãos, insuficiência respiratória, instabilidade hemodinâmica.
- **Doença grave:** é definida quando a paciente apresenta um dos critérios da Tabela 3.

• **TABELA 3** Critérios de doença grave pelo Uptodate

$SatO_2 \leq 93\%$	$PaO_2/FiO_2 < 300$
FR > 30 por minuto	Infiltrado pulmonar >50%

A maior parte do manejo da paciente grave é semelhante ao da população geral, porém existem mudanças fisiológicas da gravidez que precisam ser levadas em consideração: aumento do débito cardíaco (frequência cardíaca e volume sistólico), diminuição da resistência vascular sistêmica, maior ventilação minuto (impulsionada pela frequência respiratória), alcalose respiratória compensada fisiológica, aumento da taxa de filtração glomerular e volume de distribuição, volume plasmático expandido e alterações na cascata de coagulação.

A intubação deve ser considerada precocemente, devido ao aumento do edema das vias aéreas e do risco de aspiração na gravidez, além da capacidade residual funcional limitada. O posicionamento prono na gravidez já foi relatado e pode ser considerado, discutindo-se com o obstetra sua viabilidade principalmente a depender da idade gestacional.[20]

As taxas de trabalho de parto prematuro espontâneo nas pacientes graves são altas. Taquicardia materna inexplicada, hipertensão, aumento dos requisitos de sedação e taquipneia devem chamar atenção a um possível trabalho de parto silencioso. Grávidas com idade gestacional viável devem ser internadas em serviços com disponibilidade no local de equipe capacitada e material para parto.

Dependendo da idade gestacional, do estado clínico materno e da viabilidade e bem-estar fetal, deve-se considerar a antecipação do parto. O parto pode se tornar necessário em circunstâncias em que se pensa que a oxigenação ou a ventilação estão prejudicadas pela gravidez, ou em que há sofrimento fetal agudo. Um fluxo adequado sobre a organização para o parto, incluindo o local do parto, o processo de transporte e o pessoal envolvido deve ocorrer e levar em consideração a idade gestacional e a estabilidade materna.[2,21]

ASSISTÊNCIA AO PARTO

O tipo e o momento do parto devem ser individualizados com base no estado clínico da paciente, idade gestacional e condição fetal. A via de parto é obstétrica. Apesar de o parto vaginal não ser contraindicado, pacientes em SRAG em geral não toleram o trabalho de parto. Alto percentual dos partos tem sido realizado via cesárea devido à condição grave das pacientes e à grande incidência de sofrimento fetal agudo. Deve-se considerar também que nas tentativas de parto vaginal há exposição significativa e prolongada da equipe de saúde, dada a longa duração do contato com a paciente, as exalações repetidas e a exposição substancial a fluidos corporais.[22]

No caso de trabalho de parto prematuro (TPP), não há consenso sobre inibição. A tocólise não é contraindicada, mas deve ser individualizada com base no *status* materno, idade gestacional e risco de progressão do trabalho de parto prematuro. No caso de realização da tocólise, optar por uso de antagonistas do receptor de ocitocina (acetato de atosibana). Está contraindicado o uso de terbutalina (agonistas beta-adrenérgico) devido aos efeitos colaterais cardiopulmonares (dor torácica, taquicardia, dispneia, edema agudo de pulmão), e há controvérsia na literatura em relação à nifedipina (bloqueador de canal de cálcio), sendo liberado uso pelo Uptodate, porém não recomendado por outros autores, uma vez que essa medicação leva a vasodilatação sistêmica e pulmonar potente, podendo piorar a hipotensão e a função pulmonar.[4,16]

No caso de TPP, muitos serviços fazem uso de sulfato de magnésio para neuroproteção fetal, mas os benefícios dessa terapia devem ser ponderados contra os riscos potenciais de depressão respiratória materna.[6]

- Cuidados em sala de parto:
  - Paciente em uso de máscara cirúrgica.
  - Equipe multidisciplinar com EPI completo; limitar o número de profissionais dentro da sala de parto (entrada do mais experiente).
  - Se disponível, sala de parto/cirúrgica com pressão negativa.
  - Restringir acompanhante (política variável entre serviços, alguns permitem entrada somente no momento do parto, sendo o indivíduo fora do grupo de risco e com uso de EPI).
  - Analgesia/anestesia: conforme protocolo do serviço; considerar analgesia precoce para evitar instabilidade hemodinâmica.
  - Monitorização materna e fetal contínuas.
  - Se parto vaginal e evolução para dificuldade respiratória: abreviar período expulsivo com fórcipe ou vácuo.
  - Se parto cesárea: restringir o uso do cautério pela geração de aerossol.
  - Amniotomia: dados limitados não sugerem transmissão materno-fetal – não há contraindicação de sua realização para o gerenciamento do trabalho de parto.[22]
  - Clampeamento do cordão: não há evidências suficientes sobre se o pinçamento tardio aumenta o risco de infecção do RN por contato direto, então por ora a recomendação é o clampeamento imediato.[23]
  - Se possível, realizar os primeiros cuidados do RN em sala adjacente à da mãe – se não, manter distância de no mínimo 2 m.
  - Contato pele-a-pele está contraindicado logo após o nascimento.
  - Amamentação na primeira hora está adiada para momento em que os cuidados de higiene e medidas de prevenção possam ser adotados.
  - No pós-parto, o tecido placentário, embriões e fetos abortados devem ser tratados como tecidos infecciosos e manejados adequadamente.

– Recomenda-se também uso de protetor facial sobre a máscara cirúrgica pela equipe de assistência ao parto de pacientes assintomáticas durante a pandemia, medida embasada após estudo em Nova York apresentando 13,5% de parturientes assintomáticas com SARS-CoV-2 positivo em orofaringe.[24] Algumas instituições orientam sempre que possível realizar testagem das pacientes que internam para parto, mesmo que assintomáticas.

ASSISTÊNCIA AO PUERPÉRIO

Pode-se manter alojamento conjunto, se for o desejo da mãe, sendo adotados os cuidados da Tabela 4.

• **TABELA 4** Medidas para manutenção de alojamento conjunto

• Quarto privativo ao binômio com distância de 2 metros entre leito materno e berço
• Mãe deve usar máscara cirúrgica e lavar as mãos sempre que for tocar no recém-nascido ou amamentar[25]
• Se permitido acompanhante pelo hospital, este deve ser único, assintomático e sem contato domiciliar com casos de síndrome gripal
• Visitas estão contraindicadas durante internação

Apesar de ainda não haver consenso na literatura, não há contraindicações à amamentação nem à ordenha de leite materno. O leite humano é a melhor fonte de nutrição e ajuda a proteger os recém-nascidos contra diversas doenças no início da vida (ainda não há comprovação de anticorpos maternos contra a COVID-19 passados para o RN). A maior parte dos estudos até o momento não identificou o SARS-CoV-2 no leite humano de mães com COVID-19, porém segundo o Uptodate já existem relatos de amostras com detecção viral e são necessários mais dados para poder fazer uma melhor avaliação do risco. O CDC, a OMS e a AAP sugerem que os benefícios da amamentação no cenário de COVID-19 parecem superar os riscos potenciais de transmissão viral da mãe para o bebê.[26]

A amamentação está liberada de acordo com condições clínicas, desejo e capacidade materna. As mães que desejam amamentar diretamente são incentivadas a praticar rigorosa higiene das mãos e usar máscara cirúrgica durante o processo.

Se mãe e RN estiverem em boas condições clínicas, tentar alta hospitalar precoce (após 48 h de vida). Lembrar que o puerpério tem efeito na coagulação (risco de TEV aumenta mais de 20 vezes), por isso alguns serviços tendem a utilizar heparina profilática nos primeiros 14 dias pós-parto se diagnóstico de COVID na internação.

Normalmente as pacientes retornam para consulta pós-parto em 4-6 semanas, e é nesse momento em geral que se inicia a contracepção. Porém, 10 a 40% das puérperas já faltavam nesta consulta antes da pandemia, número que tende a aumentar com as recomendações de permanecer em casa e evitar ida a serviços de saúde sem necessidade. Deve-se então priorizar prescrição de método anticoncepcional no pós-operatório imediato, antes da alta. Os métodos indicados são não hormonais ou que contêm somente progestagênios, portanto sem aumento do risco de trombose venosa ou arterial.[27]

No puerpério, obedecendo aos critérios de elegibilidade da OMS, é recomendado uso de:

- Métodos de longa duração (DIU-cobre, SIU-LNG, implante de etonogestrel): inserção do DIU nas primeiras 48 h ou após 4 semanas.
- Métodos de curta duração: pílulas de progestagênio (desogestrel ou minipílulas, que podem ser iniciadas a qualquer momento) e injetável trimestral (medroxiprogesterona, que pode ser iniciada somente 6 semanas após o parto).
- Preservativos.

A prescrição de contraceptivos, seja no puerpério ou fora dele, é considerada serviço essencial durante a pandemia.[28] Seu uso reduz 40% das mortes maternas por reduzir as gestações não planejadas, além de reduzir a chance de curto intervalo intergestacional (< 18 meses).[29] Mesmo métodos de contracepção oral combinada não são contraindicados em mulheres com COVID-19 positivo sem patologias prévias que impeçam uso de estrógeno, porque o risco de TEV na gravidez e no puerpério é muito maior que com o uso da medicação.[30]

REFERÊNCIAS BIBLIOGRÁFICAS

1. Kujawski SA, Wong KK, Collins JP, Epstein L, Killerby ME, Midgley CM, et al. First 12 patients with coronavirus disease 2019 (COVID-19) in the United States. medRxiv. 2020.
2. Deng L, Li C, Zeng Q, Liu X, Li X, Zhang H, et al. Arbidol combined with LPV/r versus LPV/r alone against Corona Virus Disease 2019: A retrospective cohort study. J Infect. 2020.
3. SOGESP – Associação de Obstetrícia e Ginecologia do Estado de São Paulo. O que o GO precisa saber sobre COVID-19. 2020.
4. Zaigham M, Andersson O. Maternal and perinatal outcomes with COVID-19: A systematic review of 108 pregnancies. Acta Obstet Gynecol Scand. 2020.
5. Breslin N, Baptiste C, Gyamfi-Bannerman C, Miller R, Martinez R, Bernstein K, et al. COVID-19 infection among asymptomatic and symptomatic pregnant women: Two weeks of confirmed presentations to an affiliated pair of New York City hospitals. Am J Obstet Gynecol MFM. 2020;100118.
6. ACOG. COVID-19 FAQs for obstetrician-gynecologists, obstetrics. Disponível em: https://www.acog.org/clinical-information/physician-faqs/covid-19-faqs-for-ob-gyns-obstetrics.

7. Wang Z, Yang B, Li Q, Wen L, Zhang R. Clinical features of 69 cases with coronavirus disease 2019 in Wuhan, China. Clin Infect Dis. 2020.
8. Han W, Quan B, Guo Y, Zhang J, Lu Y, Feng G, et al. The course of clinical diagnosis and treatment of a case infected with coronavirus disease 2019. J Med Virol. 2020;92(5):461-3.
9. Young BE, Ong SWX, Kalimuddin S, Low JG, Tan SY, Loh J, et al. Epidemiologic features and clinical course of patients infected with SARS-CoV-2 in Singapore. JAMA. 2020;323(15):1488-94.
10. Dong L, Tian J, He S, Zhu C, Wang J, Liu C, et al. Possible vertical transmission of SARS-CoV-2 from an infected mother to her newborn. JAMA. 2020;E1-3.
11. Schwartz DA, Graham AL. Potential maternal and infant outcomes from coronavirus 2019-NCOV (SARS-CoV-2) infecting pregnant women: Lessons from SARS, MERS, and other human coronavirus infections. Viruses. 2020;12(2).
12. Liu F, Xu A, Zhang Y, Xuan W, Yan T, Pan K, et al. Patients of COVID-19 may benefit from sustained lopinavir-combined regimen and the increase of eosinophil may predict the outcome of COVID-19 progression. Int J Infect Dis. 2020.
13. Wang Z, Chen X, Lu Y, Chen F, Zhang W. Clinical characteristics and therapeutic procedure for four cases with 2019 novel coronavirus pneumonia receiving combined Chinese and Western medicine treatment. Biosci Trends. 2020;14(1).
14. Di Mascio D, Khalil A, Saccone G, Rizzo G, Buca D, Liberati M, et al. Outcome of coronavirus spectrum infections (SARS, MERS, COVID-19) during pregnancy: a systematic review and meta--analysis. Am J Obstet Gynecol MFM. 2020;100107.
15. Moretti ME, Bar-Oz B, Fried S, Koren G. Maternal hyperthermia and the risk for neural tube defects in offspring: Systematic review and meta-analysis. Epidemiology. 2005;16(2):216-9.
16. Brigham and Women's Hospital. Clinical presentation and clinical course of COVID-19 in pregnancy. 2020. Disponível em: https://covidprotocols.org/protocols/obstetrics/.
17. The Society for Maternal-Fetal Medicine. COVID-19 ultrasound practice suggestions. Soc Matern Med. 2020.
18. The Society for Maternal-Fetal Medicine. Coronavirus (COVID-19) and pregnancy: what maternal-fetal medicine subspecialists need to know. 2020;1-7.
19. Veljkovic V, Vergara-Alert J, Segalés J, Paessler S. Use of the informational spectrum methodology for rapid biological analysis of the novel coronavirus 2019-nCoV: prediction of potential receptor, natural reservoir, tropism and therapeutic/vaccine target. F1000Research. 2020;9:52.
20. Dennis AT, Hardy L, Leeton L. The prone position in healthy pregnant women and in women with preeclampsia --A pilot study. BMC Pregnancy Childbirth. 2018;18(1).
21. Kim JY. Letter to the editor: Case of the index patient who caused tertiary transmission of coronavirus disease 2019 in Korea: The application of lopinavir/ritonavir for the treatment of COVID-19 pneumonia monitored by quantitative RT-PCR. J Korean Med Sci. 2020;35(7).
22. Society for Maternal-Fetal Medicine and Society for Obstetric and Anesthesia and Perinatology. Labor and delivery COVID-19 considerations. 2020. Disponível em: https://s3.amazonaws.com/cdn.smfm.org/media/2277/SMFM-SOAP_COVID_LD_Considerations_3-27-20_(final)_PDF.pdf.
23. Poon LC, Yang H, Kapur A, Melamed N, Dao B, Divakar H, et al. Global interim guidance on coronavirus disease 2019 (COVID-19) during pregnancy and puerperium from FIGO and allied partners: Information for healthcare professionals. Int J Gynaecol Obstet. 2020.
24. Desmond Sutton D, Fuchs K, D'Alton M, Goffman D. Universal screening for SARS-CoV-2 in women admitted for delivery. N Engl J Med. Published April 13, 2020. doi: 10.1056/NEJMc2009316.
25. Ministério da Saúde. Coronavírus COVID-19. Disponível em: https://coronavirus.saude.gov.br/.
26. Chen H, Guo J, Wang C, Luo F, Yu X, Zhang W, et al. Clinical characteristics and intrauterine vertical transmission potential of COVID-19 infection in nine pregnant women: a retrospective review of medical records. Lancet. 2020;395(10226):809-15.

27. Tepper NK, Whiteman MK, Marchbanks PA, James AH, Curtis KM. Progestin-only contraception and thromboembolism: A systematic review. Contraception. 2016;94(6):678-700.
28. The Faculty of Sexual & Reproductive Healthcare of the Royal College of Obstetricians & Gynaecologists (FSRH). Provision of contraception by maternity services after childbirth during the Covid-19 outbreak. Disponível em: https://www.fsrh.org/standards-and-guidance/documents/fsrh-ceu-provision-of-contraception-by-maternity-services-after/.
29. Cleland J, Conde-Agudelo A, Peterson H, Ross J, Tsui A. Contraception and health. Lancet. 2012;380(9837):149-56.
30. UNFPA. Sexual and reproductive health and rights: modern contraceptives and other medical supply needs, including for COVID-19 prevention, protection and response. 2020. Disponível em: https://www.unfpa.org/resources/sexual-and-reproductive-health-and-rights-modern-contraceptives-and-other-medical-supply.

18

COVID-19 e pacientes oncológicos

Ana Paula Messias
Paulo Siqueira do Amaral
Eduardo Messias Hirano Padrão

A pandemia do coronavírus 2019 (COVID-19) trouxe vários questionamentos na área da oncologia que ainda estão sem respostas e que prometem muitos aprendizados para o futuro. Pacientes oncológicos, pela necessidade de idas frequentes ao hospital para administração de quimioterapia e radioterapia, compõem um dos grupos mais afetados. Surgem dúvidas sobre suspensão de tratamento, cancelamento de consultas, testes diagnósticos e cuidados específicos desses pacientes.

Um estudo de Wuhan sugere que a mortalidade pelo COVID-19 em pacientes com câncer esteja em torno de 7,6%, atrás de enfermidades como doença cardiovascular, *diabetes mellitus* (DM), hipertensão arterial sistêmica (HAS) e doenças respiratórias.[1] Uma coorte em Nova York com 334 pacientes com câncer não encontrou um aumento na taxa de mortalidade por COVID-19 em relação a pacientes sem câncer.[2] Por outro lado, o grupo TERAVOLT (*Thoracic Cancers International COVID Collaboration*) relatou que em um grupo de 200 pacientes com tumores torácicos, na sua maioria câncer de pulmão, não pequenas células (75%) e estádio IV (73,5%), 76% deles necessitaram de hospitalização e 36% faleceram.[3] Apesar do possível viés de seleção, a alta mortalidade nesse grupo de pacientes chama atenção e reforça a necessidade de medidas para proteger os pacientes oncológicos. Nosso serviço não possui dados de mortalidade, mas acreditamos que possamos ter uma mortalidade ainda mais alta, muito provavelmente pelo perfil mais grave dos nossos pacientes.

Um relatório de Yu et al. publicado no *JAMA Oncol* relatou 1.524 pacientes com câncer admitidos de 30 de dezembro de 2019 a 17 de fevereiro de 2020 em um departamento de oncologia de um hospital em Wuhan, China. A taxa de infecção pelo vírus COVID-19 entre os pacientes com câncer (0,79% – 12 de 1.524 pacientes; IC 95%, 0,3%-1,2%) foi superior à incidência cumulativa na comunidade atendida pelo hospital (0,37%). Cinco desses 12 pacientes estavam em terapia anticâncer no momento da admissão.[4] Sabemos que a imunossupressão está presente nos doentes oncológicos mesmo sem tratamento específico, principalmente nos pacientes em estádios mais avançados.

Quanto ao curso da doença em pacientes oncológicos, o artigo de Liang et al. no *Lancet Oncol* desenhou uma coorte prospectiva com casos de COVID-19 internados em hospitais chineses. Observou-se que pacientes com câncer têm maior incidência de eventos graves. Estes foram definidos como a porcentagem de pacientes admitidos em unidade de terapia intensiva com necessidade de ventilação invasiva ou morte, conforme demonstra a Figura 1. Sete de 18 pacientes (39%) *versus* 124 de 1.572 (8%) desenvolveram eventos graves.[5] Não existe ainda evidência do aumento de incidência em determinados tipos histológicos ou subpopulações em paciente com câncer, como sexo feminino ou masculino. Acreditamos que os idosos tenham pior evolução quando comparados com jovens, assim como com pacientes não oncológicos.

Tendo em vista maior incidência, mortalidade e risco de complicação, algumas mudanças são recomendadas para pacientes oncológicos. A ASCO (*American Society of Clinical Oncology*) recomenda postergar retornos ambulatoriais de pacientes que não estejam em tratamento oncológico específico.[6] Ao invés de consultas presenciais, as chamadas de áudio ou vídeo são opções para garantir que o paciente e seus familiares tenham acesso a medicamentos, informações e um ambiente para alívio de eventuais dúvidas e medos.

• **TABELA 1** Recomendações internacionais para manejo ambulatorial

• Postergar, se possível, retornos ambulatoriais de pacientes que não estejam em tratamento oncológico específico.
• Avaliar realizar consultas via videoconferência.
• Conforme testes se tornem mais acessíveis, parece ser razoável testar pacientes antes de iniciar tratamentos imunossupressores.
• Sempre individualizar o tratamento e as condutas.
• Dar preferência para medicações orais.
• Confirmar consulta via telefone.
• Avaliar suspensão de tratamento de manutenção.
• Hipofracionamento da radioterapia.
• Manter centros oncológicos como áreas livres de COVID-19.

O Conselho de Saúde Pública Francês, a pedido do ministério de saúde local, emitiu um *guideline* com recomendações de cuidados com pacientes on-

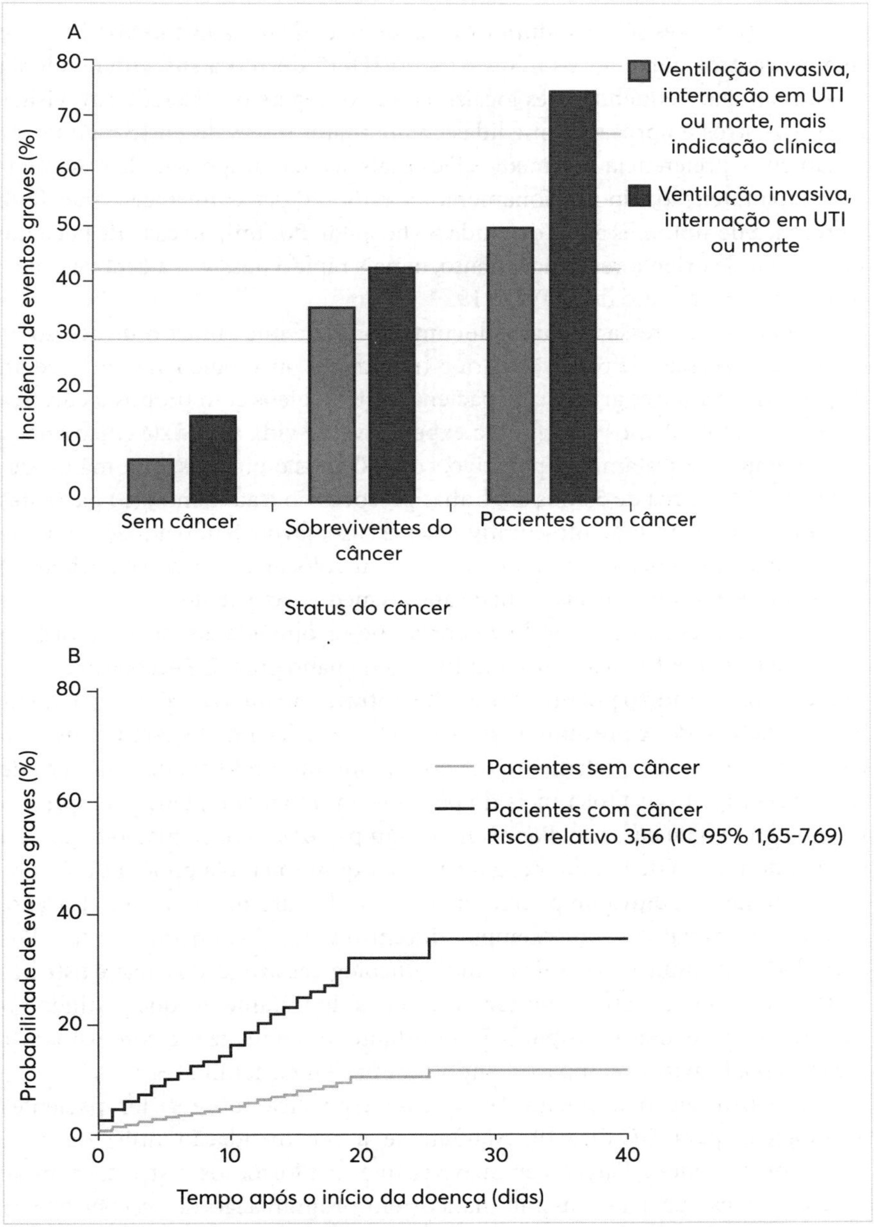

• **FIGURA 1** Eventos graves em pacientes sem câncer, sobreviventes do câncer e pacientes com câncer (A) e riscos de desenvolvimento de eventos graves em pacientes com câncer e sem câncer (B).

UTI: unidade de terapia intensiva.

cológicos (tumores sólidos) durante a pandemia. Ele ressalta a importância de manter centros oncológicos livres de COVID-19 devido à suscetibilidade da população que frequenta esses locais. Para isso, sugere que se reduzam visitas a esses centros empregando medidas como: maior intervalo entre regimes de tratamento, preferência por medicações orais, avaliar suspensão de tratamentos de manutenção, hipofracionamento de radioterapia, confirmar via telefone a presença de sintomas antes da vinda ao hospital. Por fim, no caso de paciente infectados ele orienta referenciamento, o mais rápido possível, a centros voltados para o tratamento de COVID-19.[7,8]

Um ponto interessante que o documento traz é que em caso de acesso limitado ou escassez de recursos para o tratamento oncológico, há uma ordem de prioridade em três grupos: (1) pacientes oncológicos com proposta curativa (favorecendo < 60 anos e com uma expectativa de vida acima de cinco anos); (2) pacientes em tratamento paliativo, com 60 anos ou menos, ou uma expectativa de vida acima de 5 anos em linhas precoces do tratamento; (3) pacientes sem proposta de tratamento curativo, nesse caso, favorecendo aqueles em que a extensão de doença ou os sintomas possam colocar em risco suas vidas. O documento frisa que a decisão final cabe ao médico assistente.[7]

Até o momento, não existe evidência que recomende alterar ou atrasar o início de tratamento oncológico em função da pandemia. É necessário avaliar caso a caso, pesando o potencial risco de se atrasar ou interromper o tratamento e o benefício de se prevenir a infecção pelo COVID-19. Deve-se ponderar o risco de recidiva se o tratamento for postergado ou modificado, o número de ciclos já completos e a tolerância do paciente ao tratamento, tendo sempre em vista o objetivo de cuidado. Por exemplo, em pacientes em remissão que estão recebendo terapia de manutenção, suspender quimioterapia pode ser uma opção. Tratamento adjuvante padrão em cenário de cura não deve ser atrasado. Tumores germinativos, por exemplo, devem ser tratados imediatamente. Por outro lado, em muitos casos de doenças oncológicas avançadas, não existe benefício clínico em segunda ou terceira linhas de tratamento que justifique o risco de se frequentar o hospital. É importante individualizar e contextualizar toda terapia indicada, compartilhando com paciente e familiares a decisão.

Não existe até o momento orientação específica sobre testar pacientes oncológicos para COVID-19. Mantém-se a recomendação utilizada para os outros pacientes. Parece ser razoável que, conforme os testes tornem-se mais acessíveis, pacientes assintomáticos em programação de receber algum tratamento imunossupressor sejam testados. Nossa impressão atual é que o limiar de suspeição em pacientes oncológicos deve ser baixo perante o grande número de pacientes oligossintomáticos diagnosticados e rápida evolução desfavorável. Vale ressaltar também a discussão sobre medidas invasivas neste grupo de pacientes, que se tornou mais urgente no contexto de pandemia pela rapidez com que os pacientes complicam e pela necessidade de racionalização de leitos de UTI.

• **TABELA 2** Recomendações para manejo no pronto-socorro

• Provável maior incidência, maior gravidade e letalidade em pacientes oncológicos.
• Devemos ter baixo limiar de suspeição em pacientes oncológicos.
• Pacientes podem ter quadro oligossintomático inicialmente com evolução rápida.
• A COVID-19, além da doença em si, pode atrasar o tratamento do doente.
• Discussão sobre medidas invasivas em caráter individualizado.
• Orientar pacientes com suspeita a procurarem o pronto-socorro.
• Sempre individualizar o tratamento e as condutas.

Apesar de não compreendermos até o momento o curso da doença em pacientes oncológicos, devemos levar em consideração que não só a doença em si, mas seu tratamento pode contribuir para quadros clínicos mais complexos. Além disso, a despeito de outras doenças, algumas semanas ou meses de atraso em seu tratamento podem ter um impacto direto na sobrevida global desses pacientes.

Dessa forma, a condução desses pacientes tanto no cenário intra-hospitalar quanto ambulatorial é extremamente desafiadora e, por isso, o relato de experiências em grandes centros, o desenvolvimento de ferramentas para auxílio nas tomadas de decisões e o compartilhamento de decisões com os pacientes se tornam fundamentais no cenário atual.

REFERÊNCIAS BIBLIOGRÁFICAS

1. Report of the WHO-China Joint Mission on Coronavirus Disease – February 28, 2020. Disponível em: https://www.who.int/docs/default-source/coronaviruse/who-china-joint-mission-on-covid-19-final-report.pdf.
2. Miyashita H, et al. Do patients with cancer have a poorer prognosis of COVID-19? An experience in New York City. Annals of Oncology. Março 2020. Published online April, 2020.
3. Lyss AP. TERAVOLT data suggest high death rate in lung cancer patients with COVID-19. Medscape. Apr 30, 2020.
4. Yu J, Ouyang W, Chua MLK, Xie C. SARS-CoV-2 transmission in patients with cancer at a tertiary care hospital in Wuhan, China. JAMA Oncol. Março 2020. Published online March 25, 2020. doi:10.1001/jamaoncol.2020.0980.
5. Liang W, et al. Cancer patients in SARS-CoV-2 infection: a nationwide analysis in China. Lancet Oncol. Fev 2020. Published online February 14, 2020. Disponível em: https://doi.org/10.1016/S1470-2045(20)30096-6.
6. American Society of Clinical Oncology. COVID-19 patient care information. Disponível em: https://www.asco.org/asco-coronavirus-information/care-individuals-cancer-during-covid-19.

7. You B, et al. The official French guidelines to protect patients with cancer against SARS-CoV-2 infection. Lancet Oncol. Março 2020. Published online March 25, 2020. Disponível em: https://doi.org/10.1016/S1470-2045(20)30204-7.
8. Mei H, et al. Managing patients with cancer during the COVID-19 pandemic: frontline experience from Wuhan. Lancet Oncol. Published May, 2020. Disponível em: https://doi.org/10.1016/S1470-2045(20)30238-2.

19

Cuidados paliativos no contexto da pandemia de COVID-19

Gisela Biagio Llobet
Lucas Lentini Herling de Oliveira
Sabrina Corrêa da Costa Ribeiro

DEFINIÇÃO

"Cuidados Paliativos consistem na assistência, promovida por uma equipe multidisciplinar, que objetiva a melhoria da qualidade de vida do paciente e seus familiares, diante de uma doença que ameace a vida, por meio da prevenção e alívio do sofrimento, da identificação precoce, avaliação impecável e tratamento de dor e demais sintomas físicos, sociais, psicológicos e espirituais." (OMS, 2002)

Essa abordagem depende de uma equipe especializada multiprofissional, com expertise em comunicação, definição de plano avançado de cuidados, tomada de decisões complexas e tratamento de sintomas refratários. Todo paciente deve receber cuidados de conforto de alta qualidade em sua fase final de vida.[1] No contexto da pandemia de COVID-19, a demanda por essas habilidades irá aumentar, porém em muitos cenários não haverá fácil acesso a equipes especializadas em cuidados paliativos, cabendo ao não especialista o manejo de situações complexas de fim de vida.

Este capítulo tem como objetivo fornecer algumas orientações básicas para auxiliar o generalista a promover alívio de sofrimento na situação desafiadora em que nos encontramos.

IDENTIFICAÇÃO DE PACIENTES COM NECESSIDADE DE CUIDADOS PALIATIVOS

O cuidado paliativo deve ser iniciado no momento do diagnóstico de uma doença grave ameaçadora à vida. Inicialmente, as intervenções com enfoque paliativo compreendem uma pequena proporção dos cuidados oferecidos ao paciente. À medida, porém, que a doença avança, a demanda por tratamentos objetivando a cura ou o controle da doença diminui perante a necessidade de cuidados voltados à manutenção da qualidade de vida. Conforme o paciente se aproxima da fase de terminalidade, essa abordagem vai ganhando mais importância, para possibilitar planejamento do paciente e da família, controle de sintomas complexos e alocação adequada de recursos de saúde.[2]

Apesar dessa indicação precoce de abordagem paliativa, a realidade da maior parte dos pacientes diagnosticados com doenças graves é de nunca terem contato com essa proposta terapêutica, mesmo de forma ambulatorial. O cenário de intercorrências agudas é ainda mais desafiador para a seleção de pacientes que possam se beneficiar mais de uma proposta de cuidados focada em bem-estar do que de medidas invasivas de suporte à vida.[3]

Não existem critérios absolutos para essa escolha. Entretanto, existem ferramentas de rastreio que o médico assistente poderá utilizar como base para identificar pacientes que estejam nos últimos meses ou anos de vida (critérios de terminalidade), por conta da progressão de doença de base incurável.

Sugere-se a ferramenta SPICT-BR (disponível em https://www.spict.org.uk/the-spict/spict-br/), que elenca fatores de mau prognóstico gerais e relacionados a doenças específicas, para auxiliar o clínico a reconhecer a gravidade do quadro de base do paciente e alertar para a revisão dos objetivos de cuidado. A "pergunta surpresa" – que interroga se o profissional ficaria surpreso com o falecimento em breve (menos de um ano) daquele paciente, devido à sua doença de base – também tem sido usada como ferramenta de rastreio nesse contexto.

Dentro dos grandes grupos de doenças terminais (câncer, falência orgânica e síndromes demenciais e neurodegenerativas), frequentemente os últimos meses de vida são marcados por características comuns ao grupo. De modo geral, internações recorrentes não planejadas e perda de funcionalidade importante são indicadores confiáveis de que o paciente se aproxima do óbito.

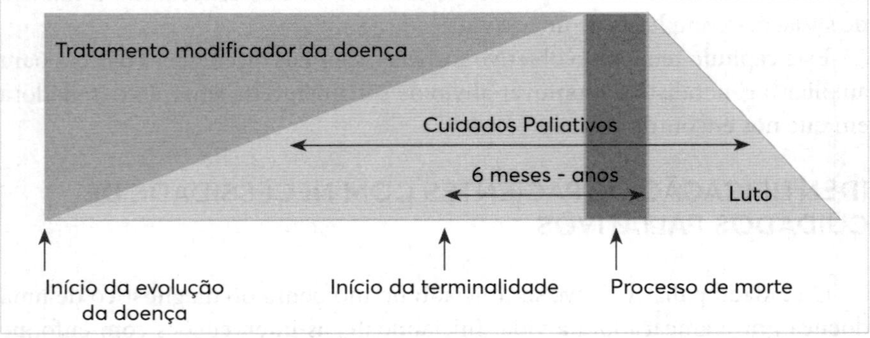

• **FIGURA 1** Curva de cuidados paliativos da OMS.

Prognosticar com acurácia é uma habilidade difícil na prática clínica e é apenas um dos muitos dados que devem ser analisados na elaboração de um plano de cuidados. Assim, cabe ressaltar que tais ferramentas não devem ser utilizadas como único determinante para a indicação de cuidados paliativos exclusivos, porém podem ser úteis no processo de ponderação quanto à probabilidade de resolução de novas intercorrências e definição da proposta mais adequada para o paciente.

DELIBERAÇÃO MORAL E TOMADA DE DECISÃO

A tomada de decisões em saúde é um processo complexo e com pesos desiguais entre os envolvidos. A responsabilidade sobre decisões técnicas em saúde é do médico e não pode ser transferida ao paciente ou seu representante. Ao paciente competem seus valores, biografia, visão sobre sofrimento e objetivos de cuidado – na impossibilidade de acessar essas informações, cabe à família preencher essas lacunas. Aliar esses patamares diferentes de conhecimento, direitos e deveres na escolha de um plano adequado é desafiador. Muitos colegas ainda praticam medicina paternalista, fazendo escolhas terapêuticas cruciais sem a participação do paciente. No outro extremo, alimentada pela judicialização da saúde, cresce a medicina defensiva, que tem como faceta possível a oferta de modalidades terapêuticas como um "cardápio" para o paciente ou familiar, colocando nestes a responsabilidade de uma decisão técnica.

O processo que busca a decisão mais prudente, propondo alternativas moralmente aceitáveis aos opostos, é o da deliberação moral. Nessa reflexão estruturada, o profissional da saúde apropria-se dos fatos (doenças de base e fase evolutiva, funcionalidade, tratamentos disponíveis e desfechos possíveis, utilizando medicina baseada em evidências) e busca compreender os valores e a biografia do paciente para estabelecerem, juntos, os objetivos de cuidado que façam sentido naquele cenário. A discussão em equipe multiprofissional agrega conhecimento para traçar os planos de tratamento possíveis, respeitando evidências científicas e as preferências do paciente. Essas possibilidades são, então, discutidas com o paciente (ou seu representante), devendo-se tomar o cuidado de explicar objetivos, riscos e consequências possíveis para cada decisão, levando em conta aspectos legais e éticos pertinentes.[4]

OBJETIVOS DE CUIDADO

Os objetivos de cuidado mudam conforme a fase clínica em que o paciente está, independentemente de qual seja o diagnóstico. Enquanto para a maior parte dos pacientes com uma doença infecciosa aguda o objetivo do cuidado é a cura completa por meio do uso de todos os recursos disponíveis, para muitos pacientes o objetivo do cuidado será controle de sintomas para prover conforto e evitar medidas fúteis de suporte de vida às custas de sofrimento. Essa decisão muitas vezes é difícil para o generalista, mas é importante que haja esse tipo de reflexão acerca de cada paciente. As variáveis envolvidas nas decisões serão a gravidade da doença atual, a gravidade das doenças de base, os valores e preferências do paciente, entre outras. Uma vez avaliado o caso, é importante estabelecer um plano de cuidado em conjunto com o paciente e/ou família.

Plano avançado de cuidados

O planejamento avançado de cuidados alia informações sobre valores, expectativas e preferências do paciente, prognóstico, decisões técnicas sobre intervenções cabíveis e existência de recursos para o desenvolvimento de uma proposta personalizada de assistência. Idealmente, esse processo é iniciado no ambulatório, ainda em uma fase de estabilidade de doenças progressivas. Essa, entretanto, não será a realidade para a maioria dos pacientes graves com COVID, em que o desenvolvimento da doença é algo inesperado e a piora rápida pode dificultar que essas discussões ocorram em tempo hábil. Ainda assim, há evidência científica abundante mostrando que a maioria dos pacientes e familiares deseja comunicação honesta e empática, mesmo quando as notícias são ruins.[5]

O pré-requisito essencial para um bom plano de cuidados é conhecer o paciente – de valores e objetivos ao prognóstico. Será impossível atingir conhecimento amplo no meio da pandemia, porém é importante fazer o possível. Tome alguns minutos para acessar esses dados com o próprio paciente ou com sua família. Preocupe-se em prever a possibilidade de deterioração clínica e o escalonamento de medidas. Tenha uma conversa honesta sobre os cenários mais prováveis e os objetivos de cuidado. Se o paciente não for candidato a medidas invasivas, reforce a assistência focada em conforto e dignidade. É importante frisar com paciente e família que priorizar medidas de conforto não é "cessar esforços", mas – muito pelo contrário – pode ser o melhor tratamento disponível para aquele paciente naquele momento.

Avaliação do benefício de suporte invasivo

A minoria dos pacientes, mesmo aqueles já institucionalizados ou acompanhados por equipes de cuidados paliativos, apresenta diretivas antecipadas de vontade definidas. Quando tal documento existir, deve ser respeitado. Porém, para a maioria dos pacientes que chegam ao pronto-socorro com um quadro agudo, a decisão de quanto suporte oferecer é tomada pelo plantonista, em geral sem conhecimento dos desejos e valores do paciente. Muitas vezes essa responsabilidade é transferida à família, em uma tentativa de incluí-los no processo de tomada de decisão. Porém, sem o conhecimento técnico, baseado em evidências, necessário para essa escolha, o resultado não é uma decisão compartilhada. A indicação de medidas invasivas para suporte avançado de vida é uma decisão técnica de equipe multidisciplinar, pois pressupõe habilidade em diagnosticar, prognosticar e estimar taxa de sucesso ou falha terapêutica. Cabe ponderar o benefício que a medida pode trazer ao paciente contra potenciais malefícios, incluindo nessa deliberação o quadro de base, discussão em equipe multidisciplinar, valores e preferências do paciente e consequências prováveis de cada decisão terapêutica.

No cenário da COVID, outro fator complicador para a definição de suporte é a limitação de recursos que já ocorre em muitos locais, forçando médicos a escolherem quais pacientes priorizar para intervenções que não estão disponíveis para todos. Tais decisões devem ser idealmente tomadas por comitês de triagem, compostos por profissionais de saúde que não participem da assistência direta ao paciente e pautadas em protocolos oficiais segundo cada instituição, enquanto todos os esforços devem ser empreendidos para ampliar os recursos e atender a todos que deles necessitam. A idade não deve ser utilizada como critério isolado para excluir pacientes da possibilidade de receber recursos de terapia intensiva. Nenhum grupo da sociedade deve ser discriminado em protocolos de alocação.[18]

O protocolo publicado pela Associação de Medicina Intensiva Brasileira (AMIB) em 5 de maio de 2020, com o apoio de sociedades como a Associação Brasileira de Medicina de Emergência (ABRAMEDE), a Sociedade Brasileira de Geriatria e Gerontologia (SBGG) e a Academia Nacional de Cuidados Paliativos (ANCP), prevê a utilização de critérios técnicos como o escore SOFA, a presença de comorbidades e o escore de funcionalidade ECOG para priorização de recursos com o objetivo de salvar o maior número de vidas. A principal crítica a esse protocolo é, em um país extremamente desigual, tratar como iguais pessoas que tiveram acesso a recursos e oportunidades diferentes. Alguns protocolos americanos objetivam corrigir essa "desigualdade" retirando pontos (portanto, dando prioridade a pacientes que morem em bairros mais pobres ou com pior acesso à saúde).[18]

Objetivos do cuidado nos últimos dias ou horas de vida

Nesta fase, uma vez que se considera o curso da doença inexorável em um curto espaço de tempo, todos os cuidados devem ser voltados ao conforto. Suspenda exames de rotina, medicações supérfluas (p.ex.: estatinas, profilaxias) e reavalie a escolha e periodicidade da monitorização de sinais vitais. Considere medicações sintomáticas em bomba de infusão contínua (BIC), com administração intravenosa ou subcutânea (por hipodermóclise).

Nutrição enteral e hidratação parenteral não são benéficas neste momento e podem levar à sobrecarga volêmica com piora da dispneia. Considere dieta de conforto (segundo desejo, aceitação e capacidade do paciente) se o paciente apresentar nível neurológico para tal. A suspensão de dieta e hidratação é frequentemente de difícil aceitação pela família. É importante abordar os motivos da preocupação dos familiares – além de o desejo de manter a nutrição ser uma questão cultural no Brasil, a família pode ter conceitos errôneos sobre o tema que geram sofrimento. Nos últimos dias de vida, as necessidades calóricas diárias ficam drasticamente reduzidas. A maior parte dos pacientes não sente fome nem sede nesta fase, e já não é possível nutri-los para que recuperem peso ou condições de combater a intercorrência aguda. Além disso, vias artificiais de nutrição e hidratação podem ser deletérias, ao aumentarem o risco de novas complicações como broncoaspiração e congestão pulmonar, dificultando o controle de sintomas como dispneia e sororoca. Isso é especialmente relevante para pacientes que se encontram em íleo adinâmico, que é comum nos últimos dias de vida, ou com volemia mal distribuída, que é quase universal para pacientes críticos e em terminalidade. Explicar essas preocupações para a família é de suma importância para reafirmar que existe um racional de cuidados por trás da suspensão de algumas medidas, e que todas as decisões visam ao bem-estar do paciente.[6]

MANEJO DE SINTOMAS

O controle adequado de qualquer sintoma pressupõe o tratamento de causas reversíveis (como antibioticoterapia para pneumonia bacteriana, drenagem torácica para pneumotórax, broncodilatadores para broncoespasmo), medidas não farmacológicas (como elevação da cabeceira da cama para dispneia, iluminação adequada para *delirium*) e medidas farmacológicas. Essa seção foca no tratamento farmacológico dos sintomas mais prevalentes no adoecimento por COVID-19.

Dispneia

Morfina é a droga de escolha, porém tem dose-teto para dispneia e alto potencial para intoxicação em pacientes com disfunção renal.[7] É possível utilizar metadona neste cenário, mas só deve ser empregada por quem tem experiência com a droga, uma vez que seu metabolismo é errático. No entanto, mesmo

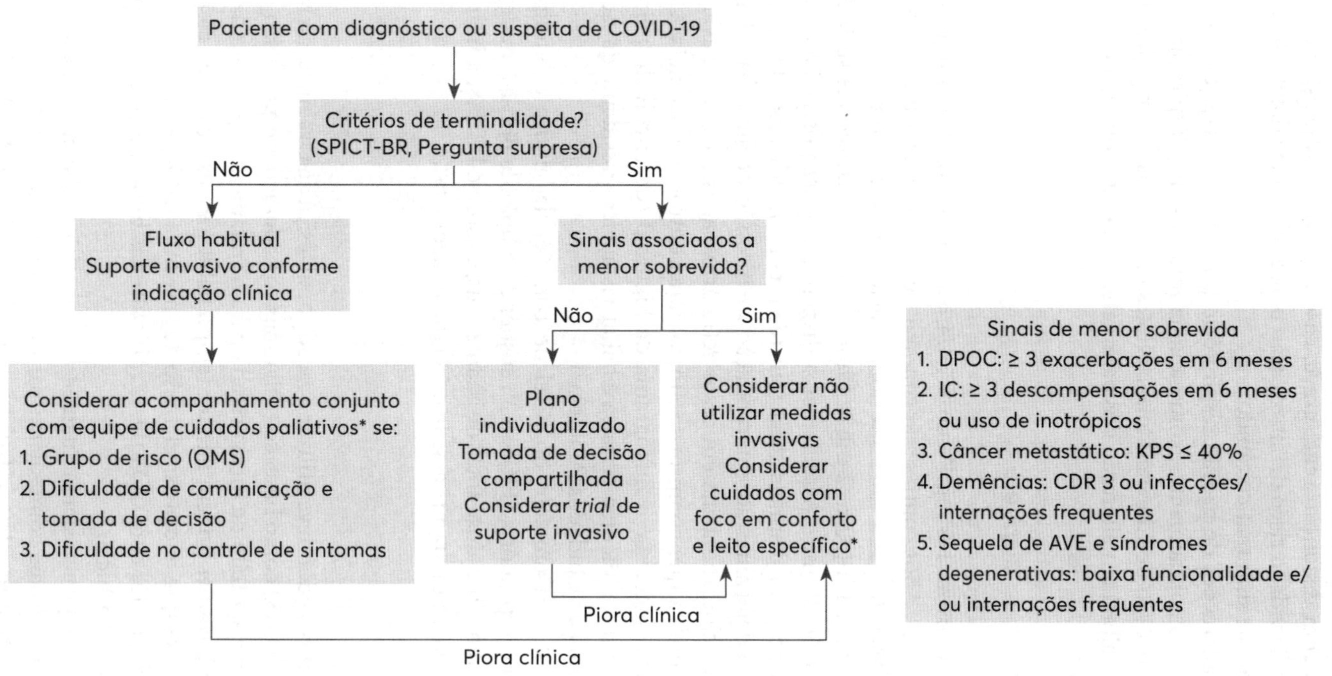

• **FIGURA 2** Cuidados paliativos na pandemia de COVID-19 (adaptado do fluxograma institucional do HC-FMUSP).
Se disponível. AVE: acidente vascular encefálico; CDR: *Clinical Dementia Rating*; DPOC: doença pulmonar obstrutiva crônica; IC: insuficiência cardíaca; K: potássio; KPS: *Karnofsky Performance Score*.

em pacientes com disfunção renal grave, caso acredite-se que estejamos nas últimas horas de vida, o risco de intoxicação perde relevância diante da necessidade de controle sintomático rápido.

Algumas alterações de padrão respiratório podem não trazer desconforto em pacientes não contactuantes, como apneia intermitente, respiração superficial ou com padrão de Cheyne-Stokes. Nestes casos, o uso de medicação de resgate não resultará em alteração dos parâmetros avaliados ou melhora sintomática aparente.

Manejo prático da dispneia

- Dose fixa: morfina 1-2 mg IV ou SC 4/4 h (reavaliar de 15/15 min, repetir até 3 vezes). Após controle do sintoma, sugere-se iniciar medicação em BIC, com reavaliação a cada 3-4 horas. Realize resgates com 1/5 a 1/6 da dose total nas 24 h (p.ex.: 2 mg 4/4 horas = 12 mg/dia, resgate seria 2-2,4 mg), até de 30/30 min. Associe benzodiazepínico para possível ansiedade contribuindo para dispneia total (em referência aos diversos fatores que modulam a determinação, interpretação e expressão do sintoma). Sugere-se associar clorpromazina em casos refratários, apesar de não haver evidência científica que comprove seu uso para controle de dispneia. Como guia prático, sugere-se o fluxograma da Figura 3 (desenvolvido pelo Dr. Douglas Crispim, médico geriatra e paliativista, vice-presidente da Academia Nacional de Cuidados Paliativos).
- Intoxicação: rebaixamento do nível de consciência, miose e bradipneia [frequência respiratória (FR) < 12]: suspenda o opioide por 4-6 h; depois, considere reduzir a dose total ou manter suspenso. Se FR < 8, administre naloxone (atentar para meia-vida curta do antagonista).

Dor

O tratamento da dor deve utilizar a escada analgésica da Organização Mundial da Saúde (OMS) como base, com algumas considerações especiais: o escalonamento pode ser feito de forma rápida para o tratamento agressivo da dor, medicações adjuvantes podem não ter tempo hábil para exercer seus efeitos e deve-se evitar, sempre que possível, o uso de anti-inflamatórios não esteroidais (AINEs) em pacientes com COVID-19. Nas últimas horas de vida, essa preocupação perde relevância.

Em pacientes pouco contactuantes ou sob ventilação mecânica, utilize parâmetros não verbais como alerta para desconforto: postura corporal, gemência, tônus da musculatura facial. As escalas PAINAD-Br (disponível em

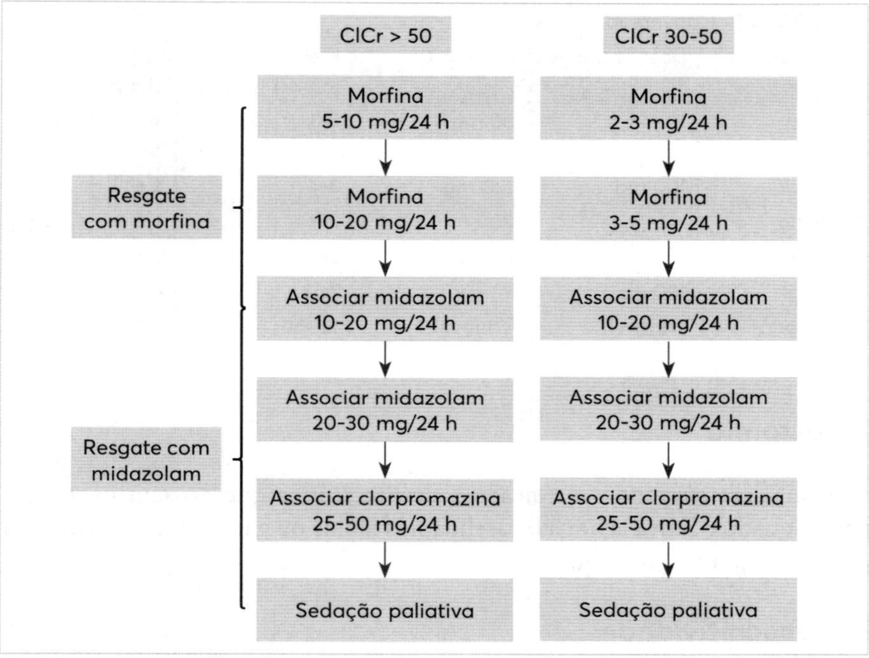

• **FIGURA 3**

https://www.scielo.br/img/revistas/reeusp/v48n3//0080-6234-reeusp-48-03-462-gf01-pt.jpg) e BPS (disponível em https://www.scielo.br/pdf/rbti/v26n4/0103-507X-rbti-26-04-0373.pdf) podem ser úteis.

Previna efeitos colaterais comuns de opioides como constipação (prescreva laxativo irritativo como o bisacodil 5 mg/noite), monitore náusea, retenção urinária, agitação paradoxal (comum se escalada rápida) e intoxicação.[8]

Sempre prescreva analgésico simples de horário (p.ex.: dipirona 1 g 6/6 h, independentemente da dose de morfina utilizada) e escalone para opioide. Considere gabapentina como adjuvante.

Considere rotação de opioides (trocar o opioide utilizado) no caso de desenvolvimento de efeitos adversos intoleráveis, incapacidade em obter analgesia adequada, escalada rápida.[9] Reduza a dose equivalente calculada em 25% e procure ajude de um especialista.

Tosse

Controle com opioides: é eficaz em dose baixa.[10] Gabapentina pode ser opção para tosse crônica; iniciar com 75-150 mg 12/12 h e titular.[11]

• **TABELA 1** Conversão de opioides

Droga	Dose IV, IM ou SC	Dose VO	Meia-vida (horas)	Duração (horas)
Morfina	10 mg	30 mg	2-3	3-4 (IV)/3-6 (VO)
Tramadol	100 mg	120 mg	3-4	4-6
Codeína	–	200 mg	2-4	4-6
Oxicodona	–	20 mg	2-3	3-6
Fentanil	100 µg	-	7-12	1-2
Metadona	Variável	Variável	12-150	6-8

Xerostomia

Considere suspender medicações desnecessárias que possam contribuir para o quadro. Saliva artificial, vaselina nos lábios ou gaze embebida em água podem proporcionar alívio.

Hipersecretividade

Secreções altas, associadas a relaxamento da musculatura orofaríngea com tosse ineficaz podem provocar respiração ruidosa conhecida como "sororoca" ou "ronco da morte". É pouco provável que essa situação cause desconforto em pacientes não contactuantes, porém pode ser aflitiva para a equipe assistente. Posicionar a cabeça lateralizada pode aliviar o quadro. Agentes anticolinérgicos iniciados precocemente podem ser benéficos.[12]

Considere:

- Escopolamina IV ou SC: 20-40 mg 6/6 h ou 120 mg/24 h em BIC.
- Atropina colírio 1% 2 gts até de 8/8 h em mucosa oral.
- Propantelina tópica retroauricular até 4x/d.

Delirium

Busque e trate causas reversíveis. O uso de neurolépticos deve ser feito com a menor dose possível para garantir controle de agitação e segurança do paciente, sem provocar sonolência excessiva. Todo esforço deve ser feito para evitar contenção física nesses pacientes – caso seja necessária, reavalie a contenção química.[13]

Considere:

- Haloperidol: 0,5-1 mg SC ou VO até de 8/8 h, considerar 3-5 mg em jovens ou obesos.
- Quetiapina: 12,5-100 mg VO até de 12/12 h.
- Clorpromazina: 12,5-25 mg VO, IV ou SC até de 8/8 h.

Ansiedade e insônia

Promover conforto, esclarecer dúvidas e preocupações, proporcionar contato familiar por meio de soluções tecnológicas, quando possível, pode trazer alívio. O uso de benzodiazepínicos neste contexto é recomendado por consenso.

Sedação paliativa

A sedação paliativa (SP) é reconhecida como medida eticamente aceitável para alívio de sofrimento refratário, porém deve ser utilizada como último recurso e após consulta com equipe especializada em recursos paliativos. Seu objetivo é controlar sintomas refratários, nunca promover a morte. Propõe-se o seguinte protocolo para o início dessa modalidade terapêutica, adaptado para o cenário da COVID-19:[14]

1. Discussão preemptiva:
A. Situações mais comuns em que SP é indicada: *delirium* hiperativo, dispneia, dor e convulsões refratárias.
B. Situações emergenciais: hemorragia maciça, dispneia terminal severa, asfixia.
C. Tenha em mente a probabilidade de o paciente evoluir com alguma dessas condições e, se possível, discuta preemptivamente a possibilidade de SP como plano de contingência.
2. Reavalie causas tratáveis para o sintoma e consulte especialista em cuidados paliativos, se disponível.
3. Obtenha consentimento do paciente ou familiar após explicação do racional por trás da decisão, exceto em situações catastróficas de fim de vida. Em caso de paciente incapaz, solicite ao responsável que indique o desejo provável do paciente. Porém, SP é decisão e responsabilidade médica.
4. Defina o nível de sedação: deve ser a mais superficial possível para obter controle sintomático.
5. Mantenha monitorização de desconforto e cuidados gerais.

6. Reveja indicação de hidratação, nutrição e medicações: não interrompa medicações sintomáticas, especialmente opioides.
7. Cuidados com a família do paciente: acolhimento a distância em boletins.
8. Cuidados com a equipe multiprofissional: alinhar toda a equipe. Em locais em que esta prática não é comum, pode ser necessário explicar seu funcionamento para a equipe, bem como sua indicação.

Medicações (sugestão adaptada do protocolo institucional de sedação paliativa do Instituto do Câncer do Estado de São Paulo):[15]

- Midazolam: 1-2 mg IV ou HDC em *bolus*, repetir a cada 1 h, conforme sintomas, e iniciar 0,5-1 mg/h em BIC, titulando até atingir o nível de sedação desejado. Se > 20 mg/dia, considere associar clorpromazina 25-100 mg/24 h, em BIC. Se insuficiente, suspender as medicações e iniciar:
- Fenobarbital: 1-2 mg/kg/h IV em BIC. Se insuficiente, suspender e iniciar:
- Propofol 1-2 mg/kg/h IV em BIC.

COMUNICAÇÃO

Conversas sobre más notícias

Conversar com pacientes e seus entes queridos sobre situações ameaçadoras à vida, possibilidade de limitação de suporte e de óbito é desafiador em qualquer cenário. Porém, na pandemia da COVID-19 essas conversas difíceis serão protagonizadas por médicos com pouco treinamento em comunicação e muitas vezes de forma não presencial, limitando o uso da comunicação não verbal, que é responsável por mais de 50% da transmissão da mensagem. Ter um roteiro para guiar essas conversas pode ser de grande valia. Sugere-se o protocolo "SPIKES":[16]

- S – *Setting up* (preparo): reserve alguns minutos, em um espaço adequado e sem interrupções. Revise as informações sobre o caso, se apresente e informe o objetivo da conversa.
- P – *Perception* (percepção): questione o paciente ou familiar sobre seu conhecimento a respeito do quadro atual. Corrija, de forma respeitosa, percepções errôneas.
- I – *Invitation* (convite): defina quanta informação o paciente ou familiar gostaria de obter. Idealmente, essa etapa ocorre de forma natural ao longo da conversa.

- K – *Knowledge* (conhecimento): informe os dados relevantes de forma clara e objetiva, evite linguagem técnica e explicações fisiopatológicas demoradas. Pode-se dividir a informação em diagnóstico, prognóstico, indicação de intervenções específicas e planejamento de cuidados. Use palavras como "infelizmente", "preocupação" e tom de voz baixo e respeitoso.
- E – *Emotions* (emoção): valide e acolha as emoções que surgirem. Respeite o silêncio.
- S – *Strategy and summary* (estratégia e resumo): resuma os pontos principais e informe os próximos passos. Pergunte o que o paciente ou familiar entendeu da conversa.

Uso de tecnologias

Como medida sanitária, visitas a pacientes internados com suspeita ou confirmação de infecção pelo SARS-CoV-2 estão suspensas. Tenha em mente que muitos pacientes irão passar seus últimos dias de vida sozinhos, isolados de família e amigos e em sofrimento. Familiares que deixarem seu ente querido no hospital não irão vivenciar o processo de adoecimento e fim de vida, também sofrendo com a falta de interação. O boletim médico, que deve ser realizado diariamente a distância nesses casos, será a única fonte de informações e contato com esse processo dolorido. Alguns serviços têm possibilitado visitas virtuais ou gravação de mensagens de áudio para serem reproduzidas para os pacientes, utilizando soluções digitais. Verifique essa possibilidade junto à sua instituição. Pode fazer toda a diferença para o paciente e sua família, mesmo nos casos em que o paciente estiver incapaz de comunicar-se.[17]

Comunicando óbito

Óbitos na pandemia têm características especiais, com grande potencial para desenvolvimento de luto complicado. Os familiares que não puderam visitar o paciente durante a internação, nem estar presentes na hora da morte, também serão privados da realização de importantes ritos funerários. Pode haver outras pessoas internadas em estado grave que preocupem a família, ou mesmo perdas sucessivas de entes queridos pela mesma doença. A comunicação do óbito em geral será feita por telefone, sem que o familiar possa ao menos olhar nos olhos de quem transmite a mensagem. Sugere-se que a comunicação do óbito seja feita pelo médico, com preparo adequado.

- Revise as informações do caso, confira quem é o cuidador principal a ser avisado e faça a ligação telefônica.

- Apresente-se e certifique-se da identidade do receptor.
- Questione conhecimento sobre quadro clínico e evolução do paciente.
- Informe com linguagem clara e empática: "Infelizmente, preciso te informar que seu familiar faleceu hoje".
- Realize escuta mínima, acolha emoções e esclareça dúvidas.
- Siga os trâmites da instituição para liberação do cadáver.

EMBASAMENTO ÉTICO E LEGAL

Código Penal

[...] Artigo 13º §2º – A omissão é penalmente relevante quando o omitente devia e podia agir para evitar o resultado.

Na fase final de vida o desfecho do paciente será a morte, independente das intervenções – invasivas ou não – que o médico depreender para seu cuidado. O profissional não poderá ser imputado criminalmente pelo não início de medidas invasivas sustentadoras de vida caso a evolução para morte seja irreversível e independente desses procedimentos. O prontuário tem fé pública e o julgamento clínico do médico deve ser bem registrado, incluindo os critérios para terminalidade.

Resolução CFM n. 1.805/2006 sobre ajuste terapêutico

Art. 1º É permitido ao médico limitar ou suspender procedimentos e tratamentos que prolonguem a vida do doente em fase terminal, de enfermidade grave e incurável, respeitada a vontade da pessoa ou de seu representante legal.

Art. 2º O doente continuará a receber todos os cuidados necessários para aliviar os sintomas que levam ao sofrimento, assegurada a assistência integral, o conforto físico, psíquico, social e espiritual, inclusive assegurando-lhe o direito da alta hospitalar.

Código de Ética Médica 2018 – sobre cuidados paliativos

[...] XXII – Nas situações clínicas irreversíveis e terminais, o médico evitará a realização de procedimentos diagnósticos e terapêuticos desnecessários e propiciará aos pacientes sob sua atenção todos os cuidados paliativos apropriados.

Resolução CFM n. 1995/2012 – sobre diretivas antecipadas de vontade

Art. 1º. Definir diretivas antecipadas de vontade como o conjunto de desejos, prévia e expressamente manifestados pelo paciente, sobre cuidados e tratamentos que quer, ou não, receber no momento em que estiver incapacitado de expressar, livre e autonomamente, sua vontade.

Art. 2º. Nas decisões sobre cuidados e tratamentos de pacientes que se encontram incapazes de comunicar-se, ou de expressar de maneira livre e independente suas vontades, o médico levará em consideração suas diretivas antecipadas de vontade.

§ 1º Caso o paciente tenha designado um representante para tal fim, suas informações serão levadas em consideração pelo médico. [...]

§ 3º As diretivas antecipadas do paciente prevalecerão sobre qualquer outro parecer não médico, inclusive sobre os desejos dos familiares.

Resolução CFM n. 2232/2019 – sobre o direito a recusa terapêutica

Art. 1º

A recusa terapêutica é, nos termos da legislação vigente e na forma desta Resolução, um direito do paciente a ser respeitado pelo médico, desde que esse o informe dos riscos e das consequências previsíveis de sua decisão.

Art. 2º

É assegurado ao paciente maior de idade, capaz, lúcido, orientado e consciente, no momento da decisão, o direito de recusa à terapêutica proposta em tratamento eletivo, de acordo com a legislação vigente.

Parágrafo único

O médico, diante da recusa terapêutica do paciente, pode propor outro tratamento quando disponível.

THE UNIVERSITY of EDINBURGH

Supportive and Palliative Care Indicators Tool (SPICT-BR™)

NHS Lothian

O SPICT é um guia para identificação de pessoas sob o risco de deterioração e morrendo. Avaliar esse grupo de pessoas para necessidade de suporte e cuidado paliativos.

Procure por indicadores gerais de piora da saúde.

- Internações hospitalares não programadas.
- Capacidade funcional ruim ou em declínio com limitada reversibilidade. (a pessoa passa na cama ou cadeira mais de 50% do dia).
- Dependente de outros para cuidados pessoais devido a problemas físicos e/ou de saúde mental. `É necessário maior suporte para o cuidador.
- Perda de peso significativa nos últimos 3-6 meses e/ ou um baixo índice de massa corporal.
- Sintomas persistentes apesar do tratamento otimizado das condições de base.
- A pessoa ou sua família solicita cuidados paliativos, interrupção ou limitação do tratamento ou um foco na qualidade de vida.

Procure por quaisquer indicadores clínicos de uma ou mais das condições avançadas.

Câncer

Capacidade funcional em declínio devido a progressão do câncer.

Estado físico muito debilitado para tratamento do câncer ou tratamento para controle dos sintomas.

Demencia/ fragilidade

Incapaz de vestir-se, caminhar ou comer sem ajuda.

Redução da ingestão de alimentos e líquidos e dificuldades na deglutição.

Incontinência urinária e fecal.

Incapaz de manter contato verbal; pouca interação social.

Fratura de fêmur, múltiplas quedas.

Episódios frequentes de febre ou infecções; pneumonia aspirativa.

Doença neurológica

Deterioração progressiva da capacidade física e/ou da função cogntiva mesmo com terapia otimizada.

Problemas da fala com dificuldade progressiva de comunicação e/ou deglutição.

Pneumonia aspirativa recorrente; falta de ar ou insuficiência respiratória.

Doença cardiovascular

Classe funcional III/IV de NYHA- insuficiência cardíaca ou doença coronariana extensa e intratável com:

- falta de ar ou dor precordial em repouso ou aos mínimos esforços.

Doença vascular periférica grave e inoperável.

Doença respiratória

Doença respiratória crônica grave com:

- falta de ar em repouso ou aos mínimos esforços entre as exacerbações.

Necessidade de oxigênioterapia por longo prazo.

Já precisou de ventilação para insuficiência respiratória ou ventilação é contraindicada.

Doença renal

Estágios 4 e 5 de doença renal crônica (TFG< 30ml/mi) com piora clínica.

Insuficiência renal complicando outras condições limitantes ou tratamentos.

Decisão de suspender a diálise devido à piora clínica ou intolerância ao tratamento.

Doença hepática

Cirrose avançada com uma ou mais complicações no último ano:

- Ascite resistente a diuréticos
- Encefalopatia hepática
- Síndrome hepatorrenal
- Peritonite bacteriana
- Sangramentos recorrentes de varizes esofágicas

Transplante hepático é contraindicado.

Deterioração e sob o risco de morrer de qualquer outra condição ou complicação que não seja reversível.

Revisar o cuidado atual e planejar o cuidado para o futuro.

- Reavaliar o tratamento atual e medicação para que o paciente receba o cuidado otimizado.
- Considere o encaminhamento para avaliação de um especialista se os sintomas ou necessidades forem complexos e difíceis de manejar.
- Acordar sobre objetivos do cuidado atual e futuro e planejar o cuidado com a pessoa e sua família.
- Planejar com antecedência caso a pessoa esteja em risco de perda cognitiva.
- Registre em prontuário, comunique e coordene o plano geral de cuidados.

Para mais informações e atualizações, cadastre-se no SPICT website (www.spict.org.uk)

SPICT™, abril 2016

• **FIGURA 4** Supportive and Palliative Care Indicators Tool (SPICT-BR™).
Adaptada de: The University of Edinburgh, NHS Lothian.

REFERÊNCIAS BIBLIOGRÁFICAS

1. Lawrie I, Murphy F. COVID-19 and palliative, end of life and bereavement care in secondary care. Role of the specialty and guidance to aid care 2020. Disponível em: https://apmonline.org/. Acesso em 03/05/2020.
2. National Cancer Controle Programmes. Policies and managerial guidelines. 2. ed. Genebra: WHO Library; 2002.
3. Ribeiro SCC, Carvalho RT, Rocha JA, Dias RD. Criterion validity and inter-rater reliability of a palliative care screening tool for patients admitted to an emergency department intensive care unit. Palliat Support Care. 2018;16(6):685-91.
4. Forte DN, Kawai F, Cohen C. A bioethical framework to guide the decision-making process in the care of seriously ill patients. BMC Med Ethics. 2018;19(1):78.
5. Jenkins V, Fallowfield L, Saul J. Information needs of patients with cancer: results from a large study in UK cancer centres. Br J Cancer. 2001;84(1):48-51.
6. Blinderman CD, Billings JA. Comfort care for patients dying in the hospital. N Engl J Med. 2015;373(26):2549-61.
7. Ben-Aharon I, Gafter-Gvili A, Paul M, Leibovici L, Stemmer SM. Interventions for alleviating cancer-related dyspnea: a systematic review. J Clin Oncol. 2008;26(14):2396-404.
8. McNicol E, Horowicz-Mehler N, Fisk RA, Bennett K, Gialeli-Goudas M, Chew PW, et al. Management of opioid side effects in cancer-related and chronic noncancer pain: a systematic review. J Pain. 2003;4(5):231-56.
9. Portenoy RK, Ahmed E. Principles of opioid use in cancer pain. J Clin Oncol. 2014;32(16):1662-70.
10. Chung KF. Drugs to suppress cough. Expert Opin Investig Drugs. 2005;14(1):19-27.
11. Ryan NM. A review on the efficacy and safety of gabapentin in the treatment of chronic cough. Expert Opin Pharmacother. 2015;16(1):135-45.
12. Lokker ME, van Zuylen L, van der Rijt CC, van der Heide A. Prevalence, impact, and treatment of death rattle: a systematic review. J Pain Symptom Manage. 2014;47(1):105-22.
13. Grassi L, Caraceni A, Mitchell AJ, Nanni MG, Berardi MA, Caruso R, et al. Management of delirium in palliative care: a review. Curr Psychiatry Rep. 2015;17(3):550.
14. Cherny NI, Radbruch L, Board of the European Association for Palliative Care. European Association for Palliative Care (EAPC) recommended framework for the use of sedation in palliative care. Palliat Med. 2009;23(7):581-93.
15. Carvalho RT, Souza MRB, Franck EM, Polastrini RTV, Crispim D, Jales SMCP, et al. (eds.). Manual da residência de cuidados paliativos. Barueri: Manole; 2018.
16. Baile WF, Buckman R, Lenzi R, Glober G, Beale EA, Kudelka AP. SPIKES-A six-step protocol for delivering bad news: application to the patient with cancer. Oncologist. 2000;5(4):302-11.
17. Crispim D, Silva M, Cedotti W, Câmara M, Gomes S. Comunicação difícil e COVID-19. Recomendações práticas para comunicação e acolhimento em diferentes cenários da pandemia. 2020. Disponível em: https://www.ibcsinc.org/comunicando-melhor-na-crise. Acesso em 03/05/2020.
18. Recomendações da AMIB (Associação de Medicina Intensiva Brasileira), ABRAMEDE (Associação Brasileira de Medicina de Emergência), SBGG (Sociedade Brasileira de Geriatria e Gerontologia) e ANCP (Academia Nacional de Cuidados Paliativos) de alocação de recursos em esgotamento durante a pandemia por COVID-19. Disponível em: https://www.amib.org.br/noticia/nid/recomendacoes-da-amib-abramede-sbgg-e-ancp-de-alocacao-de-recursos-em-esgotamento-durante-a-pandemia-por-covid-19/.

20

COVID-19 na pediatria

Michelle Marcovici
Vinícius Machado Correia

INTRODUÇÃO E EPIDEMIOLOGIA

Desde o início da pandemia pelo novo coronavírus SARS-CoV-2, questiona-se sobre a incidência da COVID-19 na faixa etária pediátrica. A estimativa é de que 1 a 5% dos casos da doença sejam em crianças.[1]

Tem sido observado um número de casos graves significativamente menor, quando comparado aos adultos,[2] sugerindo que a infecção tem apresentação mais leve nas crianças. Assim, essa população tem sido considerada como vetor possível do vírus para os contactantes íntimos, comparável ao que ocorreu com SARS-CoV-1.[3,4]

Ainda não se sabe o motivo pelo qual as crianças são parcialmente poupadas. Algumas hipóteses foram aventadas, como menor expressão do receptor da enzima conversora de angiotensina ou uma resposta imunológica mais adequada, considerando que essa faixa etária frequentemente contrai infecções de origem viral. Além disso, nas crianças o vírus parece ter predileção pelas vias aéreas superiores em relação às inferiores.[2]

Apesar de não corresponderem à maioria dos pacientes com COVID-19, são necessárias estratégias específicas para essa faixa etária, principalmente aos casos mais graves.

APRESENTAÇÃO CLÍNICA

A sintomatologia é semelhante à dos adultos e pode ser classificada conforme gravidade, conforme demonstrado na Tabela 1.[2]

• **TABELA 1** Classificação da COVID-19 conforme gravidade

Classificação	Sinais e sintomas
Assintomática	Ausência de qualquer sinal, sintoma ou alteração radiológica.
Leve	Infecção de vias aéreas superiores, presença ou não de febre, sintomas gastrointestinais como vômito e diarreia podem estar presentes.
Moderada	Tosse e febre, com evidência radiológica de pneumonia. Pode haver componente de broncoespasmo, porém sem sinais de desconforto respiratório ou hipoxemia.
Severa	Presença de hipoxemia e desconforto respiratório, em geral após evolução de uma semana de quadro leve.
Crítica	Evolução rápida para síndrome respiratória aguda grave (SRAG), insuficiência respiratória aguda. Podem estar presentes distúrbios de coagulação, instabilidade hemodinâmica, miocardite e injúria renal aguda.

Os casos assintomáticos ou leves correspondem à maioria dos pacientes, sendo que os menores de 1 ano podem evoluir com maior gravidade.[1,2] Dentre aqueles que se apresentam com sintomas, os mais prevalentes são tosse, hiperemia de orofaringe e febre[5,6] associados a taquipneia e taquicardia na admissão.[5] Outros sintomas como diarreia, fadiga, mialgia, vômitos e hipoxemia também foram observados, porém em menor frequência.[5]

Os pacientes com comorbidades, como doenças pulmonares, cardíacas, imunodeficiências e desnutrição podem evoluir com doença mais severa.[6] A presença de algum sinal de gravidade ao exame também pode ser um indicativo de pior prognóstico:

- Taquidispneia (frequência respiratória > 50 ipm entre 2 e 12 meses, > 40 ipm entre 1 e 5 anos e > 30 ipm acima de 5 anos – com criança afebril e sem choro).
- Febre persistente por 3 a 5 dias.
- Alterações do nível de consciência.
- Alteração de enzimas miocárdicas ou hepáticas, desidrogenase láctica (DHL).
- Acidose metabólica sem explicação.
- Infiltrado radiológico bilateral ou multilobar, derrame pleural ou evolução rápida do quadro pulmonar.
- Menores de 3 meses.
- Complicações extrapulmonares.
- Coinfecções virais ou bacterianas.

Diante da suspeita de febre sem sinais localizatórios em lactentes, principalmente nos menores de 3 meses, deve-se incluir a infecção por SARS-CoV-2 entre as hipóteses diagnósticas e, portanto, prosseguir com a investigação mais abrangente do quadro.[7,8]

Alguns quadros de apresentação clínica atípica também têm sido descritos na faixa etária pediátrica, como doença de Kawasaki,[9,10] SIRS-*like* e síndrome do choque tóxico,[11] além de miocardites.[12] Não se sabe se há associação direta entre SARS-CoV-2 e a incidência dessas patologias, porém o vírus tem sido considerado como possível desencadeante.

Diante de uma doença nova e emergente, com apresentação clínica variada, o diagnóstico da COVID-19 se torna ainda mais desafiador. O atendimento de casos atípicos também deve levar à suspeição com investigação adequada.

EXAMES LABORATORIAIS

Considerando a alta prevalência de infecções virais na faixa etária pediátrica, que podem cursar com quadros semelhantes ou ainda mais graves, diante da suspeita clínica de infecção por SARS-CoV-2, é essencial a coleta de material de nasofaringe para PCR e confirmação do agente. Coinfecções virais ou bacterianas podem ultrapassar 50% dos casos, principalmente associação com *Mycoplasma*, vírus sincicial respiratório, Epstein-Barr (EBV), citomegalovírus (CMV) e influenza.[14]

A recomendação para a população pediátrica é semelhante à dos adultos, sendo indicados coleta de hemograma, PCR, provas inflamatórias, transaminases, creatinofosfoquinase (CPK), DHL, troponina e D-dímero para crianças suspeitas.[6,13,15]

Diferentemente dos adultos, nas crianças diagnosticadas com COVID-19 não foram evidenciadas alterações significativas de leucograma, a linfopenia foi pouco frequente, PCR e procalcitonina foram discretamente elevados.[6,13,15] Um viés a ser considerado é que a maior parte dos casos pediátricos são leves e, portanto, cursam com poucas alterações laboratoriais.

EXAMES DE IMAGEM

Diante da suspeita clínica de infecção por SARS-CoV-2 é recomendada a aquisição de exame de imagem para avaliação do parênquima pulmonar. Inicialmente, a radiografia de tórax é bem aceita, porém achados podem ser inespecíficos ou incertos.[6,13,16]

A tomografia de tórax é indicada em alguns casos específicos ou mais graves,[6,13,16] porém não deve ser solicitada indiscriminadamente na população pediátrica pelo risco cumulativo da radiação aumentar a incidência de leucemias e tumores de sistema nervoso central na infância.[17] Os achados radiológicos esperados seguem em concordância com adultos, como padrão em vidro fosco e consolidações, além de maior espessamento de parede brônquica.[16] Vale a pena lembrar que quadros virais em crianças podem cursar com achados semelhantes, não sendo, portanto, alterações específicas do SARS-CoV-2.

O ultrassom de pulmão tem mostrado boa correlação com imagens tomográficas, tanto em adultos como em crianças, com sensibilidade melhor do que a radiografia simples.[18,19] Possui ainda algumas vantagens, como ser livre de radiação, podendo ser realizado pelo próprio médico que examina o doente, minimizando transporte de pacientes possivelmente graves e o risco de contaminação dos profissionais envolvidos no cuidado. A realização do ultrassom de pulmão depende da experiência do examinador e demanda treinamento mínimo para aquisição de imagens adequadas e interpretação delas (Figura 1).

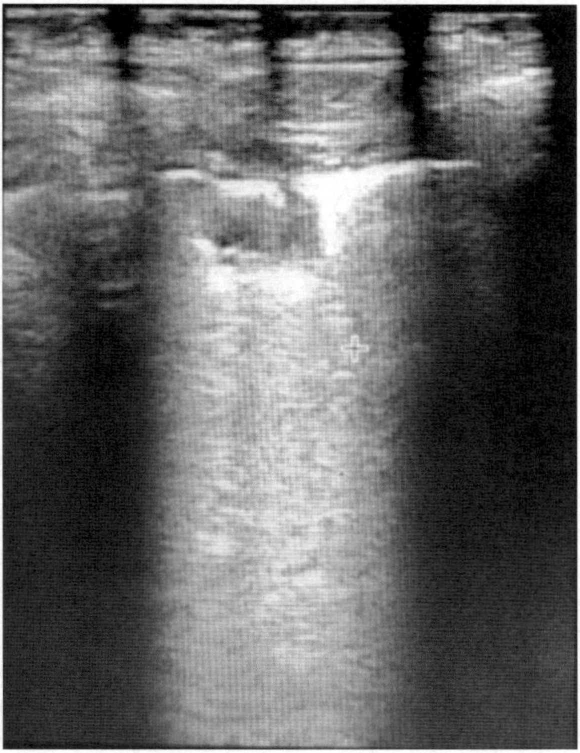

• **FIGURA 1** Imagem de ultrassom com consolidação e linhas B em paciente com diagnóstico de COVID-19 (acervo pessoal).

MANEJO ESPECÍFICO – TERAPIAS MEDICAMENTOSAS

Antitérmicos e analgésicos como dipirona (10-25 mg/kg/dose) e paracetamol (5-10 mg/kg/dose) podem ser utilizados. Apesar do uso incerto, não há contraindicação formal ao ibuprofeno (5-10 mg/kg/dose) em infecções por SARS-CoV-2.[6,20]

Antibioticoterapia deve ser instituída na suspeita de coinfecção bacteriana,[6,13,20] ajustando a cobertura adequada para o sítio de infecção e padrão de resistência antimicrobiana local.

O uso de oseltamivir está indicado nos casos de síndrome gripal com fatores de risco ou pacientes com síndrome respiratória aguda grave, conforme orientação do Ministério da Saúde.[21]

O tratamento do broncoespasmo deve seguir as diretrizes de asma, recomendando-se o uso de corticosteroide inalatório ou sistêmico e beta-2 agonistas de curta duração, de preferência em dispositivos dosimetrados.[22] O uso de nebulizadores está associado a maior dispersão de partículas de aerossol.[23]

Considerando que a maior parte dos casos pediátricos são leves, há pouca evidência do uso de terapias medicamentosas associadas. Sendo assim, até o momento, não é recomendado o uso rotineiro em crianças de qualquer medicação específica.[6,13,20]

MANEJO ESPECÍFICO – VIA AÉREA

Diante de um quadro suspeito ou confirmado, o isolamento de gotículas e/ou aerossol deve ser instituído na tentativa de contenção da transmissão do vírus.[21,22]

Para oferta de oxigênio, recomenda-se o uso de máscara não reinalante pela menor dispersão de partículas nessa modalidade (Figura 2).[23-25] O cateter nasal de alto fluxo e o cateter nasal simples também podem ser usados.[19,23]

Deve-se evitar a realização de procedimentos que propiciem a aerossolização de partículas virais, como uso de medicações inalatórias via nebulização, ventilação com bolsa-valva-máscara, aspiração e ventilação não invasiva.[23,26,27] Se for necessária ventilação com bolsa-valva-máscara, fazer uso dos filtros necessários e, de preferência, em duas pessoas para vedação adequada.[28,29]

Dispositivos de ventilação não invasiva podem ser utilizados com cautela, desde que com isolamento adequado, evitando exposição ainda maior da equipe de saúde envolvida no cuidado desse paciente.[25,26] Durante ventilação não invasiva, dar preferência para circuito fechado e com uso de filtros adequados.[25,27,29]

Para crianças que necessitem de ventilação mecânica invasiva, garantir a segurança dos profissionais envolvidos no atendimento[25-28] e a preparação do ma-

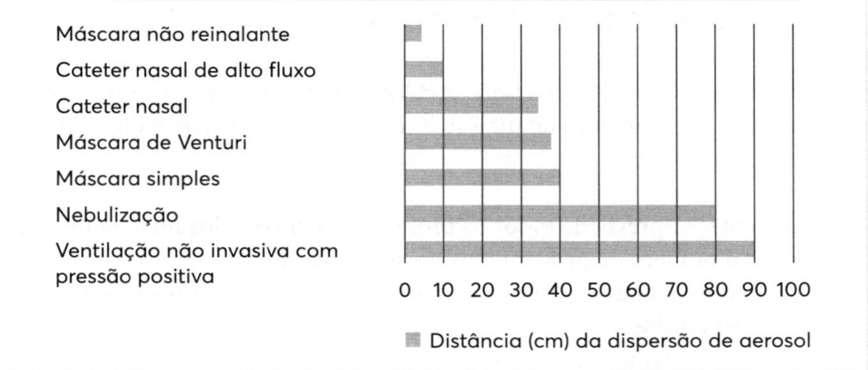

• **FIGURA 2** Distância (cm) da dispersão de aerossol nas diferentes modalidades de oferta de oxigênio.
Adaptada de Whittle JS, et al.[22]

terial e da equipe são essenciais para o sucesso na obtenção da via aérea definitiva. A pessoa mais experiente deve ser o responsável por realizar a intubação.[30]

Algumas das recomendações específicas da Organização Mundial da Saúde[26] e da Associação de Medicina Intensiva Brasileira para intubação de pacientes pediátricos com suspeita ou confirmação de COVID-19:[30]

- O uso do videolaringoscópio tem sido preconizado como primeira escolha quando disponível.
- Cânulas orotraqueais sempre com *cuff*, de tamanho adequado para a idade.
- Sequência rápida de intubação com quetamina 1-2 mg/kg/dose e rocurônio 0,6-1,2 mg/kg/dose.
- Máscara laríngea de tamanho adequado para idade como medida de resgate.
- Uso de filtros adequados (HME conectada ao dispositivo de bolsa-válvula-máscara ou à cânula, e HEPA na válvula expiratória).
- Aspiração, quando necessária, deve ser feita em circuito fechado.

Por fim, deve-se assegurar uma ventilação protetora, já que esses pacientes evoluem com síndrome do desconforto respiratório agudo pediátrico (SDRA). Os parâmetros ventilatórios incluem baixos volumes correntes (3-6 mL/kg), pressão de platô < 30 cmH_2O, PEEP inicial 5-6 cmH_2O (titular conforme necessidade – evitar ultrapassar 12-14 cmH_2O) e *driving pressure* $\Delta P < 15$ mmH_2O. A hipercapnia permissiva pode ser utilizada (pH 7,15-7,30)[26].

PARADA CARDIORRESPIRATÓRIA (PCR)

A American Heart Association (AHA) elaborou algumas recomendações específicas no atendimento de uma PCR em pacientes suspeitos ou confirmados para COVID-19:[29]

- Paramentação prévia de todos os profissionais envolvidos no atendimento.
- Limitar o número de profissionais no atendimento.
- Considerar o uso de compressor torácico automático, se disponível.
- Usar filtro HEPA durante ventilação manual ou mecânica.
- Pausar compressões durante a passagem da cânula orotraqueal.
- Manter paciente em ventilação mecânica durante a PCR com fração inspirada de oxigênio (FiO_2) 100%, modo pressão-controlado, pressão limitada para volume corrente de 6 mL/kg, desligar *triggers*, frequência respiratória de 10 ipm para crianças e adultos e 30 ipm para recém-nascidos.
- Não está bem estabelecida a eficácia das compressões no paciente em posição prona. Porém, deve-se evitar mudar o decúbito pelo risco de desconexão de aparelhos e contaminação da equipe. Colocar desfibriladores adesivos em posição anteroposterior e prover compressões em região de T7-10.
- Se retorno à circulação espontânea, ajustar os parâmetros conforme necessidade.
- Políticas de orientação aos profissionais na linha da frente para determinar o momento adequado para início ou término da ressuscitação.
- Não há dados suficientes para apoiar uso de circulação extracorpórea durante a pandemia.
- Em PCR extra-hospitalar, o uso de dispositivos de barreira para ventilar a criança em PCR pode reduzir o risco de contaminação. O desfibrilador externo automático não aumenta aerossolização e, portanto, não há contraindicação do uso.

RECÉM-NASCIDOS

Não há evidência de transmissão vertical de SARS-CoV-2 até o momento.[31,32]

A Sociedade Brasileira de Pediatria não recomenda a suspensão do aleitamento e orienta que lactantes suspeitas ou confirmadas façam uso de máscaras simples durante o aleitamento. Aquelas que não estiverem seguras quanto à transmissão podem fazer uso de leite materno ordenhado com os devidos cuidados no momento da extração para evitar a contaminação do leite.[33]

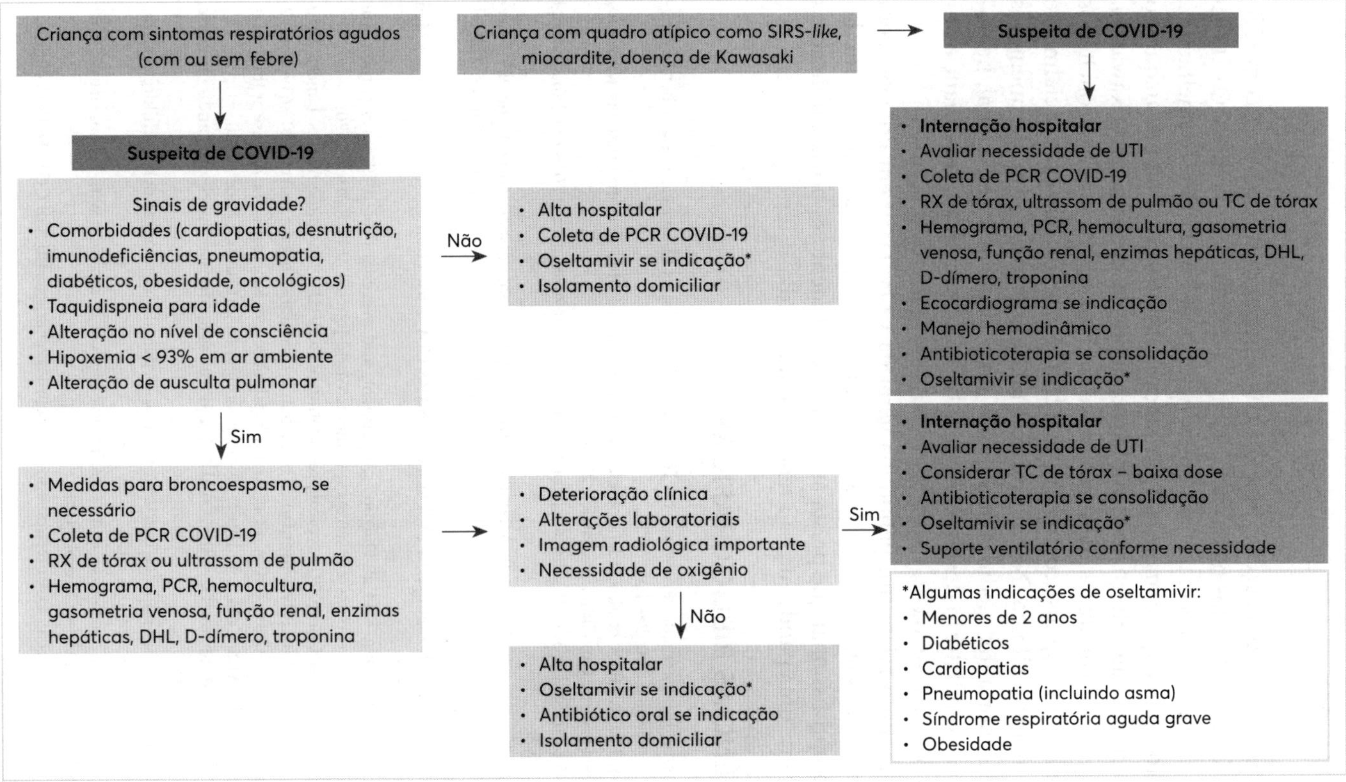

• **FIGURA 3** Fluxograma de atendimento sugerido para a criança suspeita de COVID-19.

DHL: desidrogenase láctica; PCR COVID-19: *polimerase chain reaction* para SARS-CoV-2; PCR: proteína C-reativa;; RX: raio X; SIRS: síndrome da resposta inflamatória sistêmica; TC: tomografia computadorizada; UTI: unidade de terapia intensiva.

CONCLUSÃO

Poucas são as publicações direcionadas à população pediátrica com COVID-19. Um dos desafios nessa faixa etária é a diferenciação entre COVID-19 e outras infecções virais mais frequentes. A apresentação clínica é semelhante à dos adultos, sendo que a maioria das crianças é assintomática ou possui quadro leve. Há ainda relatos de quadros atípicos com SIRS-*like* e doença de Kawasaki. Os exames confirmatórios, laboratoriais e de imagem devem ser solicitados para auxiliar no diagnóstico diferencial, identificação de casos potencialmente graves e manejo clínico. Não há recomendação de terapias medicamentosas associadas; portanto, medidas de suporte antimicrobiano, nutricional, hemodinâmico e ventilatório devem compor a base do tratamento das crianças infectadas por SARS-CoV-2.

Este capítulo relata um panorama geral da COVID-19 em crianças com recomendações mais atualizadas até o momento da sua elaboração. É fundamental ao profissional que presta assistência estar atento às novas publicações que, durante uma pandemia, são renovadas a cada dia.

REFERÊNCIAS BIBLIOGRÁFICAS

1. Ludvigsson JF. Systematic review of COVID-19 in children shows milder cases and a better prognosis than adults. Acta Paediatr. 2020.
2. Dong Y, Mo X, Hu Y, et al. Epidemiological characteristics of 2143 pediatric patients with 2019 coronavirus disease in China. Pediatrics. 2020.
3. Guan WJ, Ni ZY, Hu Y, et al. clinical characteristics of coronavirus disease 2019 in China. N Engl J Med. 2020.
4. Chan JF, Yuan S, Kok KH, et al. A familial cluster of pneumonia associated with the 2019 novel coronavirus indicating person-to-person transmission: a study of a family cluster. Lancet. 2020;395(10223):514-23.
5. Lu X, Zhang L, Du H, Zhang J, Li YY, Qu J, et al. SARS-CoV-2 infection in children. N Engl J Med 2020;382(17):1663-5.
6. Shen K, Yang Y, Wang T, et al. Diagnosis, treatment, and prevention of 2019 novel coronavirus infection in children: experts' consensus statement. World Journal of Pediatrics. 2020.
7. Nathan N, Prevost B, Corvol H. Atypical presentation of COVID-19 in young infants. Lancet. 2020.
8. Robbins E, Ilahi Z, Roth P. Febrile infant. The Pediatric Infectious Disease Journal. 2020;39(6):81-2.
9. Verdoni L, Mazza A, Gervasoni A, et al. An outbreak of severe Kawasaki-like disease at the Italian epicentre of the SARS-CoV-2 epidemic: an observational cohort study. Lancet. 2020.
10. Jones VG, Mills M, Suarez D, et al. COVID-19 and Kawasaki disease: novel virus and novel case. Hosp Pediatr. 2020.
11. Riphagen S, Gomez X, Gonzales-Martinez C, et al. Hyperinflammatory shock in children during COVID-19 pandemic. Lancet. 2020.
12. Inciardi RM, Lupi L, Zaccone G, et al. Cardiac involvement in a patient with coronavirus disease 2019 (COVID-19). JAMA Cardiol. 2020.
13. Wu Q, Xing Y, Shi L, et al. Co-infection and other clinical characteristics of COVID-19 in children. Pediatrics. 2020.

14. Henry BM, Lippi G, Plebani M. Laboratory abnormalities in children with novel coronavirus disease 2019. Clin Chem Lab Med. 2020.
15. Pearce MS, Salotti JA, Little MP, et al. Radiation exposure from CT scans in childhood and subsequent risk of leukaemia and brain tumours: a retrospective cohort study. Lancet. 2012;380(9840):499-505.
16. Chen A, Huang J, Liao Y, et al. Differences in clinical and imaging presentation of pediatric patients with COVID-19 in comparison with adults. Radiology: Cardiothoracic Imaging. 2020.
17. Denina M, Scolfaro C, Silvestro E, et al. Lung ultrasound in children with COVID-19. Pediatrics. 2020.
18. Buonsenso D, Piano A, Raffaelli F, et al. Point-of-care lung ultrasound findings in novel coronavirus disease-19 pnemoniae: A case report and potential applications during COVID-19 outbreak. Eur Rev Med. 2020 Mar;24(5):2776-80.
19. Chen ZM, Fu JF, Shu Q, et al. Diagnosis and treatment recommendations for pediatric respiratory infection caused by the 2019 novel coronavirus. World J Pediatr. 2020.
20. Ministério da Saúde, Secretaria de Vigilância em Saúde, Departamento de Vigilância das Doenças Transmissíveis. Protocolo de tratamento de influenza 2017. Brasília: Ministério da Saúde; 2018.
21. Global Initiative for Asthma. Global strategy for asthma management and prevention. 2020.
22. Whittle JS, Pavlov I, Sacchetti AD, et al. Respiratory support for adult patients with COVID-19. JACEP Open. 2020;1:95-101.
23. Zimmermann P, Curtis N. Coronavirus infections in children including COVID-19. The Pediatric Infectious Disease Journal. 2020;39(5):355-68.
24. van Doremalen N, Bushmaker T, Morris DH, et al. Aerosol and surface stability of SARS-CoV-2 as compared with SARS-CoV-1. N Engl J Med. 2020.
25. Centers for Disease Control and Prevention (CDC). Interim infection prevention and control recommendations for patients with suspected or confirmed coronavirus disease 2019 (COVID-19) in healthcare settings. Abril 2020.
26. World Health Organization. Interim clinical management of severe acute respiratory infection when COVID-19 is suspected. WHO; março 2020.
27. Tran K, Cimon K, Severn M, Pessoa-Silva CL, Conly J. Aerosol generating procedures and risk of transmission of acute respiratory infections to healthcare workers: A systematic review. PLoS ONE. 2012;7(4):e35797.
28. American Heart Association. Interim guidance for healthcare providers caring for pediatric patients. AHA; Março 2020.
29. Edelson DP, Sasson C, Chan PS, et al. Interim guidance for basic and advanced life support in adults, children, and neonates with suspected or confirmed COVID-19: From the Emergency Cardiovascular Care Committee and Get With the Guidelines -Resuscitation Adult and Pediatric Task Forces of the American Heart Association in Collaboration with the American Academy of Pediatrics, American Association for Respiratory Care, American College of Emergency Physicians, The Society of Critical Care Anesthesiologists, and American Society of Anesthesiologists: Supporting Organizations: American Association of Critical Care Nurses and National EMS Physicians. Circulation. 2020.
30. Associação de Medicina Intensiva Brasileira. Intubação de pacientes pediátricos com suspeita ou confirmação de COVID-19. AMIB; 2020.
31. Chen H, Guo J, Wang C, et al. Clinical characteristics and intrauterine vertical transmission potential of COVID-19 infection in nine pregnant women: a retrospective review of medical records. Lancet. 2020;395(10226):809-15.
32. Lu Q, Shi Y. Coronavirus disease (COVID-19) and neonate: what neonatologists need to know. J Med Virol. Published online February 25, 2020.
33. Sociedade Brasileira de Pediatria (SBP). O aleitamento materno nos tempos de COVID-19! Nota de Alerta n. 9, março 2020.

21

Pacientes cirúrgicos na pandemia de COVID-19

Vitor Marcondes Ramos
Carlos Augusto Metdieri Menegozzo
Marcelo Cristiano Rocha

INTRODUÇÃO

A pandemia de COVID-19 trouxe a todos os profissionais novos desafios em suas áreas de atuação, incluindo a cirurgia – eletiva ou de emergência. Sociedades de especialidades cirúrgicas como o Colégio Brasileiro de Cirurgiões (CBC), American College of Surgeons (ACS) e Sociedade Brasileira de Atendimento Integrado ao Trauma (SBAIT) dedicaram-se a, em meio às constantes atualizações e avanços no conhecimento dessa nova doença, estabelecer prioridades e diretrizes baseadas em evidência para a melhor assistência aos seus pacientes.

Nosso objetivo neste capítulo é explicitar as principais preocupações e cuidados que os serviços de cirurgia devem tomar neste período, de acordo com as principais recomendações das sociedades – em especial do CBC e da ACS. Ressaltamos que a ACS é a entidade associativa dos cirurgiões norte-americanos e traça diretrizes voltadas principalmente à realidade dos EUA. Porém, dada a sua importância global – é a principal associação de cirurgiões do mundo, com diversos membros internacionais –, bem como o caráter global da COVID-19 (embora com importantes alterações locais), julgamos ser importante explicitar as recomendações dessa organização. Devemos ter atenção, porém, às adaptações à realidade brasileira – considerando-se principalmente as diferenças de momentos epidemiológicos entre os dois países.

Grande parte das recomendações da comunidade cirúrgica são compartilhadas também por outras especialidades médicas, principalmente aquelas abordando a segurança do paciente, política para visitas (suspendendo-as ou, no mínimo, minimizando-as), utilização da telemedicina sempre que possível e cuidados específicos com a via aérea (intubação rápida, em sistema fechado, por médicos especializados). Neste capítulo abordaremos com mais atenção os cuidados particulares das especialidades cirúrgicas, lembrando sempre a importância de medidas caras também a outras especialidades.

Uma recomendação que se estende a todos os cenários descritos a seguir é, na medida do possível, a estruturação dos aparelhos de saúde para estabelecimento de unidades de atendimento (sala de emergência, consultórios, leitos de enfermaria ou salas cirúrgicas) distintas para pacientes COVID-19 positivos ou negativos.

RECOMENDAÇÕES PARA CENTROS DE TRAUMA

A primeira recomendação em relação ao atendimento do paciente vítima de trauma diz respeito à organização dos sistemas de atendimento de emergência. As instituições de coordenação regional e os centros de regulação de cada serviço devem priorizar a triagem adequada, evitando a saturação desnecessária de determinados serviços.[1]

Em nível hospitalar, os cirurgiões do trauma devem exercer papel predominante na liderança de adaptação do atendimento, garantindo a rápida ativação de fluxos assistenciais para o atendimento emergencial. Inclui-se aqui o rápido fornecimento de recursos materiais [como distribuição precoce de equipamentos de proteção individual (EPIs)] e acionamento de times de resposta não só qualificados para atendimento ao trauma, mas também treinados para técnicas de paramentação, desparamentação e cuidados específicos ao paciente com COVID-19.

Em relação aos cuidados assistenciais, deve-se atentar para o atendimento de pacientes potencialmente portadores do novo coronavírus mesmo que assintomáticos – todos os pacientes devem ser, inicialmente, tratados como potenciais transmissores.[2] Entre as recomendações, destacamos:

- **Limitação do número de profissionais da equipe** presente nos atendimentos.
- **Proteção da equipe:** precaução de contato com gotículas para todos os profissionais. No Centro de Atendimento ao Trauma do Hospital das Clínicas da Faculdade de Medicina da Universidade de São Paulo (HC-FMUSP), todos os profissionais envolvidos diretamente na assistência ao paciente devem estar paramentados com máscara N95, aventais impermeáveis, *face shield* e dois pares de luvas de procedimento.
- **Cuidados com a via aérea:** em qualquer momento da manipulação da via aérea, como a troca do sistema de ventilação (respirador de transporte para respirador da sala de trauma, p.ex.), o tubo deve ser clampeado, evitando a disseminação de aerossol. O uso de filtro HEPA é obrigatório.

- **Anamnese:** questionar, após estabilização inicial, a presença de febre, sintomas respiratórios, histórico ou exposição a COVID-19 e isolamento apropriado.
- **Indicação liberal de tomografia de tórax**: padrão-ouro radiológico para pacientes suspeitos de COVID-19, este exame apresenta indicações importantes nos traumas de alta energia (como alargamento de mediastino em pacientes estáveis, suspeita de fratura de costelas com contusão pulmonar ou trauma de alta energia cinética). Quando disponível, o limiar para indicação desse exame deve ser mais baixo do que na época pré-pandêmica, favorecendo o diagnóstico precoce de pacientes com COVID-19. Como a anamnese é frequentemente impossibilitada ou dificultada pelo nível de consciência do paciente, a tomografia de tórax pode ser um dos únicos sinais diagnósticos para a COVID-19.

CIRURGIAS DE EMERGÊNCIA NÃO TRAUMÁTICA

A sintomatologia gastrointestinal provocada pelo coronavírus é extremamente variável – de 5% a 34%. Considerando-se hiporexia – sintoma menos específico – também como manifestação gastrointestinal, pode chegar próximo a 80%. A distribuição dos sintomas foi estudada principalmente em pequenas ou médias populações, em estudos retrospectivos, com importantes variações, conforme demonstrado na Tabela 1.

• **TABELA 1** Manifestações gastrointestinais de COVID-19 (por estudo)

Autores	População	Sintomas gastrointestinais
Guan et al.[3]	1.099	Náuseas/vômitos (5%) Diarreia (3,8%)
Jin et al.[4]	651	Diarreia (8%) Náuseas/vômitos (4,3%)
Goyal et al.[5]	393	Diarreia (23,7%) Náuseas/vômitos (19,1%)
Pan et al.[6]	204	Hiporexia (78,6%) Diarreia (34%) Vômitos (3,9%) Dor abdominal (1,9%)
Zhou et al.[7]	254	Dor abdominal (1,2%) Vômitos (5,9%) Náusea (8,3%) Diarreia (18,1%)

Devido à sintomatologia gastrointestinal, pacientes com COVID-19 com manifestação abdominal sem indicação cirúrgica podem ser erroneamente conduzidos como abdome agudo. A indicação cirúrgica desnecessária, além de levar ao consumo de recursos fundamentais em momento de pandemia, aumenta a gravidade de pacientes com COVID-19 e expõe as equipes cirúrgicas a riscos de contaminação. Algumas recomendações, principalmente ao cirurgião e ao médico emergencista, são de fundamental importância neste momento:

- **Pesquisa ativa de sinais de peritonite**: embora a dor abdominal seja sintoma mencionado por alguns pacientes, sinais de peritonite (descompressão brusca positiva ou defesa) são raros.
- **Exames de imagem abdominais**: em casos suspeitos, a indicação de tomografia de abdome e pelve com contraste endovenoso ou ultrassonografia de abdome (principalmente em casos suspeitos para afecções de vias biliares) deve ser liberal.
- **Tomografia de tórax**: nos casos em que for solicitada tomografia de abdome, deve-se ampliar o exame para abranger a topografia torácica. Deve-se considerar sua realização em todos os pacientes com afecções cirúrgicas, mesmo naqueles que podem prescindir de tomografia abdominal.[8]

Fica claro que, com base nas evidências atuais, a infecção por SARS-CoV-2, embora possa mimetizar abdome agudo, não é causa de afecção cirúrgica de urgência. Pacientes com COVID-19 e quadros concomitantes de urgência cirúrgica (apendicite aguda, colecistite aguda, obstrução intestinal em alça fechada etc.) devem ser submetidos ao tratamento operatório conforme condutas estabelecidas na época pré-pandêmica. Embora o manejo conservador de situações específicas – como apendicite aguda não complicada – seja proposto por alguns grupos, não é a conduta padrão-ouro e também não deve ser a escolha durante a pandemia.

CIRURGIAS ELETIVAS

Em 13 de março de 2020 – dois dias após a COVID-19 ser declarada pandemia pela Organização Mundial de Saúde –, a ACS publicou suas primeiras recomendações sobre cirurgias eletivas.[9] Suas diretrizes baseavam-se na revisão de indicação de todos os procedimentos cirúrgicos ou invasivos (como endoscopia) agendados e minimizá-los ou cancelá-los até que a situação epidemiológica possibilitasse adequação dos serviços de saúde às demandas da pandemia. Tal política visava não só à redução de transmissões, como também racionalizar o uso de recursos dos aparelhos de saúde, direcionando-os aos pacientes com COVID-19 e aos demais pacientes em situação de urgência.

No Brasil, o primeiro caso foi detectado em 25 de fevereiro de 2020, levando – em alguns estados como São Paulo – à instalação precoce de medidas de isolamento social e diminuição das atividades consideradas não essenciais. Neste contexto, grande parte de cirurgias necessárias, mas sem caráter de urgência ou emergência, foi cancelada.

Com o cancelamento em larga escala de procedimentos cirúrgicos, uma importante questão se impôs: qual o limite da urgência? Especificamente na cirurgia, o que fazer quando o adiamento de um procedimento cirúrgico não emergencial leva ao agravo da doença de base ou à redução das chances de sucesso terapêutico? Como explicitado em nota conjunta assinada por sociedades cirúrgicas: "a pandemia não impediu a evolução natural de afecções não relacionadas ao novo coronavírus".[10] Passado o primeiro momento de ápice de novos casos, coube aos cirurgiões e gestores achar formas de responder a essas perguntas.

Em 17 de abril de 2020, a comunidade médica americana já trabalhava com a realidade de terem alcançado o *pico epidemiológico*, apontando para uma demanda cada vez maior dos serviços de se prepararem para a retomada de cirurgias eletivas. Novamente, a ACS liberou recomendações, desta vez sobre os tópicos que deveriam ser pensados para a retomada das cirurgias.[11,12] O posicionamento do CBC veio sob a forma de documento conjunto, assinado por diversas sociedades médicas – além do próprio colégio, a Sociedade Brasileira de Cirurgia Oncológica, Sociedade Brasileira de Ortopedia e Traumatologia (SBOT) e Sociedade Brasileira de Anestesiologia (SBA), entre outras.[10] As recomendações presentes nesta nota guardam fortes semelhanças com as propostas pela ACS sobre os critérios para retomada de cirurgias eletivas, e são resumidas a seguir:

- **Conhecimento da situação epidemiológica:** dadas as importantes diferenças locais da situação de transmissibilidade de COVID-19, o primeiro passo deve ser a identificação dos recursos terapêuticos e diagnósticos relacionados à pandemia. Como critério básico, recomenda-se a redução sustentada de casos novos locais por 14 dias.
- **Preparação dos aparelhos de saúde:** adequação dos sistemas de saúde com recursos materiais (destacando-se leitos de UTI e disponibilidade de EPIs) e humanos necessários ao atendimento de pacientes com e sem COVID-19. Incluem-se aí o treinamento adequado dos profissionais de saúde sobre paramentação e cuidados aos pacientes suspeitos e confirmados para COVID-19.
- **Estratégias de testagem:** disponibilidade de testes em larga escala para pacientes e equipe multiprofissional sempre que necessário, com políticas

claras da indicação e frequência de testes destes – não se recomenda a testagem de rotina para profissionais assintomáticos. Caso não seja possível, considerar todos os pacientes e profissionais de saúde como potenciais portadores do novo coronavírus.

- **Fluxos institucionais** bem estabelecidos sobre como lidar com pacientes e profissionais com COVID-19 (sintomáticos ou não).
- **Política de priorização de casos:** planejamento estratégico da ordem de casos a serem abordados, priorizando-se cirurgias eletivas com grave prejuízo ao paciente em casos de adiamento (como cirurgias oncológicas ou transplantes). Sugere-se a utilização da classificação proposta por Stahel (Tabela 2).[13]

• **TABELA 2** Classificação de urgência cirúrgica na COVID-19

Indicação	Tempo para abordagem	Exemplos
Emergência	< 1 h	Traumas com choque Cesárea de emergência Fasceíte necrotizante Obstrução/perfuração abdominal
Urgência	< 24 h	Apendicite aguda Colecistite aguda Fraturas expostas
Urgência eletiva	< 2 semanas	Cesáreas agendadas Fraturas fechadas
Eletivas (essenciais)	1-3 meses	Cirurgias oncológicas Hernioplastias Histerectomia
Eletivas (não essenciais)	> 3 meses	Procedimentos estéticos Gastroplastias redutoras Vasectomia

- **Otimização dos recursos materiais** (exames laboratoriais e radiológicos, leitos de retaguarda de UTI, ventiladores mecânicos, macas etc.) **e humanos** (como anestesia, patologia e radiologia) necessários às abordagens cirúrgicas, visando à redução do tempo de permanência no centro cirúrgico.
- **Reavaliação pré e pós-operatória** constantes, com vigilância de possíveis sintomas – mesmo que frustros – para COVID-19, bem como potenciais agravos à saúde por outras causas. Indica-se aí também a necessidade de avaliar o ambiente de recuperação pós-operatória do paciente (inclusive a possibilidade de contactantes positivos ou suspeitos).

- **Avaliação de saúde da equipe**: os profissionais de saúde só podem permanecer nas atividades laborais se ausência de suspeita de COVID-19.
- **Formulação de um plano bem estabelecido** e seguro tanto aos pacientes quanto aos profissionais de saúde, incluindo diretrizes específicas (equipe presente durante a intubação, minimizar o número de profissionais presentes durante abordagem cirúrgica e racionalização do uso de EPIs).
- **Alta hospitalar** precoce, sempre que seguro.

A Figura 1 propõe um fluxograma para definição de abordagem cirúrgica eletiva durante a pandemia. Deve-se considerar também o adiamento em casos de cirurgias com altas demandas de recursos adicionais (como hemoderivados, pós-operatório em UTI e reabilitação pós-operatória prolongada).

CUIDADOS ESPECIAIS NO CENTRO CIRÚRGICO DO PACIENTE COM COVID-19

A indicação cirúrgica de urgência ou eletiva no paciente contaminado pelo SARS-CoV-2 impõe a possibilidade de infecção de profissionais de saúde e, consequentemente, contágio cruzado com outros pacientes. Na era da cirurgia minimamente invasiva, questiona-se a possibilidade de transmissão do coronavírus através da dispersão de aerossol produzida pelo pneumoperitônio ou pelo eletrocautério.[14] Na ausência de estudos específicos sobre o tema, extrapolam-se recomendações do manejo laparoscópico de pacientes com outras viremias (notadamente HIV[15] e HPV[16]).

Entre as principais recomendações encontradas na literatura específica e nos protocolos (incluindo-se o protocolo do Centro Cirúrgico do HC-FMUSP), destacam-se:

- **Sala cirúrgica** específica para pacientes com COVID-19, com sistema de pressão negativa.
- **Limitação do número de profissionais** presentes no procedimento, inclusive possíveis restrições a médicos e residentes em formação.
- **Portas fechadas** da sala cirúrgica durante todo o procedimento.
- **Redução ao mínimo de equipamentos** presentes na sala; caixas de materiais, *sets* de videolaparoscopia e aparelhos de imagem devem permanecer na sala cirúrgica apenas durante o período de utilização.
- **Escolha de técnica anestésica:** deve-se dar preferência, sempre que possível, à anestesia local ou bloqueio. Caso opte-se por sedação, fornecer fonte de oxigênio sob a máscara respiratória. Para pacientes que se beneficiem de sedação profunda, indica-se a anestesia geral – o circuito fechado da

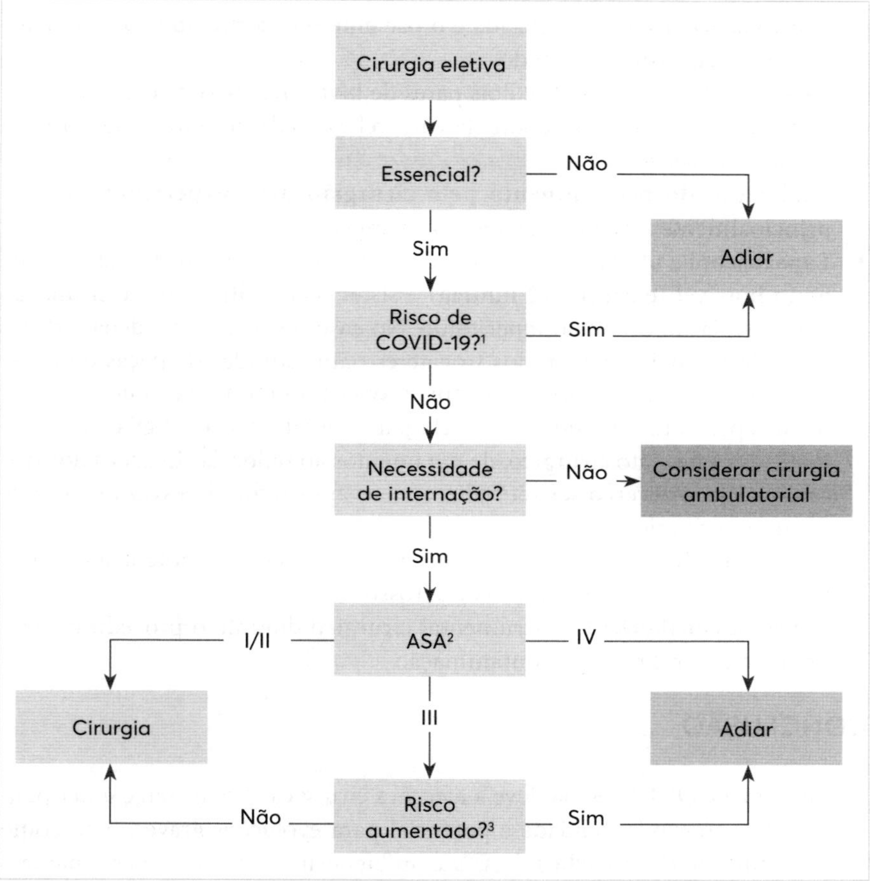

• **FIGURA 1** Manejo de cirurgias eletivas durante a pandemia.

[1] Risco de COVID-19: sintomas respiratórios, febre ou contactuante com diagnóstico.

[2] ASA: classificação de risco cirúrgico da American Society of Anesthesiologists.

[3] Risco aumentado: idade > 65 anos, insuficiência cardíaca, doença pulmonar obstrutiva crônica (DPOC)/asma ou imunodeprimido.

Adaptada livremente de Stahel et al.[13]

intubação endotraqueal provoca menos dispersão de aerossóis do que a máscara laríngea.

- **Intubação e extubação:** definição prévia de quem deverá estar presente na sala cirúrgica no momento desses procedimentos, reduzindo ao máximo possível o número de profissionais. Todos os membros não fundamentais da equipe neste momento devem permanecer fora da sala operatória até que a via aérea seja estabelecida e o paciente seja conectado ao ventilador mecânico em sistema fechado.

- **Uso de EPI:** máscaras N95, dois pares de luvas (há risco de contaminação durante a sua retirada), capote descartável e uso de protetores oculares ou faciais (*face shields*).
- **Realização do procedimento pelo cirurgião mais experiente,** visando principalmente à redução do tempo cirúrgico.
- **Laparoscopia:** utilizar a menor pressão intra-abdominal de dióxido de carbono possível (entre 10-12 mmHg) e sistemas de filtragem na insuflação e desinsuflação do pneumoperitônio. No caso de cirurgias videoassistidas (quando há incisões além dos trocateres para retiradas de peças ou anastomoses), deve-se desinsuflar o pneumoperitônio, uma vez que a incisão maior apresenta uma possível janela para contaminação. Vigilância constante, durante o ato cirúrgico, de vazamentos ao redor das incisões dos trocateres – que deverão ser retirados apenas após o fim do esvaziamento de pneumoperitônio.[17]
- **Bisturi elétrico** deve ser usado o mínimo possível, com potenciais menores, visando à menor produção de aerossóis.
- **Limpeza constante** de instrumental cirúrgico durante o procedimento, a fim de reduzir o risco de contaminação.

CONCLUSÃO

Embora a COVID-19 não leve a afecções cirúrgicas *per se*, seu caráter pandêmico, alta transmissibilidade e potencial para evoluções graves, bem como a supersaturação de aparelhos de saúde, influenciam de forma determinante o modo com que cirurgiões devem lidar com seus pacientes – na urgência ou não.

Até o presente momento, a necessidade de rápida adaptação e condutas de emergência sobrepõe-se ao nível de evidência ideal que deveria guiar a conduta médica no século XXI. Neste cenário de rápidas transformações e desafios, as recomendações às comunidades cirúrgicas estão em constante mudança, porém no momento resumem-se a:

- Adiar cirurgias eletivas, retomando-as apenas em cenários de segurança – com grande variação regional.
- Garantir a máxima proteção possível tanto aos pacientes quanto aos profissionais de saúde.
- Não postergar o tratamento otimizado de pacientes com condições cirúrgicas na urgência– a pandemia não justifica o tratamento subótimo de pacientes na emergência, com ou sem COVID-19.

REFERÊNCIAS BIBLIOGRÁFICAS

1. Colégio Brasileiro de Cirurgiões. Trauma. Recomendações do Colégio Brasileiro de Cirurgiões em Cirurgias de Trauma. Disponível em: https://cbc.org.br/wp-content/uploads/2020/04/Trauma.pdf. Acesso em 22/05/2020.
2. Correia MITD, Ramos RF, von Bahten LC. The surgeons and the COVID-19 pandemic. Revista do Colégio Brasileiro de Cirurgiões. 2020;47(1):1-6.
3. Guan WJ, Ni ZY, Hu Y, Liang WH, Ou CQ, He JX, et al. Clinical characteristics of coronavirus disease 2019 in China. N Engl J Med. 2020;382:1708-20.
4. Jin X, Lian JS, Hu JH, Gao J, Zheng L, Zhang YM, et al. Epidemiological, clinical and virological characteristics of 74 cases of coronavirus-infected disease 2019 (COVID-19) with gastrointestinal symptoms. Gut. 2020;1-8.
5. Goyal P, Choi JJ, Pinheiro LC, et al. Clinical characteristics of Covid-19 in New York City. N Engl J Med. Publicado em 17/04/2020. Disponível em: https://www.nejm.org/doi/full/10.1056/NEJMc2010419.
6. Pan L, Mu M, Yang P, Sun Y, Wang R, Yan J, et al. Clinical characteristics of COVID-19 patients with digestive symptoms in Hubei, China. The American Journal of Gastroenterology. 2020;115(May):1.
7. Zhou Z, Zhao N, Shu Y, Han S, Chen B, Shu X. Effect of gastrointestinal symptoms on patients infected with COVID-19. Gastroenterology [Internet]. 2020;1-4. Disponível em: https://doi.org/10.1053/j.gastro.2020.03.020. Acesso em 22/05/2020.
8. Parreira JG. Urgências e emergências cirúrgicas não traumáticas durante a pandemia COVID-19. Colégio Brasileiro de Cirurgiões. Disponível em: https://cbc.org.br/wp-content/uploads/2020/05/Cirurgia-de-urge%CC%82ncias-e-emerge%CC%82ncias-na%CC%83o-trauma%CC%81ticas-durante-a-pandemia-COVID-19.pdf. Acesso em 22/05/2020.
9. American College of Surgeons. COVID-19: Recommendations for management of elective surgical procedures. Disponível em: https://www.facs.org/covid-19/clinical-guidance/elective-surgery/. Acesso em 22/05/2020.
10. Colégio Brasileiro de Cirurgiões, Sociedade Brasileira de Cirurgia Oncológica, Sociedade Brasileira de Ortopedia e Traumatologia e mais entidades cirúrgicas. Orientações para o retorno de cirurgias eletivas durante a pandemia de COVID-19. Disponível em: https://cbc.org.br/. Acesso em 22/05/2020.
11. American College of Surgeons. Local resumption of elective surgery guidance. Disponível em: https://www.facs.org/covid-19/clinical-guidance/resuming-elective-surgery. Acesso em 22/05/2020.
12. American College of Surgeons. Joint Statement: Roadmap for resuming elective surgery after COVID-19 pandemic. Disponível em: https://www.facs.org/covid-19/clinical-guidance/roadmap-elective-surgery. Acesso em 22/05/2020.
13. Stahel PF. How to risk-stratify elective surgery during the COVID-19 pandemic? Patient Safety in Surgery. 2020;14:8. Disponível em: https://doi.org/10.1186/s13037-020-00235-9.
14. Zheng MH, Boni L, Fingerhut A. Minimally invasive surgery and the novel coronavirus outbreak: Lessons learned in China and Italy. Ann Surg. Disponível em: https://journals.lww.com/annalsofsurgery/pages/default.aspx. Acesso em 22/05/2020.
15. Johnson GK, Robinson WS. Human immunodeficiency virus-1 (HIV-1) in the vapors of surgical power instruments. Journal of Medical Virology. 1991;33(1):47-50.
16. Gloster HM, Roenigk RK. Risk of acquiring human papillomavirus from the plume produced by the carbon dioxide laser in the treatment of warts. Journal of the American Academy of Dermatology. 1995;32(3):436-41.
17. Colégio Brasileiro de Cirurgiões. Laparoscopia. Disponível em: https://cbc.org.br/wp-content/uploads/2020/04/Laparoscopia.pdf. Acesso em 22/05/2020.

22

Achados radiológicos na COVID-19

Gabriel Abrantes de Queiroz
Eduardo Kaiser Ururahy Nunes Fonseca
Paula Sepulveda Mesquita
Rodrigo de Carvalho Flamini
Rodrigo Antonio Brandão Neto

INTRODUÇÃO

Os exames de imagem são ferramentas auxiliares importantes no diagnóstico e seguimento da lesão pulmonar pela COVID-19. Já foram publicados alguns guias e consensos quanto à indicação e ao papel desempenhado pelos exames de radiografia/raio X (RX) de tórax e tomografia computadorizada (TC) de tórax no contexto da pandemia. Destaca-se aqui o consenso da Sociedade Fleischner,[1] que leva em conta variáveis importantes na tomada de decisão clínica, como, por exemplo, severidade do acometimento pulmonar, probabilidade pré-teste, fatores de risco para progressão da doença e a disponibilidade de recursos.

As recomendações gerais em relação aos exames de imagem são:

- Não estão indicados no rastreamento de COVID-19 em pacientes assintomáticos.
- Não estão indicados em pacientes com suspeita de COVID-19 e acometimento clínico pulmonar leve,* exceto nos casos que apresentam risco para progressão de doença.**

---

* Acometimento leve: ausência de evidência de disfunção ou dano pulmonar (p.ex.: ausência de hipoxemia ou dispneia/dispneia leve). Acometimento moderado a grave: presença de evidência de disfunção ou dano pulmonar (hipoxemia ou dispneia moderada a grave).

** Fatores de risco para progressão de doença: decisão clínica baseada na combinação de idade > 65 anos e presença de comorbidades (p.ex.: doença cardiovascular, diabetes, doenças respiratórias crônicas, hipertensão, imunocomprometidos).

- Estão indicados em pacientes com acometimento clínico pulmonar moderado/grave, independentemente do resultado do teste laboratorial para COVID-19.
- Estão indicados em pacientes positivos para COVID-19 com piora do *status* respiratório.
- O RX pode ser utilizado para pacientes com COVID-19 no ambiente com recursos restritos e acesso limitado à TC, a menos que ocorra piora do *status* respiratório, sendo então mais recomendado o uso da TC.
- RX diário não é recomendado em pacientes com COVID-19 intubados e estáveis.
- TC de tórax está indicada em pacientes com piora funcional e/ou hipoxemia após a recuperação do COVID-19.
- O teste laboratorial para infecção por SARS-CoV-2 está indicado em pacientes com achados incidentais típicos de COVID-19 na TC.*

RADIOGRAFIA DE TÓRAX

A radiografia de tórax tem baixa sensibilidade na detecção de alterações iniciais e no diagnóstico de acometimento pulmonar leve pela COVID-19.[1] Nos pacientes hospitalizados, o RX de tórax pode ser útil no acompanhamento da progressão da doença e na sugestão de diagnósticos alternativos, como pneumonia lobar (sugestiva de superinfecção bacteriana), pneumotórax e derrame pleural.

Os achados mais comuns do RX de tórax na COVID-19 são as consolidações e opacidades bilaterais e periféricas, com predomínio nos campos pulmonares inferiores (Figuras 1 e 2).

TOMOGRAFIA COMPUTADORIZADA DE TÓRAX

A tomografia de tórax é mais sensível na detecção de alterações parenquimatosas iniciais no pulmão e na avaliação da progressão de doença, bem como na sugestão de diagnósticos alternativos. Auxilia também no diagnóstico de complicações como o tromboembolismo pulmonar, utilizando-se o protocolo específico com administração intravenosa do meio de contraste iodado.

---

* Isso vale também para a descoberta de achados suspeitos para envolvimento pulmonar pelo novo coronavírus (SARS-CoV-2) em estudos não dirigidos ao parênquima pulmonar – como em TC de coração, coluna e de abdome que incluem parte do parênquima pulmonar nas imagens. Nesses casos, é papel do radiologista não somente destacar os achados no relatório como também contatar o médico solicitante ou a equipe envolvida no contato direto do paciente para que providencie o imediato isolamento e solicite o teste para COVID-19.

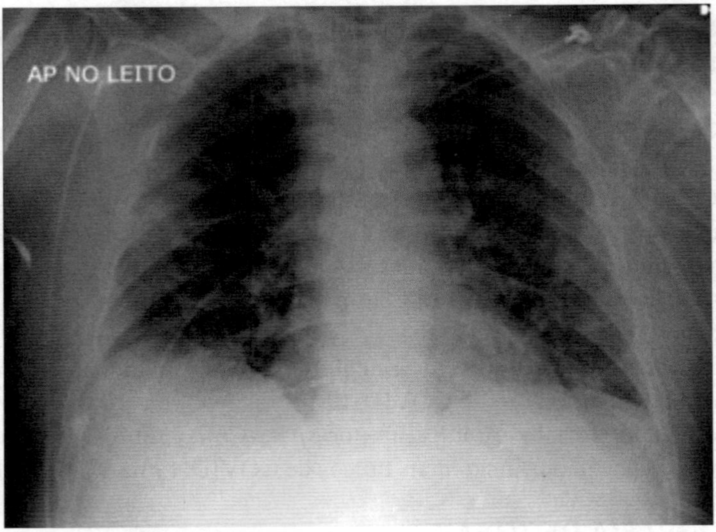

• **FIGURA 1** Radiografia de tórax no leito demonstrando opacidades e focos de consolidação bilaterais com distribuição periférica e leve predomínio nas bases pulmonares.

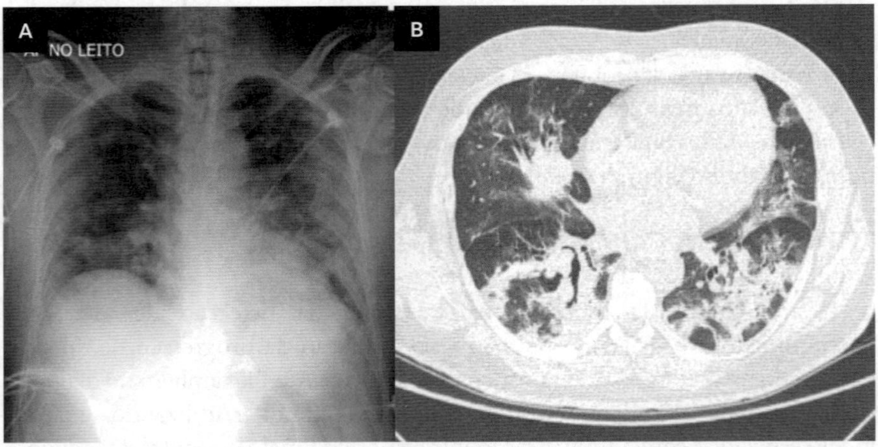

• **FIGURA 2** (A) Radiografia (RX) de tórax realizada no leito demonstrando áreas de consolidação e opacidades bilaterais com predomínio nos campos pulmonares médios e inferiores. (B) Correlação com a tomografia (TC) de tórax evidencia consolidações e opacidades em vidro fosco em múltiplos lobos pulmonares, associadas a espessamento de septos intra e interlobulares – perceba a dificuldade da caracterização da real extensão do acometimento pulmonar e de detecção de parte das alterações no RX. Dessa forma, sugere-se que as radiografias, quando utilizadas em contexto evolutivo, sejam comparadas entre si.

Achados radiológicos mais comuns

Os padrões mais típicos de imagem na TC de tórax envolvem a distribuição multifocal, bilateral, com predomínio posterior e periférico de:

- Opacidades em vidro fosco* isoladamente.
- Opacidades em vidro fosco associadas a espessamento de septos interlobulares e intralobulares (padrão de pavimentação em mosaico).
- Opacidades em vidro fosco associadas a pequenos focos de consolidação.
- Consolidações alveolares com broncogramas aéreos.

Tem sido observado também o padrão radiológico de pneumonia em organização (opacidades em vidro fosco e consolidações multifocais, subpleurais ou peribrônquicas, com morfologia arredondada, por vezes demonstrando o sinal do halo invertido)[2-5] (Figuras 3 e 4). Na série de Wuhan com 1.099 pacientes, a TC estava alterada em mais de 86% dos pacientes e 59,1% dos pacientes com radiografia de tórax, mostrando o quanto a radiografia de tórax pode ser insensível nesses pacientes.[6]

Evolução do aspecto de imagem

Inicialmente, a doença pode se apresentar com pequenas opacidades em vidro fosco, eventualmente em um único lobo pulmonar. Ressalta-se que a TC pode resultar negativa para achados sugestivos de processo inflamatório/infeccioso pulmonar em até 50% dos casos nos primeiros dois dias após o início dos sintomas gripais,[3] não se podendo afastar definitivamente a possibilidade da doença neste caso.

O padrão mais comum após a manifestação dos sintomas e durante todo o curso da doença é o de opacidades em vidro fosco isoladamente, com distribuição bilateral e periférica.[7] A extensão das alterações radiológicas tende a progredir rapidamente, com pico por volta do 6º ao 11º dia do início do quadro clínico, observando-se em alguns pacientes a evolução de algumas áreas de vidro fosco para consolidações (Figura 5).

O padrão misto, com consolidações associadas a opacidades em vidro fosco e pavimentação em mosaico, começa a aparecer com maior frequência entre o 12º e o 17º dias, sendo então considerado o segundo padrão mais comum a partir dessa fase da doença.

---

* A definição destes e de outros termos radiológicos pode ser consultada no Glossário Radiológico no fim do capítulo.

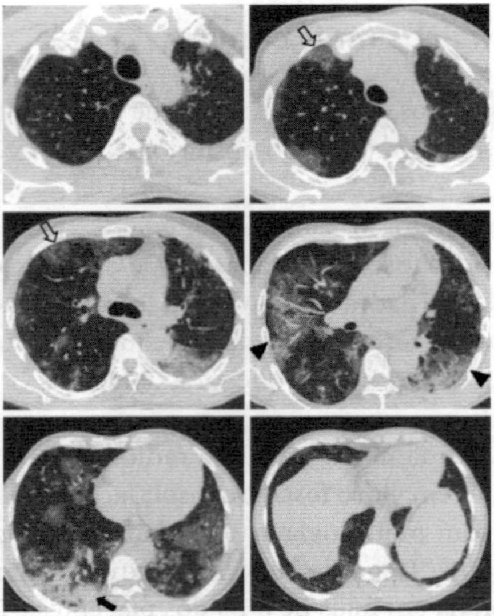

• **FIGURA 3** Tomografia de tórax sem contraste demonstrando os achados típicos: opacidades em vidro fosco periféricas em vários lobos pulmonares (setas vazadas), associadas a focos de consolidação (seta preta) e espessamento de septos interlobulares e intralobulares (cabeças de seta).

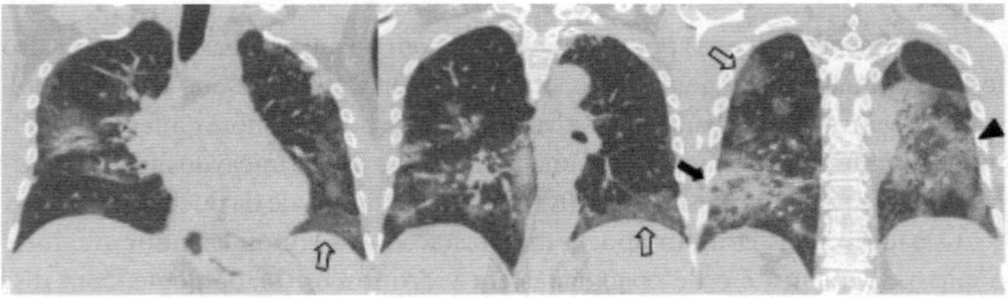

• **FIGURA 4** Tomografia de tórax do mesmo paciente em reformatação coronal demonstrando opacidades em vidro fosco (setas vazadas) bilaterais e periféricas, consolidações (seta preta) e pavimentação em mosaico (cabeça de seta).

Segue-se então uma lenta regressão dos achados, com redução em número, extensão e atenuação dos achados tomográficos (Figura 6). A maioria dos pacientes recebe alta com alterações ainda presentes nos exames de imagem, geralmente representadas pelas opacidades em vidro fosco, que podem permanecer mesmo após um mês do início dos sintomas. Derrame pleural ocorre em menos de 5% dos casos,[6] mas espessamento pleural foi descrito em 32% dos pacientes em uma série de 81 casos, embora outro estudo tenha relatado

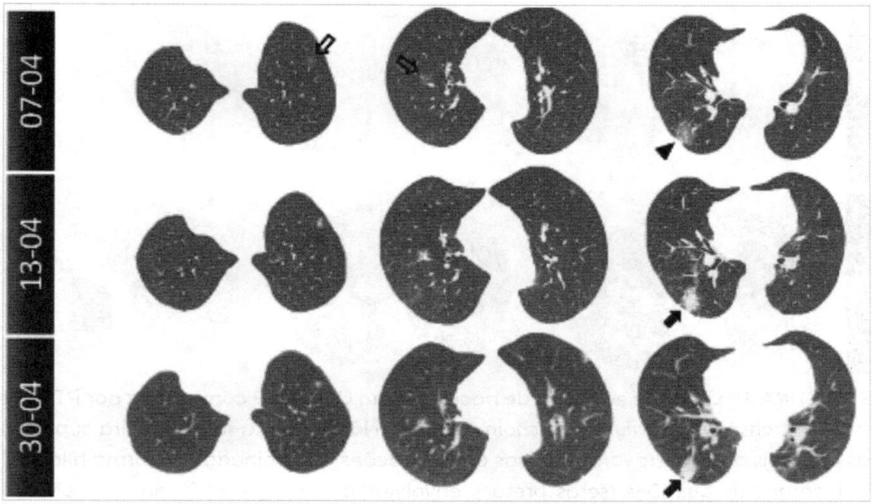

• **FIGURA 5** Controle evolutivo de paciente com COVID-19 confirmada por RT-PCR (*reverse-transcriptase polymerase chain reaction*). No momento inicial (fileira superior), as imagens demonstravam algumas opacidades em vidro fosco arredondadas esparsas (setas vazadas), parte delas com espessamento septal e fino reticulado de permeio (cabeças de seta), com distribuição multilobar bilateral, aspecto típico para infecção pulmonar pelo novo coronavírus. No controle realizado 6 dias depois (fileira média), houve aumento em número, extensão e atenuação dos achados. Notar que parte das lesões se tornaram consolidações (setas pretas). Novo controle realizado 23 dias após o primeiro estudo (fileira inferior) demonstra redução nas dimensões das alterações pulmonares, parte delas agora com aspecto mais linear e com atelectasias associadas.

o achado em apenas 15% dos pacientes com COVID-2019 comparados a 33% dos pacientes com outras pneumonias virais.[7] Alguns pacientes podem apresentar traves de fibrose pulmonar esparsas no parênquima, mas sua implicação prognóstica não é conhecida. Efusão pericárdica foi descrita em 5% dos pacientes em uma série de casos.

Classificação dos achados radiológicos

Os achados de imagem na TC de tórax foram organizados e classificados pela Sociedade Norte-americana de Radiologia (RSNA) em quatro categorias principais, com o objetivo de facilitar o reconhecimento dos achados pelos radiologistas, melhorar o entendimento dos achados radiológicos pelo médico solicitante e diminuir a variabilidade e o grau de incerteza no relato de acha-

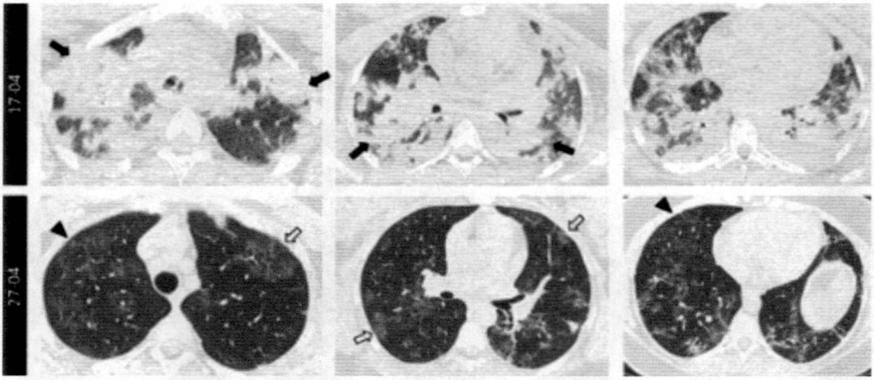

• **FIGURA 6** Controle evolutivo de paciente com COVID-19 confirmada por RT-PCR (*reverse-transcriptase polymerase chain reaction*). No momento inicial (fileira superior) as imagens demonstravam extensas consolidações disseminadas de forma bilateral por ambos os pulmões (setas pretas), envolvendo mais que 50% da extensão do parênquima – quadro que pela sua extensão foi caracterizado como indeterminado. O controle realizado após 10 dias (fileira inferior) demonstrou acentuada melhora dos achados, agora dando lugar a áreas de vidro fosco (setas vazadas), parte delas de aspecto mais linear e arqueado (padrão perilobular) (cabeças de seta) – aspecto usualmente encontrado em quadros de pneumonia em organização. Houve simultânea melhora do padrão respiratório do paciente, que foi extubado no período (compare a imagem da traqueia em ambos os exames).

dos potencialmente atribuíveis à COVID-19.[9] (Ver Tabela 1 para descrição dos achados de imagem, sugestões de relatório e casos ilustrativos.)

Achados típicos

São aqueles já reportados como frequentemente e mais especificamente vistos na pneumonia pela COVID-19. Os principais diagnósticos diferenciais incluem algumas pneumonias virais (especialmente influenza) e padrões de dano pulmonar agudo, particularmente pneumonia em organização (que pode ser idiopática ou secundária, como nos casos de toxicidade por drogas e em doenças do tecido conjuntivo).

Achados indeterminados

São achados já reportados na pneumonia pela COVID-19, mas sem especificidade suficiente para definir um diagnóstico radiológico com alto grau de confiança. Um exemplo seriam áreas difusas de opacidade em vidro fosco sem uma distribuição característica. Esse achado é comum na COVID-19, porém ocorre em uma grande variedade de doenças, como pneumonia por hipersen-

• **TABELA 1** As quatro categorias para os achados radiológicos em relação à COVID-19, com seus achados de imagem, sugestões de relatório e casos ilustrativos

Padrão	Achados de imagem	Sugestão de relatório	Exemplos
Típico	• Áreas de vidro fosco periféricas e bilaterais, com ou sem consolidação ou pavimentação em mosaico. • Áreas de vidro fosco com morfologia arredondada e distribuição multifocal, com ou sem consolidação ou pavimentação em mosaico. • Sinal do halo invertido ou outros achados de pneumonia em organização.	O conjunto de achados é compatível com processo inflamatório/ infeccioso e a etiologia viral deve ser incluída no diferencial etiológico, particularmente a possibilidade de envolvimento pulmonar pela COVID-19.	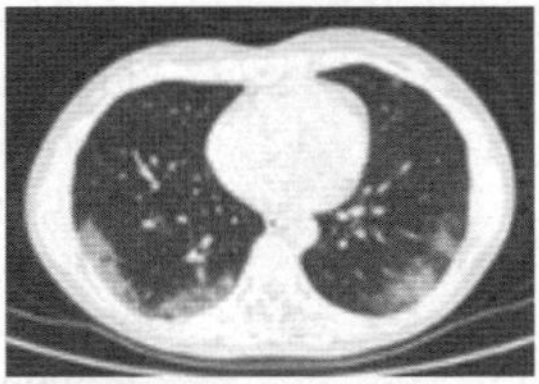 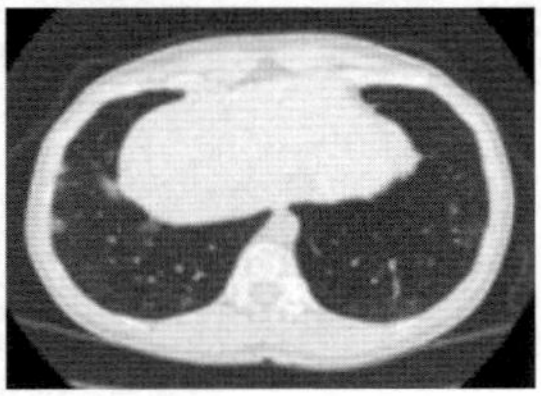
Indeterminado	**Ausência dos achados típicos E:** • Áreas de vidro fosco que não sejam arredondadas ou periféricas, sem distribuição típica, com padrão multifocal, difuso, peri-hilar ou unilateral. • Diminutas áreas de vidro fosco sem distribuição periférica ou morfologia arredondada.	Seu aspecto de imagem é inespecífico e pode ser encontrado em diversas doenças de origem infecciosa e não infecciosa, mesmo em alguns casos de pneumonia viral, inclusive COVID-19.	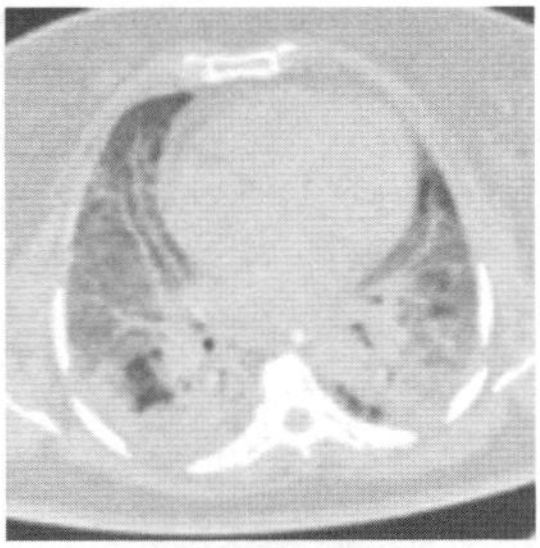 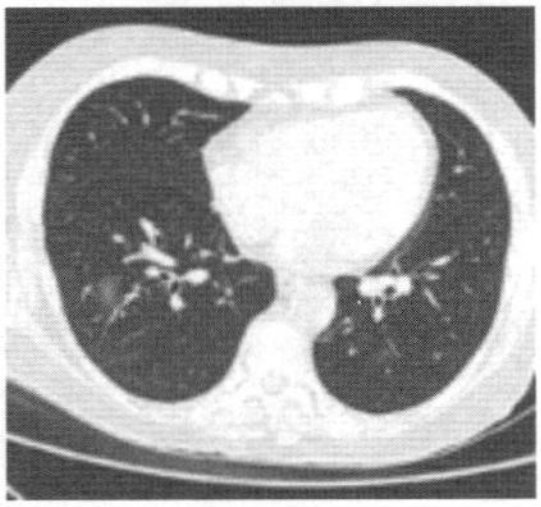

(Continua)

• **TABELA 1** As quatro categorias para os achados radiológicos em relação à COVID-19, com seus achados de imagem, sugestões de relatório e casos ilustrativos *(Continuação)*

Padrão	Achados de imagem	Sugestão de relatório	Exemplos
Atípico	**Ausência de achados típicos ou indeterminados E presença de:** • Consolidação lobar ou segmentar sem áreas de vidro fosco. • Padrão micronodular (pequenos nódulos centrolobulares ou imagens de árvore em brotamento). • Cavidades pulmonares. • Espessamento liso de septos interlobulares associado a derrame pleural.	O conjunto de achados sugere processo inflamatório/ infeccioso pulmonar, muito embora seu aspecto não seja habitualmente relatado nos casos de COVID-19. Considerar inicialmente outros agentes etiológicos no diferencial.	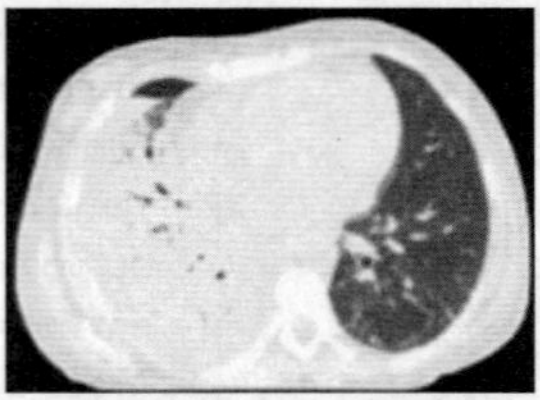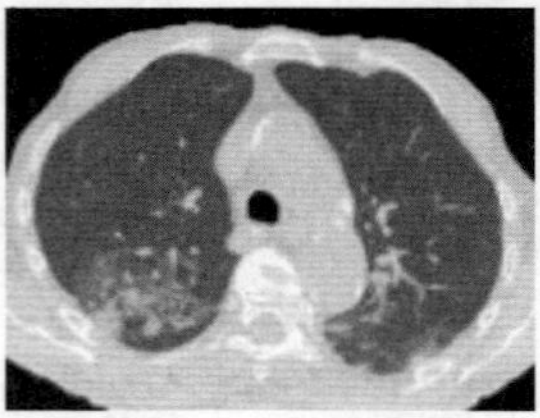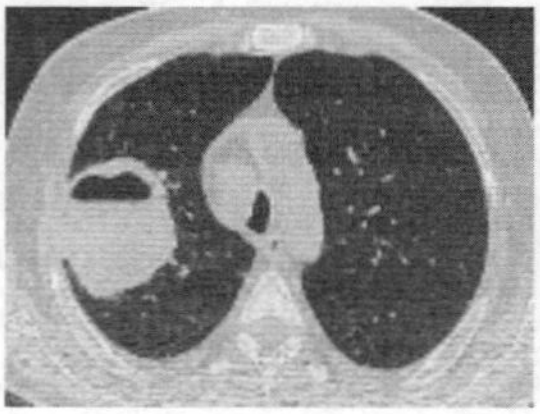
Negativo	Ausência de sinais tomográficos de processo infeccioso pulmonar.	Ausência de sinais de processo inflamatório/ infeccioso pulmonar. Ressalta-se que a tomografia pode ser negativa em alguns casos de COVID-19, sobretudo nos precoces.	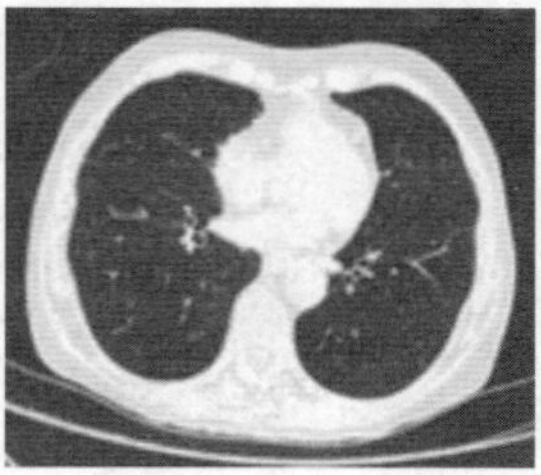

sibilidade aguda, pneumocistose e hemorragia alveolar difusa, sendo difícil a diferenciação apenas pelo padrão de imagem.

Achados atípicos

São aqueles reportados como incomuns ou não presentes na pneumonia pela COVID-19, sendo mais típicos de outras doenças. São exemplos a consolidação lobar ou segmentar na pneumonia bacteriana, cavitação na pneumonia necrotizante e imagens de árvore em brotamento associadas a nódulos centrolobulares nas infecções adquiridas na comunidade/aspirações.

Achados negativos

Ausência de sinais tomográficos atribuíveis a infecção. Especificamente, estão ausentes consolidações e opacidades em vidro fosco. A TC pode ser negativa mesmo em casos com RT-PCR positiva para COVID-19, o que ocorre principalmente nos primeiros dias da doença.[4]

Extensão do acometimento pulmonar

Há diversas formas de estimar a extensão do acometimento pulmonar na infecção pelo novo coronavírus, a quase totalidade delas restrita ao âmbito de pesquisa e criada de forma arbitrária e sem análise comparativa entre escores. Um dos métodos de quantificação que vem sendo utilizado é baseado em um escore descrito para o acometimento pulmonar na síndrome respiratória aguda grave (SARS).[11]

Cada pulmão é dividido em três zonas: superior (parênquima acima da carina), inferior (parênquima abaixo da veia pulmonar inferior) e média (entre o superior e o inferior); cada zona é avaliada quanto à porcentagem de envolvimento pulmonar em uma escala de 0-4 (0 = sem envolvimento; 1 = menos de 25% de envolvimento; 2 = entre 25% e 50% de envolvimento; 3 = 50% e 75%; 4 = 75% ou mais de parênquima acometido). O escore final é dado pelo somatório de todas as três zonas de cada lado, com um valor máximo de 24. A Figura 7 ilustra os parâmetros usados nessa quantificação.

Por ser uma quantificação voltada para a produção científica e não tão prática para a análise no dia a dia, geralmente utiliza-se um escore visual subjetivo em que o envolvimento é estimado como maior ou menor que 50% de todo o parênquima pulmonar. Isso pode ser feito à beira do leito seguindo essa divisão dos campos destacada.

Outras opções mais objetivas e acuradas, porém mais demoradas e menos disponíveis, são aquelas baseadas na utilização de *softwares* específicos automatizados ou semiautomatizados. No entanto, apesar de serem mais precisas,

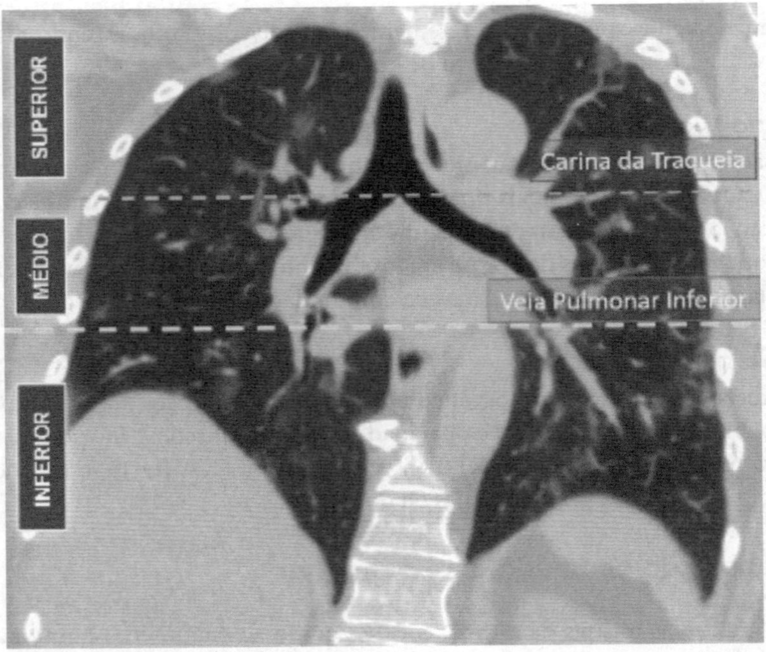

• **FIGURA 7** Esquema utilizado para estimar a extensão do acometimento pulmonar pela COVID-19.

essas análises quantitativas podem demorar mais de 1 hora por exame dependendo do grau de acometimento e do *software* utilizado, sendo, ainda, restritas ao âmbito da pesquisa.

GLOSSÁRIO RADIOLÓGICO

Consolidação: aumento da atenuação do parênquima pulmonar com obscurecimento dos contornos dos vasos e brônquios adjacentes (exceto pelos broncogramas aéreos).

Espessamento de septos interlobulares: caracterizado pela presença de opacidades lineares que delimitam os lóbulos pulmonares secundários, mais facilmente caracterizável na região subpleural, onde tem aspecto de linhas perpendiculares à superfície pleural. Nas regiões centrais dos pulmões, o espessamento dos septos de lóbulos adjacentes resulta no aspecto de arcadas poligonais. O espessamento septal pode ser secundário à alteração de qualquer um de seus componentes (veias, vasos linfáticos ou tecido conectivo) e é um achado comum a várias alterações pulmonares.

Espessamento de septos intralobulares: caracterizado como imagens lineares finas no interior do lóbulo pulmonar secundário e, quando acentuadas, resultam em um aspecto rendilhado fino.

Imagens de árvore em brotamento: opacidades ramificadas centrolobulares, com pequenas nodulações nas extremidades, assemelhando-se ao aspecto do brotamento de algumas árvores. Representam, na maior parte dos casos, bronquíolos dilatados e preenchidos por material patológico, sendo particularmente comuns em processos infecciosos (p.ex.: tuberculose, broncopneumonia e bronquiolite infecciosa), mas podem ser encontradas também em uma série de outras afecções. São consideradas achado atípico na infecção pulmonar pelo novo coronavírus. (Figura 8).

Opacidade em vidro fosco: aumento da atenuação do parênquima pulmonar sem obscurecer os contornos dos vasos e brônquios adjacentes. Apesar de muito frequententemente ser descrita nos casos de COVID-19, é um achado inespecífico por si, podendo ser encontrada em afecções pulmonares de diversas etiologias.

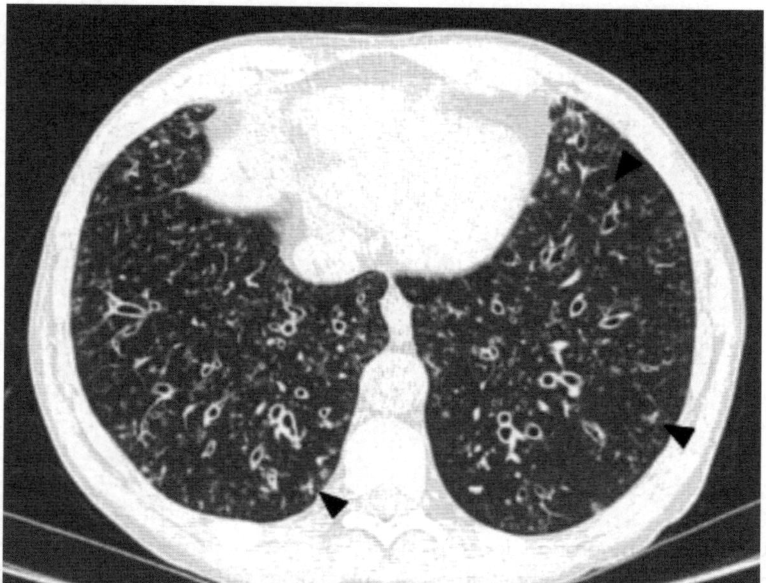

• **FIGURA 8** Tomografia de tórax sem contraste demonstrando múltiplas opacidades centrolobulares, por vezes ramificadas, conferindo o aspecto de árvore em brotamento (cabeças de seta).

Padrão nodular centrolobular: distribuição de pequenos nódulos que ocupam a porção central do lóbulo pulmonar secundário, em geral relacionado a doenças do bronquíolo, da artéria pulmonar ou da bainha conjuntiva peribroncovascular. A principal característica tomográfica é que eles mantêm alguns milímetros de separação da superfície pleural e das fissuras.

Pavimentação em mosaico: superposição de opacidades em vidro fosco, linhas intralobulares e espessamento de septos interlobulares. A interface entre o pulmão normal e o acometido tende a ser bem delimitada nesse padrão de lesão pulmonar.

Pneumonia em organização: padrão histológico que pode ocorrer em decorrência de infecções, pneumonia de hipersensibilidade e colagenoses, ou mesmo idiopática. Apresenta-se na imagem com consolidações e opacidades em vidro fosco de distribuição tipicamente subpleural e basal, por vezes broncocêntricas. Outras manifestações incluem o sinal do halo invertido, opacidades nodulares e imagens de árvore em brotamento.

Sinal do halo invertido: opacidade focal em vidro fosco circundada por um anel de consolidação completo ou parcial (Figura 9).

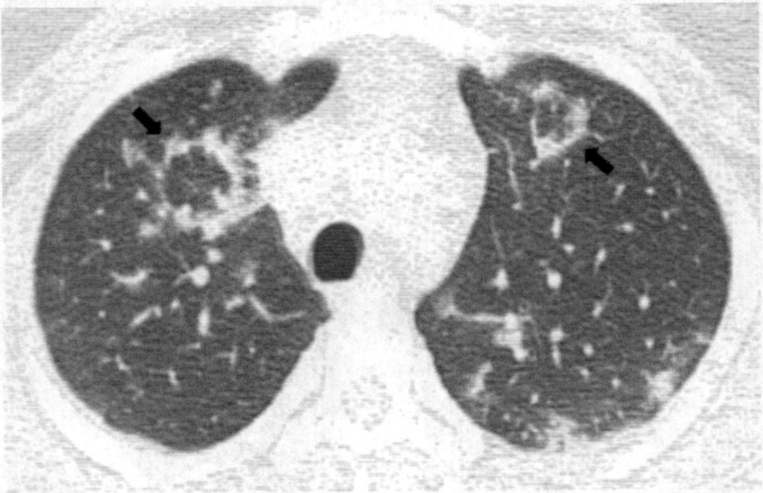

• **FIGURA 9** Tomografia de tórax sem contraste demonstrando focos de consolidação no parênquima pulmonar, alguns deles formando o sinal do halo invertido (setas pretas).

REFERÊNCIAS BIBLIOGRÁFICAS

1. Rubin GD, Ryerson CJ, Haramati LB, et al. The role of chest imaging in patient management during the COVID-19 pandemic: A multinational consensus statement from the Fleischner Society. Radiology. Radiological Society of North America. 2020;201365.
2. Wong HYF, Lam HYS, Fong AH, et al. Frequency and distribution of chest radiographic findings in COVID-19 positive patients. Radiology. 2019;(Mar 27):201160. https://doi.org/10.1148/radiol.2020201160.
3. Kanne JP, Little BP, Chung JH, et al. Essentials for radiologists on COVID-19: an update-Radiology Scientific Expert Panel. Radiology. 2020. doi: 10.1148/radiol.2020200527.
4. Song F, Shi N, Shan F, et al. Emerging coronavirus 2019-nCoV pneumonia. Radiology. 2020; (published online Feb 6.). doi: 10.1148/radiol.2020200274.
5. Shi H, Han X, Jiang N et al. Radiological findings from 81 patients with COVID-19 pneumonia in Wuhan, China: a descriptive study. Lancet Infect Dis. 2020; (published online Feb 24). https://doi.org/10.1016/S1473-3099(20)30086-4.
6. Guan W, et al. Clinical characteristics of Coronavírus disease 2019 in China. N Engl J Med. 2020; published online first Feb 28/2020.
7. Shi H, Han X, Jiang N, et al. Radiologic findings from 81 patients with COVID-19 patients with pneumonia in Wuhan, China: a descriptive study. Lancet Infectious Diseases. 2020;20(4):424-34.
8. Wang Y, Dong C, Hu Y, et al. Temporal changes of CT findings in 90 patients with COVID-19 pneumonia: A longitudinal study. Radiology. 2020;200843.
9. Simpson S, Kay FU, Abbara S, et al. Radiological Society of North America Expert Consensus Statement on Reporting Chest CT Findings Related to COVID-19. Endorsed by the Society of Thoracic Radiology, the American College of Radiology, and RSNA. Radiology Cardiothorac Imaging. 2020;2(2):e200152.
10. Hansell DM, Bankier AA, MacMahon H, McLoud TC, Müller NL, Remy J. Fleischner Society: Glossary of terms for thoracic imaging. Radiology. 2008;246(3):697-722. doi: 10.1148/radiol.2462070712.
11. Silva CIS, Marchiori E, Souza Júnior AS, Müller NL. Consenso brasileiro ilustrado sobre a terminologia dos descritores e padrões fundamentais da TC de tórax. J Bras Pneumol. 2010;36(1):99-123. doi:10.1590/S1806- 37132010000100016.
12. Ooi GC, Khong PL, Muller NL, Yiu WC, Zhou LJ, Ho JC, et al. Severe acute respiratory syndrome: Temporal lung changes at thin-section CT in 30 patients. Radiology. 2004;230(3):836-44. doi: 10.1148/radiol.2303030853.

Links úteis

1. Documentos e recomendações do Colégio Brasileiro de Radiologia. Disponíveis em: https://cbr.org.br/covid-19/.
2. Artigos, consensos e guias da Sociedade Norte Americana de Radiologia. Disponíveis em: https://www.rsna.org/covid-19.
3. Vídeos de TC de tórax de pacientes confirmados para COVID-19. Disponíveis em: https://radiologyassistant.nl/chest/lk-jg-1.
4. Informações do Colégio Americano de Radiologia sobre COVID-19. Disponíveis em: https://www.acr.org/Clinical-Resources/COVID-19-Radiology-Resources.

23

Ultrassonografia de tórax na COVID-19

Felipe Liger Moreira
Paula Sepulveda Mesquita
Victor Paro da Cunha
Júlio César Garcia de Alencar

INTRODUÇÃO

Escritos hipocráticos enfatizavam que o médico desenvolvia a sua percepção clínica pela visão, toque, audição, olfato e paladar. Assim, inspeção, palpação, percussão e ausculta foram a base para a medicina clínica beira-leito durante séculos. Entretanto, em diversas situações já foi reconhecida a limitada acurácia do exame físico em identificar padrões patológicos e permitir ao médico condutas corretas em benefício do paciente.[1-3] A adição da ultrassonografia como ferramenta complementar pode permitir ao profissional de saúde enxergar em tempo real apenas o que ele pode inferir pelo exame físico. Há sólida evidência de como estudantes e/ou médicos generalistas podem adquirir a habilidade necessária para o uso da ultrassonografia com o objetivo de responder perguntas pontuais, tendo acurácia igual ou superior à de especialistas submetidos ao treinamento padrão.[4] Por definição, o uso da ultrassonografia com proposta de avaliação direcionada para responder perguntas pontuais (p.ex., qual a causa da insuficiência respiratória aguda?) ou como guia para procedimentos (p.ex., toracocentese) é denominado "*point of care*" (POCUS).[5]

A COVID-19, apesar de afetar primariamente o sistema respiratório, pode se apresentar dentro de um espectro de gravidade caracterizado por envolvimento de outros sistemas orgânicos (p.ex., cardiovascular).[3] Apesar da racionalidade do uso do POCUS como avaliação multissistêmica, neste capítulo focaremos unicamente na ultrassonografia pulmonar.

POR QUE UTILIZAR A ULTRASSONOGRAFIA *POINT OF CARE* PARA AVALIAÇÃO PULMONAR?

A razão pela qual a ultrassonografia tem ganhado destaque na avaliação de pacientes com COVID-19 baseia-se em suas características:

- Exame não invasivo, seguro e rápido.
- Não há necessidade de mobilização do paciente.
- Desprovido de radiação.
- Possibilidade de ser utilizado inúmeras vezes conforme necessidade da equipe assistencial, permitindo acompanhar a evolução da doença e identificar complicações.

Especificamente relacionado à avaliação pulmonar, o POCUS identifica com alta sensibilidade processos patológicos periféricos, exatamente como a fase pulmonar na COVID-19 se apresenta radiologicamente.[6] A tomografia computadorizada (TC), método mais sensível para identificar envolvimento pulmonar, não se encontra amplamente disponível, possui precauções complexas envolvidas no controle de transmissão da doença e, somado ao uso de radiação, pode tornar o seu uso impraticável em determinadas populações. Assim, o American College of Radiology (ACR) recomenda que a tomografia não seja utilizada como teste diagnóstico de primeira linha.[7] Conforme demonstrado em 2011 por Xirouchaki et al.,[8] a radiografia de tórax, única realidade em diversos serviços, quando comparada à ultrassonografia não é capaz de excluir envolvimento pulmonar em seus diversos padrões (Tabela 1). Lichtenstein em 2004[3] e Peng em 2020[9] demonstraram que há um alto grau de concordância entre os achados tomográficos e ultrassonográficos (Tabela 2). A ultrassonografia pulmonar já demonstrou ter alta sensibilidade e especificidade na síndrome da angústia respiratória aguda e no H1N1,[15] sugerindo que possua as mesmas propriedades para COVID-19.

• **TABELA 1** Sensibilidade (S), especificidade (E) e acurácia (A) para radiografia de tórax e ultrassonografia pulmonar em diversos padrões de acometimento pulmonar

	Radiografia de tórax	Ultrassonografia pulmonar
Síndrome intersticial	S 46%/E 80%/A 58%	S 94%/E 93%/A 94%
Consolidação	S 38%/E 89%/A 49%	S 100%/E 78%/A 95%
Derrame pleural	S 65%/E 81%/A 69%	S 100%/E 100%/A 100%
Pneumotórax	S 0%/E 99%/A 89%	S 75%/E 93%/A 92%

Adaptada de Xirouchaki N, et al.[8]

• TABELA 2

Tomografia de pulmão	Ultrassom de pulmão
Pleura espessada	Linha pleural espessada
Vidro fosco	Linhas B (multifocais, discretas ou confluentes)
Consolidação subpleural	Consolidação pequena
Consolidação translobar	Consolidação translobar e lobar
Derrame pleural é raro	Derrame pleural é raro
> 2 lobos afetados	Distribuição multilobar das anormalidades
Tomografia negativa ou atípica em fase muito precoce, evoluindo com imagem em vidro fosco e culminando em consolidação	Linhas B focais são os principais achados na fase precoce e na apresentação leve da doença; síndrome interstício/alveolar caracteriza a doença à medida que progride; linhas A podem ser encontradas na convalescença; espessamento da linha pleural com linhas B assimétricas podem ser vistas em pacientes com fibrose pulmonar

Adaptada de Peng QY, et al.[9]

Um estudo observacional e prospectivo realizado entre março e abril de 2020 no departamento de emergência do Hospital Universitário Saint-Louis na França[11] envolveu 391 pacientes adultos com o objetivo de avaliar a utilidade de parâmetros clínicos, julgamento médico e ultrassonografia pulmonar em identificar com precisão pacientes com COVID-19, tendo o RT-PCR (*reverse-transcriptase polymerase chain reaction*) para o SARS-CoV-2 como método diagnóstico padrão-ouro. Tendo compreensão das limitações metodológicas do estudo, os autores concluíram que a anosmia e a presença de linhas B bilaterais à ultrassonografia pulmonar tinham alta LR+ (*likelihood ratio*)(7,58; IC 95% 2,36-24,36 e 7,09; IC 95% 2,77-18,12, respectivamente). A ausência de alta probabilidade clínica determinada pelo julgamento médico e a ausência de linhas B bilaterais à ultrassonografia pulmonar tiveram a menor LR- para o diagnóstico de COVID-19 (0,33; IC95% 0,25-0,43 e 0,26; IC 95% 0,15-0,45, respectivamente).

FASES EVOLUTIVAS DA DOENÇA E APLICAÇÃO RACIONAL DA ULTRASSONOGRAFIA PULMONAR *POINT OF CARE*

Conforme publicado por Siddiqi et al., a COVID-19 pode ser dividida evolutivamente em três fases:

- Fase precoce: clinicamente é caracterizada por sintomas gripais inespecíficos. Não há envolvimento pulmonar. Kanne et al. demonstraram que até

50% dos pacientes podem ter exames tomográficos normais 0-2 dias após o início dos sintomas.
- Fase pulmonar: clinicamente é caracterizada por dispneia sem hipoxemia (IIa) ou com hipoxemia (IIb). Radiografia de tórax pode ser normal. O POCUS se encontra anormal, demonstrando perda de aeração pulmonar em seus diversos estágios.
- Fase hiperinflamatória: clinicamente é caracterizada por disfunção(ões) orgânica(s). A avaliação multiorgânica através do POCUS pode diagnosticar complicações e identificar a progressão da doença.

Em 18 de março de 2020 o American College of Emergency Physicians realizou um painel virtual com nove médicos emergencistas de diversos países envolvidos no atendimento de pacientes com COVID 19, com o objetivo de tornar racional o uso da ultrassonografia pulmonar.

- Avaliação de pacientes nas fases I ou II: tanto um exame normal como um alterado são úteis. Um exame normal afasta a necessidade de avaliação adicional e indica o paciente com a forma leve da doença, enquanto um exame anormal pode indicar o paciente que necessita de maior vigilância e/ou que necessita de exame tomográfico adicional. Até o momento não está claro qual padrão de achados pode indicar deterioração clínica iminente apesar de observações que achados ultrassonográficos podem anteceder a evolução clínica da doença.
- Avaliação de pacientes na fase III: em pacientes críticos a ultrassonografia pode auxiliar no diagnóstico de outras anormalidades pulmonares, como derrame pleural e/ou pneumotórax. A deterioração clínica pode indicar progressão da doença e/ou surgimento de complicações. Recomenda-se adicionar o uso da ultrassonografia cardíaca focada e avaliação do sistema venoso profundo proximal através do método compressivo, uma vez que se reconhece elevada taxa de complicações cardiovasculares (p.ex., miocardite) e tromboembólicas (p.ex., trombose venosa profunda proximal) nesses pacientes.

ULTRASSONOGRAFIA PULMONAR – O QUE VOCÊ PRECISA SABER

Para interpretar a imagem obtida pela ultrassonografia pulmonar, você deve compreender princípios básicos:

- Linha A e aeração normal: o parênquima pulmonar não é visualizado durante a insonação, uma vez que a presença do ar impede a propagação das ondas de ultrassom. Assim, em um estágio de aeração normal (Figura 1), a imagem obtida é um artefato criado pelo reflexo repetitivo das ondas de ultrassom entre a linha pleural (refletor) e o transdutor. Esse artefato oriundo da linha pleural é denominado linha A. O estágio de aeração normal é caracterizado pela presença de linhas A horizontais e hiperecogênicas, dispostas paralelamente à linha pleural, que se repetem com a mesma distância entre si. É extremamente importante que para a melhor visualização desse artefato, o transdutor esteja posicionado perpendicularmente ao tórax. A visualização de linhas A em ambos os hemitóraces permite ao examinador concluir que o parênquima pulmonar apresenta uma relação normal entre ar/fluido, sendo capaz de excluir edema pulmonar cardiogênico e pneumonia. A presença de linhas A em um paciente dispneico deve levar o examinador a considerar outros diagnósticos [isto é., asma/doença pulmonar obstrutiva crônica (DPOC) e embolia pulmonar].

- Linha pleural e *lung sliding*: o conjunto pleural (parietal e visceral) será visualizado como a primeira linha horizontal/curvilínea e hiperecogênica logo abaixo das costelas, anterior às linhas A, e será denominado linha pleural (Figura 2). A ausência de acúmulo patológico de ar e/ou líquido no espaço pleural será demonstrado pela presença de deslizamento dinâmico entre a pleural parietal e visceral com a respiração, sendo tal achado denominado *lung sliding*. A sua presença exclui pneumotórax com 100% de especificidade na zona analisada com o paciente em posição supina. Entretanto, a ausência de *lung sliding* apresenta baixa especificidade, podendo ocorrer em estados patológicos que ocasionam aderência pleural (pleurodese química, processos inflamatórios de origem infecciosa ou doenças pulmonares fibróticas) ou que culminem em redução do volume pulmonar (atelectasia, intubação seletiva, *plug* mucoso, pneumectomia).

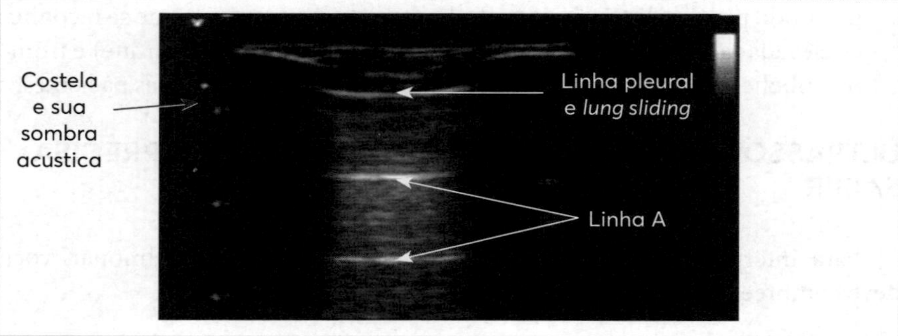

• **FIGURA 1** Linhas A (relação ar/fluido normal): observa-se a linha pleural logo abaixo das costelas e o seu artefato de reverberação – linha A.

- Linha B e síndrome intersticial: os septos interlobulares e intralobares (Figura 3) não são detectados pelo ultrassom em uma situação normal. Entretanto, em doenças parenquimatosas, como a pneumonia viral, os septos são preenchidos por líquido inflamatório; apenas assim eles podem permitir a propagação das ondas de ultrassom, produzindo o que chamamos de linhas B (Figura 4). Esse achado será visualizado como linhas verticais e hiperecogênicas, que se originam predominantemente da linha pleural ou de consolidações subpleurais, dinâmicas e que obliteram as linhas A no ponto de intersecção, mantendo a sua ecogenicidade até a periferia da imagem. Entretanto, em pessoas saudáveis é possível encontrar até duas linhas B por zona, principalmente em áreas gravitacionalmente dependentes.
- Consolidação e síndrome alveolar: se o alvéolo, normalmente preenchido por ar, tiver o seu interior ocupado por líquido inflamatório ou sofrer um colapso (atelectasia), as ondas de ultrassom podem ser propagadas, permi-

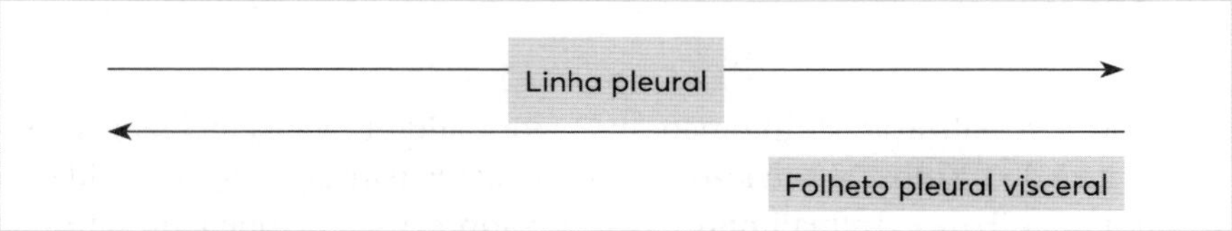

• **FIGURA 2** O *lung sliding* é uma imagem dinâmica da linha pleural criada pelo movimento do folheto pleural parietal em relação ao folheto visceral.

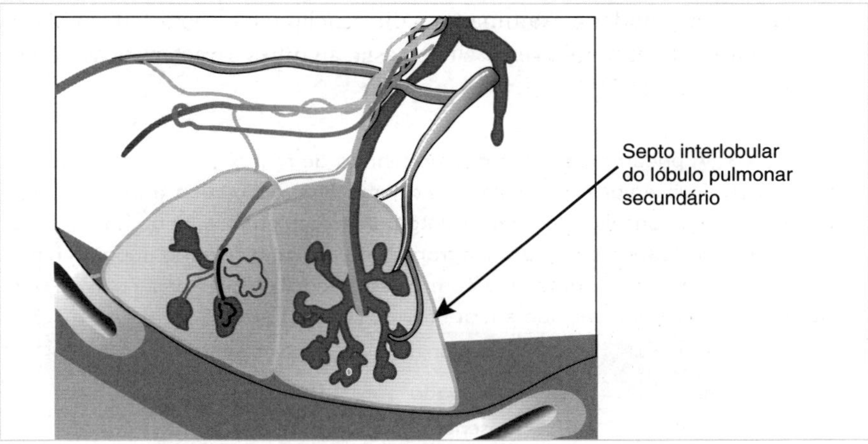

• **FIGURA 3** Observe o lóbulo pulmonar secundário e o seu septo interlobular. Na pneumonia, o preenchimento por líquido inflamatório do seu interior é o responsável pela formação das linhas B.

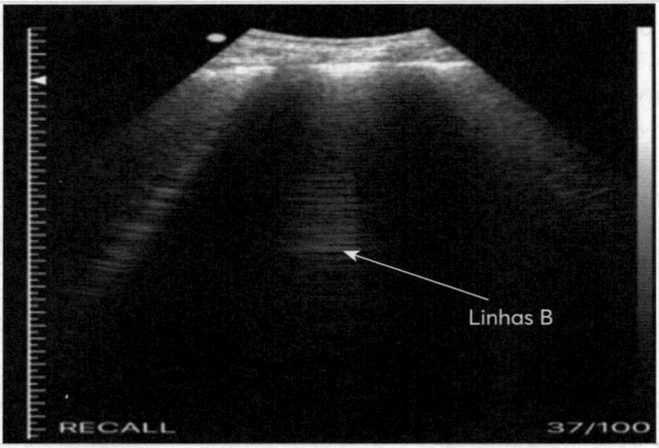

• **FIGURA 4** Linhas B: observe mais que 3 linhas B na zona pulmonar avaliada. Apresentam-se verticalmente após origem na linha pleural e são visualizadas até a periferia da imagem, apagando as linhas A.

tindo a visualização do pulmão, que agora adquire ecogenicidade semelhante à do fígado. Tal situação é denominada hepatização ou consolidação pulmonar. É de extrema importância a compreensão de que a presença de consolidação alveolar não é um diagnóstico, mas um padrão descritivo. A consolidação pode ser observada concomitantemente com zonas que possuem relação ar/fluido normais (linha A) e/ou síndrome intersticial (> 3 linhas B). Para ajudar o examinador a diferenciar o padrão de consolidação secundário à pneumonia *versus* atelectasia, algumas características podem orientá-lo (Tabela 3).

• **TABELA 3** A pneumonia não é acompanhada de redução do volume pulmonar. É possível observar o *shred sign*, uma linha hiperecogênica e irregular que atravessa a área consolidada e representa a interface entre pulmão não aerado (anterior) e aerado (posterior). Broncograma aéreo dinâmico, uma imagem hiperecogênica, puntiforme e dinâmica com a respiração, é característico, mas não específico (também encontrado em até 6% das atelectasias)

	Pneumonia	Atelectasia
Volume pulmonar	Preservado	Reduzido
Shred sign	Presente	Ausente
Broncograma aéreo dinâmico	Comum	Incomum; 6% dos casos
Broncograma aéreo estático	40% dos casos	Comum

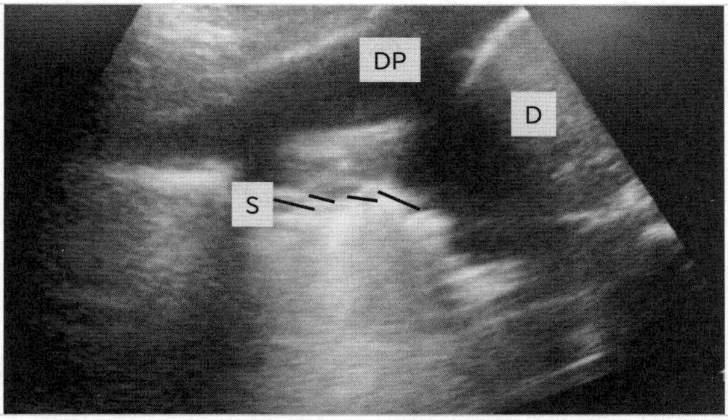

• **FIGURA 5** Consolidação por pneumonia: observe o pulmão hepatizado (não aerado) anteriormente e o pulmão parcialmente aerado posteriormente. O *shred sign* é visualizado como uma imagem hiperecogênica estática atravessando o pulmão consolidado na interface com o pulmão parcialmente aerado.
D: diafragma; DP: derrame pleural; S: *shred sign*.

ABORDAGEM E EXECUÇÃO DO EXAME

Para eleger o paciente à realização do exame, responda a pergunta: a ultrassonografia no paciente com suspeita/confirmação de COVID-19 mudará a minha conduta?

Os pacientes que mais se beneficiarão serão aqueles nos quais os achados podem mudar a conduta ou trazer um diagnóstico diferencial. Portanto, reserva-se o uso a pacientes atendidos que apresentam sinais vitais anormais e/ou sinais de alerta e/ou deterioração clínica após avaliação inicial. Em pacientes que tenham qualquer sinal de alerta e/ou sinais vitais anormais e/ou deterioração clínica deve-se realizar a ultrassonografia cardíaca focada e o ultrassom compressivo para avaliar o sistema venoso profundo proximal adicionalmente à avaliação pulmonar.

Paramentação/desparamentação/cuidados com o aparelho de ultrassom

As etapas de paramentação e desparamentação devem seguir as normas vigentes (para maiores detalhes, consultar capítulo específico). O aparelho de ultrassonografia deve estar reservado para uso exclusivo em pacientes com suspeita/confirmação de COVID-19. Os transdutores devem ser encapados. Para minimizar a possibilidade de contaminação, o recipiente de gel deve ser individual. Não se deve encostar o recipiente de gel no transdutor. Tudo deve ser trocado após cada exame.

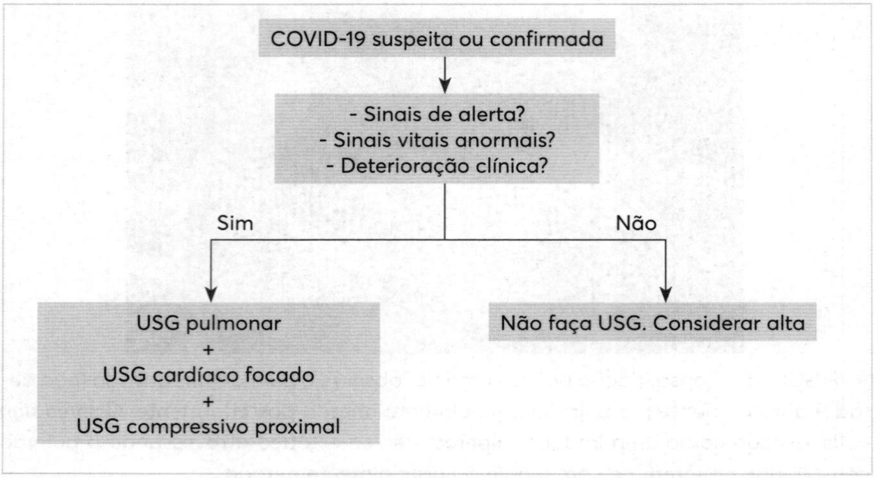

• **FIGURA 6** Algoritmo para auxílio de tomada de decisão.
USG: ultrassom.

Aquisição da imagem

- Posicione o paciente: o posicionamento do paciente dependerá essencialmente de sua condição clínica e possibilidade de colaborar com o exame. Como o objetivo é avaliar o máximo possível de zonas pulmonares e principalmente as zonas mais inferiores e posteriores, recomendamos a posição supina e sentada com braços estendidos por permitir aquisição de imagens em 12 zonas (Figura 7). Os pacientes submetidos à posição prona devem ter o seu tórax anterior avaliado por meio da abdução do braço e elevação do ombro do hemitórax insonado (Figura 8).
- Selecione o transdutor curvilíneo (convexo).
- Selecione o *preset* "pulmão" (ou "abdome" em aparelhos que não possuam "pulmão") e certifique-se que o indicador esteja no quadrante superior esquerdo da tela.
- Segure o transdutor como uma caneta e o posicione perpendicularmente ao tórax do paciente com o marcador direcionado cefalicamente. Com essa configuração, o lado esquerdo da tela será "superior", enquanto o lado direito será "inferior".
- Durante a avaliação de cada zona pulmonar, deslize o transdutor em sentido craniocaudal sempre se certificando de mantê-lo perpendicular ao tórax. Em cada zona avaliada, o examinador deve definir se há aeração pulmonar normal ou não e, se anormal, deve quantificar o estágio de perda de aeração conforme a Tabela 4.

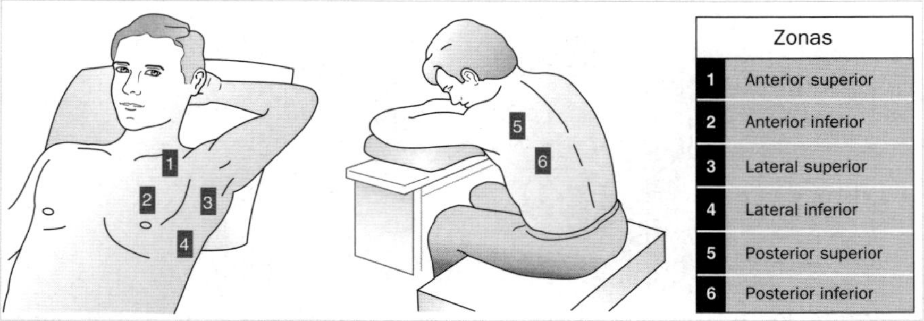

• **FIGURA 7**

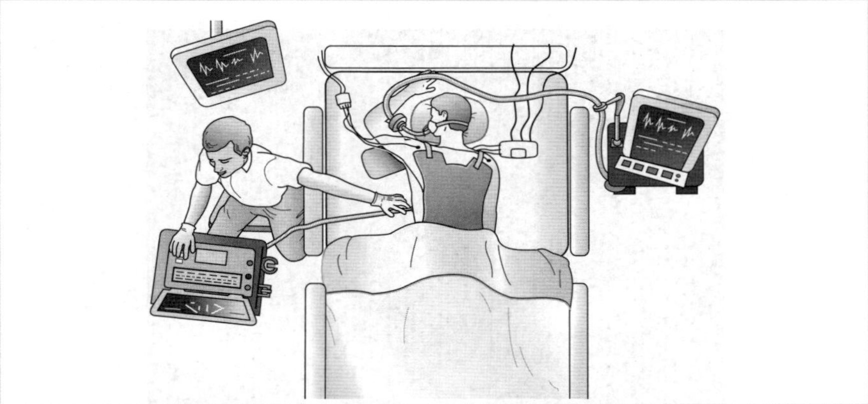

• **FIGURA 8** A *"swimmer position"* consiste em abduzir o braço e elevar o ombro do hemitórax a ser avaliado. Permite avaliar o tórax anterior.

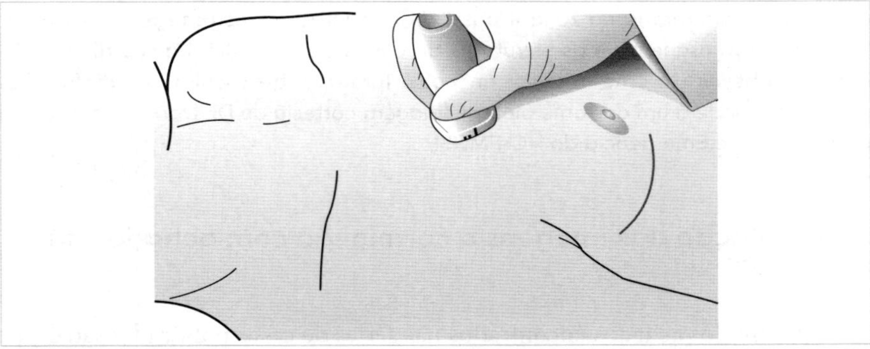

• **FIGURA 9** A maneira correta de segurar o transdutor e o direcionamento perpendicular ao tórax do paciente.

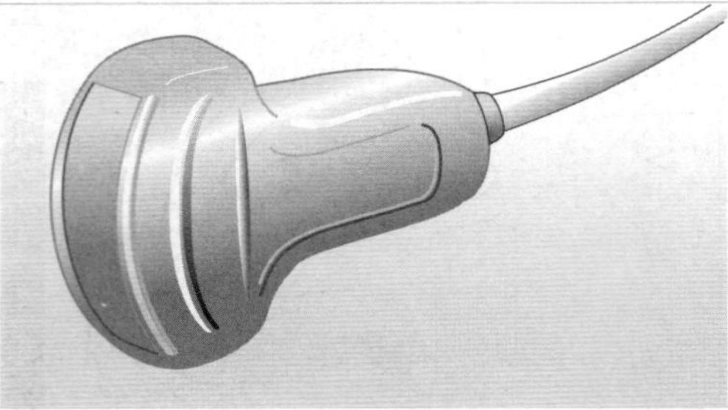

• **FIGURA 10** Transdutor curvilíneo. Apesar da possibilidade de utilizar outros transdutores, o curvilíneo permite avaliar estruturas superficiais e profundas em diferentes constituições corporais.

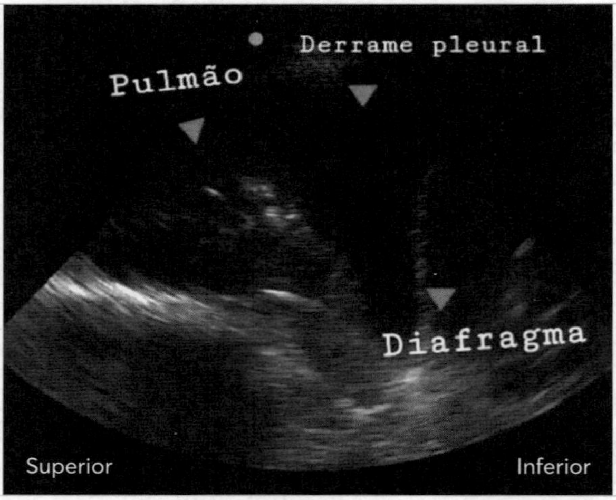

• **FIGURA 11** Observe o indicador circular (*screen marker*) à esquerda da tela. O encontro do diafragma na zona 4 possibilita visualizar as estruturas da cavidade torácica à sua esquerda e as estruturas da cavidade abdominal à sua direita. Na imagem, observa-se uma imagem anecoica (preta) entre o pulmão e diafragma, que corresponde a um derrame pleural. Imagem cortesia de Dr. Daniel Ribeiro, Departamento de Emergência do HC-FMUSP.

Interpretação das imagens e correlação com achados na COVID-19

Nenhum dos achados encontrados nas séries de casos publicadas são específicos.[5] As publicações sobre ultrassonografia pulmonar na COVID-19 englobam pequeno número de casos, mas as conclusões são inteiramente concordantes entre si. Por exemplo, em uma série de 20 casos publicada por Xing et al.,[10] 100% dos pacientes apresentavam anormalidades na linha pleural, 100% linhas B e 50% consolidações. Todos os pacientes definidos como críticos apresentavam linhas B confluentes. O envolvimento bilateral foi observado em 100% dos casos, predominando em áreas posteriores. Consolidações não foram observadas em casos moderados, mas predominavam em pacientes críticos. Derrame pleural (18%, 2 casos), derrame pericárdico (9%, 1 caso) e trombose venosa profunda (64%, 5 casos) foram encontrados apenas em pacientes críticos. Zeng et al. demonstraram que os pacientes que entravam na fase de convalescença apresentavam linha A à ultrassonografia. Os achados foram replicados em outras publicações.[5,17,18] As alterações ocorrem como um *continuum* (Figura 12; Tabela 4), iniciando-se em um padrão intersticial leve (menor número de linhas B e não confluentes), prosseguindo a um padrão bilateral e grave (maior quantidade de linhas B, confluentes) e culminando em um padrão consolidativo (alveolar). O pico das anormalidades à ultrassonografia parece acompanhar a tomografia, isto é, entre o 9º e o 13º dias do início dos sintomas.[6]

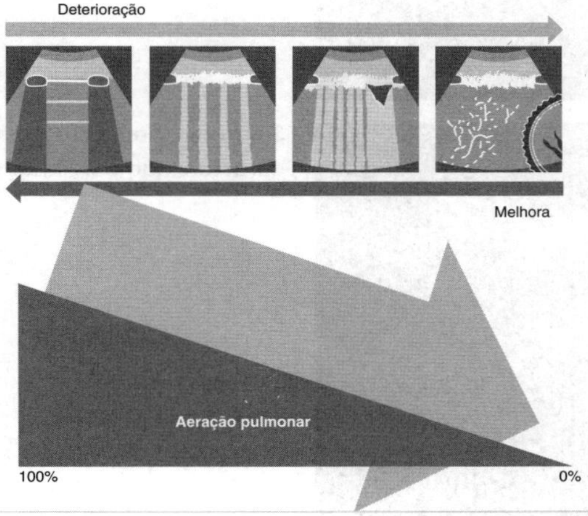

• **FIGURA 12** O envolvimento inicial será caracterizado como síndrome intersticial, identificada por mais de três linhas B por zona examinada. Com a progressão do envolvimento pulmonar, encontraremos confluência das linhas B, denotando maior perda de aeração pulmonar e intenso preenchimento septal por fluido inflamatório. O aspecto em vidro fosco encontrado na tomografia é equivalente a linhas B confluentes à ultrassonografia. A etapa final de perda da aeração pulmonar é a consolidação dos alvéolos, tornando a ecogenicidade do pulmão semelhante ao fígado. Se o indivíduo entrar na fase de convalescença, observará involução de todo o processo e aparecimento de linha A. Espessamento e irregularidade da linha pleural podem ser observados em qualquer estágio.

• **TABELA 4** Observe a progressão da deterioração da aeração pulmonar. Inicialmente, observe relação ar/fluido preservada. A presença de > 3 linhas B caracteriza a síndrome intersticial em estágio inicial, podendo confluir à medida que o preenchimento dos septos interlobulares/intralobulares ocorre. Por fim, ocorre a síndrome alveolar demonstrada pela consolidação pulmonar

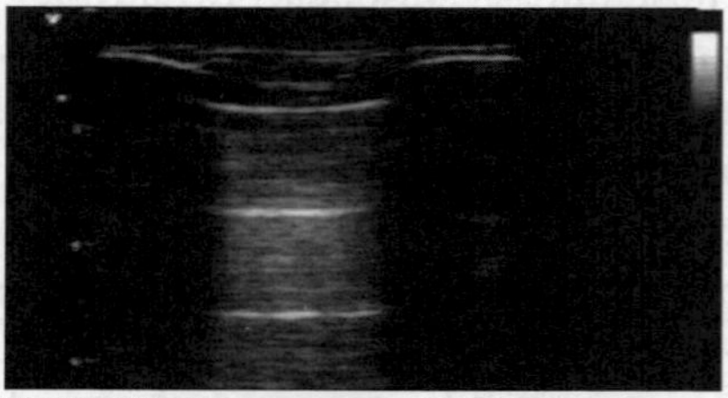	Padrão de aeração pulmonar normal Encontrado em indivíduos saudáveis Pode ser encontrado em pacientes com COVID-19 sem envolvimento pulmonar
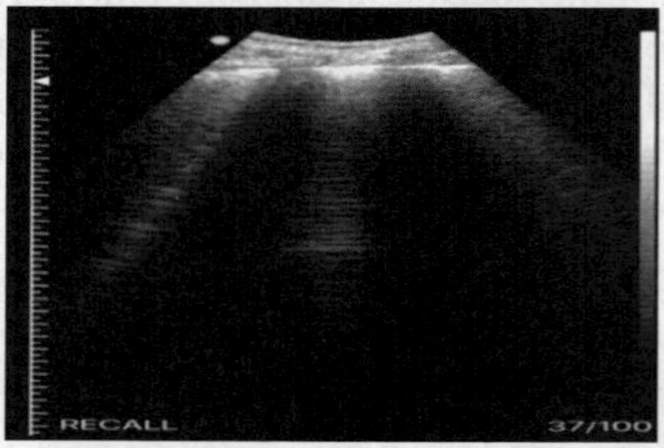	Síndrome intersticial em fase inicial, caracterizada por > 3 linhas B Encontrada em 100% dos pacientes com envolvimento pulmonar na COVID-19
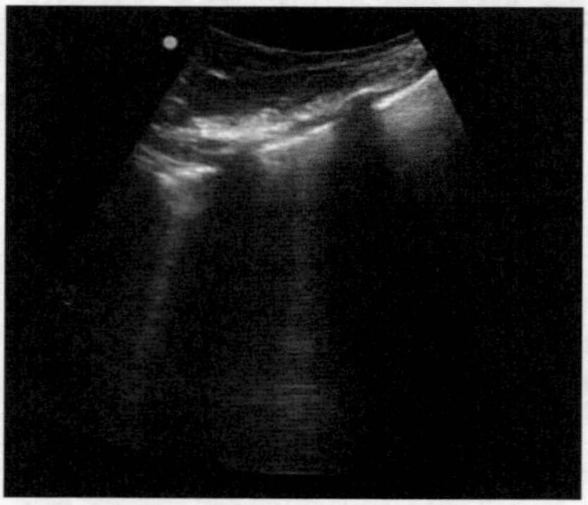	Síndrome intersticial em evolução, caracterizada por linhas B confluentes
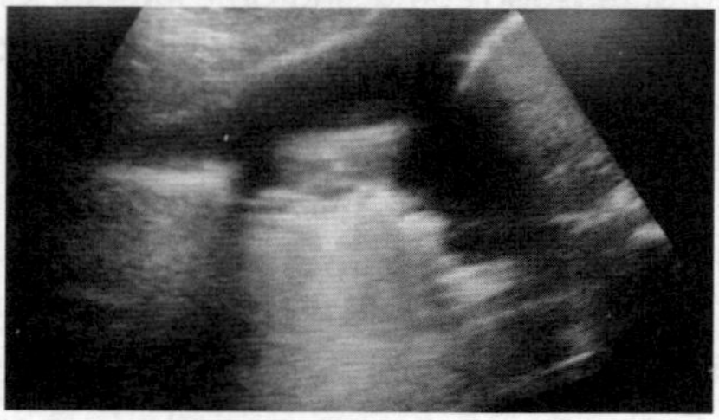	Consolidação pulmonar Caracteriza envolvimento pulmonar grave na COVID-19

CONCLUSÃO

O POCUS é apenas uma ferramenta adicional ao método clínico, não devendo ser utilizado como ferramenta diagnóstica isolada e absoluta. O seu uso tem como objetivo identificar envolvimento pulmonar, avaliar progressão da doença e excluir complicações. Apresenta maior acurácia em relação ao exame físico e à radiografia de tórax para identificar envolvimento pulmonar, sendo uma alternativa confiável à tomografia computadorizada de tórax (método mais sensível). Futuras pesquisas são necessárias para consolidar a ultrassonografia como ferramenta de *screening* em determinar a admissão hospitalar e o nível de cuidado, como para correlacionar os achados com o prognóstico. O uso *point of care* da ultrassonografia pulmonar parece ser promissor como teste diagnóstico de primeira linha na COVID-19.

REFERÊNCIAS BIBLIOGRÁFICAS

1. Mehta M, Jacobson T, Peters D, et al. Handheld ultrasound versus physical examination in patients referred for transthoracic echocardiography for a suspected cardiac condition. JACC Cardiovasc Imaging. 2014;7(10):983-90.
2. Narula J, et al. Time to add a fifth pillar to bedside physical examination inspection, palpation, percussion, auscultation, and insonation. JAMA Cardiol. 2018;3(4):346-50. doi:10.1001/jamacardio.2018.0001.
3. Lichtenstein D, et al. Comparative diagnostic performances of auscultation, chest radiography, and lung ultrasonography in acute respiratory distress syndrome. Anesthesiology. 2004;100(1):9-15.
4. Razi R, et al Bedside hand-carried ultrasound by internal medicine residents versus traditional clinical assessment for the identification of systolic dysfunction in patients admitted with decompensated heart failure. J Am Soc Echocardiogr. 2011;24:1319-24.
5. Soni NJ, et al. Point-of-care ultrasound. Elsevier; 2015.
6. Kanne JP, et al. Essentials for radiologists on COVID-19: An update – Radiology Scientific Expert Panel. 2020.
7. American College of Radiology. ACR Recommendations for the use of Chest Radiography and Computed Tomography (CT) for Suspected COVID-19 Infection. (2020, March 22). Disponível em: https://www.acr.org/Advocacy-and-Economics/ACR-Position-Statements/Recommendations-for-Chest-Radiography-and-CT-for-Suspected-COVID19-Infection.
8. Xirouchaki N, et al. Lung ultrasound in critically ill patients: Comparison with bedside chest radiography. Intensive Care Med. 2011.
9. Peng QY, et al. Findings of lung ultrasonography of novel corona virus pneumonia during the 2019-2020 epidemic. Intensive Care Med. 2020;46(5):849-50.
10. Xing C, et al. Lung ultrasound findings in patients with COVID-19 pneumonia. Critical Care. 2020;24:174.
11. Peyrony O, et al. Accuracy of emergency department clinical findings for diagnostic of coronavirus disease-2019. Annals of Emergency Medicine. 2020.

24

Primeiro contato com o doente suspeito para COVID-19

Ítalo Antunes Franzini
Carolina Wermelinger Erthal
Paula Sepulveda Mesquita

O objetivo da avaliação inicial do paciente é reconhecer o caso suspeito para COVID-19, identificar fatores de risco que possam alterar o prognóstico do paciente (tempo de evolução da doença, comorbidades, condições socioeconômicas, sinais de gravidade ao exame clínico) e, assim, tomar uma conduta inicial (iniciar terapêutica de suporte, indicar o local de tratamento e a necessidade de exames complementares).

RECONHECENDO O CASO SUSPEITO

Do ponto de vista clínico, como exposto em capítulo anterior, a apresentação da COVID-19 é ampla, podendo o paciente se apresentar assintomático ou com diversas síndromes clínicas variando desde quadros leves até críticos. Entretanto, na abordagem inicial, as síndromes clínicas de maior importância, que também implicam na atual definição de caso suspeito pelo Ministério da Saúde (MS), incluem a síndrome gripal (SG) e a síndrome respiratória aguda grave (SRAG), cujas definições diferem da antiga abordagem operacional do MS e estão apresentadas a seguir:[1]

- Definição 1 – síndrome gripal (SG): indivíduo com quadro respiratório agudo, caracterizado por sensação febril ou febre*, mesmo que relatada, acompanhada de tosse OU dor de garganta OU coriza OU dificuldade respiratória.
    1. Em crianças: considera-se também obstrução nasal, na ausência de outro diagnóstico específico.

---

* Na suspeita de COVID-19, a febre pode não estar presente.

2. Em idosos: a febre pode estar ausente. Deve-se considerar também critérios específicos de agravamento como sincope, confusão mental, sonolência excessiva, irritabilidade e inapetência.

- Definição 2 – síndrome respiratória aguda grave (SRAG): síndrome gripal que apresente: dispneia/desconforto respiratório OU pressão persistente no tórax OU saturação de O_2 menor que 95% em ar ambiente OU coloração azulada dos lábios ou rosto.
  1. Em crianças: além dos itens anteriores, observar os batimentos de asa de nariz, cianose, tiragem intercostal, desidratação e inapetência.

Sintomas menos comuns podem estar presentes, como anorexia, produção de escarro, dor de garganta, confusão, tonturas, cefaleia, dor no peito, hemoptise, diarreia, náuseas/vômitos, dor abdominal, congestão conjuntival, anosmia/hiposmia. É importante ter em mente que febre e sintomas respiratórios podem estar ausentes, não sendo possível descartar a infecção baseando-se apenas na sintomatologia.[1,2]

Outras causas infecciosas e não infecciosas podem ser consistentes com os mesmos achados. Logo, nem toda doença respiratória em tempos de pandemia é COVID-19. A etiologia varia conforme o contexto epidemiológico e fatores associados ao paciente (fatores de risco para outras doenças e *status* imunológico, p.ex.). Desse modo, outros testes diagnósticos e terapêuticas específicas podem ser necessários.

TRIAGEM INTRA-HOSPITALAR

O primeiro contato com o paciente suspeito de infecção pelo SARS-CoV-2 é realizado ainda na triagem, antes do primeiro contato médico. Cada instituição define critérios específicos para essa triagem, permitindo o correto isolamento desses pacientes (em locais específicos dentro do serviço de saúde, associado ao uso da máscara cirúrgica), e assim, proteção dos demais pacientes no serviço de saúde e da equipe responsável pelo atendimento, que deverá estar paramentada com equipamentos de proteção individual (EPI).

Além disso, a classificação breve de gravidade da doença atual é fundamental para definir o local de atendimento (p.ex.: sala vermelha ou consultório médico) e o tempo máximo de espera até o primeiro contato com o médico (Figura 1).

RECONHECENDO OS FATORES DE RISCO

Os fatores de risco variam substancialmente entre os estudos, e uma ampla gama de achados demográficos, clínicos, laboratoriais e radiográficos foram

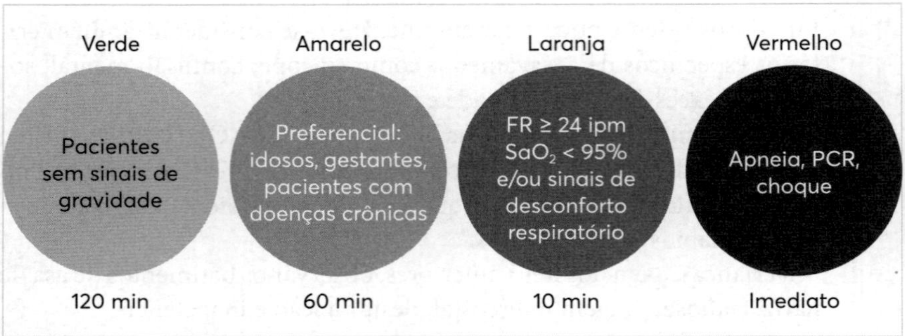

• **FIGURA 1** Exemplo de estratificação de gravidade em cores, de acordo com avaliação breve do paciente que chega ao PS, para definir local e tempo para atendimento médico inicial (como sugerido a seguir), adaptada para casos de síndrome gripal. Os casos triados como verdes e amarelos podem ser atendidos em consultório médico, enquanto os classificados como laranja e vermelho devem ser encaminhados à sala de emergência.

FR: frequência respiratória; PCR: parada cardiorrespiratória; SaO_2: saturação de oxigênio.

associados a desfechos hospitalares e à progressão da gravidade da doença. Entretanto, alguns desses achados podem nos ajudar a reconhecer o paciente grave ou em risco para um desfecho desfavorável (como desenvolvimento de SDRA, necessidade de UTI e morte, p.ex.), de modo a guiar o correto cenário de acompanhamento do paciente. Além disso, o tempo de evolução da doença também se faz importante, uma vez que o período crítico da doença parece ocorrer por volta do 7º-10º dias de sintomas.[1,5]

O Ministério da Saúde e a OMS recomendam uma avaliação clínica baseada na identificação de disfunções orgânicas, por meio da identificação de sinais de gravidade e comorbidades, com o objetivo de identificar dois grupos de pacientes: casos leves e casos graves.[1-4]

MANEJO INICIAL

Casos leves

Devem ser manejados com medidas não farmacológicas como repouso, hidratação, alimentação adequada, além de analgésicos e antitérmicos e isolamento domiciliar por 14 dias a contar da data de início dos sintomas.[2]

Não há orientações específicas em relação à coleta de exames para confirmação laboratorial para essa população, assim como não há tratamento específico para uso ambulatorial validado.

• **TABELA 1** Sinais e sintomas de gravidade

Sistema respiratório:
Dispneia/FR > 30 ipm.
Uso de musculatura acessória da respiração.
SaO_2 < 95% em ar ambiente.
Sistema cardiovascular:
PAS < 90 mmHg e/ou PAD < 60 mmHg.
Diminuição do pulso periférico.
Sinais de alerta adicionais:
Piora clínica da doença de base.
Alteração do estado mental, como confusão/letargia.
Persistência ou aumento da febre por mais de 3 dias ou retorno após 48 h de período afebril.

Adaptada do Ministério da Saúde, 2020. FR: frequência respiratória; PAD: pressão arterial diastólica; PAS: pressão arterial sistólica; SaO_2: saturação de oxigênio.

• **TABELA 2** Comorbidades que indicam avaliação em centro de referência/ atenção especializada

Idade ≥ 65 anos.
Diabetes.
Doenças cardiovasculares crônicas (incluindo hipertensão arterial sistêmica, doença arterial coronariana, doença cerebrovascular) .
Doenças respiratórias crônicas.
Doenças renais crônicas.
Imunossuprimidos.
Neoplasias.
Portadores de doenças cromossômicas com estado de fragilidade imunológica.
Gestantes de alto risco.
Uso de corticoides ou imunossupressores.

Adaptada do Ministério da Saúde, 2020.

Atualmente em nosso país, devido à escassez de testes diagnósticos no SUS, apenas os casos leves em profissionais de saúde devem ter coleta de RT-PCR (*reverse-transcriptase polymerase chain reaction*) para SARS-CoV-2.

Diante da possibilidade de síndrome gripal por outros vírus, como influenza, indica-se o uso de oseltamivir nos casos de síndrome gripal e fatores de risco para complicações – mais detalhes no material complementar ao final do capítulo.[2]

• **TABELA 3** Estratificação dos casos suspeitos de síndrome gripal de acordo com gravidade da apresentação e presença ou não de comorbidades

Casos leves	Casos graves
Síndrome gripal com sintomas leves (sem sinais ou sintomas de gravidade) + Ausência de comorbidades que indicam avaliação em centro de referência/ atenção especializada	Síndrome gripal que apresente sinais e sintomas de gravidade OU Comorbidades que indicam avaliação em centro de referência/atenção especializada

Adaptada do Ministério da Saúde, 2020.

Casos graves

Devem ser estabilizados e encaminhados aos serviços de urgência ou hospitalares de acordo com a organização da Rede de Atenção à Saúde local, para realização de exames de imagem (raio X ou tomografia de tórax), coleta de exames laboratoriais para identificação de disfunções orgânicas ou fatores de mau prognóstico, investigação etiológica com RT-PCR para SARS-CoV-2 e culturas de outros sítios quando pertinente, e início da terapia de suporte.[1,2]

O uso de antibioticoterapia inadequada deve ser evitado. Se houver dúvida diagnóstica ou suspeita de infecção bacteriana associada, indica-se o início de antibióticos e coleta de culturas pertinentes, com reavaliação constante para avaliar a manutenção desta terapia.[1,2]

Para os casos graves também é recomendado o início de oseltamivir, até exclusão de infecção por influenza, ou até completar 5 dias de tratamento, se o teste para influenza não estiver disponível – dosagem pode ser encontrada no material complementar no final do capítulo.[1,2]

A decisão sobre internação e o local (enfermaria ou UTI) varia conforme protocolos institucionais e a disponibilidade de cada serviço. Veja exemplo na Tabela 4.

NOTIFICAÇÃO

Todos os pacientes com SG ou SRAG devem ser notificados de forma imediata ao MS, ainda antes da confirmação por teste específico. O CID-10 que deve ser utilizado para síndrome gripal inespecífica é o J11.

Casos suspeitos notificados, que posteriormente apresentarem exame confirmatório para COVID-19 positivo, devem ser renotificados como casos confirmados (CID-10 B34.2).

• **TABELA 4** Critérios para internação em enfermaria ou UTI

Critérios para internação em enfermaria	Critérios para internação hospitalar em UTI
Paciente com melhora clínica após oferta de O_2. Estável hemodinamicamente.	Sem melhora da SaO_2, apesar da oferta de O_2. Esforço respiratório apesar da oferta de O_2. Relação $pO_2/FiO_2 < 200$. Hipotensão arterial. Alteração da perfusão capilar periférica. Alteração do nível de consciência. Oligúria.

Adaptada da Diretriz Institucional – Manejo de Tratamento para Pacientes com COVID-19 em Ambiente Hospitalar. Divisão de Moléstias Infecciosas e Parasitárias do Hospital das Clínicas da FMUSP e Divisão de Pneumologia do Instituto do Coração do Hospital das Clínicas da FMUSP. Versão 1 (08/04/2020). pO_2/FiO_2: pressão arterial de oxigênio/fração inspirada de oxigênio; SaO_2: saturação de oxigênio; UTI: unidade de terapia intensiva.

Pelo MS, também é considerado caso confirmado de COVID-19 "caso suspeito de SG ou SRAG com histórico de contato próximo ou domiciliar, nos últimos 7 dias antes do aparecimento dos sintomas, com caso confirmado laboratorialmente e para o qual não foi possível realizar a investigação laboratorial específica".[2]

MATERIAL COMPLEMENTAR

• **TABELA 5** Recomendações do uso de oseltamivir em casos leves

Grávidas em qualquer idade gestacional, puérperas até duas semanas após o parto (incluindo as que tiveram aborto ou perda fetal).
Adultos ≥ 60 anos.
Crianças < 5 anos (sendo que o maior risco de hospitalização é em menores de 2 anos, especialmente as menores de 6 meses com maior taxa de mortalidade).
População indígena aldeada ou com dificuldade de acesso.
Indivíduos menores de 19 anos de idade em uso prolongado de ácido acetilsalicílico (risco de síndrome de Reye).
Indivíduos que apresentem: • Pneumopatias (incluindo asma). • Pacientes com tuberculose de todas as formas (há evidências de maior complicação e possibilidade de reativação). • Cardiovasculopatias (excluindo hipertensão arterial sistêmica).

(continua)

• **TABELA 5** Recomendações do uso de oseltamivir em casos leves *(continuação)*

• Nefropatias. • Hepatopatias. • Doenças hematológicas (incluindo anemia falciforme). • Distúrbios metabólicos (incluindo *diabetes mellitus*). • Transtornos neurológicos e do desenvolvimento que podem comprometer a função respiratória ou aumentar o risco de aspiração (disfunção cognitiva, lesão medular, epilepsia, paralisia cerebral, síndrome de Down, acidente vascular encefálico ou doenças neuromusculares). • Imunossupressão associada a medicamentos (corticoide ≥ 20 mg/dia por mais de duas semanas, quimioterápicos, inibidores de TNF-alfa), neoplasias, HIV/aids ou outros. • Obesidade (especialmente aqueles com índice de massa corporal ≥ 40 em adultos).

Adaptada do Ministério da Saúde, 2020.

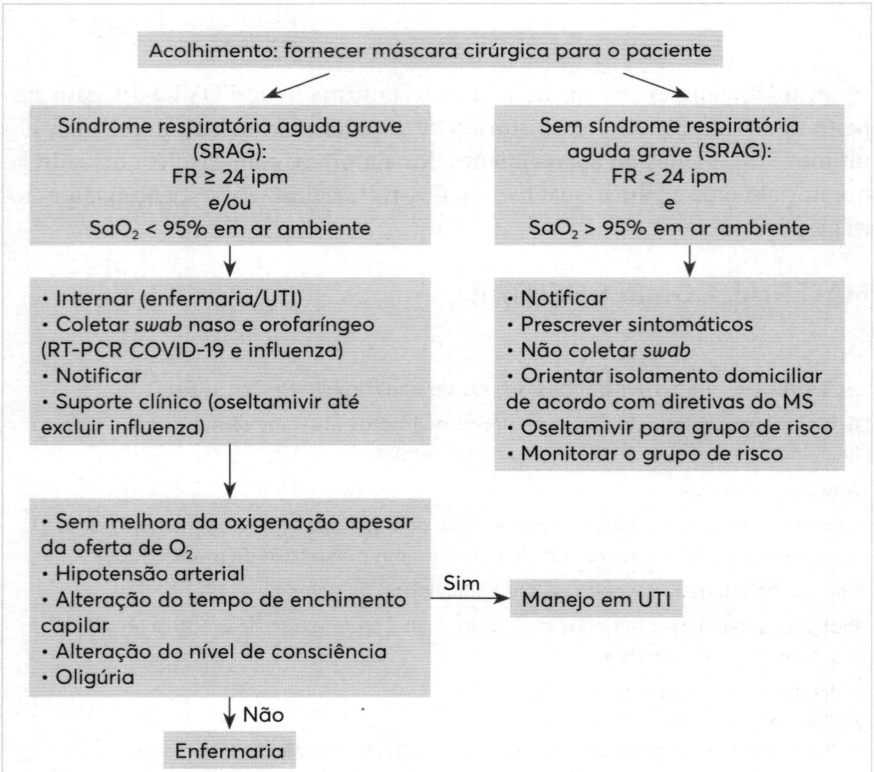

• **FIGURA 2** Fluxograma de atendimento inicial.

FR: frequência respiratória; MS: Ministério da Saúde; RT-PCR: *reverse-transcriptase polymerase chain reaction*; SaO_2: saturação de oxigênio; UTI: unidade de terapia intensiva.

Como prescrever o oseltamivir

O antiviral deve ser iniciado em até 48 h do início dos sintomas, e a posologia recomendada para pacientes adultos, sem disfunção renal, é:

- 75 mg de 12/12 h por 5 dias.

A dose deve ser ajustada pelo *clearance* de creatinina, quando abaixo de 60 mL/min (ver Tabela 6)[2].

• **TABELA 6** Dose de oseltamivir para pacientes com insuficiência renal, de acordo com o *clearance* de creatinina calculado

Clearance de creatinina	Tratamento por 5 dias
> 60-90 mL/min	75 mg 12/12 h
> 30-60 mL/min	30 mg 12/12 h
> 10-30 mL/min	30 mg 1x/dia
≤ 10 mL/min / em HD	30 mg após cada sessão de HD (totalizando 3 doses em 5 dias)

Tabela do Ministério da Saúde, adaptada do CDC [(2011) 2017]. HD: hemodiálise.

REFERÊNCIAS BIBLIOGRÁFICAS

1. Ministério da Saúde. Diretrizes para diagnóstico e tratamento da COVID-19. Versão 3. 17 de abril de 2020. Brasília: Ministério da Saúde; 2020.
2. Ministério da Saúde/SAPS. Protocolo de manejo clínico do coronavírus (COVID-19) na atenção primária à saúde. Versão 7. Brasília: Ministério da Saúde; 2020.
3. World Health Organization. Clinical management of severe acute respiratory infection (SARI) when COVID-19 disease is suspected: interim guidance, 13 March 2020. World Health Organization; 2020.
4. World Health Organization. Clinical care for severe acute respiratory infection: toolkit: COVID-19 adaptation. World Health Organization; 2020.
5. Brigham and Women's Hospital. COVID-19 clinical guidelines. Disponível em: https://covidprotocols.org/protocols/01-clinical-course-prognosis-and-epidemiology/#prognostication.
6. Centers for Disease Control and Prevention. 2019 novel coronavirus, Wuhan, China. Information for healthcare professionals. Disponível em: https://www.cdc.gov/coronavirus/2019-ncov/hcp/index.html.
7. Centers for Disease Control and Prevention. Interim clinical guidance for management of patients with confirmed 2019 novel coronavirus (2019-nCoV) infection, Updated February 12, 2020. Disponível em: https://www.cdc.gov/coronavirus/2019-ncov/hcp/clinical-guidance-management-patients.html.

25

Atendimento inicial no departamento de emergência

Victor Arrais Araujo
Paula Sepulveda Mesquita
William George Giusti Fischer

TRIAGEM E RECONHECIMENTO PRECOCE

A realização de triagem confiável com métodos padronizados é de fundamental importância para a segurança do paciente e da equipe assistente. Suspeitos de infecção por COVID-19 devem receber máscara cirúrgica e ser isolados. Equipamentos de proteção individual (EPIs) devem estar à disposição dos profissionais de saúde antes de proceder a avaliação inicial. De acordo com as ferramentas de triagem, são identificados os pacientes que necessitam de intervenção médica imediata e os que podem aguardar com segurança.

Inicialmente, os pacientes devem ser triados a partir dos protocolos internos de cada instituição. Um método muito utilizado é o de Manchester para identificar o local adequado para a avaliação inicial. A partir de critérios clínicos, abrangendo desde frequência cardíaca até desconforto respiratório, podemos separá-los em 5 categorias com diferentes urgências, tempo de atendimento ideal e local adequado. Usualmente, os classificados como vermelhos e laranjas são atendidos na sala de emergência, enquanto os demais podem ser atendidos na própria porta do pronto-socorro.

ATENDIMENTO BÁSICO DE EMERGÊNCIA E RECONHECIMENTO DE SÍNDROMES CLÍNICAS

Embora a maioria das pessoas infectadas por COVID-19 sejam portadores assintomáticos ou apresentem doença leve (80%), parcela considerável irá desenvolver disfunções importantes com necessidade de oxigênio (15%) e cerca de 5% ainda deverão ser admitidos em ambiente de terapia intensiva com possível necessidade de ventilação mecânica.[1,2]

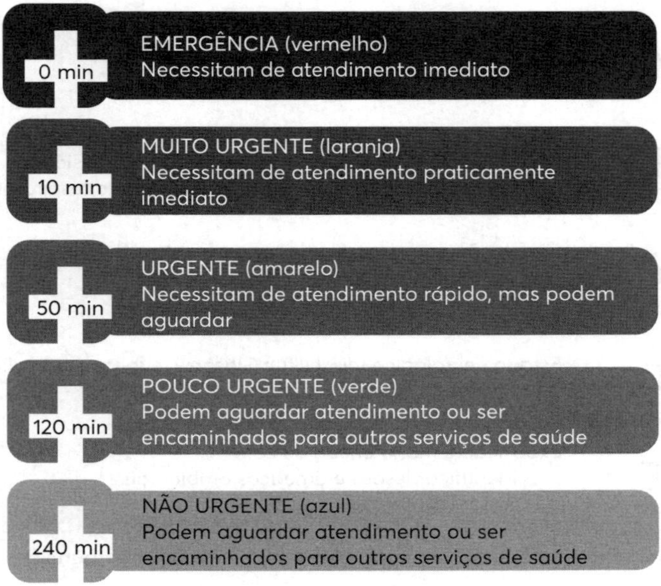

• **FIGURA 1** Protocolo de Manchester. Pulseiras coloridas sinalizam o nível de gravidade de cada caso.

Pacientes com sinais de gravidade triados para sala de emergência devem ser monitorizados e avaliados seguindo o protocolo ABCDE (Figura 2), sistematizado para manejo de condições agudas potencialmente ameaçadoras à vida, mesmo antes do diagnóstico ser estabelecido. Pacientes com infecção severa do trato respiratório se apresentam com qualquer uma das três condições ameaçadoras à vida – dificuldade para respirar, choque e alteração do estado mental –, além de cursar com descompensação de doenças de base. A abordagem da via aérea, fornecimento de O_2 suplementar, ventilação mecânica e choque serão abordados individualmente em outros capítulos, mas algumas considerações sobre a insuficiência respiratória neste contexto merecem destaque. Muitos pacientes têm sido submetidos a procedimento de intubação precoce por vezes sem indicações bem estabelecidas, o que pode gerar complicações iatrogênicas relacionadas à ventilação mecânica. Taquipneia, por exemplo, por ser um mecanismo de resposta à inflamação pulmonar, não deve ser compreendida isoladamente como indicação de intubação.[3-7] Por outro lado, na avaliação inicial deve-se atentar à presença de esforço respiratório através de uso de musculatura acessória e palpação do músculo esternocleidomastóideo. Esses sinais de esforço representam mais fidedignamente o colapso respiratório.[8-10]

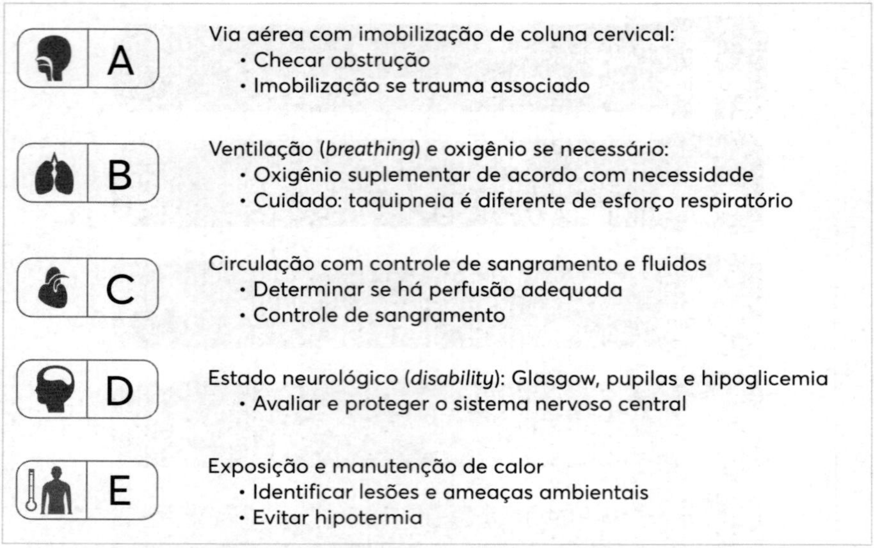

• **FIGURA 2** Protocolo ABCDE do atendimento inicial em emergência.

A abordagem inicial, portanto, tem como objetivo a estabilização do paciente, implementação de medidas em condições que requerem intervenção imediata e o reconhecimento precoce de síndromes clínicas associadas à COVID-19. Estabelecendo, assim, grupos de gravidade que permitam o direcionamento de condutas e a otimização de leitos hospitalares (Figura 3).

REFERÊNCIAS BIBLIOGRÁFICAS

1. Yang X, Yu Y, Xu J, Shu H, Xia J, Liu H, et al. Clinical course and outcomes of critically ill patients with Sars-Cov-2 pneumonia In Wuhan, China: A single-centered, retrospective, observational study. Lancet Respir Med. 2020. Epub 2020/02/28. doi: 10.1016/S2213-2600(20)30079-5.
2. Wu Z, Mcgoogan Jm. Characteristics of and important lessons from the coronavirus disease 2019 (Covid-19) outbreak in China: Summary of a report of 72314 cases from the Chinese Center For Disease Control And Prevention. JAMA. 2020. Epub 2020/02/25. doi: 10.1001/Jama.2020.2648.
3. Marini JJ, Rocco PRM, Gattinoni L. Static and dynamic contributors to ventilator-induced lung injury in clinical practice. Pressure, energy, and power. Am J Respir Crit Care Med. 2020;201(7):767-74.
4. Vieillard-Baron A, Matthay M, Teboul JL, et al. Experts' opinion on management of hemodynamics in ARDS patients: focus on the effects of mechanical ventilation. Intensive Care Med. 2016;42(5):739-49.
5. Marini JJ, Hotchkiss JR, Broccard AF. Bench-to-bedside review: Microvascular and airspace linkage in ventilator-induced lung injury. Crit Care. 2003;7(6):435-44.
6. Tobin MJ. Why physiology is critical to the practice of medicine: A 40-year personal perspective. Clinics In Chest Medicine. 2019 Jun;40(2):243-57.

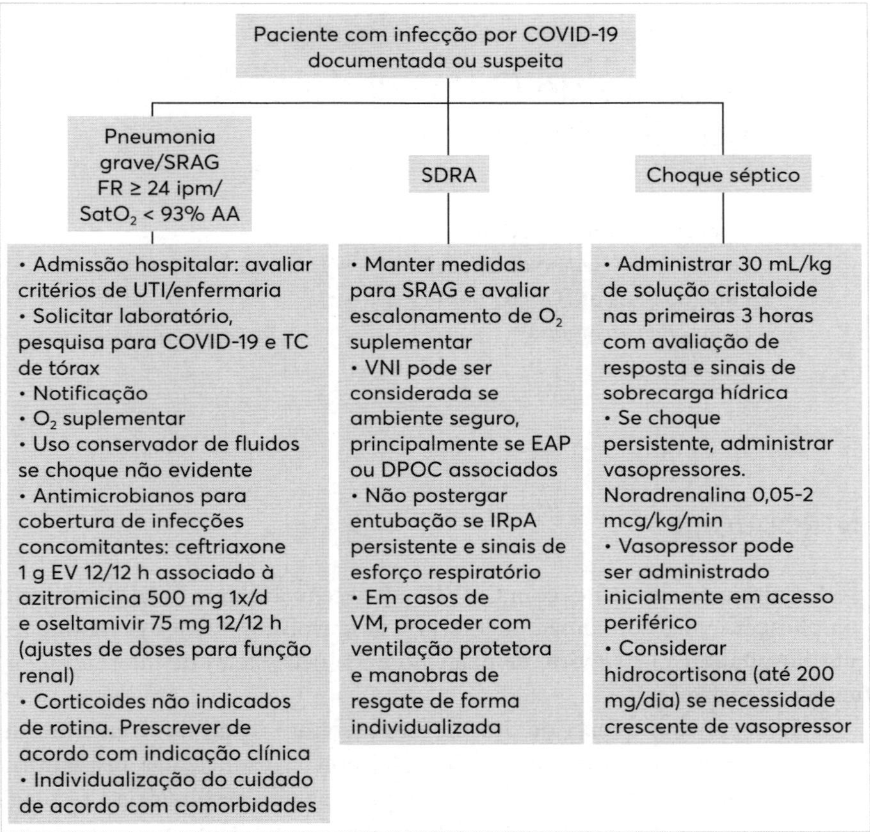

• **FIGURA 3** Síndromes clínicas e condutas direcionadas na emergência.

DPOC: doença pulmonar obstrutiva crônica; EAP: edema agudo de pulmão; FR: frequência respiratória; IRpA: insuficiência respiratória aguda; O_2: oxigênio; $SatO_2$: saturação de oxigênio; SDRA: síndrome do desconforto respiratório agudo; SRAG: síndrome respiratória aguda grave; TC: tomografia computadorizada; UTI: unidade de terapia intensiva; VM: ventilação mecânica; VNI: ventilação não invasiva.

7. Tobin MJ, Laghi F, Jubran A. Ventilatory failure, ventilator support and ventilator weaning. Comprehensive Physiology (Handbook of Physiology, American Physiological Society). 2012;2:2871-921.
8. Parthasarathy S, Jubran A, Laghi F, et al. Sternomastoid, rib cage, and expiratory muscle activity during weaning failure. J Appl Physiol (1985). 2007;103:140-7.
9. De Troyer A, Peche R, Yernault JC, et al. Neck muscle activity in patients with severe chronic obstructive pulmonary disease. Am J Respir Crit Care Med. 1994;150:41-7.
10. McFadden ER Jr., Kiser R, DeGroot WJ. Acute bronchial asthma. Relations between clinical and physiologic manifestations. N Engl J Med. 1973;288:221-5.

26

Suporte de O_2: medidas não invasivas

Ricardo Vasserman de Oliveira
Lucas Lentini Herling de Oliveira
Eduardo Messias Hirano Padrão
Lucas Oliveira Marino

INTRODUÇÃO

A maioria dos pacientes com COVID-19 desenvolve uma forma leve e sem complicações, mas aproximadamente 14% desenvolvem doença grave que requer hospitalização e suporte de oxigênio e 5% necessitam de internação em terapia intensiva.[1]

O paciente com queixa de desconforto respiratório no departamento de emergência deve ser prontamente avaliado, pois a insuficiência respiratória não corrigida pode rapidamente evoluir para parada respiratória.[2] O diagnóstico da insuficiência respiratória (IRp) é geralmente feito a partir de dados clínicos como dispneia, taquipneia, cianose, taquicardia, uso de musculatura acessória, alteração do nível ou conteúdo da consciência e avaliação da gasometria arterial, tema já abordado em capítulos anteriores.

Diante de um caso suspeito ou confirmado de COVID-19 e sinais de nítido desconforto respiratório, encaminha-se o paciente à sala de emergência e prossegue-se com MOV + propedêutica objetiva:

- M: consiste em realizar a monitorização cardiológica, pressão arterial e oximetria de pulso.
- O: oxigênio suplementar (comentado a seguir).
- V: acesso venoso de grosso calibre (jelco calibre 16 ou 18) com coleta de exames de sangue.
- Propedêutica objetiva: queixa e duração de forma objetiva e exame físico direcionado com atenção para os principais sinais clínicos de IRp – contração fásica do músculo esternocleidomastóideo, puxão traqueal, tiragem de fúrcula, tiragem dos músculos intercostais e sudorese intensa (diaforese).[3]

TRATAMENTO COM OXIGÊNIO (TABELA 1)

Existem diversas maneiras de ofertar oxigênio, variáveis conforme o fluxo necessário e a capacidade de se controlar a fração inspirada de O_2 (FiO_2). Em ordem crescente de gravidade e de intensidade do suporte terapêutico, seguem as intervenções:

- Cateter nasal (Figura 1): sistemas de baixos fluxos (0,5 a 5 L/min) com FiO_2 não determinável. Ainda que controverso, estimam-se 3% para cada L/min, considerando frequência respiratória menor que 20, ou seja, com 2 L/min, FiO_2 = 21% + (2 x 3%) = 27%. É útil em casos com hipoxemia leve. A partir de 5 L/min há muito desconforto para o paciente, com irritação da mucosa nasal, sem que haja aumento significativo de FiO_2.
- Máscara facial simples (Figura 2): nos casos em que são necessários fluxos mais altos de O_2, este é o dispositivo mais adequado, com fluxos entre 5 e 15 L/min. Podem ser acoplados acessórios específicos como válvulas de Venturi, que são capazes de controlar a FiO_2 ofertada.
- Máscara não reinalante com reservatório de O_2 (Figura 3): além de receber oxigênio puro do reservatório, a máscara possui uma válvula não reinalante que permite a saída de ar, mas impede sua entrada, de modo que se permite oferecer altos fluxos com a FiO_2 até próxima a 100%. Para que essa oferta seja atingida, usamos a chamada *flush rate*, que consiste em abrir o fluxômetro até o máximo, além dos 15 L/min marcados no equipamento. No entanto, fluxos altos são associados a maior risco de aerossolização.

• **TABELA 1** Tipos de dispositivos de suporte de O_2 e a respectiva FiO_2 ofertada

Tipo de dispositivo	Fluxo de O_2	FiO_2 ofertada aproximada com FR < 20
Cateter nasal	0,5 a 5 L/min	22,5 a 36%
Máscara facial simples/Venturi	5 a 10 L/min	40 a 60%
Máscara com reservatório de O_2	10 a 15 L/min	60 a 100%

FiO_2: fração inspirada de oxigênio; FR: frequência respiratória.

- Ventilação não invasiva (VNI): trata-se de estratégia de suporte ventilatório que permite fornecer ao paciente pressão positiva nas vias aéreas, com FiO_2 variáveis e ajustáveis. Traz benefício em situações bem estabelecidas [principalmente doença pulmonar obstrutiva crônica (DPOC) descompensada e edema agudo de pulmão] e pode prevenir intubação orotraqueal (IOT). Não se deve usar VNI em pacientes com iminência de parada respiratória, rebaixamento do nível de consciência, grande volume de secreção traqueal,

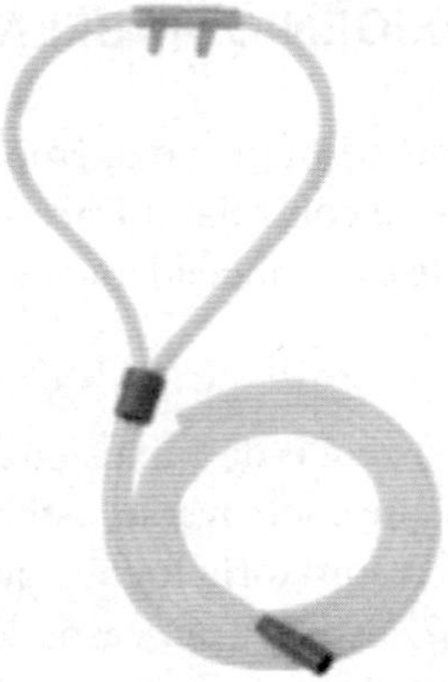

• **FIGURA 1** Cateter nasal de O_2.

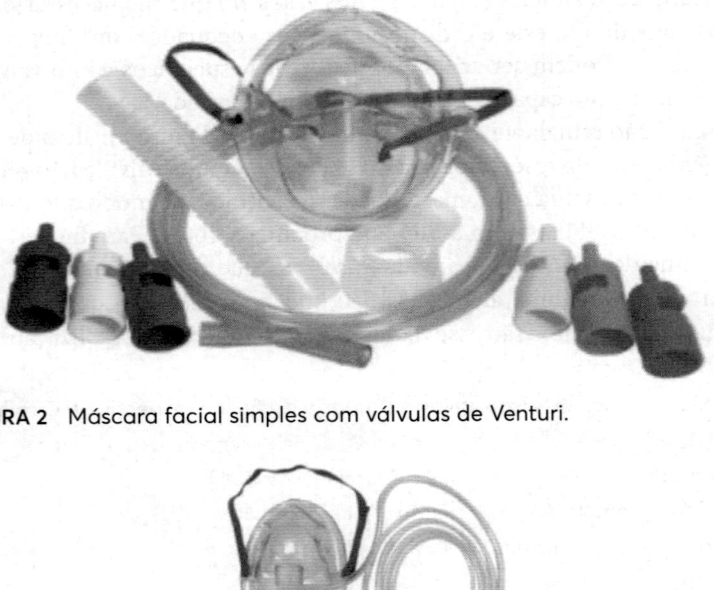

• **FIGURA 2** Máscara facial simples com válvulas de Venturi.

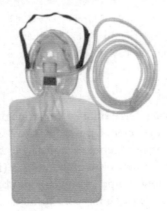

• **FIGURA 3** Máscara não reinalante com reservatório de O_2.

instabilidade hemodinâmica ou necessidade de grandes pressurizações.[4] Ademais, caso o paciente não apresente melhora em 30-120 minutos ou piore com esse tratamento, a IOT não deve ser protelada.

O uso desta modalidade ventilatória em pacientes com coronavírus é tema de grande debate na comunidade médica, uma vez que esse procedimento parece estar associado a aerossolização de partículas virais, facilitando a contaminação de ambientes que não estejam propriamente isolados e colocando em risco os profissionais de saúde e outros pacientes.[5] Seu uso será abordado em capítulo próprio.

INDICAÇÕES DE VENTILAÇÃO MECÂNICA

Não há critérios definidos para indicar IOT e ventilação mecânica (VM) validados na literatura, provavelmente pela enorme lista de causas de IRp e variações na resposta ao tratamento. Há, entretanto, algumas situações clínicas em que a IOT e a VM são a maneira mais segura de garantir a oferta de oxigênio aos tecidos.[6] Para a correta recomendação do suporte ventilatório invasivo podemos dividir suas indicações didaticamente em três grandes grupos (Figura 4):

A. Incapacidade de proteção das vias aéreas: pacientes com alto risco de broncoaspiração devem ser intubados a fim de se evitar que isso ocorra. A avaliação da capacidade de proteção das vias aéreas não é simples. O uso da escala de coma de Glasgow < 8 restringe-se ao cenário de trauma e não foi validada em pacientes clínicos. Evidentemente, pacientes com rebaixamento muito grave do nível de consciência apresentam maior probabilidade de não proteger vias aéreas, contudo esse dado não deve ser utilizado como variável dicotômica para a tomada de decisão. A capacidade de fonação e de deglutir secreções é um sinal mais acurado de proteção de vias aéreas. Embora careça de avaliação científica confiável, a capacidade de deglutição se associa a melhor nível de consciência e proteção contra aspiração. Portanto, pacientes muito secretivos e incapazes de deglutir ou que apresentam engasgos com a própria saliva frequentemente requerem IOT. Um paciente com capacidade de fonação ou de responder a questões demonstra claramente patência de vias aéreas, ventilação adequada, função de cordas vocais e perfusão cerebral com sangue oxigenado. Tradicionalmente, a presença de reflexo faríngeo ou reflexo de engasgo (contração involuntária dos músculos da faringe ao se tocar a úvula ou palato mole) foi considerada uma evidência de reflexos intactos e de improvável aspiração. Porém, esse dado não é confiável, pois o mecanismo de engasgo não contribui para o fechamento da laringe e proteção da via aérea.

B. Insuficiência respiratória refratária a medidas não invasivas: na IRp aguda (IRpA) hipoxêmica, oxigênio suplementar deve ser ofertado, seja por meio de cateteres ou máscaras. Uma tentativa do uso da VNI pode ser válida, especialmente em casos de DPOC exacerbada e insuficiência cardíaca (IC) descompensada associadas (mais detalhes em capítulo específico). Parâmetros clínicos como redução da frequência respiratória e uso de musculatura acessória, assim como parâmetros gasométricos, tais como melhora do pH, elevação da PaO_2, SpO_2 e aumento da relação PaO_2/FiO_2 são indicadores do sucesso da estratégia não invasiva. Se, mesmo com a otimização das medidas não invasivas, não conseguirmos melhorar o desconforto respiratório, ou se o paciente evoluir com piora clínica, a ventilação mecânica invasiva (VMI) deve ser prontamente indicada.

C. Situações em que o curso da doença é conhecido: determinadas situações são previsíveis e demandam intervenção preemptiva. Exemplo é a obstrução rapidamente progressiva da via aérea (hematoma cervical em expansão, anafilaxia com acometimento de via aérea superior etc.). Nesses casos, adianta-se à piora clínica e garante-se a via aérea precocemente. Outra situação é quando, por exemplo, o paciente será transportado e está limítrofe. De forma preemptiva, pode-se optar por intubá-lo para evitar que isso seja necessário durante o transporte.

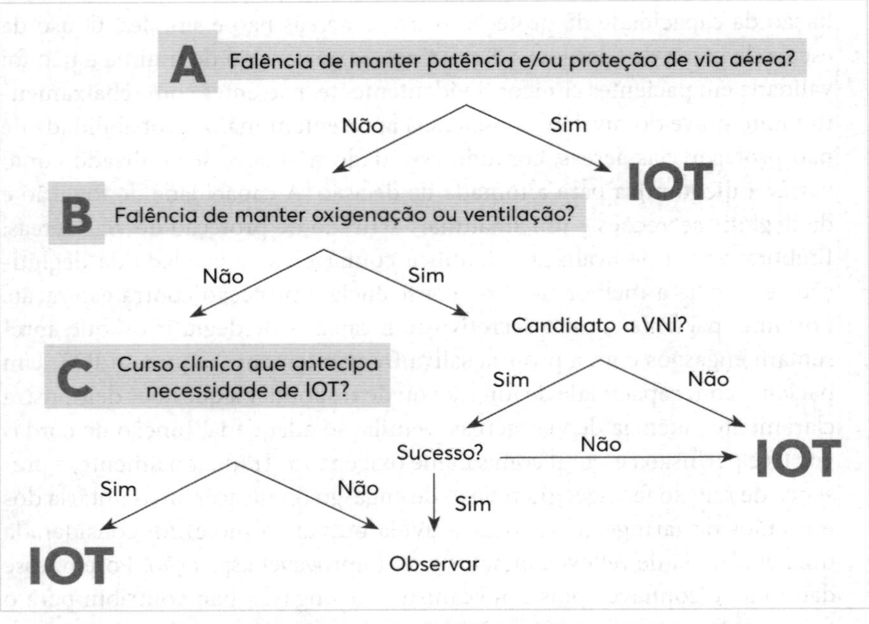

• **FIGURA 4** IOT: intubação orotraqueal; VNI: ventilação não invasiva.

REFERÊNCIAS BIBLIOGRÁFICAS

1. Team NCPERE. Vital surveillances: the epidemiological characteristics of an outbreak of 2019 novel coronavirus diseases (COVID-19) – China. China CDC Weekly. 2020;2(8):113-22.
2. Martins HS, Neto RAB, Neto AS, Velasco IT. Emergências clínicas – Abordagem prática. 8.ed. Barueri: Manole; 2013.
3. Tobin MJ. Why physiology is critical to the practice of medicine – A 40-year personal perspective. Clinical Chest Medicine. 2019;40(2):243-57.
4. Carvalho CRR, Ferreira JC, Costa ELV. Ventilação mecânica princípios e aplicação. 1.ed. São Paulo: Atheneu; 2015.
5. World Health Organization. Clinical care of severe acute respiratory infections. WHO 2019 nCoV/SARI toolkit 2020.1
6. Martins MA. Manual do residente de clínica médica. 2.ed. Barueri: Manole; 2017.

27

Dispositivos de ventilação não invasiva VNI e CNAF

Carolina Saldanha Neves Horta Lima
Vinicius Zofoli de Oliveira
Lucas Oliveira Marino

INTRODUÇÃO

Na medida em que a gravidade da COVID-19 progride, a maior necessidade de O_2 suplementar é frequente. A utilização de modalidades não invasivas de suporte como o cateter nasal de alto fluxo (CNAF) e a ventilação não invasiva (VNI) são controversas no cenário da COVID-19, porém de utilização corriqueira. Não há dados prospectivos que avaliaram a eficácia dessas intervenções na redução de intubação orotraqueal (IOT) em pacientes com COVID-19. O uso dessas estratégias nesse contexto é extrapolado a partir de estudos prévios em pacientes com insuficiência respiratória.

Alguns *experts* defendem a progressão direta para ventilação mecânica invasiva naqueles pacientes que demandam fluxos de O_2 maiores que 6 L/min com manutenção de hipoxemia e intenso trabalho respiratório, considerando o alto potencial de aerossolização associado ao CNAF e à VNI, além da alta taxa de intubação orotraqueal neste perfil de pacientes nas próximas horas e dias.

Esta recomendação, contudo, parece algo arbitrária, ao se considerar o alto risco de esgotamento de recursos assistenciais, inclusive os ventiladores mecânicos, além da potencial ocorrência de intubações inadvertidas. Outro risco dessa estratégia é deixar de oferecer o adequado suporte a pacientes classicamente beneficiados por VNI, como aqueles com doença pulmonar obstrutiva crônica (DPOC) exacerbada e edema agudo de pulmão, ou mesmo casos em que ainda estão sob investigação e porventura nem venham a se confirmar como COVID-19.

A utilização de estratégias não invasivas, como CNAF e VNI, deve ser individualizada, considerando as peculiaridades de cada método, os riscos e benefícios para os pacientes, o risco de exposição da equipe multidisciplinar, bem como a disponibilidade e experiência com os métodos de suporte. Pela associação com aerossolização, idealmente, esse suporte deve ser realizado em salas com isolamento para aerossol (pressão negativa), a despeito de sua baixíssima disponibilidade na realidade nacional.

VENTILAÇÃO NÃO INVASIVA (VNI)

A ventilação não invasiva (VNI), uma modalidade há bastante tempo utilizada para a insuficiência respiratória, compreende a oferta de ventilação por pressão positiva, por uma interface não invasiva (máscara nasal, oronasal, facial, *helmet* ou *prong* nasal). Pode ser oferecida nas modalidades CPAP (*continuous positive airway pressure*) ou BiPAP (*bilevel positive airway pressure*). O CPAP consiste na oferta de uma pressão positiva ao longo de todas as fases da ventilação espontânea, enquanto no modo BiPAP há dois níveis de pressão, cuja diferença entre elas permite o surgimento de um fluxo de ar.[1,2]

A VNI promove o enchimento pulmonar por meio do aumento da pressão transpulmonar. A expiração ocorre de forma passiva, pela retração elástica do pulmão e, eventualmente, por um papel ativo da musculatura expiratória. Já que o fluxo inspiratório depende da criação de uma diferença de pressão entre ar ambiente e alvéolos, o trabalho respiratório é proporcional à variação de pressão que é preciso ser gerada. A VNI garante a redução do trabalho respiratório, por ajudar a criar parte dessa diferença de pressão, e também por compensar uma eventual PEEP (*positive end-expiratory pressure*) intrínseca existente nos pulmões. A pressão oferecida ao longo de todo o ciclo respiratório garante a abertura de unidades alveolares antes colapsadas, o que, em última instância, diminui o *shunt* pulmonar e promove aumento da complacência pulmonar. Além disso, há também uma diminuição da pressão transmural exercida sobre o ventrículo esquerdo, o que reduz sua pós-carga e, como consequência, aumenta o débito cardíaco.[1]

Está bem estabelecido o papel da VNI na redução de mortalidade e incidência de IOT em pacientes com insuficiência respiratória secundária especialmente a DPOC exacerbada e ao edema pulmonar cardiogênico. Esses dados estão bem demonstrados em duas metanálises,[3,4] ambas com significativa homogeneidade entre os estudos avaliados. O uso desse dispositivo nesses cenários, portanto, é frequente na prática clínica e tem sólido embasamento científico.

No caso da insuficiência respiratória aguda hipoxêmica por outras causas que não a cardiogênica, seu benefício não é tão claro. Em 2000, um ensaio clínico publicado no *JAMA*[5] falhou em demonstrar redução de incidência de IOT em pacientes que fizeram uso de CPAP em relação aos que receberam oxigenoterapia padrão. Por outro lado, em 2003, Ferrer et al.[6] demonstraram uma diferença na incidência de IOT e uma redução de mortalidade nos pacientes alocados para tratamento com VNI em relação àqueles que receberam oxigênio em altos títulos. Essa incerteza fica clara em uma metanálise de 2017[7] que, apesar de ter demonstrado que a VNI reduzia IOT e mortalidade de forma significativa, apresentou considerável heterogeneidade entre os estudos avaliados. Um consenso,[2] de forma geral, é que há dados suficientes para justificar uma tentativa de uso da VNI nesse contexto, desde que afastadas contraindicações (rebaixamento do nível de consciência, incapacidade de proteção de vias aéreas, instabilidade hemodinâmica, alto risco de aspiração ou deformidade de face), com monitorização rigorosa do paciente, e de que a IOT não seja postergada em caso de falha do método.

Ao se iniciar a VNI, opta-se pela interface *full-face*, com boa vedação para evitar vazamentos, em detrimento das máscaras nasal e oronasal, com o intuito de se minimizar a dispersão de aerossóis. O uso do *helmet* é pouco difundido, mas possível e provavelmente apropriado. Recomenda-se utilizar o próprio ventilador mecânico, devido ao seu sistema fechado, e não aparelhos de BiPAP, com a associação de filtro barreira na saída exalatória.

Pressões iniciais no CPAP de 5 cmH_2O podem ser utilizadas, com progressão caso adequado (necessidades maiores que 10 cmH_2O apresentam maior correlação com falha da terapia). No caso do BIPAP, selecionam-se a pressão expiratória (EPAP) e a pressão inspiratória (IPAP), que por sua vez se correlaciona com o volume corrente resultante (atentar para não extrapolar volumes elevados). Em ambas as modalidades, a fração inspirada de O_2 (FiO_2) é ajustada para as metas de oxigenação. A melhora do desconforto respiratório e da troca gasosa é sinal de resposta à terapia.

CATETER NASAL DE ALTO FLUXO (CNAF)

O cateter nasal de alto fluxo (CNAF), conhecido apenas pelo seu uso na população pediátrica até meados de 2007, ganhou crescente importância na insuficiência respiratória aguda hipoxêmica no paciente adulto. Trata-se de um dispositivo de suporte ventilatório não invasivo que permite a oferta de altas frações de oxigênio (FiO_2 titulada de 21% até 100%), de forma confiável (ao contrário, por exemplo, das válvulas de Venturi), e também de altos fluxos de ar (até 60 L/min), através de um *prong* nasal especial, ajustado às narinas do paciente. O CNAF torna-se uma opção terapêutica que, conforme demonstrado em estudos,[8-10] garante melhor conforto e tolerância, assim como redução da dispneia, avaliada por escores específicos.

O grande diferencial do cateter nasal de alto fluxo é permitir a oferta de altas FiO_2 de forma independente do fluxo de ar. Trata-se de uma vantagem significativa, uma vez que o fluxo de ar ofertado desempenha um papel na

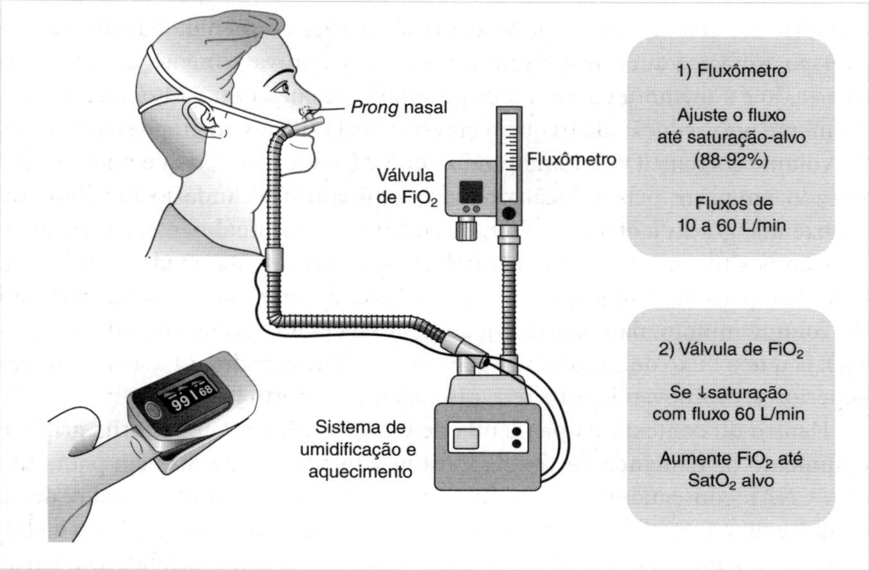

• **FIGURA 1** Como ajustar o cateter nasal de alto fluxo (CNAF).
FiO_2: fração inspirada de oxigênio; $SatO_2$: saturação de oxigênio.

redução do trabalho respiratório (uma máscara de Venturi, por exemplo, tem uma oferta de ar inversamente proporcional à FiO_2 desejada, já que o que determina o fluxo de ar é a entrada de ar ambiente, que será tanto menor quanto maior for a FiO_2). É importante lembrar que o fluxo deve ser ajustado para ser equivalente ou mais alto que o fluxo inspiratório do paciente (o qual será variável, de acordo com o grau de desconforto respiratório), justamente para evitar a entrada concomitante de ar ambiente e garantir uma oferta estável de FiO_2. Como esse fluxo intrínseco não pode ser aferido, ele será estimado de forma qualitativa de acordo com a avaliação clínica do paciente, ou será ajustado para o máximo valor tolerado.[11,12]

De forma prática, podemos instalar o CNAF com FiO_2 de 21% e fluxo inicial de 10 L/min. A partir desse ponto, aumentamos o fluxo de O_2, visando uma $SatO_2$ periférica de 88-92% e o conforto do paciente. Caso esses objetivos não sejam atingidos com fluxo de 60 L/min, passamos a aumentar a FiO_2 até o teto de 100%.

Esse mecanismo de funcionamento do CNAF parece ser o determinante das alterações fisiológicas promovidas pelo dispositivo, as quais envolvem redução do trabalho respiratório, queda do volume-minuto (VM) sem alteração do pH e pCO_2, e aumento do volume pulmonar. A redução do trabalho respiratório foi demonstrada por Mauri et al. através da medida da variação de pressão esofágica durante a inspiração e deve-se, provavelmente, ao alto fluxo fornecido e à melhora da mecânica pulmonar. A queda do VM ocorre principalmente pela redução da frequência respiratória (FR), sem grandes alterações do volume corrente (VC) (lembrando que VM = FR x VC), o que pode ser explicado, em parte, pela redução do *drive* respiratório secundário à melhora da hipoxemia, graças à oferta de FiO_2 de até 100% e, eventualmente, à criação de pressão positiva nas vias aéreas (variável, já que apresenta queda significativa quando o paciente tem respiração bucal). Vale ressaltar que, apesar da redução do volume minuto, não ocorre um aumento da pCO_2 (como seria de se esperar), já que o fluxo de ar contínuo garante uma lavagem de CO_2 das vias aéreas superiores, promovendo uma redução do espaço morto fisiológico.[11]

Dentro do contexto da pandemia de COVID-19, em que se torna gritante o aumento da demanda de ventiladores mecânicos, as questões em pauta são se o CNAF consegue poupar ou retardar uma intubação orotraqueal e, dessa forma, evitar a ventilação mecânica (e todas as consequências atreladas a ela). Também era imperativo avaliar sua capacidade de reduzir mortalidade no grupo de pacientes com insuficiência respiratória hipoxêmica, onde a VNI não obteve muito sucesso. Há dois grandes estudos que fizeram essas perguntas, o FLORALI em 2015 e o HIGH em 2018.[10,12]

Frat et al. não conseguiram demonstrar uma redução da ocorrência de IOT em 28 dias no grupo de pacientes que fizeram uso de CNAF, quando comparados aos que foram submetidos à VNI ou à oxigenioterapia padrão. Todavia, o estudo presumivelmente teve poder insuficiente para avaliar o desfecho proposto, já que a incidência de intubação no grupo controle foi bem menor que a esperada. Entretanto, em relação aos desfechos secundários avaliados no estudo, mostrou-se uma redução de mortalidade em 90 dias (com um *hazard ratio* acima de 2), favorecendo o grupo CNAF, assim como um maior número de dias livres de ventilação mecânica. Vale citar também que na análise *post-hoc* deste mesmo estudo[10] foi demonstrada redução de IOT em 28 dias no subgrupo de pacientes com hipoxemia grave ($PaO_2/FiO_2 < 200$).

O estudo HIGH,[12] que foi o maior ensaio clínico a avaliar uso de CNAF (em comparação à oxigenioterapia padrão) em pacientes imunossuprimidos com insuficiência respiratória aguda hipoxêmica, não mostrou redução da mortalidade em 28 dias (desfecho primário avaliado) ou da incidência de IOT no mesmo período.

Em outro contexto, o uso do CNAF como terapia de suporte ventilatório no contexto de pós-extubação parece ter um papel na redução do risco de reintubação e de falência respiratória (quando comparado à oxigenioterapia padrão), como demonstrado por Hernández et al.[13]

Uma preocupação constante no manejo ventilatório de pacientes infectados pelo SARS-CoV-2 é o risco de aerossolização durante o suporte ventilatório não invasivo, e o possível aumento do risco de contaminação dos profissionais de saúde envolvidos no cuidado desses pacientes. Tal preocupação é válida, e algumas autoridades, como o Ministério da Saúde, orientam tentar evitar o uso de VNI ou CNAF nesse cenário. Além disso, também são recomendados cuidados específicos[14-16] quando esse uso é feito (evitar vazamento da máscara ou cateter nasal, uso de quarto com pressão negativa e uso de máscara cirúrgica pelo paciente). Cabe ressaltar, entretanto, que esse risco de aerossolização e consequente infecção de profissionais de saúde não está claramente comprovado;[17] inclusive, um estudo recente (ainda não publicado) testou níveis de aerossóis em voluntários saudáveis, demonstrando que não houve diferença entre cateter nasal a 6 L/min, máscara não reinalante a 15 L/min, e CNAF a 30 ou a 60 L/min, sem variações com tosse.[18]

Em última análise, no contexto de uma insuficiência respiratória aguda hipoxêmica, o uso de VNI e CNAF ainda tem benefícios controversos, porém a primeira parece reduzir, em alguns cenários, a incidência de IOT, e o segundo pode aumentar os dias livres de ventilação mecânica e reduzir mortalidade, ambas vantagens significativas no contexto atual.[10] O uso desses dispositivos no tratamento da insuficiência respiratória secundária a pneumonia viral por SARS-CoV-2 não está amplamente embasado, porém eles têm sido usados com frequência em alguns serviços, eventualmente com sucesso.[19] A indicação de tais medidas deve ser cuidadosamente decidida por equipe especializada, levando em consideração as características individuais de cada paciente e os possíveis riscos de contaminação associados, sem nunca retardar a realização da IOT, uma vez indicada.

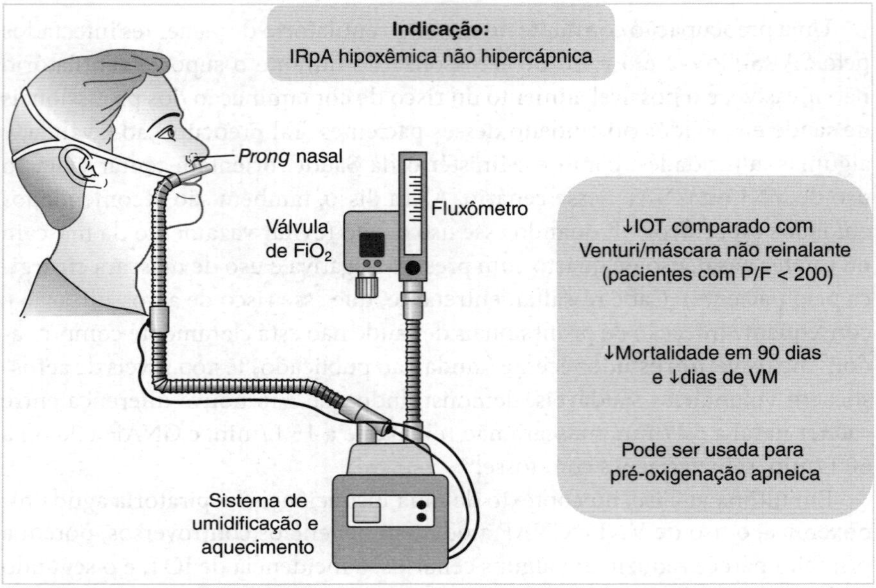

• **FIGURA 2** Indicações de cateter nasal de alto fluxo (CNAF).
IOT: intubação orotraqueal; IRpA: insuficiência respiratória aguda; VM: ventilação mecânica.

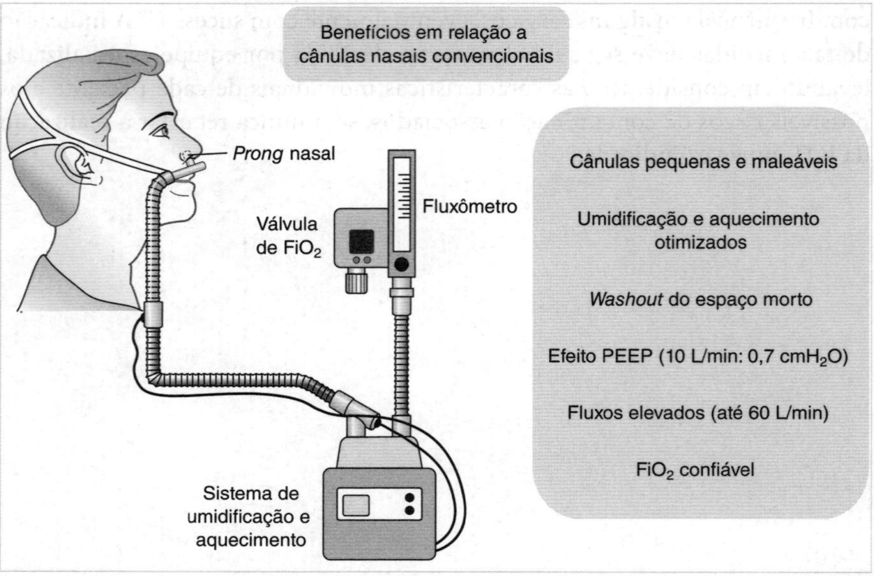

• **FIGURA 3** Benefícios do cateter nasal de alto fluxo (CNAF).
FiO_2: fração inspirada de oxigênio; PEEP: ***positive end-expiratory pressure***.

REFERÊNCIAS BIBLIOGRÁFICAS

1. Mehta S, Hill NS. Noninvasive ventilation. American Journal of Respiratory and Critical Care Medicine. 2001;163(2):540-77.
2. Evans TW. International Consensus Conferences in Intensive Care Medicine: Non-invasive positive pressure ventilation in acute respiratory failure. Intensive Care Med. 2001;27(1):166-78.
3. Masip J. Noninvasive in acute cardiogenic pulmonary edema. JAMA. 2005.
4. Ram FS, Picot J, Lightowler J, Wedzicha JA. Non-invasive positive pressure ventilation for treatment of respiratory failure due to exacerbations of chronic obstructive pulmonary disease. In: Cochrane Database of Systematic Reviews. 2004.
5. Delclaux C, L'Her E, Alberti C, Mancebo J, Abroug F, Conti G, et al. Treatment of acute hypoxemic nonhypercapnic respiratory insufficiency with continuous positive airway pressure delivered by a face mask: A randomized controlled trial. J Am Med Assoc. 2000;284(18):2352-60.
6. Ferrer M, Esquinas A, Leon M, Gonzalez G, Alarcon A, Torres A. Noninvasive ventilation in severe hypoxemic respiratory failure: A randomized clinical trial. Am J Respir Crit Care Med. 2003;168(12):1438-44.
7. Xu XP, Zhang XC, Hu SL, Xu JY, Xie JF, Liu SQ, et al. Noninvasive ventilation in acute hypoxemic nonhypercapnic respiratory failure: A systematic review and meta-analysis. Crit Care Med. 2017;45(7):e727-33.
8. Drake MG. High-flow nasal cannula oxygen in adults: An evidence-based assessment. Annals of the American Thoracic Society. 2018;15(1):145-55.
9. Maggiore SM, Idone FA, Vaschetto R, Festa R, Cataldo A, Antonicelli F, et al. Nasal high-flow versus venturi mask oxygen therapy after extubation: Effects on oxygenation, comfort, and clinical outcome. Am J Respir Crit Care Med. 2014;190(3):282-8.
10. Mauri T, Turrini C, Eronia N, Grasselli G, Volta CA, Bellani G, et al. Physiologic effects of high-flow nasal cannula in acute hypoxemic respiratory failure. Am J Respir Crit Care Med. 2017;195(9):1207-15.
11. JP, Thille AW, Mercat A, Girault C, Ragot S, Perbet S, et al. High-flow oxygen through nasal cannula in acute hypoxemic respiratory failure. N Engl J Med. 2015;372(23):2185-96.
12. Azoulay E, Lemiale V, Mokart D, Nseir S, Argaud L, Pène F, et al. Effect of high-flow nasal oxygen vs standard oxygen on 28-day mortality in immunocompromised patients with acute respiratory failure: The HIGH Randomized Clinical Trial. JAMA. 2018;320(20):2099-107.
13. Hernández G, Vaquero C, González P, Subira C, Frutos-Vivar F, Rialp G, et al. Effect of postextubation high-flow nasal cannula vs conventional oxygen therapy on reintubation in low-risk patients: A randomized clinical trial. JAMA. 2016;315(13):1354-61.
14. Wax RS, Christian MD. Practical recommendations for critical care and anesthesiology teams caring for novel coronavirus (2019-nCoV) patients. Canadian Journal of Anesthesia. 2020.
15. Ñamendys-Silva SA. Respiratory support for patients with COVID-19 infection. The Lancet Respiratory Medicine. 2020.
16. Brasil. Ministério da Saúde. Secretaria de Atenção à Saúde. Protocolo do manejo clínico do coronavírus (COVID-19) na atenção primária. Brasília: Ministério da Saúde; 2020.
17. Tran K, Cimon K, Severn M, Pessoa-Silva CL, Conly J. Aerosol generating procedures and risk of transmission of acute respiratory infections to healthcare workers: A systematic review. PLoS ONE. 2012;7(4):e35797.
18. Iwashyna TJ, Boehman A, Capelcelatro J, Cohn AM, Cooke JM, Costa DK, et al. Variation in aerosol production across oxygen delivery devices in spontaneously breathing human subjects. medRxiv. 2020.
19. Wang K, Zhao W, Li J, Shu W, Duan J. The experience of high-flow nasal cannula in hospitalized patients with 2019 novel coronavirus-infected pneumonia in two hospitals of Chongqing, China. Ann Intensive Care. 2020;10(1):0-4.

28

Via aérea avançada

Ricardo Vasserman de Oliveira
Lucas Lentini Herling de Oliveira
Eduardo Messias Hirano Padrão
Júlio César Garcia de Alencar

INTRODUÇÃO

A obtenção de uma via aérea avançada, a partir de procedimentos como a intubação orotraqueal (IOT), faz parte do tratamento de suporte para os casos mais graves ou refratários de insuficiência respiratória aguda (IRpA) na COVID-19. O procedimento necessita de ambiente adequado e condutas gerenciadas, além de equipe multiprofissional especializada, já que a tentativa de instalação do tubo orotraqueal é um procedimento sujeito a complicações.

A intubação em sequência rápida (ISR) é considerada, no momento, a técnica de escolha para IOT na sala de emergência na maioria dos casos, por garantir a maior taxa de sucesso no procedimento.[1]

INDICAÇÃO DE INTUBAÇÃO

A indicação de obtenção de uma via aérea avançada permanece como alvo de discussão na COVID-19. Recomendações atuais sugerem como indicação de IOT:

1. Hipoxemia refratária.
2. Rebaixamento de nível de consciência com incapacidade de proteção de via aérea.
3. Hipercapnia com acidose respiratória.
4. Esforço respiratório importante.

Deve ser considerada IOT em pacientes com piora progressiva, choque ou potencial de piora em transporte.[2]

AVALIAÇÃO DA VIA AÉREA

Uma vez que se tenha decidido por via aérea avançada, a avaliação da via aérea visa identificar características que sugiram que o procedimento poderá ser mais difícil do que o habitual. A função de se identificar via aérea difícil é conseguir otimizar o planejamento do procedimento.[3] Discutimos a seguir os mnemônicos adequados para esses fins (Tabelas 1 e 2).

- Avaliação "3-3-2": a presença de uma ou mais dessas medidas inferiores ao esperado é preditora de via aérea difícil (Figura 1).
- *Upper lip bite test*: quanto maior a classe, maior a dificuldade prevista para realização de intubação (Figura 2).

INTUBAÇÃO DE SEQUÊNCIA RÁPIDA (ISR)

Por definição, na ISR são administrados um sedativo-hipnótico e um bloqueador neuromuscular após a pré-oxigenação. Sabe-se que o uso do bloqueador neuromuscular, por suas características de intenso relaxamento da musculatura, aumenta a porcentagem de sucesso na primeira tentativa de intubação.

Aqui cabe a ressalva de que o que leva um paciente a óbito neste procedimento não é a falha de intubação, mas sim a falha de oxigenação, ou seja, caso o paciente esteja bloqueado e não seja possível intubá-lo, isso não será necessariamente problemático se a ventilação com bolsa-válvula-máscara (BVM) ou máscara laríngea for adequada.[4]

Passos da ISR

Para facilitar o entendimento e o aprendizado, costuma-se dividir a ISR nos 7 Ps:

1. Preparação.
2. Pré-oxigenação.
3. Pré-tratamento.
4. Paralisia com indução.
5. Posicionamento.
6. *Placement* (colocação do tubo).
7. Pós-IOT.

TABELA 1 Preditores de via aérea difícil – mnemônico "LEMON+U"

L	E	M	O	N	U
Look externally (olhar)	*Evaluate 3-3-2*	Mallampati	Obstrução/ obesidade	*Neck mobility* (mobilização do pescoço)	*Upper lip bite test* (lábio superior)
Impressão subjetiva ao observar o paciente: trauma facial, angioedema, boca e pescoço pequenos, retrognatismo.	• Há 3 dedos de abertura bucal entre os dedos incisivos? • Há 3 dedos de distância entre o mento e o osso hioide? • Há 2 dedos de distância entre o osso hioide e a cartilagem tireoide?	Índice de Mallampati (não utilizado no pronto-socorro).	Ex.: epiglotite, tumores de cabeça e pescoço, hematoma cervical.	A mobilidade do pescoço menor do que 35° de extensão é um indicativo de dificuldade para realização do procedimento.	Morder o lábio superior com os incisivos inferiores: • Consegue cobrir o lábio superior. • Consegue tocar o lábio superior sem cobrir. • Não consegue atingir o lábio superior.

TABELA 2 Preditores de ventilação difícil – mnemônico "ROMAN"

R	O	M	A	N
Radiação/restrição	Obesidade/obstrução/ *obstructive sleep apnea*	*Mask seal/male/Mallampati* (III e IV)	*Age* > 55 anos	*No teeth*
Pacientes que já foram submetidos a radioterapia em cabeça e pescoço possuem retração cutânea ou pacientes com SDRA e com pulmão restrito.	Fatores que contribuem para dificuldade de ventilação.	Barba: utilizar papel-filme ou lidocaína gel.		Manter a prótese durante a ventilação.

SDRA: síndrome do desconforto respiratório agudo.

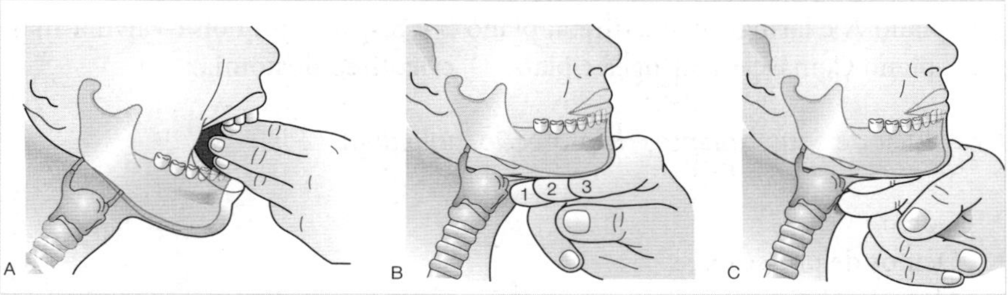

• **FIGURA 1** Avaliação "3-3-2".

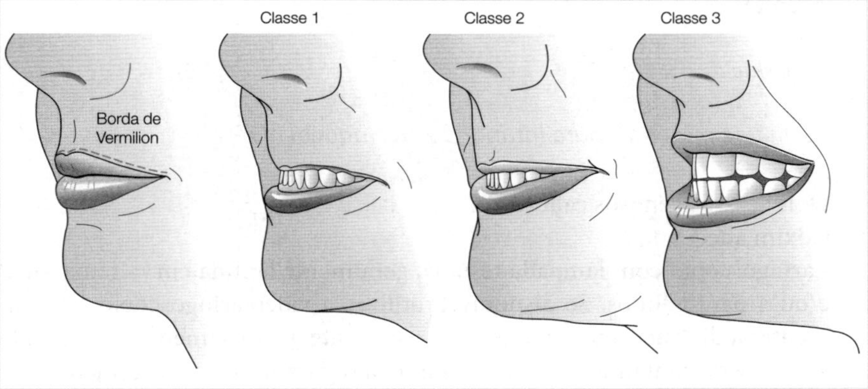

• **FIGURA 2** *Upper lip bite test.*

Passo 1: Preparação

- Etapa de grande importância para realização de IOT segura e correta, envolve a preparação do ambiente, da equipe e do paciente.
- Ambiente: materiais testados [tubo, *bougie* ou fio-guia (preferencialmente *bougie*), laringoscópio (preferencialmente videolaringoscópio), aspirado (preferencialmente de ponta rígida), BVM, máscara laríngea, material de cricotireoidostomia], monitorar o paciente com oxímetro, pressão arterial não invasiva e monitoração cardíaca.
- Equipe: equipamentos de proteção individual (EPIs) (gorro, óculos e *face shield*, máscara N95 e cirúrgica, avental impermeável descartável e luvas).
- Paciente: dois acessos venosos periféricos, posicionamento para pré-oxigenação (sentado preferencialmente com coxim preparado).

Além disso, é neste momento que se organiza com a equipe a estratégia da abordagem da via aérea. Usualmente, fala-se em planos A, B, C etc. Por exemplo: plano A é laringoscopia direta, plano B é resgate com bolsa-válvula-máscara, plano C, máscara laríngea e plano D, cricotireoidostomia.

Checklist *de equipamentos de proteção individual (EPIs)*[5]

- Gorro.
- Óculos de proteção.
- Máscara N95.
- Máscara cirúrgica (por cima da máscara N95).
- Avental.
- Luvas.
- *Face shield.*

Checklist *de materiais para intubação orotraqueal (IOT)*

- Dois acessos venosos calibrosos.
- Coxim adequado.
- Laringoscópio com lâmpada testada, geralmente lâmina curva tamanho 3 e/ou 4 para adultos. Se disponível, utilizar o videolaringoscópio, por aumentar a distância entre o médico e o paciente, possivelmente diminuindo a chance de contaminação e otimizando a segurança do procedimento.
- Tubo endotraqueal com *cuff* testado de tamanho 7,5 a 9,0 para adultos com filtro; deixar preparado também um tubo tamanho 6 para o caso de vir a ser necessária cricotireoidostomia.
- Seringa 20 mL para insuflar o *cuff*.
- Fio-guia.
- Lidocaína *spray* para lubrificar o tubo.
- Guedel.
- Bolsa-válvula-máscara.
- Fonte de O_2 conectada à bolsa-válvula-máscara.
- Ventilador ligado na tomada, testado e pré-programado com filtro HEPA na via de saída e conectado nas fontes de ar e O_2.
- Aspirador com vácuo testado.
- Monitorar frequência cardíaca (FC), saturação de oxigênio (SpO_2) e pressão arterial (PA) do paciente.
- Drogas para IOT previamente aspiradas e identificadas.
- Capnógrafo e estetoscópio para checar intubação.
- Fixador para o tubo.
- Máscara laríngea.
- Materiais para cricotireoidostomia de urgência (*bougie* e bisturi).

Passo 2: Pré-oxigenação (Figuras 3, 4 e 5)

O objetivo da pré-oxigenação é aumentar o tempo de apneia sem dessaturação, para tornar mais seguro o processo de IOT. O objetivo não é tão somente atingir 100% de saturação, mas sim "denitrogenar" o pulmão. Isso quer dizer que, mesmo que o paciente apresente saturação de 100% de forma relativamente rápida, a pré-oxigenação sempre deve ser realizada por 5 minutos. Ainda digno de nota sobre estes casos, pode-se considerar pré-oxigenação com pressão positiva por ventilação não invasiva (VNI), contanto que sejam respeitadas as condições de segurança da equipe.[5]

Pode-se realizar a pré-oxigenação ofertando-se oxigênio a 100% por meio do dispositivo bolsa-válvula-máscara conectado ao O_2 em *flush rate*, sem realizar ventilação ativa (sem "ambuzar"). Teoricamente, pode-se aumentar a segurança da equipe em relação à aerossolização conectando um filtro viral à máscara e vedando-a bem na face do paciente, utilizando-se preferencialmente a técnica *thumbs down*.

• **TABELA 3**

Material	Taxa de fluxo de O_2 da fonte (L/min)	FiO_2 aproximada (%)
Máscara não reinalante	15	70
Máscara não reinalante	≥ 40 (*flush rate*)	100
BVM com vazamento	15 L	< 50
BVM sem vazamento	15 L	90-100
VNI		100

BVM: bolsa-válvula-máscara FiO_2: fração inspirada de oxigênio; O_2: oxigênio; VNI: ventilação não invasiva.

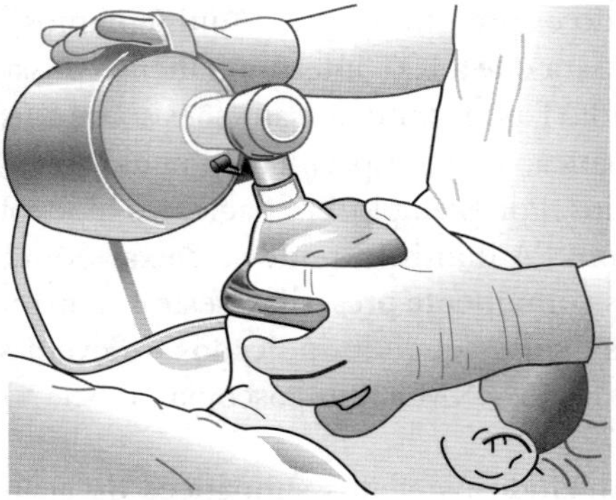

• **FIGURA 3** "C e E" com 1 pessoa.

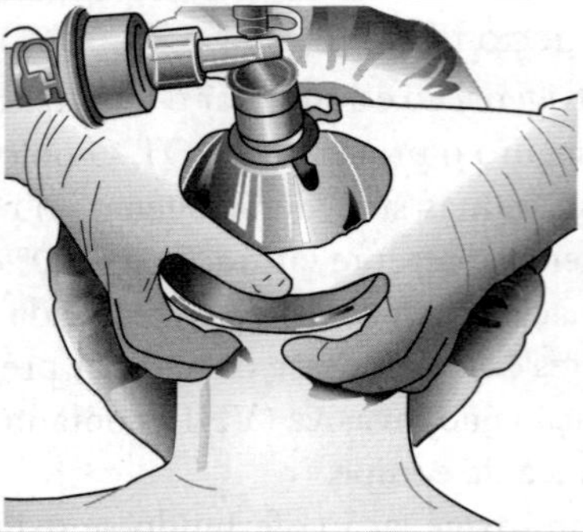

• **FIGURA 4** "C e E" com 2 pessoas.

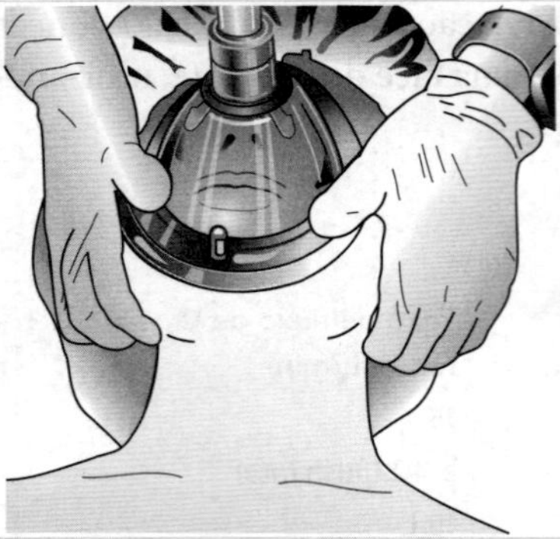

• **FIGURA 5** Técnica *thumbs down*.

Passo 3: Pré-otimização

Apesar de previamente este passo ser conhecido como "pré-tratamento", o termo mais adequado é "pré-otimização". Aqui tentamos "melhorar" o estado clínico do paciente para que a IOT interfira o menos possível em sua homeostase. Sabemos que a IOT pode ter diversas ações sobre a fisiologia do paciente, como resposta simpática, broncoespasmo, hipotensão, etc. Tenta-se minimizar esses efeitos deletérios. Por exemplo, em pacientes hipovolêmicos, dá-se volume; em pacientes com PA limítrofe, pode-se deixar noradrenalina preparada. Em relação a drogas comumente prescritas neste contexto, podemos citar fentanil e lidocaína, os quais – quando indicados – devem ser administrados 3 minutos antes da sedação, BNM e laringoscopia (Tabela 4).

- Fentanil: age reduzindo os efeitos simpáticos da laringoscopia (p.ex., hipertensão). Possui como efeitos colaterais possíveis hipotensão, apneia e tórax rígido, mais relacionado à infusão de forma rápida. Fentanil não é indicado na maioria das IOTs. Tendo em vista seus efeitos colaterais graves, é feito apenas quando houver indicação clara de benefício, ou seja, pacientes que toleram mal a resposta adrenérgica à intubação, como emergências hipertensivas [p.ex., dissecção aguda de aorta, síndrome coronariana aguda (SCA) com hipertensão, encefalopatia hipertensiva, edema agudo de pulmão] ou hipertensão intracraniana (HIC).

- Lidocaína: pode atenuar resposta reativa das vias aéreas ao procedimento da laringoscopia. Não é medicação de uso habitual na emergência, tendo em vista a utilidade limitada. No contexto de COVID foi levantada a hipótese de benefício por diminuir tosse. Porém, tendo em vista que será usado bloqueador neuromuscular, o qual já por si só inibe a tosse, não parece haver benefício adicional da lidocaína.

Passo 4: Paralisia com indução

É administrada droga hipnótica seguida de bloqueador neuromuscular, ambos em *bolus*. Essas ações farão com que o paciente esteja em condições ideias para a realização da IOT em menos de 60 segundos. Lembrando que o paciente deve estar sedado durante todo o período de ação do bloqueio neuromuscular (BNM)!

Drogas hipnóticas (Tabela 5):

- Etomidato: hipnótico cardioestável, passível de ser utilizado na grande maioria das situações. Há descrição de efeito colateral de bloqueio adrenal, porém com pouca relevância na prática clínica.
- Quetamina: promove sedação e também analgesia. Pode ocasionar liberação de catecolaminas no sistema nervoso simpático, causando hipertensão e aumento transitório da FC. Possui atividade broncodilatadora, sendo droga de escolha no broncoespasmo grave. Menor risco de instabilidade hemodinâmica em relação a outras drogas como propofol e midazolam. Podem ocorrer alucinações com seu uso (contornáveis com associação posterior de outro sedativo).

• **TABELA 4** Medicações de pré-otimização

Droga	Apresentação	Dose	Início de ação	Duração	Indivíduo de 70 kg
Fentanil	Ampola 2, 5 e 10 mL (50 mcg/mL)	3 mcg/kg	2-3 min	30-60 min	4 mL puros
Lidocaína	Ampola 20 mL (20 mg/mL)	1,5 mg/kg	45-60 s	10-20 min	5 mL puros

- Propofol: sedativo de curta duração com efeito anticonvulsivante e broncodilatador. Causa venodilatação e significativa depressão miocárdica. Mais útil no paciente hemodinamicamente estável.
- Midazolam: benzodiazepínico que promove amnésia, sedação, relaxamento muscular. Não tem propriedade analgésica. Possui efeito anticonvulsivante, mas apresenta significativa depressão miocárdica e respiratória. Demora para fazer efeito e possui duração prolongada. É a medicação mais disponível, mas deve ser reservada para uso na ausência das outras drogas. Atentar para a concentração das ampolas, que é variável.

Bloqueio neuromuscular (Tabela 6):

- Succinilcolina: droga despolarizante (agonista da placa neural), causa fasciculação (sem importância clínica) e hipercalemia transitória. Seu principal benefício é a curta duração. A hipercalemia transitória causada pela despolarização em grande escala pode ser problemática em pacientes já hipercalêmicos, mas também naqueles com *upregulation* de receptores de

• **TABELA 5** Medicações de sedação

Droga	Apresentação	Dose	Início de ação	Duração	Indivíduo de 70 kg
Etomidato	Ampola 10 mL (20 mg/mL)	0,3 mg/kg	15-45 s	3-12 min	1 ampola (10 mL)
Quetamina	Ampola 2 e 10 mL (50 mg/mL)	1,5 mg/kg	45-60 s	10-20 min	2 mL
Propofol	Ampola 20, 50 e 100 mL (10 mg/mL)	1,5 mg/kg	14-45 s	5-10 min	10 mL
Midazolam	Ampola 3 e 10 mL (5 mg/mL) ou 5 mg/mL (1 mg/mL)	0,2 mg/kg	60-90 s	15-30 min	1 ampola de 3 mL (5 mg/mL)

• **TABELA 6** Medicações para bloqueio neuromuscular

Droga	Apresentação	Dose	Início de ação	Duração	Indivíduo de 70 kg
Succinilcolina	100 mg pó – diluir em 10 mL de SF	1,5 mg/kg	45 s	6-10 min	10 mL da solução
Rocurônio*	Ampola 5 mL (10 mg/mL)	0,7 mg/kg	60 s	40-60 min	5 mL puros

*A dose de rocurônio pode ser aumentada para 1,2 mg/kg com uso de 2 ampolas (10 mg/mL) em paciente médio de 70 kg. SF: soro fisiológico.

acetilcolina, como os denervados [esclerose lateral amiotrófica (ELA), acidente vascular cerebral isquêmico (AVCi) com > 48 h, distrofias musculares etc.].

- Rocurônio: droga não despolarizante, sem risco de hipercalemia, mas com duração do efeito bem maior em relação à succinilcolina. Caso necessário, há antídoto (o sugamadex). Uma vantagem de sua maior duração no contexto de COVID é "aproveitar" o bloqueio para cálculo de mecânica pulmonar durante a ventilação inicial.

Passo 5: Posicionamento (Figura 6)

Depois de realizada a etapa anterior (hipnótico + bloqueio neuromuscular), poucos segundos após a administração das drogas, o médico deve rapidamente posicionar o paciente para IOT (coxim na região occipital + hiperextensão da cabeça), com o intuito de alinhar os principais eixos (via aérea, abertura bucal e visão), facilitando o procedimento. Aqui a ideia é elevar a cabeça, e não apenas hiperextensão.

É importante ressaltar que o posicionamento no paciente obeso (Figura 7) segue a mesma regra: alinhamento do lóbulo da orelha com o osso esterno. Para isso, pode-se montar uma "rampa" com lençóis de forma a se obter esta posição.[6]

Passo 6: Passagem do tubo

Por meio da movimentação flácida da mandíbula ou da fasciculação verifica-se o relaxamento adequado. Isso ocorre em 30-45 segundos após o uso de bloqueador neuromuscular. Nesse momento realiza-se a laringoscopia com a passagem do tubo. Retira-se o fio-guia e insufla-se o balonete. Não é do escopo deste capítulo o treinamento de laringoscopia, mas seguem algumas dicas práticas:

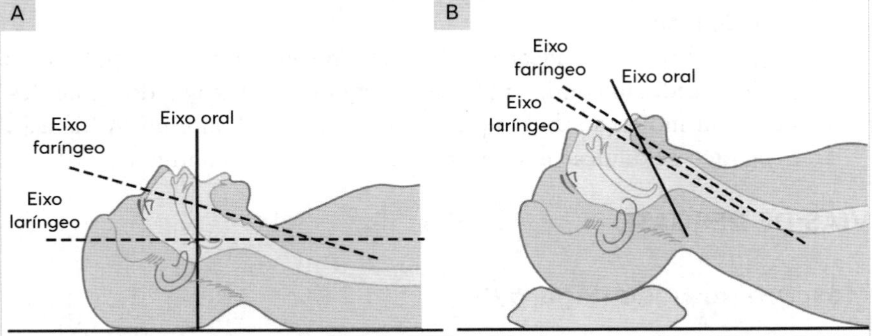

• **FIGURA 6** (A) Posicionamento da cabeça sem coxim. (B) Alinhamento dos eixos com coxim.

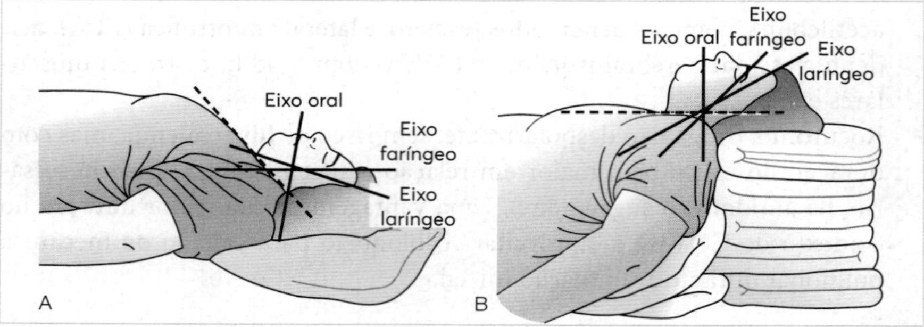

• **FIGURA 7** (A) Posicionamento da cabeça sem coxim. (B) Alinhamento dos eixos com coxim interescapular.

- Posicionamento adequado muda a visão.
- Erro comum é introduzir excessivamente o laringoscópio. Uma alternativa que facilita a IOT é iniciar a laringoscopia de forma bastante gradual, iniciando pela porção mais distal da língua e avançando de forma escalonada, sempre "enxergando onde está a ponta do laringoscópio". Uma vez visualizada a epiglote, se avança e traciona o laringoscópio.
- Segurar o laringoscópio próximo da lâmina pode facilitar seu manejo.
- A mão direita pode ajudar no posicionamento, seja "empurrando" a cabeça, seja realizando laringoscopia bimanual (posicionando a via aérea pela região cervical externa).

Passo 7: Pós-intubação

- Confirmar a IOT: idealmente com capnógrafo e posteriormente ausculta para avaliar seletivação. Há uma discussão sobre a real necessidade de se realizar ausculta neste momento, para reduzir o risco de contaminação, confirmando-se apenas com capnógrafo.
- Fixação do tubo.
- Radiografia de tórax: verificar a posição do tubo ou evidenciar complicações.
- Considerar sedação contínua (Tabela 7) para pacientes agitados, com desconforto ou indicação de bloqueio neuromuscular contínuo. A Tabela 7 traz sugestão de diluição e doses iniciais para sedação contínua.

VIAS DE RESGATE

Máscara laríngea (Figura 8)

Esse dispositivo pode ser útil em intubações por intervalos de tempo curtos ou como "ponte" até se obter uma via aérea definitiva. Consiste em aparato que

• **TABELA 7** Drogas para manutenção de sedação em bomba de infusão contínua (BIC)

Medicação	Apresentação	Diluição	Dose de manutenção	BIC inicial para indivíduo de 70 kg
Propofol	Ampola 20, 50 e 100 mL (10 mg/mL)	Puro – 10 mg/mL	5 a 50 mcg/kg/min	2 mL/h
Midazolam	Ampola 3 e 10 mL (5 mg/mL) ou 5 mg/5 mL (1 mg/mL)	Diluir 150 mg (10 ampolas 3 mL = 30 mL) em 120 mL de SF 0,9% – 1 mg/mL	0,05 a 0,1 mg/kg/h	3,5 mL/h
Fentanil	Ampola 2, 5 e 10 mL (50 mcg/mL)	Puro – 50 mcg/mL 50 mL	0,7 a 10 mcg/kg/h	1 mL/h

se molda à via aérea superior do paciente que e pode ser introduzido sem o auxílio de laringoscópio.

As principais complicações deste procedimento são a inadequação da ventilação por falta de acoplamento apropriado da prótese à via aérea do paciente, com consequente desoxigenação, hiperinsuflação esofágica e possibilidade de regurgitação e aspiração do conteúdo gástrico.

Cricotireoidostomia

Técnica emergencial que consiste em garantir a via aérea avançada através do pescoço. Tecnicamente não é difícil de realizar, o importante é saber indicá-la no momento certo e ter prática para quando for necessária. É importante que se realizem cursos em modelos de treino para que a técnica esteja à mão quando necessária. Basicamente, o material necessário consiste em uma lâmina, um *bougie* e um tubo 6.

Localiza-se a membrana cricotireóidea (entre a cartilagem cricoide e a cartilagem tireóidea). Com a mão não dominante imobiliza-se a laringe com os dedos polegar e médio, de forma a permitir a palpação da membrana pelo dedo indicador durante o procedimento. Com a mão dominante, realiza-se incisão longitudinal na linha média no plano da pele. Então, parte-se para incisão transversal em um ângulo de 90° diretamente sobre a membrana cricotireóidea. Desta maneira, haverá neste momento um bisturi dentro da via aérea e sangramento no local, o que dificulta a visualização. Para permitir a inserção posterior do tubo, amplia-se a incisão 0,5 cm para a direita e 0,5 cm para a esquerda, no plano horizontal, de forma a obter uma incisão transversal de 1 cm. Depois disso, um assistente introduz o *bougie* e retira-se a lâmina. Insere-se o tubo com ajuda do *bougie* e infla-se o balonete, garantindo a via aérea emergencial.

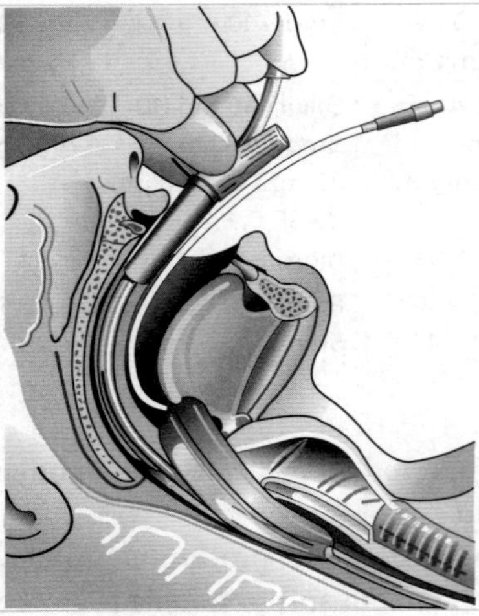

• **FIGURA 8** Posicionamento da máscara laríngea.

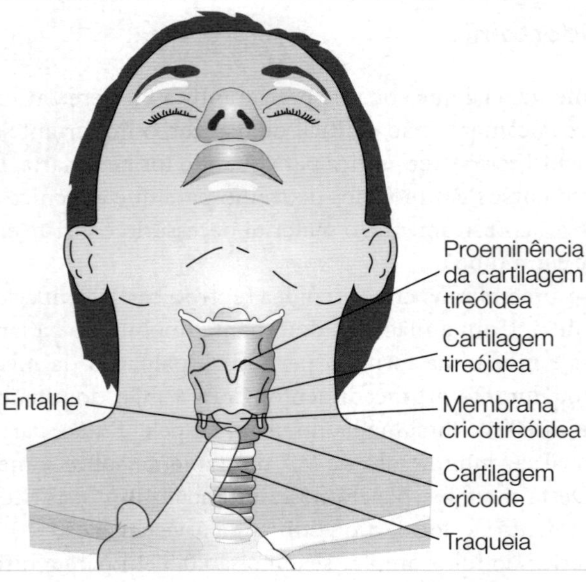

• **FIGURA 9**

RESUMO DOS PASSOS DA ISR (TABELA 8)

• **TABELA 8** Resumo dos tempos da intubação de sequência rápida (ISR)

Tempos	Antes do início	0-5 min	5-8 min	8-10 min	10-11 min	Após
Passos (7Ps)	1º	2º	3º	4º	5º, 6º	7º
	Preparação *Checklist*	Pré-oxigenar 5 min O_2 a 100%	Pré-medicar SN: fentanil e aguardar 3 min	Paralisia com indução: sedação e BNM	Posição e *placement*: IOT Vias de resgate SN	Pós – cuidados + sedação contínua SN

BNM: bloqueio neuromuscular; IOT: intubação orotraqueal.

REFERÊNCIAS BIBLIOGRÁFICAS

1. CA Brown, JM Mosier, JN Carlson, MA Gibbs. Pragmatic recommendations for intubating critically ill patients with suspected COVID-19. JACEP. 2020 [e-pub].
2. Berlim DA, Gulick RM. Severe covid-19. NJEM. 2020 [e-pub].
3. Martins MA. Manual do residente de clínica médica. 2.ed. Barueri: Manole; 2017.
4. WHO. IMAI district clinician manual: hospital care for adults and adolescents. Guidelines for the management of common illnesses with limited resources. Volume 1. Geneva: World Health Organization; 2011.
5. WHO. Clinical care of severe acute respiratory infections – Tool kit. WHO/2019-nCoV/SARI_toolkit/2020.1.
6. Ganti L. Atlas of emergency medicine procedures. Springer; 2016.

Leitura recomendada

1. Tobin MJ. Basing respiratory management of coronavirus on physiological principles. American Journal of Respiratory and Critical Care. 2019.

29

Ventilação mecânica

Ricardo Vasserman de Oliveira
Bruno Rocha de Macedo
Vinícius Machado Correia
Lucas Oliveira Marino

INTRODUÇÃO

Em primeiro lugar, é importante destacar que o tema "ventilação mecânica" (VM) é extremamente amplo e complexo e seu aprendizado pressupõe prática supervisionada por profissionais devidamente capacitados. Temos como objetivo neste capítulo trazer informações básicas sobre a ventilação mecânica e os ajustes iniciais do ventilador, logo após o procedimento de intubação, até que o paciente seja transferido para uma unidade de terapia intensiva.

CONCEITOS BÁSICOS

A movimentação dos gases durante a ventilação pulmonar depende das forças desenvolvidas pelos músculos respiratórios e das propriedades mecânicas do sistema respiratório. Durante a respiração espontânea, os músculos intercostais e o diafragma se contraem, expandindo a caixa torácica e gerando uma pressão negativa sobre a superfície dos pulmões, transmitida ao longo do espaço pleural. Parte dessa pressão é necessária para vencer as forças viscoelásticas do pulmão e da caixa torácica. O restante é transmitido aos alvéolos gerando um gradiente entre a pressão alveolar e a pressão atmosférica, que permite o fluxo inspiratório. Com o relaxamento dos músculos respiratórios, na ausência de ativação da musculatura expiratória, a pressão elástica acumulada durante a inspiração é a única força atuante e torna a pressão alveolar positiva, invertendo o fluxo expiratório e permitindo a expiração.[1]

A instituição da ventilação mecânica com pressão positiva altera a dinâmica ventilatória em relação à respiração espontânea. O ventilador artificial pressuriza a via aérea do paciente, gerando o gradiente de pressão que irá movimentar o fluxo inspiratório. A exalação ocorre de forma passiva como na ventilação espontânea.[2,3]

A interface utilizada entre o paciente e o ventilador permite classificar a ventilação com pressão positiva em invasiva e não invasiva:

- **Ventilação não invasiva (VNI)**: utilização de máscara nasal, oral, orofacial, *prong* nasal de alto fluxo, facial total (*full face*) e capacete (*helmet*).
- **Ventilação mecânica invasiva (VMI)**: utilização de tubo orotraqueal, nasotraqueal ou cânula de traqueostomia.

Apesar de ambas aplicarem pressão positiva nas vias aéreas para oferecer suporte ventilatório ao paciente, uma série de diferenças existe entre a VNI e a VMI. A VNI mantém a capacidade de fala e deglutição, preserva a participação das vias aéreas superiores na ventilação, incluindo a tosse, aquecimento e umidificação dos gases e pode ser aplicada de forma intermitente. Por outro lado, não oferece proteção das vias aéreas e está contraindicada em pacientes com rebaixamento do nível de consciência, com instabilidade hemodinâmica e hipoxemia grave, entre outras situações.[4] Para mais detalhes sobre as indicações e formas de aplicação da VNI, veja o capítulo sobre ventilação não invasiva.

O VENTILADOR MECÂNICO

O ventilador pode ser representado pelos seus principais sistemas (Figura 1):

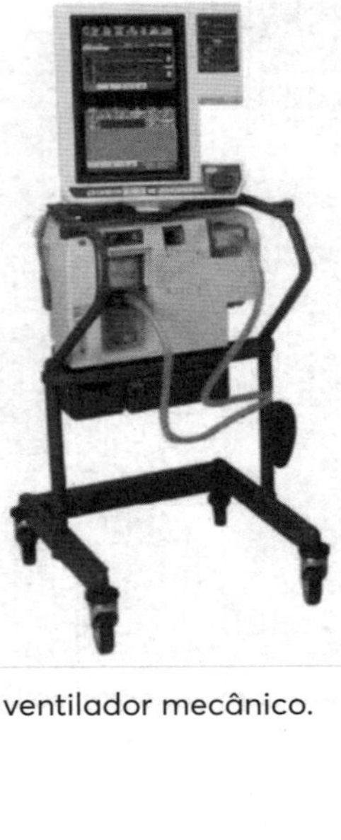

• **FIGURA 1** Exemplo de um ventilador mecânico.

1. **Interface com o operador**: painel de controle juntamente com as telas de monitoração e alarmes. A partir da interface são configurados os ajustes requeridos.
2. **Sensores**: são utilizados no controle da ventilação e são basicamente sensores de pressão e fluxo. A pressão é medida e controlada geralmente na via aérea do paciente, e o fluxo é medido tanto na via inspiratória como na via expiratória. A partir dos sinais de fluxo são calculados o volume inspirado e o exalado.
3. Válvulas:
   A. **Válvula de fluxo** controla o fluxo da mistura ar/oxigênio inspirada pelo paciente.
   B. **Válvula de exalação** habitualmente permanece fechada durante a fase inspiratória, e despressuriza o circuito ao término da inspiração.
4. **Circuito respiratório**: é a interface do ventilador com o paciente e apresenta dois tubos, inspiratório e expiratório, conectados respectivamente às válvulas de fluxo e exalação e no extremo oposto a um conector do tipo Y, que por sua vez fica conectado ao tubo endotraqueal (Figura 2).

A ventilação mecânica é realizada por meio de ciclos ventilatórios, apresentando duas fases: inspiratória e expiratória. A fase inspiratória dos ciclos é iniciada pela abertura da válvula de fluxo e fechamento da válvula de exalação. O tipo de controle exercido sobre a válvula de fluxo e o final da fase inspiratória são determinados pelo modo ventilatório selecionado. Ao final da inspiração,

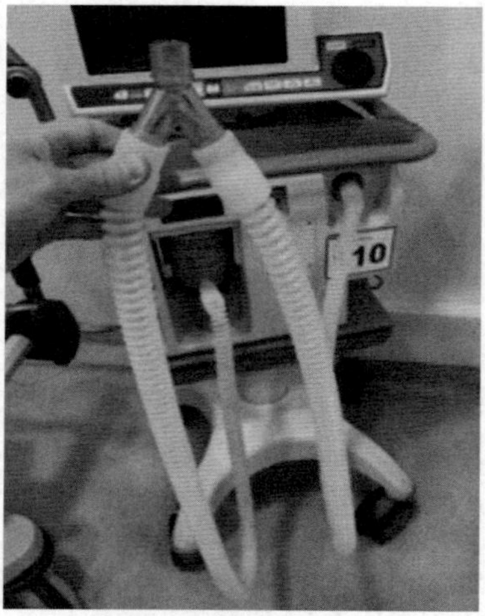

• **FIGURA 2** Circuito respiratório com conector do tipo Y.

o ventilador fecha a válvula de fluxo e abre a de exalação. Durante a exalação, a válvula pode ser controlada de forma a manter uma pressão positiva no final da expiração (do inglês *positive end expiratory pressure,* PEEP). Na Figura 3 encontra-se um esquema do funcionamento do ventilador mecânico.

CHECK LIST PARA LIGAR O VENTILADOR

- Conectar a saída de ar comprimido do ventilador (cabo amarelo) à fonte na parede e abrir o fluxo.
- Conectar a saída de oxigênio do ventilador (cabo verde) à fonte na parede ou cilindro de O_2 e abrir o fluxo.
- Conectar o ventilador na tomada.
- Montar o circuito, conectando os ramos inspiratório e expiratório no ventilador e conectá-los através do tubo em Y.
  - Recomenda-se conectar um filtro HEPA entre o ramo expiratório e o ventilador.
  - Utilizar um filtro HME para umidificação do sistema.
- Solicitar ao fisioterapeuta a testagem e, se necessário, calibração do ventilador.
- Ligar o ventilador, selecionar o modo e configurar os alarmes.

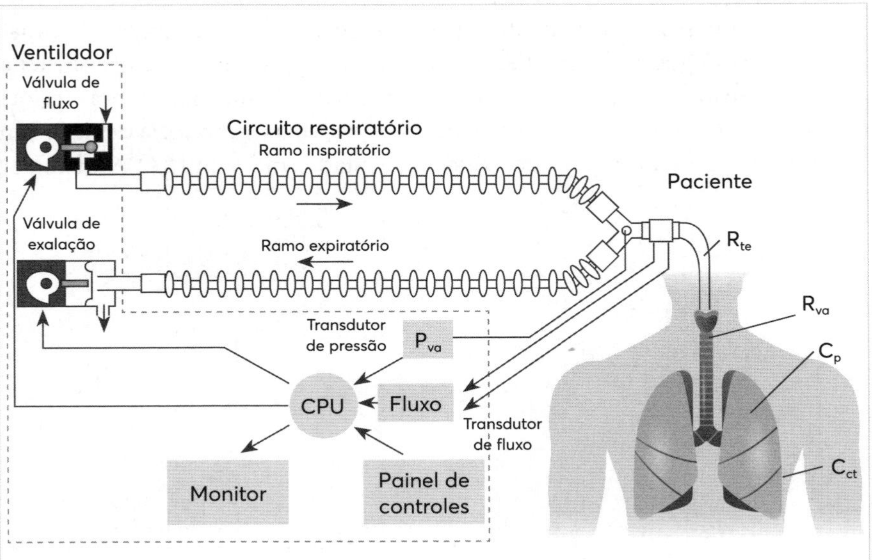

• **FIGURA 3** Funcionamento do ventilador mecânico.

FASES DO CICLO RESPIRATÓRIO NA VENTILAÇÃO MECÂNICA INVASIVA

O ciclo respiratório da ventilação mecânica invasiva (VMI) pode ser dividido em 4 fases (Figura 4):

1. Fase inspiratória: o ventilador deve insuflar os pulmões do paciente, vencendo as propriedades resistivas e elásticas do sistema respiratório.
2. Ciclagem: trata-se da mudança inspiratória para fase expiratória; o critério de ciclagem dependerá do modo selecionado.
3. Fase expiratória: de forma passiva, o ventilador permite o esvaziamento dos pulmões. Assim, por diferença de pressões (maior nas vias aéreas em relação à atmosférica), o ar deixa espontaneamente os pulmões. Parte do ar da fase inspiratória permanece nas vias aéreas do paciente, exercendo pressão nos alvéolos, a chamada PEEP, e propiciando a patência alveolar.
4. Disparo: o ventilador interrompe a fase expiratória e permite o início da fase inspiratória do novo ciclo. Essa fase de mudança pode ser determinada pelo próprio aparelho, de acordo com a frequência respiratória mandatória predeterminada em um modo controlado ou assistido-controlado. Por exemplo, se foi escolhida uma frequência respiratória de 12 irpm, a cada 5 segundos o ventilador iniciará um novo ciclo. Nos modos espontâneo ou assistido-controlado o paciente pode iniciar o ciclo em uma frequência de acordo com seu *drive*. Para que o paciente inicie o disparo (*trigger*) é fundamental configurar a sensibilidade do mesmo por pressão ou fluxo e ajustar a sua intensidade. Quanto maior o valor da sensibilidade, maior será o esforço que o paciente precisa fazer para abrir a válvula inspiratória e iniciar um novo ciclo. Por exemplo: sensibilidade ajustada em −6 cmH_2O exige maior

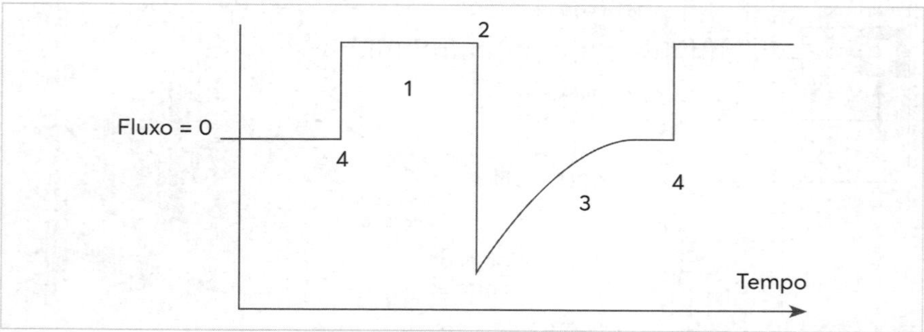

• **FIGURA 4** Fases do ciclo ventilatório. 1: Inspiração; 2: ciclagem; 3: expiração; 4: disparo.

esforço do paciente do que sensibilidade ajustada em –2 cmH_2O. Lembramos também que a sensibilidade é um recurso que só está presente nos modos de ventilação assistida ou espontânea, discutidos adiante.[5,6]

Quanto à forma como é gerado o fluxo inspiratório, a ventilação mecânica pode ser classificada em ventilação com volume controlado e ventilação com pressão controlada:

- Ventilação com volume controlado: o ventilador impõe um fluxo constante até que se atinja um volume pré-ajustado e consequentemente ocorre um aumento da pressão da via aérea em função da mecânica respiratória do paciente.
- Ventilação com pressão controlada: o ventilador pressuriza a via aérea com uma pressão constante durante um tempo estabelecido (tempo inspiratório) e, em função do gradiente entre a via aérea e os alvéolos, se estabelece o fluxo inspiratório e um volume corrente resultante.

MODALIDADES DE VENTILAÇÃO MECÂNICA

Ventilação controlada

Nesse modo de ventilação, não há participação do paciente e o aparelho determina todas as fases da ventilação, de modo que a sensibilidade do aparelho está desligada. Esse modo ventilatório é muito pouco utilizado em UTI, sendo mais comum nos pacientes anestesiados em centro cirúrgico, tema que não será abordado neste livro.

Ventilação assistida-controlada

O modo assistido-controlado permite um mecanismo de disparo pelo paciente além da frequência mandatória. Assim, há um mecanismo deflagrado a tempo, que é determinado pelo ventilador, e um mecanismo deflagrado a pressão ou fluxo, que depende do esforço inspiratório do paciente (*trigger*). Por exemplo, se a frequência do ventilador é ajustada em 20 ciclos por minuto, o ventilador iniciará um novo ciclo a cada 3 segundos; porém, se o paciente disparar uma frequência espontânea superior a 20, digamos 30, o ventilador entregará 30 ciclos assistido-controlados. Por outro lado, se a frequência respiratória do paciente for de 15, o ventilador entregará 20 ciclos controlados. Dessa forma, com a frequência mandatória garantimos um volume-minuto (produto do volume corrente pela frequência respiratória) minimamente seguro que poderá aumentar de acordo com o *drive* espontâneo do paciente.

Esse modo ventilatório é muito utilizado em UTI, principalmente em pacientes que podem ter seu *drive* ventilatório suprimido caso a sedação se aprofunde. Não há um método mais certo que outro e aconselha-se utilizar o modo com o qual se tenha mais experiência prévia.

Modos assistido-controlados convencionais:

- Ventilação assistido-controlada a volume – VCV (Figura 5): fixa-se o volume corrente e o fluxo inspiratório, além de uma frequência respiratória mandatória. O ar é entregue ao paciente em um fluxo constante ("velocidade" constante) até atingir o volume corrente predeterminado, quando ocorre a ciclagem e se inicia a fase expiratória. A pressão das vias aéreas é resultado da interação das variáveis ajustadas no ventilador mecânico (volume corrente e fluxo inspiratório) com a mecânica respiratória (complacência do sistema respiratório e resistência de vias aéreas). Nesse modo ventilatório, deve-se sempre verificar se a pressão de platô (pressão no sistema quando o fluxo é zero, verificada durante uma manobra de pausa inspiratória), que reflete a pressão alveolar, está abaixo do valor preconizado como seguro (até 30 cmH_2O). Lembrar sempre de configurar os alarmes adequados ao paciente, sobretudo a pressão de pico (em geral, menor que 45-50 cmH_2O), a fim de se evitar o barotrauma.

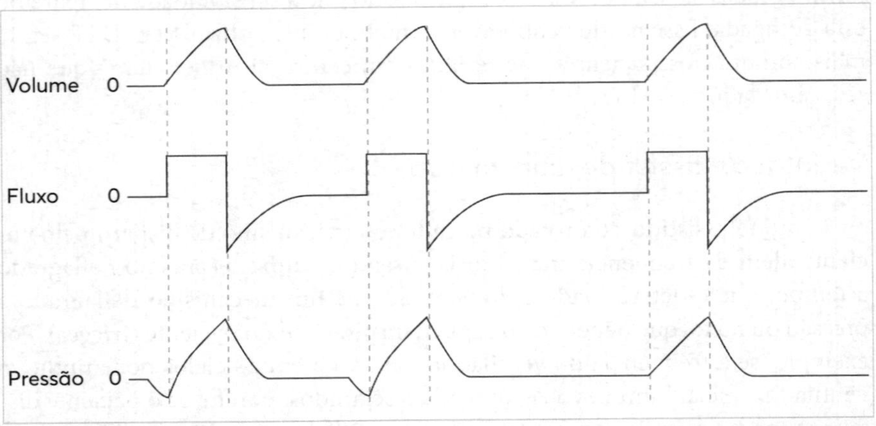

• **FIGURA 5** Curvas respiratórias no modo assistido-controlado a volume (VC). Note que o fluxo é uma linha reta, indicando que ele é a variável controle. Além disso, percebemos na curva de pressão uma depressão no início dos dois primeiros ciclos, que representam o esforço inspiratório do paciente desencadeando o ciclo assistido. Já no terceiro ciclo, o paciente não realiza o esforço inspiratório antes da frequência respiratória pré-programada e o ventilador realiza o ciclo controlado.

- Ventilação assistido-controlada a pressão – PCV (Figura 6): fixa-se a pressão inspiratória, o tempo inspiratório (ou relação Ti/Te) e uma frequência respiratória mandatória. A ciclagem acontece de acordo com o tempo inspiratório. O volume corrente passa a depender da pressão inspiratória preestabelecida e tempo inspiratório, da mecânica do sistema respiratório e do esforço do paciente. Portanto, como o volume não é uma variável controlada neste modo, devemos ajustar os alarmes de volume para que o paciente não faça volumes minuto muito elevados nem muito baixos.

Para concluir, montamos a Tabela 1 para resumir os conceitos mais relevantes dos principais modos ventilatórios.

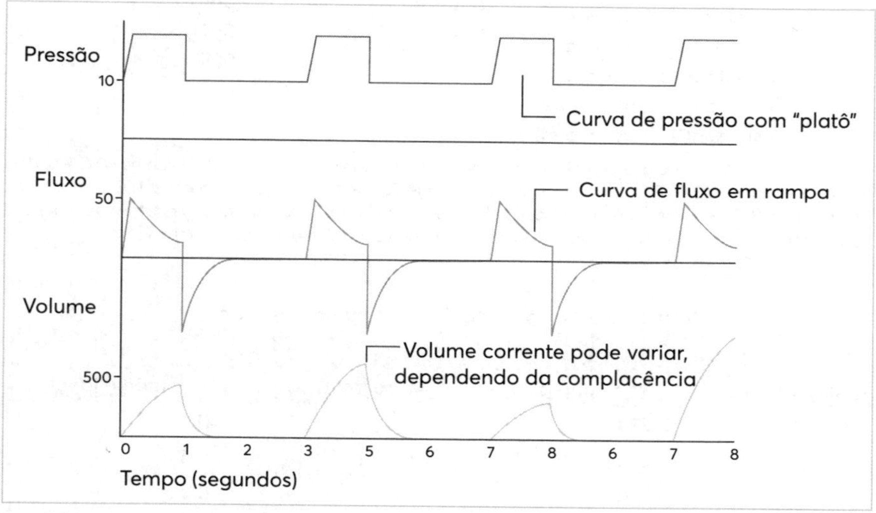

• **FIGURA 6** Curvas respiratórias no modo assistido-controlado a pressão (PCV). Note que a curva de pressão é uma linha reta (faz um platô), indicando que ela é a variável controlada. Não há na curva de pressão uma depressão no início dos ciclos, o que aponta que nessa figura há apenas ciclos controlados. Caso houvesse algum ciclo assistido, observaríamos uma depressão na curva de pressão no início do ciclo (*trigger*).

• **TABELA 1** Principais modos assistido-controlados na emergência

Modos ventilatórios	Variável de controle (limite)	Variável de ciclagem	Modalidade ventilatória
VCV	Fluxo	Volume	Assistido-controlado
PCV	Pressão	Tempo	

PCV: ventilação assistido-controlada a pressão; VCV: ventilação assistido-controlada a volume.

Quanto aos ajustes iniciais, construímos a Tabela 2 com os parâmetros para cada modo ventilatório.

• **TABELA 2** Ajuste de parâmetros iniciais no ventilador nos modos VCV e PCV

Modo	Variáveis específicas		Variáveis universais			
VCV	Volume corrente	Fluxo	FR	PEEP	FiO_2	*Trigger*
	6-8 mL/kg de peso ideal	40-60 L/min	12-20 Variável (ajustar próxima à FR antes da IOT)	5-10 cmH_2O	100% após a IOT; depois ajuste para SpO_2 > 92%	Pressão ou fluxo: –2 cmH_2O ou 2 L/min
PCV	Pressão inspiratória	Tempo inspiratório				
	10-15 cmH_2O e avaliar volume corrente (6-8 mL/kg de peso ideal*)	0,6-1 s e avaliar volume corrente (6-8 mL/kg de peso ideal*)				

*Fórmula para cálculo de peso ideal: homens: 50 + 0,91 x (altura em cm – 152,4); mulheres: 45,5 + 0,91 x (altura em cm – 152,4). FiO_2: fração inspirada de oxigênio; FR: frequência respiratória; IOT: intubação orotraqueal; PCV: ventilação assistido-controlada a pressão; PEEP: *positive end expiratory pressure*; SpO_2: saturação de oxigênio no sangue; VCV: ventilação assistido-controlada a volume.

• **TABELA 3** Altura e volume corrente (Vc) por kg de peso ideal

Homem		Mulher	
Altura (metros)	Vc 6 mL/kg ideal	Altura (metros)	Vc 6 mL/kg ideal
1,30	234	1,30	216
1,35	252	1,35	234
1,40	270	1,40	252
1,45	288	1,45	270
1,50	312	1,50	286
1,55	330	1,55	312
1,60	354	1,60	330
1,65	378	1,65	354
1,70	396	1,70	372
1,75	420	1,75	396
1,80	450	1,80	420
1,85	474	1,85	444
1,90	496	1,90	468
1,95	522	1,95	492
2,00	552	2,00	516

Ventilação espontânea

A pressão de suporte, ou ventilação espontânea, consiste no oferecimento de níveis pressóricos positivos predeterminados e constantes na via aérea do paciente, aplicada somente durante a fase inspiratória do ciclo, com o objetivo de diminuir o trabalho da musculatura inspiratória. Nesse tipo de ventilação, o paciente controla o tempo, o fluxo e o volume inspiratório, além da frequência respiratória. Trata-se de um modo assistido de ventilação, pois necessita que o ventilador reconheça uma queda de pressão ou geração de fluxo voluntários do paciente no circuito para ativar a pressão de suporte.

Esse modo é utilizado principalmente em processo de desmame ventilatório, pois o paciente obrigatoriamente deverá possuir *drive* ventilatório, de forma que o uso de ventilação de suporte será apenas citado neste capítulo.

Modo espontâneo convencional:

- Pressão de suporte – PSV (Figura 7): é o modo que será usado até a liberação do paciente da ventilação mecânica. Fixa-se uma pressão inspiratória ofertada quando o paciente dispara o ventilador. A ciclagem acontece pelo percentual de fluxo inspiratório que estabelecemos. O volume corrente dependerá da pressão inspiratória, intensidade e duração do esforço inspiratório e mecânica do sistema respiratório. A frequência respiratória é

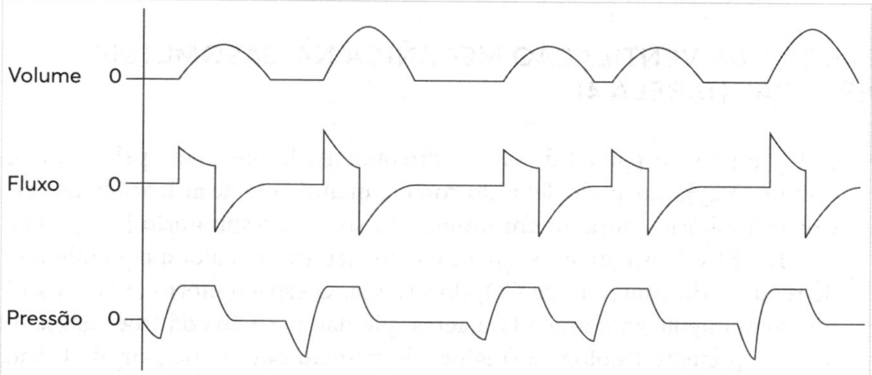

• **FIGURA 7** Curvas respiratórias no modo pressão de suporte (PSV). Note que a curva de pressão é uma linha reta (platô), indicando que ela é controlada. Observe que tanto o volume inspirado quanto a frequência respiratória são variáveis determinadas pelo *drive* respiratório do paciente. Há na curva de pressão uma depressão no início de todos os ciclos, que representa o esforço inspiratório do paciente desencadeando o ciclo de pressão de suporte.

espontânea, portanto, dependerá do *drive*. Aqui também procura-se manter um volume corrente próximo a 6-8 mL/kg de peso ideal e fazer ajustes de ciclagem e disparo visando ao bom acoplamento paciente-ventilador, quando houver esforço do paciente sem sinais de disfunção respiratória por fadiga. Pacientes em transição da modalidade assistido-controlada para espontânea, podem precisar retornar à primeira.

AJUSTANDO A VENTILAÇÃO MECÂNICA

A otimização da sedação e analgesia, e se necessário o bloqueio neuromuscular, auxiliam os ajustes e o acoplamento inicial do paciente ao ventilador, mas não são sempre necessários. Não é o escopo desse capítulo, mas o cálculo da mecânica respiratória – medidas de complacência do sistema respiratório e resistência – podem ser importantes para o melhor entendimento fisiopatológico e ajuste de parâmetros. O modo assistido-controlado elegido deverá oferecer ao paciente 6-8 mL por kg de peso ideal conforme descrito na tabela anterior.

Para verificar a necessidade de ajustes após os parâmetros iniciais, assim como a resposta do paciente à VM invasiva, recomenda-se uma nova gasometria arterial, considerando que a primeira já foi colhida na abordagem inicial do paciente com insuficiência respiratória. Este exame deve ser realizado 30 minutos após o procedimento de IOT e início de ventilação mecânica invasiva. A oximetria de pulso pode ser usada na titulação imediata da FIO_2 e da PEEP conforme a tabela que mencionaremos adiante.

EFEITOS DA VENTILAÇÃO MECÂNICA NA GASOMETRIA ARTERIAL (TABELA 4)

- pCO_2: a pressão parcial de CO_2 é diretamente influenciada pelo volume minuto (V_{min}), que pode definido como a quantidade de ar trocada nos ciclos respiratórios durante um minuto no sistema respiratório [V_{min} = (Vc – EM) x FR]. Normalmente, quanto maior seu valor, maior a possibilidade de redução do conteúdo de CO_2 do sistema. O espaço morto (EM) possui um componente anatômico (via aérea que não participa da troca gasosa), um componente fisiológico (regiões de pulmão que participam da troca, mas não o fazem por determinada condição patológica) e instrumental. São componentes do EM instrumental: tubo orotraqueal, conexões, circuito, filtro HME (Figura 8), capnógrafo. Para ajustarmos a pCO_2, temos que pensar em volume minuto, como demonstrado na Figura 9.
- PO_2: a pressão parcial de O_2 dependerá também do V_{min}, mas depende sobretudo da FiO_2 (ao ofertar mais ou menos O_2 ao alvéolo), da pressão média

nas vias aéreas e da PEEP (ao manter mais ou menos unidades alveolares participando da ventilação ou ainda evitando fenômenos patológicos como colapso e hiperdistensão alveolar).

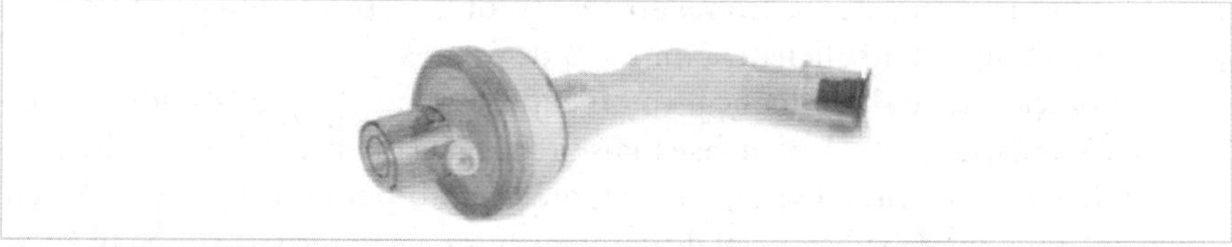

• **FIGURA 8** Traqueia e filtro HME.

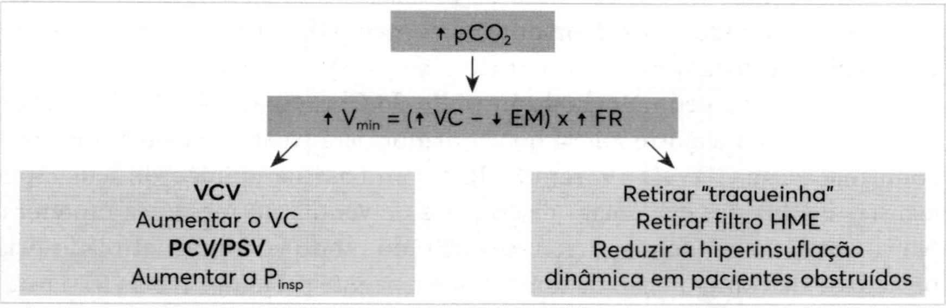

• **FIGURA 9** Ajustando a pressão parcial de dióxido de carbono (pCO_2).

EM: espaço morto; FR: frequência respiratória; PCV: ventilação assistido-controlada a pressão; P_{insp}: pressão inspiratória; PSV: pressão de suporte; VC: volume corrente; VCV: ventilação assistido-controlada a volume; V_{min}: volume minuto.

• **TABELA 4** Ajustes da ventilação mecânica com base na gasometria arterial

<table>
<tr><th>Modo</th><th colspan="2">PCO_2 elevada</th><th>PO_2 baixa</th></tr>
<tr><td>VCV</td><td rowspan="2">Reduzir espaço morto:
• Retirar conexões
• Raciocinar na fisiopatologia do doente de forma a minimizar o EM fisiológico</td><td>• Aumentar FR
• Aumentar volume corrente</td><td>• Aumentar FiO_2
• Aumentar PEEP
• Aumentar volume corrente
• Reduzir fluxo</td></tr>
<tr><td>PCV</td><td>• Aumentar FR
• Aumentar pressão inspiratória
• Aumentar tempo inspiratório</td><td>• Aumentar FiO_2
• Aumentar PEEP
• Aumentar tempo inspiratório</td></tr>
</table>

EM: espaço morto; FiO_2: fração inspirada de oxigênio; FR: frequência respiratória; PCV: ventilação assistido-controlada a pressão; PEEP: *positive end expiratory pressure*; PCO_2: pressão parcial de dióxido de carbono; PO_2: pressão parcial de oxigênio; VCV: ventilação assistido-controlada a volume.

RECOMENDAÇÕES GERAIS PARA PACIENTES COM COVID-19

Como já se sabe, o paciente portador de COVID-19 poderá manifestar uma variedade de apresentações clínicas, que variam desde um quadro completamente assintomático, até síndrome do desconforto respiratório agudo (SDRA) grave com choque e insuficiência múltipla de órgãos.

A evolução natural da doença, como exposto em múltiplos estudos observacionais, mostra que, em uma fase mais precoce da doença, há um padrão clínico típico de pneumonia viral, com acometimento pulmonar periférico, sem que haja ainda perda substancial de complacência, característica da SDRA. No entanto, esses pacientes podem já apresentar hipoxemia importante com necessidade de intubação e realização de ventilação mecânica. Durante a evolução da doença pode ocorrer maior acometimento do parênquima com repercussão na mecânica respiratória e troca gasosa.[7]

A Divisão de Pneumologia do Instituto do Coração do HC-FMUSP criou um protocolo para ajuste inicial do ventilador para pacientes com suspeita ou confirmação de COVID-19, sem SDRA, com base na opinião de seus especialistas e à luz das evidências disponíveis de ventilação mecânica protetora. No contexto de pandemia, sugere-se o uso do modo volume-controlado pela obviedade da configuração de um volume corrente protetor (Tabela 5). Posteriormente ao ajuste inicial, a titulação de PEEP e FiO_2 poderá ser feita utilizando-se a Figura 10, ainda no cenário imediato após a intubação e ajustes iniciais.

Conforme mencionamos anteriormente, o uso da oximetria com o paciente monitorizado guiará a titulação da PEEP e da FiO_2 visando um alvo de oximetria de 90-95%. Os ajustes, acompanhando a repercussão da oximetria, podem ser feitos a cada 2 minutos na fase inicial e, depois, conforme demanda. Em um paciente com oximetria acima do alvo, devemos percorrer a tabela para a esquerda, reduzindo de forma alternada PEEP e FiO_2. Já no paciente com oximetria abaixo do alvo, devemos percorrer a tabela para a direita, aumentando de forma alternada a PEEP e FiO_2.

Por exemplo: paciente em VCV 6 mL/kg de peso ideal encontra-se com oximetria 88%, FiO_2 de 60% e PEEP de 9 cmH_2O. O próximo passo será aumentar

• **TABELA 5** Ajustes iniciais em VCV para pacientes com COVID-19

Modo	Parâmetros					
VCV	Volume corrente	Fluxo	FR	PEEP	FiO_2	*Trigger*
	6 mL/kg de peso ideal	30-60 L/min	25	10 cmH_2O	60%	– 2 cmH_2O

Fonte: Protocolo Pneumologia HC-FMUSP. FiO_2: fração inspirada de oxigênio; FR: frequência respiratória; PEEP: ***positive end expiratory pressure;*** VCV: ventilação assistido-controlada a volume.

Saturação acima do alvo (andar para esquerda)

Alvo de saturação de O_2 entre 90-95%											Alvo de saturação de O_2 entre 90-93%				
30%	30%	40%	40%	50%	50%	60%	60%	70%	70%	80%	80%	90%	90%	100%	100%
6	7	7	8	8	9	9	10	10	11	11	12	12	13	14	14-24

Saturação abaixo do alvo (andar para direita)

• **FIGURA 10** Tabela PEEP (*positive end expiratory pressure*) e FiO_2 (fração inspirada de oxigênio) proposta no protocolo de ventilação mecânica para a pandemia de COVID-19 da UTI Respiratória da Divisão de Pneumologia do Instituto do Coração do Hospital das Clínicas da Faculdade de Medicina da Universidade de São Paulo.
Adaptada de: Escola de Educação Permanente, 2020. Disponível em: https://eephcfmusp.org.br/portal/coronavirus/.

a PEEP para 10 cmH_2O, observar se é atingida uma oximetria > 90% e, caso isso não ocorra, novamente percorrer para a direita, aumentando a FiO_2 para 70%.

REFERÊNCIAS BIBLIOGRÁFICAS

1. Martins HS, Neto RAB, Neto AS, Velasco IT. Emergências clínicas – Abordagem prática. 8.ed. Barueri: Manole; 2013.
2. Carvalho CRR, Ferreira JC, Costa ELV. Ventilação mecânica princípios e aplicação. 1. ed. São Paulo: Atheneu; 2015.
3. Kacmarek RM. Principles and practice of mechanical ventilation. McGraw-Hill; 1994.
4. Martins MA. Manual do residente de clínica médica. 2.ed. Barueri: Manole; 2017.
5. Carvalho CRR, Junior CT, Franca SA. Ventilação mecânica: princípios, análise gráfica e modalidades ventilatórias. Jornal Brasileiro de Pneumologia. 2007;33:S54-S70.
6. Harvard University. Mechanical ventilation for COVID-19. Disponível em: https://www.edx.org/course/mechanical-ventilation-for-covid-19.
7. Associação de Medicina Intensiva Brasileira. Orientações sobre o manuseio do paciente com pneumonia e insuficiência respiratória devido a infecção pelo coronavírus (SARS-CoV-2). Versão n. 04/2020.

Leituras sugeridas

1. Amato MBP, Barbas CSV, Medeiros DM, Magaldi RB, Schettino GP, et al. Effect of a protective-ventilation strategy on mortality in the acute respiratory distress syndrome. N Engl J Med. 1998;338:347-54.
2. ARDS Network. Ventilation with lower tidal volumes as compared with traditional tidal volumes for acute lung injury and the acute respiratory distress syndrome. N Engl J Med. 2000;342:1301-8.
3. Briel M, Meade M, Mercat A, Brower RG, Talmor D, et al. Higher vs lower positive end-expiratory pressure in patients with acute lung injury and acute respiratory distress syndrome: Systematic review and meta-analysis. JAMA. 2010;303(9):865-73.

30

Choque hemodinâmico no paciente com COVID-19

Flávia Vanessa Carvalho Sousa Esteves
Vinícius Machado Correia
Vinicius Zofoli de Oliveira
Júlio César Garcia de Alencar

DEFINIÇÃO E IDENTIFICAÇÃO DO CHOQUE

Choque é a expressão clínica da hipóxia celular, tecidual e orgânica. É causado pela incapacidade do sistema circulatório de suprir as demandas celulares de oxigênio, por oferta inadequada de oxigênio (DO_2) e/ou por demanda tecidual aumentada de oxigênio (VO_2).[23]

Em casuísticas chinesas, os pacientes com COVID-19 raramente estavam em choque na admissão hospitalar, porém evoluíam para essa condição em até 38% dos casos.[2-4]

Choque é uma emergência médica potencialmente ameaçadora à vida. Os efeitos da hipóxia tecidual são inicialmente reversíveis, mas rapidamente podem se tornar irreversíveis, resultando em falência orgânica, síndrome de disfunção de múltiplos órgãos e sistemas (SDMOS) e morte.

O diagnóstico sindrômico de choque implica não só no tratamento imediato da hipóxia tecidual, mas também na imediata investigação etiológica.

O conceito de choque encontra-se resumido na Figura 1.

Hipotensão arterial geralmente está presente no choque, mas pode estar ausente, especialmente em pacientes portadores de hipertensão arterial sistêmica. Em adultos com quadro de choque, a pressão arterial sistólica (PAS) tipicamente é menor que 90 mmHg ou a pressão arterial média (PAM) é menor que 70 mmHg, com taquicardia associada.

Além da hipotensão, deve-se observar marcadores de hipoperfusão, sejam clínicos como alteração no nível de consciência, oligúria, tempo de enchimento capilar prolongado, livedo, ou na microcirculação, como nível de lactato, saturação venosa central ou mista de oxigênio, *base excess* e gradiente arteriovenoso de dióxido de carbono (CO_2) (Tabela 1).

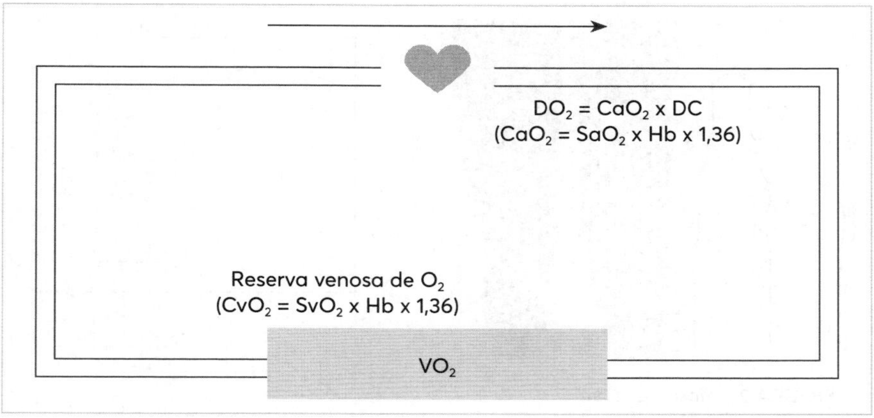

• **FIGURA 1** Representação esquemática da relação entre oferta de oxigênio (DO_2) e demanda de oxigênio (VO_2).

CaO_2: conteúdo arterial de oxigênio; CvO_2: conteúdo venoso de oxigênio; DC: débito cardíaco; Hb: hemoglobina; SaO_2: saturação arterial de oxigênio; SvO_2: saturação venosa de oxigênio.

• **TABELA 1** Parâmetros para avaliação do choque

Parâmetros clínicos	Parâmetros laboratoriais
• Hipotensão (PAM < 65 mmHg). • Oligúria (débito urinário < 0,5 mL/kg/h). • Tempo de enchimento capilar aumentado (> 3 s). • Livedo reticular. • Cianose de extremidades. • Alteração do nível de consciência.	• Hiperlactatemia (lactato > 2 mmoL/L ou > 18 mg/dL). • Acidose metabólica. • Aumento de *base excess*. • Redução da saturação venosa central ($ScvO_2$ < 70%/SvO_2 < 65%). • Aumento do gradiente arteriovenoso de CO_2 (> 6).

CO_2: dióxido de carbono; PAM: pressão arterial média; $ScvO_2$: saturação venosa central de oxigênio; SvO_2: saturação venosa mista de oxigênio.

A área de livedo reticular ao redor do joelho está diretamente relacionada à mortalidade em UTI, sendo um marcador importante de hipoperfusão tecidual no exame físico (Figura 2).[20]

ETIOLOGIAS

Quatro mecanismos de choque são descritos: distributivo, cardiogênico, hipovolêmico e obstrutivo. Existem muitas etiologias dentro de cada mecanismo.[23] Os mecanismos de choque não são exclusivos, e muitos pacientes com insuficiência circulatória apresentam mais de uma forma de choque.

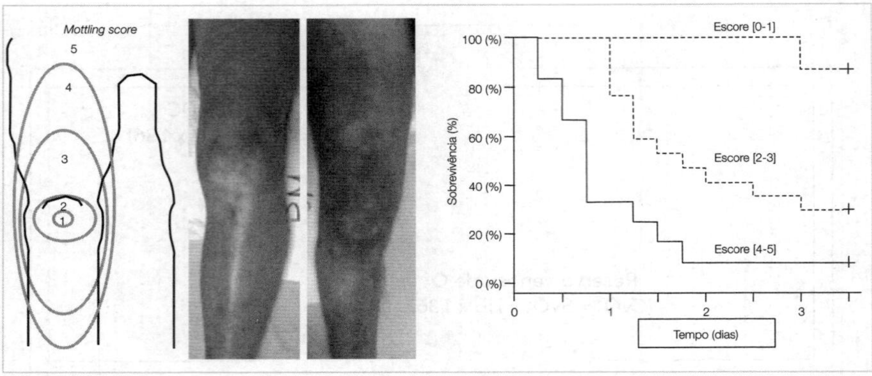

• **FIGURA 2** *Mottling score.*

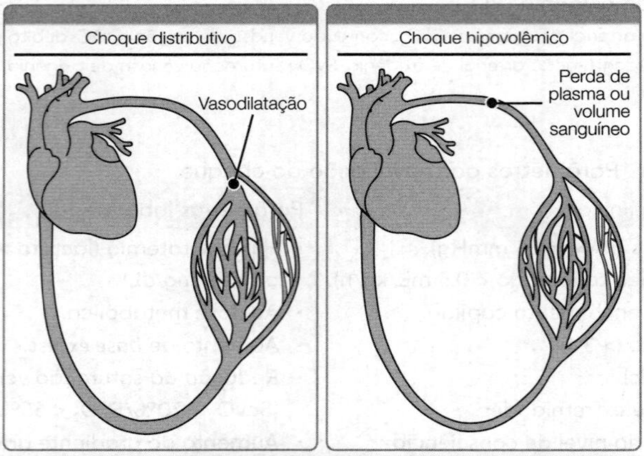

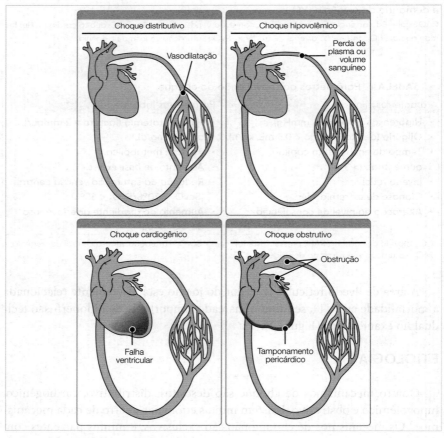

• **FIGURA 3** Mecanismos de choque.

Pacientes com COVID-19 podem apresentar os quatro mecanismos clássicos de choque (Tabela 2).

• **TABELA 2** Mecanismos de choque, fisiopatologia e exemplos em pacientes com COVID-19.

Cardiogênico	Redução do débito cardíaco por falha da bomba cardíaca
	Ex.: infarto agudo do miocárdio, miocardite ou arritmias cardíacas.
Obstrutivo	Redução do débito cardíaco por causas extracardíacas, geralmente associada a falência de ventrículo direito.
	Ex.: embolia pulmonar, tamponamento cardíaco ou pneumotórax.
Distributivo	Vasodilatação sistêmica.
	Ex.: sepse, anafilaxia.
Hipovolêmico	Redução do volume intravascular.
	Ex.: hemorragia ou perda de fluidos (diarreia).

Os dois primeiros mecanismos apresentados na Tabela 2 são caracterizados por baixo débito cardíaco e, portanto, por transporte inadequado de oxigênio. No mecanismo distributivo existe diminuição da resistência vascular sistêmica e alteração da extração de oxigênio. No choque hipovolêmico, há redução do conteúdo intravascular. Nesses dois últimos casos, o débito cardíaco costuma ser inicialmente alto, embora possa reduzir tardiamente, como resultado de depressão miocárdica associada.

MANEJO DO CHOQUE INDIFERENCIADO NO PACIENTE COM COVID-19

O suporte hemodinâmico e ventilatório precoce e adequado de pacientes em choque é essencial para evitar piora clínica, síndrome da disfunção de múltiplos órgãos (SDMO) e morte. O tratamento do choque deve ser iniciado enquanto se investiga a etiologia que, uma vez identificada, deve ser corrigida rapidamente.[23]

O atendimento do paciente em choque deve ser realizado em sala de emergência e, a menos que o choque seja rapidamente revertido, um cateter arterial deve ser inserido para monitorar a pressão arterial invasiva, além de um cateter venoso central para drogas vasoativas. É importante salientar que, se houver indicação de iniciar drogas vasoconstritoras, estas podem ser iniciadas em um acesso venoso periférico calibroso, até que se obtenha um cateter venoso central com segurança. Estudos atuais demonstraram segurança em administrar drogas vasoativas em cateter venoso periférico calibroso durante algumas horas, mas o tempo de segurança varia muito entre estudos, havendo protocolos na literatura de infusão via periférica por até 72 horas, com segurança.[27] Vale lembrar também que drogas vasoativas sem ação vasoconstritora, como dobutamina, nitroglicerina e nitroprussiato de sódio não necessitam de acesso venoso central. Entretanto, dobutamina em doses elevadas pode causar flebite e, nesses casos, recomenda-se obter um acesso venoso central, se possível.

Para entendermos a abordagem geral do choque, devemos nos lembrar de quais são os principais componentes da DO_2 (oferta de O_2) e do VO_2 (consumo de O_2), como descrito anteriormente. Para todo tipo de choque, devemos raciocinar no sentido de otimização da relação DO_2 x VO_2, como representado na Figura 4.

Seguindo a Figura 4, iremos descrever passo a passo o manejo do choque:

Otimização da pré-carga

A ressuscitação volêmica pode melhorar o fluxo sanguíneo microvascular e aumentar o débito cardíaco, sendo uma parte essencial do tratamento da maioria dos tipos de choque.

Primeiramente, devemos avaliar se o paciente precisa de volume. Em seguida, temos que escolher a solução a ser utilizada, que de maneira geral é o cristaloide isotônico. A Tabela 3 resume os principais tipos de cristaloides e suas composições.[22] A quantidade de volume a ser ofertada varia para cada tipo de choque e para cada paciente, mas de maneira geral administramos pequenas alíquotas de 250-500 mL e reavaliamos a necessidade de alíquotas adicionais.

Para COVID-19, não há muita mudança em relação ao que fazemos com o paciente sem a doença. Segue na Figura 5 um resumo sobre as recomendações dos principais *guidelines*.[11-17]

O terceiro passo é avaliar se o paciente responde a volume, precisando de alíquotas adicionais. A presença de fluido-responsividade não significa necessariamente que o paciente precisa receber hidratação venosa. Por exemplo, você, que está lendo este capítulo, provavelmente aumentará seu débito cardíaco (DC) caso receba alíquota de volume, o que não significa que você necessite dela neste momento. A responsividade à infusão de volume (RV) é definida como o aumento do DC superior a 10 a 15% (dependendo do método) após expansão volêmica. Apesar do conceito, a monitorização do DC é um desafio, pois os métodos estáticos têm capacidade ruim de predizer a RV, sendo os índices dinâmicos os preferidos. Dentre esses métodos, os mais utilizados são: variação da pressão de pulso ou volume sistólico (> 12%) aferida através da análise da curva de pressão arterial invasiva; variação do débito cardíaco (DC) com prova volêmica (> 15% com alíquota de 500 mL ou > 6% com alíquota de 100 mL); ou *passive leg raising* (> 10% do DC) (Figura 6).[21] O DC pode

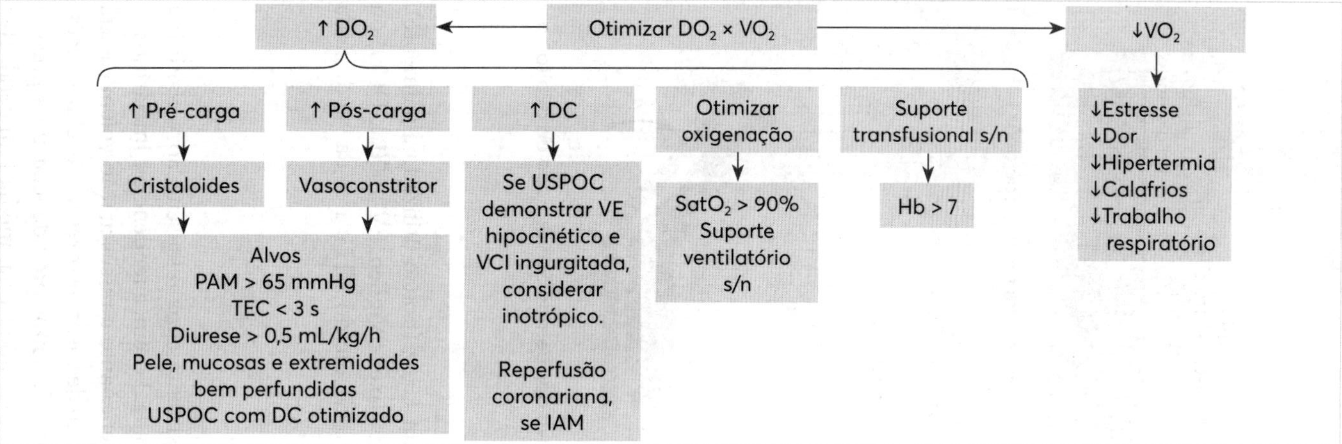

• **FIGURA 4** Manejo inicial do choque.

DC: débito cardíaco; DO_2: oferta de O_2; Hb: hemoglobina; IAM: infarto agudo do miocárdio; PAM: pressão arterial média; $SatO_2$: saturação de O_2; TEC: tempo de enchimento capilar; USPOC: ultrassom *point-of-care*; VCI: veia cava inferior; VE: ventrículo esquerdo; VO_2: consumo de O_2.

• **TABELA 3** Principais soluções de reposição volêmica e suas características

Solução	Osmolaridade[a]	Sódio[b]	Cloro[b]	Potássio[b]	Cálcio[b]	Magnésio[b]	Lactato[b]
Solução fisiológica 0,9%	308	154	154	–	–	–	–
Ringer lactato	273	130	109	4	1,4	–	28
PlasmaLyte®	294	140	98	5	–	1,5	–
Solução bicarbonatada balanceada*	283	141	72	–	–	–	–
Plasma humano	275-295	135-145	94-111	3,5-5	1,1-1,3	0,4-0,5	1-2

[a]Valores em mOsm/L. [b]Valores em mmol/L.
*Corresponde a 1 L de cloreto de sódio 0,45% com 75 mL de bicarbonato de sódio a 8,4%.

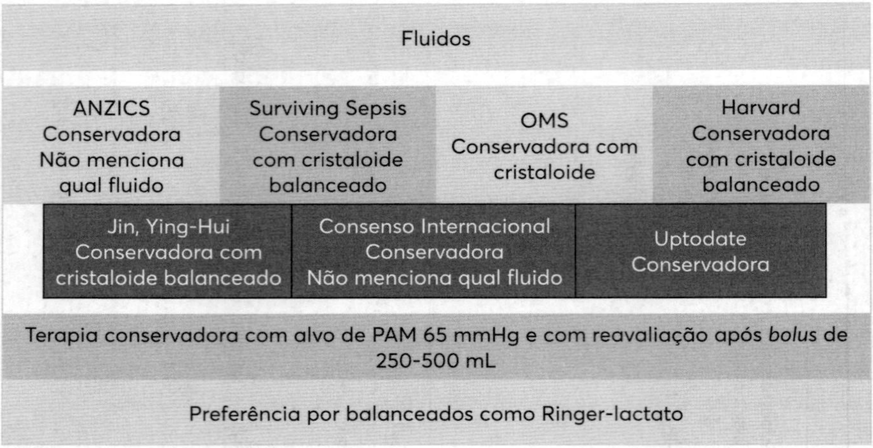

Fluidos
ANZICS
Conservadora
Não menciona
qual fluido
Surviving Sepsis
Conservadora
com cristaloide
balanceado
OMS
Conservadora com
cristaloide
Harvard
Conservadora
com cristaloide
balanceado
Jin, Ying-Hui
Conservadora com
cristaloide balanceado
Consenso Internacional
Conservadora
Não menciona qual fluido
Uptodate
Conservadora
Terapia conservadora com alvo de PAM 65 mmHg e com reavaliação após *bolus* de 250-500 mL
Preferência por balanceados como Ringer-lactato

• **FIGURA 5** Recomendações para fluidos na COVID-19.

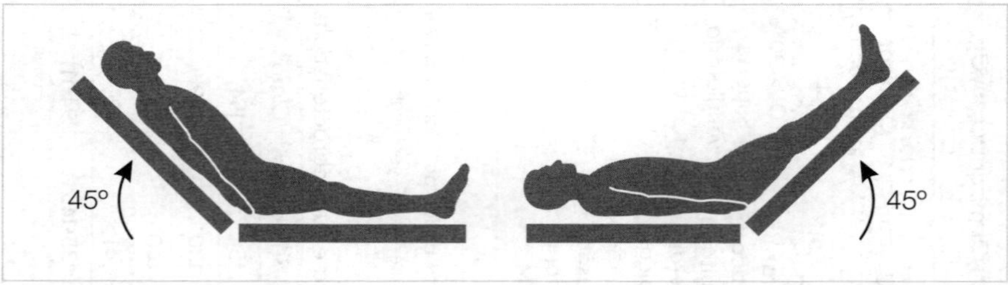

• **FIGURA 6** Manobra de elevação passiva das pernas. Se variação do débito cardíaco > 10% = resposividade a volume.

ser aferido por meio de cateter de Swan-Ganz (pouco utilizado atualmente), de monitorização minimamente invasiva (p.ex.: Vigileo, EV-1000, LiDCO) ou através do USG *point of care* (através do cálculo do VTI e área da via de saída do ventrículo esquerdo).

Otimização da pós-carga

Em pacientes com hipotensão persistente após ressuscitação volêmica, a administração de vasopressores é indicada. Porém, a tendência é iniciarmos as drogas vasoativas mais precocemente, enquanto a ressuscitação volêmica está em andamento (Tabela 4), ou seja, o início de vasopressores não exclui a necessidade adicional de volume. Em seguida, devemos providenciar uma pressão arterial invasiva para monitorização da pressão arterial média [em geral, alvo de pressão arterial média (PAM) > 65 mmHg] e um cateter venoso central para administração de drogas vasoconstritoras.

Norepinefrina é o vasopressor de primeira escolha nos quadros de choque, exceto no anafilático, em que a epinefrina é superior. A administração geralmente resulta em um aumento clinicamente significativo na PAM, com pouca alteração na frequência cardíaca ou no débito cardíaco. A dopamina e a norepinefrina, em um estudo randomizado, tiveram efeitos semelhantes na sobrevida em pacientes com choque, mas a dopamina foi mais associada a arritmias e eventos cardiovasculares, e no subgrupo de pacientes com choque cardiogênico, foi associada com aumento de mortalidade.[24] Por esse motivo, a norepinefrina é considerada a droga preferencial.

• **TABELA 4** Drogas vasopressoras

Droga	Dose	Diluição	Ação/comentários
Norepinefrina	0,1-2 mcg/kg/min 2-100 mcg/min	1 amp = 4 mg/4 mL 4 amp + 234 mL SG 5% (60 mcg/mL)	• Ação sobre alfa-1 e beta-1. • 1ª escolha para o choque séptico. • EA: taquiarritmia.
Epinefrina	1-20 mcg/min	1 amp = 1 mg/1 mL 6 amp + SF 94 mL (60 mcg/mL)	• Ação em receptores adrenérgicos. • 1ª escolha no choque anafilático. • Pode ser útil se bradicardia + hipotensão ou no choque refratário. • EA: arritmia, redução do fluxo esplâncnico, aumento do lactato.
Vasopressina	0,01-0,04 UI/min (3 a 12 mL/h)	1 amp = 20 UI/1 mL 1 amp + SF 100 mL	• Ação em receptores V1. • 1ª escolha no choque séptico refratário a nora. • EA: bradicardia, isquemia de órgãos e extremidades.
Dopamina	5-20 mcg/kg/min	1 amp = 50 mg/10 mL 5 amp + SF 200 mL (1 mg/mL)	• Ação em receptores dopa (< 5), beta (5-10) e alfa (> 10). • Pode ser útil se bradicardia + hipotensão. • EA: arritmia.

EA: efeitos adversos; SF: soro fisiológico.

Para pacientes com COVID-19, não há mudanças em relação ao que fazemos com pacientes sem a doença. Na Figura 7 encontram-se recomendações dos principais *guidelines* sobre o assunto.[11-17]

Uma outra maneira de otimizar a pós-carga é reduzi-la no contexto de choque cardiogênico, pois isso facilita o funcionamento da bomba cardíaca, que se encontra debilitada. É importante termos isso em mente no contexto da pandemia de COVID-19, pois sabemos que as complicações cardíacas da doença, como arritmias, infarto agudo do miocárdio (IAM) e miocardite não são incomuns, podendo levar a choque cardiogênico. Mas, para utilizarmos os vasodilatadores endovenosos neste contexto, precisamos de uma pressão arterial minimamente segura, em geral uma pressão arterial sistêmica (PAS) acima de 80-90 mmHg (Tabela 5). A nitroglicerina (Tridil®) leva a vasodilatação mediada por monofosfato de guanosina (GMP) cíclico, sobretudo do leito venoso, mas também do leito coronariano. Por isso, é a droga de escolha no contexto de isquemia miocárdica e na insuficiência cardíaca descompensada. O nitroprussiato de sódio (Nipride®) leva a vasodilatação mediada pelo óxido nítrico, sendo potente nos leitos arterial e venoso, porém sem causar aumento da perfusão coronariana, o que pode causar o fenômeno de "roubo" de fluxo de coronária, não sendo a primeira escolha nos casos de isquemia miocárdica. Ademais, possui cianeto em sua composição, devendo ser evitada em gestantes, devido ao risco de intoxicação do feto por cianeto. Por outro lado, o nitroprussiato de sódio é mais potente hipotensor do que a nitroglicerina, sendo preferido na maioria das emergências hipertensivas.

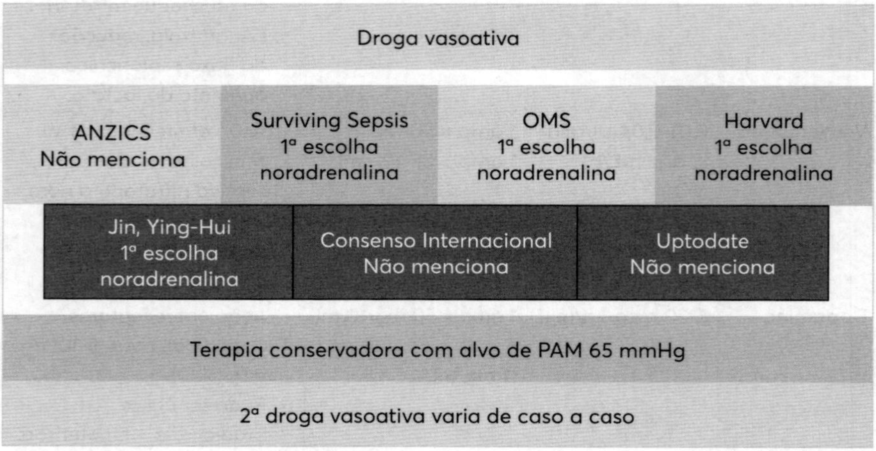

• **FIGURA 7** Recomendações sobre drogas vasoativas dos principais *guidelines* de COVID-19.

• **TABELA 5** Drogas vasodilatadoras

Droga	Dose	Diluição	Ação/comentários
Nitroprussiato de sódio	0,5-10 mcg/kg/min	1 amp = 50 mg/2 mL 1 amp + SG 5% 248 mL (200 mcg/mL)	• Efeito mediado pelo NO. • Vasodilatador arterial e venoso. • Indicado na IC descompensada e emergência hipertensiva. • EA: intoxicação por CN, TGI, dissociação. • CI: gestação, insuficiência renal e hepática (cautela).
Nitroglicerina	0,5-10 mcg/kg/min	1 amp = 50 mg/10 mL 1 amp + SG 5% 240 mL (200 mcg/mL)	• Vasodilatação mediada por GMPc. • Venodilatador, pouco arteriodilatador, aumenta a perfusão coronariana. • Indicada na IC descompensada, SCA e gestantes. • EA: taquifilaxia, cefaleia, rubor, TGI.

CI: contraindicações; CN: cianeto; EA: efeitos adversos; GMPc: monofosfato cíclico de guanosina; IC: insuficiência cardíaca; NO: óxido nítrico; SCA: síndrome coronariana aguda; TGI: trato gastrointestinal.

Suporte mecânico com contrapulsão de balão intra-aórtico (BIA) pode reduzir a pós-carga ventricular esquerda e aumentar o fluxo sanguíneo coronariano. No entanto, seu uso rotineiro em choque cardiogênico não é recomendado atualmente.[28] Membrana extracorpórea de oxigenação venoarterial (ECMO) pode ser usada como medida de exceção em pacientes com choque cardiogênico grave, como ponte para transplante cardíaco.

Otimização do débito cardíaco

Dobutamina é o agente inotrópico mais utilizado para o aumento do débito cardíaco, apresentando efeitos em receptores beta-1 e beta-2 adrenérgicos. Uma dose inicial de apenas 2 microgramas por quilograma por minuto pode aumentar substancialmente o débito cardíaco. Doses maiores que 20 μg por quilograma por minuto geralmente oferecem pouco benefício adicional.

A dobutamina (Tabela 6) tem efeitos limitados sobre a pressão arterial, embora possa causar hipotensão quando iniciada, devido ao efeito beta-2, sobretudo em pacientes hipovolêmicos. Entretanto, para pacientes com disfunção miocárdica importante, a pressão tende a aumentar, devido ao aumento do inotropismo. Vale ressaltar que em pacientes com pressão arterial sistólica < 80 mmHg deve-se ter cautela em utilizar a dobutamina sem vasopressor associado. Outra precaução é a precipitação de taquiarritmias com doses crescentes desse inotrópico. Existem outros inotrópicos menos disponíveis, como levosimendana e milrinone, mas que fogem do escopo deste capítulo.

• **TABELA 6** Inotrópicos

Droga	Dose	Diluição	Ação/comentários
Dobutamina	2-20 mcg/kg/min	1 amp = 250 mg/20 mL 4 amp + SF 170 mL (4 mg/mL)	• Atua em receptores beta-1 e beta-2. • Indicada no choque cardiogênico ou no choque séptico com disfunção miocárdica, mesmo com otimização volêmica e PAM > 65 mmHg. • EA: hipotensão, arritmia e aumento do MVO_2.

EA: efeitos adversos; MVO_2: consumo de oxigênio miocárdico; PAM: pressão arterial média; SF: soro fisiológico.

Otimização da oxigenação

A administração de O_2 suplementar deve ser iniciada precocemente, para aumentar o fornecimento de oxigênio aos tecidos e prevenir hipertensão pulmonar. A oximetria de pulso pode não ser confiável, devido à vasoconstrição periférica, e, portanto, a gasometria arterial é fundamental. Pacientes com dispneia severa, hipoxemia, acidemia grave e persistente ou com rebaixamento do nível de consciência são elegíveis para ventilação mecânica invasiva. Nos capítulos específicos, discutiremos sobre ventilação não invasiva (VNI) e ventilação mecânica na COVID-19.

Suporte transfusional

De uma maneira geral, é recomendado manter um alvo de hemoglobina (Hb) acima de 7 g/dL, sendo indicada transfusão de concentrados de hemácias se Hb estiver abaixo desse nível. Para cardiopatas, o alvo passa a ser Hb acima de 8 a 8,5 g/dL. [29]

Redução do VO_2

Outro ponto importante é a redução do consumo periférico de oxigênio. Para isso, devemos nos atentar para alguns detalhes:

- Evitar hipertermia (antitérmicos, se necessário).
- Controlar a dor (analgésicos, se necessário).
- Reduzir a ansiedade (ansiolíticos, se necessário).
- Reduzir o trabalho respiratório (ventilação mecânica, quando indicada, e esta deve ser bem ajustada, evitando assincronias).

Manejo do choque com diagnostico etiológico definido

Ao encontrarmos a etiologia do choque, devemos tratá-la prontamente. Em casuísticas de COVID-19, sepse foi descrita em 57% dos pacientes e choque séptico em 20%, enquanto em análise de causas de mortalidade em outra amostra 7% foram atribuídos a choque cardiogênico e 33% a outras causas de choque. Injúria miocárdica aguda (com ou sem choque cardiogênico) foi evidenciada em 8,7-17% dos doentes. Na Tabela 7 encontra-se um resumo das principais etiologias e o manejo específico.[3-5]

• **TABELA 7** Tratamento específico do choque

Tipo do choque	Tratamento específico
1. Hipovolêmico • Hemorrágico • Não hemorrágico	 • Controle do foco de sangramento • Controle da diarreia, da cetoacidose diabética etc.
2. Distributivo • Séptico • Anafilático	 • Antibiótico e controle do foco de infecção • Epinefrina e afastamento do alérgeno
3. Cardiogênico • Isquemia • Arritmia • Valvopatia	 • Angioplastia • Antiarrítmico • Cirurgia
4. Obstrutivo • Tromboembolismo pulmonar • Tamponamento cardíaco • Pneumotórax hipertensivo	 • Anticoagulação e trombólise • Pericardiocentese • Toracocentese de alívio e drenagem de tórax

Choque séptico é o mais comum, seja por disfunções associadas ao próprio vírus, ou por infecção bacteriana sobrejacente:

- Definição: resumidamente, sepse é infecção presumida com disfunção orgânica. Choque séptico é sepse com necessidade de vasopressor para manter PAM ≥ 65 mmHg, associada a dosagem de lactato > 18 mg/dL (ou > 2 mmol/L), após reposição volêmica adequada.[30]
- Principais focos: pneumonia viral ou bacteriana, adquirida na comunidade ou associada à ventilação mecânica; infecção de corrente sanguínea associada a cateteres; infecção do trato urinário; infecção de partes moles; endocardite.
- Exames complementares: culturas de todos os focos suspeitos (hemocultura, urocultura, secreção traqueal), radiografia ou tomografia computadorizada (TC) de tórax ou ultrassonografia pulmonar (para análise comparativa) e avaliação de disfunções orgânicas (hemograma completo, função renal, eletrólitos, coagulograma, bilirrubinas, gasometria arterial, lactato arterial). A procalcitonina, embora pouco disponível, é muito útil, pois se altera apenas em 5% dos pacientes com COVID-19 e geralmente está aumentada nas infecções bacterianas. Nas infecções bacterianas, ela se eleva marcadamente (> 10 ng/mL).[8]
- Antibioticoterapia: no contexto de sepse, devemos entrar com antibioticoterapia precocemente, na primeira hora do atendimento, sempre após a coleta de hemoculturas. O esquema inicial de antibióticos deve ser empírico e guiado pelo foco mais provável e, após o resultado das culturas, ajustamos o esquema. O descalonamento precoce e oportuno é extremamente importante. Em pacientes que chegam ao pronto-socorro (PS) com suspeita de pneumonia por SARS-CoV-2, a maioria dos *guidelines* recomenda iniciar antibioterapia empiricamente no contexto de sepse, apesar da superinfecção bacteriana não ser tão frequente (Figura 8). Para pacientes da comunidade, recomendam-se geralmente ceftriaxone e azitromicina.[11-17] O oseltamivir, apesar do baixo nível de evidências, também deve ser adicionado no contexto de síndrome respiratória aguda grave, independentemente do tempo de início dos sintomas, e na síndrome gripal em grupos de risco (diabetes, doença renal crônica, insuficiência cardíaca, extremos de idade, gestantes, entre outros), dentro das primeiras 48 h do início dos sintomas. Apesar de ser rara a coinfecção de SARS-CoV-2 com influenza, inicialmente não conseguimos distinguir entre os dois agentes, uma vez que os testes diagnósticos específicos demoram, além de serem imprecisos. Na Figura 9 encontram-se as recomendações dos principais *guidelines* sobre o uso do oseltamivir para casos suspeitos de COVID-19.[11-17]
- Suporte: segue o mesmo princípio do manejo geral do choque, já descrito. Na Figura 10 encontra-se um fluxograma resumindo as medidas de suporte para pacientes com COVID-19 e choque séptico. Em pacientes com altas doses de vasopressores, para alcançar meta de balanço hídrico zero/negati-

vo, é possível concentrar a solução de noradrenalina para diminuir o aporte. Exemplos: noradrenalina 32 mcg + 218 mL SF 0,9%.

- Choque cardiogênico tem sido descrito na COVID-19, seja por descompensação de cardiopatia de base, infarto agudo do miocárdio, injúria miocárdica por tempestade de citocinas e miocardite viral.[31] Deve-se suspeitar principalmente em cardiopatas e em pacientes sem outra causa aparente para o choque. O ecocardiograma *point of care* consegue de forma rápida avaliar essa suspeita diagnóstica.
- Exame físico: sinais de congestão (ortopneia, turgência jugular patológica, B3, refluxo hepatojugular) e sinais de má perfusão periférica.
- Diagnóstico: baseia-se sobretudo na história clínica e no exame físico. O ecocardiograma auxilia na avaliação da disfunção de ventrículo esquer-

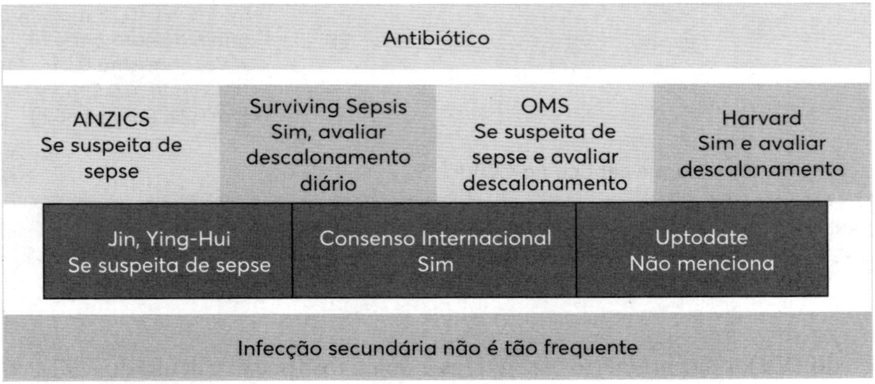

• **FIGURA 8** Recomendações de *guidelines* para antibióticos na COVID-19.

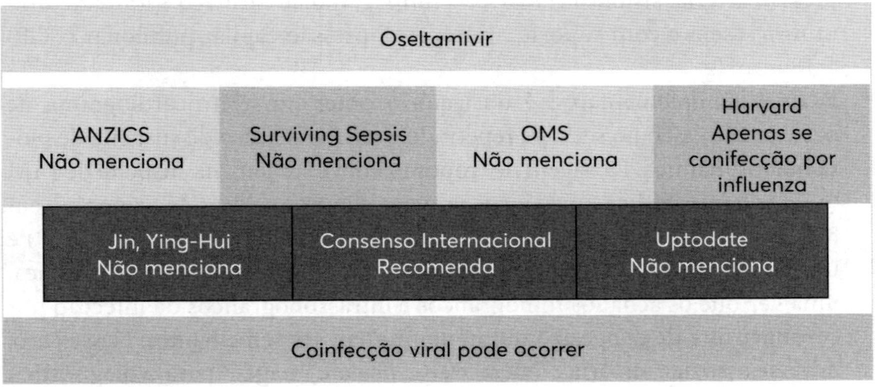

• **FIGURA 9** Recomendações de *guidelines* para o uso de oseltamivir na COVID-19.

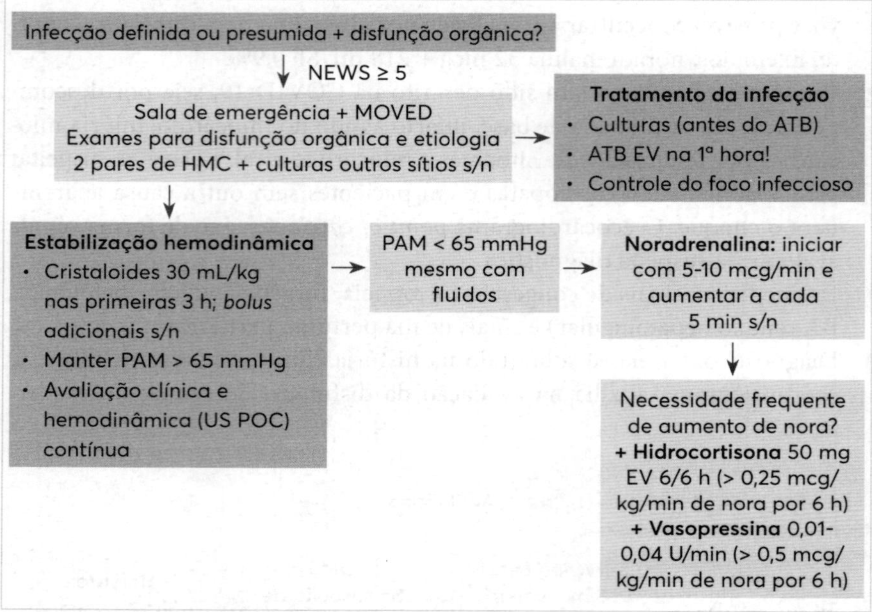

• **FIGURA 10** Choque séptico na COVID-19.
ATB: antibiótico; EV: endovenoso; HMC: hemocultura; MOVED: monitor, oxigênio, veia, exames/ECG e dextro; nora: noradrenalina PAM: pressão arterial média; s/n: se necessário; US POC: ultrassom *point of care*.

do (VE), por parâmetros subjetivos e objetivos (p. ex.: cálculo do VTI). A definição de choque cardiogênico se dá por parâmetros hemodinâmicos, avaliados por Swan-Ganz, portanto não são muito utilizados na prática: pressão arterial sistólica (PAS) < 90 mmHg, índice cardíaco ≤ 1,8 a 2,2 mL/min/m^2 (sem e com suporte inotrópico), pressão capilar pulmonar (PCP) > 18 mmHg.

- Exames complementares: é obrigatório obter um eletrocardiograma de base na admissão no serviço, repetindo o exame no caso de suspeita de piora hemodinâmica. Dosagem de troponina deve ser feita na suspeita de IAM (a injúria miocárdica que o vírus provoca eleva os valores de troponina em 8-28% dos casos). O peptídeo natriurético atrial (BNP ou NT-pró-BNP) é útil no diagnóstico diferencial de pneumonia viral e insuficiência cardíaca, uma vez que os achados tomográficos e ultrassonográficos da infecção por coronavírus e de congestão pulmonar podem ser semelhantes. Nesse caso, deve-se associar história clínica, exame físico e imagem para o diagnóstico diferencial.

- Tratamento: início de droga inotrópica. Considerar furosemida em caso de sinais de congestão. Associar vasodilatador venoso, quando for possível, ou seja, sem necessidade de uso de vasopressores e sem sinais de má perfusão. O balão intra-aórtico deve ser reservado para pacientes com choque cardiogênico refratário, já com volemia ajustada, inotrópico otimizado, que mantêm sinais de hipoperfusão tecidual importante. Deve ser utilizado para pacientes com prognóstico favorável, com expectativa de quadro transitório ou perspectiva de transplante.

Choque obstrutivo deve ser sempre hipótese em pacientes com COVID-19, em função da tendência pró-coagulante deles. A principal causa é o tromboembolismo pulmonar (TEP), associado à fisiopatologia da doença por SARS-CoV-2, corroborado por estudo anatomopatológico que demonstrou estado de hipercoagulação com alta frequência de microtrombos pulmonares. Não devemos esquecer das outras causas de choque obstrutivo (Figura 11), incluindo *cor pulmonale* agudo descrito em uma série de casos como instabilidade hemodinâmica (80% com parada cardiorrespiratória), associada à insuficiência aguda de ventrículo direito.[18,19]

Choque hipovolêmico deve ser considerado em pacientes com sangramento evidente, ou com história que gere forte suspeita, porém não é a causa mais co-

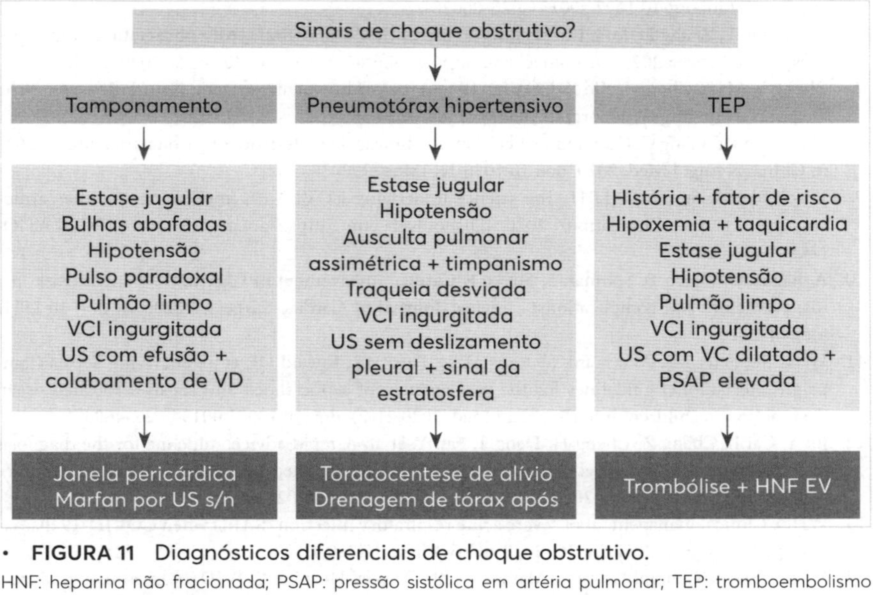

• **FIGURA 11** Diagnósticos diferenciais de choque obstrutivo.
HNF: heparina não fracionada; PSAP: pressão sistólica em artéria pulmonar; TEP: tromboembolismo pulmonar; US: ultrassom; VCI: veia cava inferior; VD: ventrículo direito.

mum. O tratamento consiste em expansão com cristaloides e considerar transfusão de hemocomponentes no contexto de choque hemorrágico com hipotensão.

Choque anafilático pode ocorrer após o início recente de novos medicamentos ou infusão de hemocomponentes; deve-se interromper a infusão do fator causal, administrar adrenalina 0,5 mg IM, tratar hipotensão com cristaloides e início precoce de drogas vasoativas, corticoterapia (para prevenção de resposta tardia), anti-histamínico (se urticária e prurido) e broncodilatadores (se sibilos associados).

REFERÊNCIAS BIBLIOGRÁFICAS

1. Azevedo L, Taniguchi L, Ladeira J, Besen B, Velasco I. Medicina intensiva: abordagem prática. 4.ed. Barueri: Manole; 2020.
2. Yang X, Yu Y, Xu J, Shu H, Xia J, Liu H, et al. Clinical course and outcomes of critically ill patients with SARS-CoV-2 pneumonia in Wuhan, China: A single-centered, retrospective, observational study. Lancet Resp Med. 2020. doi: 10.1016/S2213-2600(20)30079-5.
3. Zhou F, Yu T, Du R, Fan G, Liu Y, Liu Z, et al. Clinical course and risk factors for mortality of adult inpatients with COVID-19 in Wuhan, China: A retrospective cohort study. The Lancet. 2020. Disponível em: https://doi.org/10.1016/S0140-6736(20)30566-3.
4. Wang D, Hu B, Hu C, Zhu F, Liu X, Zhang J et al. Clinical characteristics of 138 hospitalized patients with 2019 novel coronavirus-infected pneumonia in Wuhan, China. JAMA. 2020;323(11):1061-9. doi: 10.1001/jama.2020.1585.
5. Ruan Q, Yang K, Wang W, Jiang L, Song J. Clinical predictors of mortality due to COVID-19 based on an analysis of data of 150 patients from Wuhan, China. Intensive Care Med. 2020:46. Disponível em: https://doi.org/10.1007/s00134-020-06028-z.
6. Hui L, Liu L, Zhang D, Xu J, Dai H, Tang N. SARS-CoV-2 and viral sepsis: observations and hypotheses. The Lancet. 2020. Disponível em: https://doi.org/10.1016/S0140-6736(20)30920-X.
7. Zheng Y, Ma Y, Zhang J, Xie X. COVID-19 and the cardiovascular system. Nature Reviews. 2020. Disponível em: https://doi.org/10.1038/ s41569-020-0360-5.
8. Guan Z, Ni Y, Liang C, Ou J, Liu H, Lei D, et al. Clinical characteristics of coronavirus disease 2019 in China. N Engl J Med. 2020. doi: 10.1056/NEJMoa2002032.
9. Liu P, Blet A, Smyth D, Li H. The science underlying COVID-19: Implications for the cardiovascular system. Circulation. 2020. Disponível em: https://doi.org/10.1161/CIRCULATIONAHA.120.04754.
10. Aghagoli G, Marin B, Soliman L, Sellke F. Cardiac involvement in COVID-19 patiens: Risk factos, predictors and complications: a review. Journal of Cardiac Surgery. 2020:1-4. doi: 10.1111/jocs.14538.
11. Weiss SL, Peter MJ, Alhazzani W, Agus MSD, Flori HR, Inwald DP, et al. Surviving Sepsis Campaign international guidelines for the management of septic shock and sepsis-associated organ dysfunction in children. Intensive Care Med. 2020;21(2). doi: 10.1007/s00134-017-4683-6.
12. Jin Y, Cai L, Cheng Z, Cheng H, Deng T, Fan Y, et al. A rapid advice guideline for the diagnosis and treatment of 2019 novel coronavirus (2019-nCoV) infected pneumonia (standard version). Military Medical Research. 2020;7,4. doi: 10.1186/s40779-020-0233-6.
13. WHO. Clinical management of severe acute respiratory infection (SARI) when COVID-19 disease is suspected. WHO; 2020. WHO/2019-nCoV/clinical/2020.4.
14. Massachusetts General Hospital. Massachusetts General Hospital COVID-19 treatment guidance. 2020.

15. Joseph T, Moslehi MA, et al. International pulmonologist's consensus on COVID-19. 2020.
16. McGloughlin S, Magee F, Nicholls M, Avard B, Hodak A, Nichol A, et al. COVID-19 guidelines ANZICS – version 2. Australian and New Zealand Intensive Care Society. 2020.
17. Kim AY, Gandhi RT, Hirsch MS, Bloom A. Coronavirus disease 2019 (COVID-19): Management in hospitalized adults. Disponível em https://www.uptodate.com/contents/coronavirus-disease-2019-covid-19-management-in-hospitalized-adults.
18. Dolhnikoff M, Duarte-Neto AN, Monteiro RAA, Silva LF, Oliveira EP, Saldiva PHN, Mauad T, Negri EM. Pathological evidence of pulmonary thrombotic phenomena in severe COVID-19. Journal of Thrombosis and Haemostasis. 2020. doi: 10.1111/jth.14844.
19. Creel-Bulos C, Hockstein M, Amin N, Melhem S, Truong A, Sharifpour M. Acute cor pulmonale in critically ill patients with Covid-19. N Engl J Med. Correspondence, 2020. doi: 10.1056/NEJMc2010459.
20. Ait-Oufella H, Lemoinne S, Boelle PY et al. Mottling score predicts survival in septic shock. Intensive Care Med. 2011;37:801-7. Disponível em: https://doi.org/10.1007/s00134-011-2163-y.
21. Cavallaro F, Sandroni C, Marano C, et al. Diagnostic accuracy of passive leg raising for prediction of fluid responsiveness in adults: Systematic review and meta-analysis of clinical studies. Intensive Care Med. 2010;36:1475-83.
22. Myburgh JA, Mythen MG. Resuscitation fluids. N Engl J Med. 2013;369:1243-51.
23. Vincent JL, et al. Clinical review: Circulatory shock – an update: a tribute to Professor Max Harry Weil. Critical Care. 2012;16:239.
24. De Backer D, Biston P, Devriendt J, Madl C, Chochrad D, Aldecoa C, Brasseur A, Defrance P, Gottignies P, Vincent JL, SOAP II Investigators. Comparison of dopamine and norepinephrine in the treatment of shock. N Engl J Med. 2010;362(9):779.
25. Grissom CK, Morris AH, Lanken PN, et al. Association of physical examination with pulmonary artery catheter parameters in acute lung injury. Crit Care Med. 2009;37:2720-6.
26. Weil MH, Shubin H. Proposed reclassification of shock states with special reference to distributive defects. Adv Exp Med Biol. 1971;23:13-23.
27. Cardenas-Garcia J, Schaub KF, Belchikov YG, Narasimhan M, Koenig SJ, Mayo PH. Safety of peripheral intravenous administration of vasoactive medication. J Hosp Med. 2015;10(9):581-5.
28. Thiele H, Zeymer U, Thelemann N, et al. Intraaortic balloon pump in cardiogenic shock complicating acute myocardial infarction: Long-term 6-year outcome of the randomized IABP-SHOCK II Trial [published online ahead of print, 2018 Nov 11]. Circulation. 2018. doi:10.1161/CIRCULATIONAHA.118.038201.
29. Holst LB, Haase N, Wetterslev J, et al. Lower versus higher hemoglobin threshold for transfusion in septic shock. N Engl J Med. 2014;371:1381.
30. Napolitano LM. Sepsis 2018: Definitions and guideline changes. Surg Infect (Larchmt). 2018;19(2):117-25. doi:10.1089/sur.2017.278.
31. Akhmerov A, Marbén E. COVID-19 and the heart. Circ Res. 2020;126(10):1443-55. doi:10.1161/CIRCRESAHA.120.31705.

31

Arritmias na COVID-19

Alexandra Braga Furstenberger
Melina de Oliveira Valdo
Fernando Rabioglio Giugni
Lucas Lentini Herling de Oliveira

INTRODUÇÃO

Na COVID-19, arritmias afetam aproximadamente 17% dos pacientes internados, podendo chegar a 44% dos pacientes admitidos em unidades de terapia intensiva, de acordo com estudos observacionais de Wuhan.[1] Além disso, algumas drogas utilizadas ainda de maneira experimental para tratamento da doença podem prolongar o intervalo QT, principalmente quando associadas a outras drogas de uso corriqueiro que promovem o mesmo efeito, propiciando a ocorrência de arritmias.

MANIFESTAÇÕES CLÍNICAS

A maioria dos pacientes não apresenta sintomas ou sinais relacionados a arritmias, sendo o sintoma mais comum a palpitação. As arritmias podem ocorrer ou se agravar no contexto de outras manifestações da COVID-19, como hipoxemia, febre, choque hemodinâmico, distúrbios hidroeletrolíticos ou complicações cardiovasculares, como isquemia ou injúria miocárdica aguda. Portanto, sintomas como palpitações, síncope e pré-síncope devem ser relatados prontamente. Outra possibilidade é a morte súbita arrítmica, associada a prolongamento do intervalo QT e arritmias de origem ventricular.

Uso de medicamentos que prolongam intervalo QT

No momento, apesar de não existir tratamento comprovadamente efetivo para a COVID-19, algumas drogas com potencial arritmogênico vêm sendo utilizadas em ensaios clínicos ou protocolos experimentais. A cloroquina e a hidroxicloroquina, antimaláricos derivados da quinidina, fazem parte de alguns protocolos de tratamento, e aumentam o risco da síndrome do QT longo, sendo o risco da cloroquina maior do que o da hidroxicloroquina. A azitromicina, um macrolídeo utilizado no manejo inicial da maioria das pneumonias, também apresenta risco moderado. Além disso, drogas habitualmente utilizadas em pacientes hospitalizados, como antieméticos (ondansetrona, domperidona e metoclopramida), antipsicóticos (haloperidol, quetiapina e risperidona) e antibióticos (como a levofloxacina), entre outras, também apresentam risco moderado a alto de prolongar o intervalo QT, propiciando a ocorrência de arritmias, principalmente *torsades de pointes.*[2]

DIAGNÓSTICO

O diagnóstico de uma arritmia é realizado à beira do leito, com um eletrocardiograma de 12 derivações. No caso de indisponibilidade, o traçado eletrocardiográfico no monitor cardíaco pode contribuir para identificação da arritmia.

A arritmia mais comumente identificada é a taquicardia sinusal (Figura 1). Dentre as arritmias patológicas, encontramos a fibrilação atrial (Figura 2), o *flutter* atrial (Figura 3) e as taquicardias ventriculares (Figuras 4 e 5). No contexto da doença, também podemos encontrar, em menor frequência, outras taquicardias supraventriculares (Figura 6). A diferenciação ocorre basicamente por meio da regularidade do intervalo R-R, da largura do complexo QRS e da presença ou ausência de onda P. Bradiarritmias não são comuns na COVID-19.

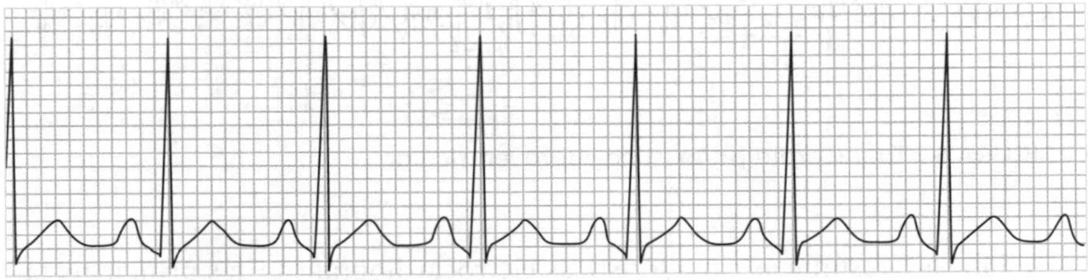

• **FIGURA 1** Taquicardia sinusal.

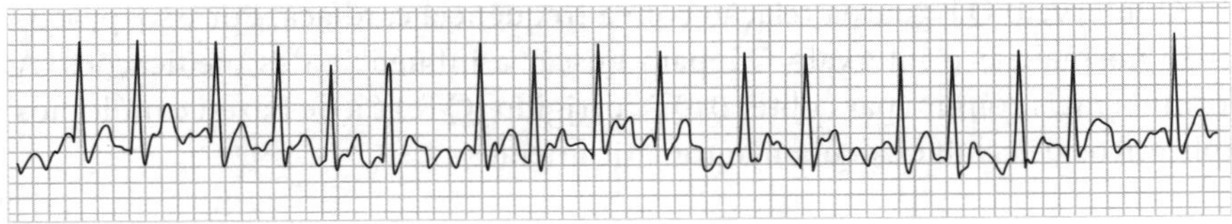

• **FIGURA 2** Fibrilação atrial.

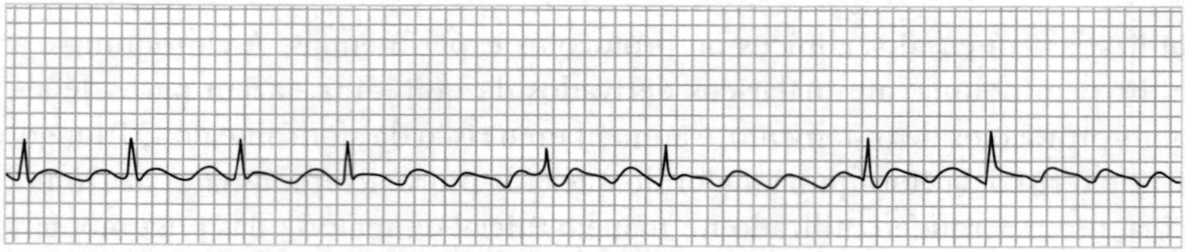

• **FIGURA 3** *Flutter* atrial com bloqueio AV variável (2:1 e 3:1).

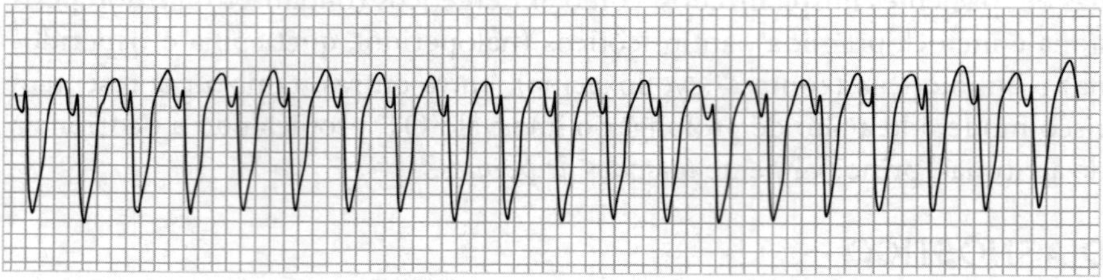

• **FIGURA 4** Taquicardia ventricular monomórfica.

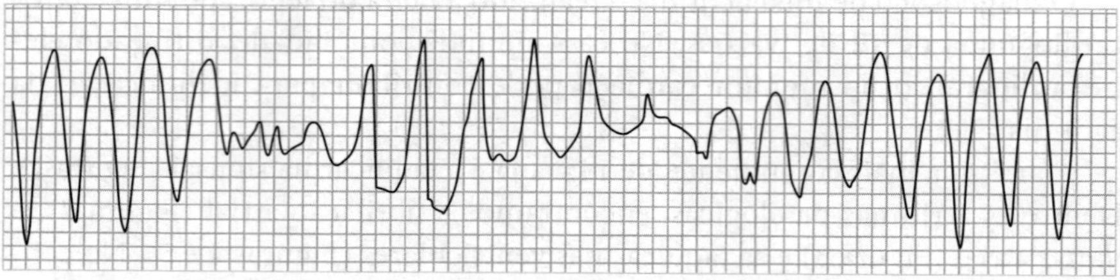

• **FIGURA 5** Taquicardia ventricular polimórfica: *torsades de pointes*.

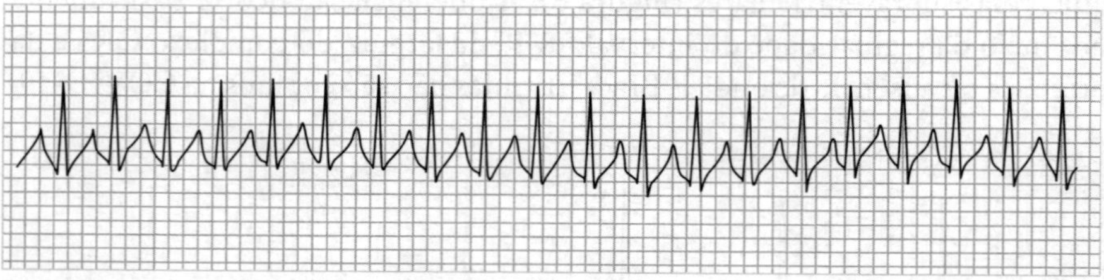

• **FIGURA 6** Taquicardia paroxística supraventricular.

A Tabela 1 resume as características eletrocardiográficas das principais taquiarritmias.

O intervalo QT guarda relação com a frequência cardíaca. Por isso, procura-se normalizar o intervalo QT para buscar a influência das medicações. A fórmula mais comum para obter o QT corrigido (QTc) é a de Bazett e múltiplos aplicativos de celular calculam automaticamente:

QTc = intervalo QT (em segundos)/raiz quadrada do intervalo RR (em segundos)

• **TABELA 1** Diagnóstico eletrocardiográfico das taquiarritmias

Taquicardia	Características
Taquicardia sinusal	Ritmo regular, com QRS estreito e onda P morfologicamente normal precedendo cada QRS.
Fibrilação atrial	Ritmo irregular, com QRS estreito e ausência de onda P. A linha de base pode se apresentar isoelétrica, com irregularidades ou com um misto dessas alterações (ondas "f"). Frequência ventricular variável.
Flutter atrial	Ritmo atrial regular, com ondas "F", com aspecto em dentes de serrote, geralmente em torno de 300 bpm, condução ventricular de acordo com bloqueio AV (2:1; 3:1; 4:1 ou variável). QRS estreito.
Taquicardia por reentrada nodal (TRN) ou por reentrada atrioventricular (TRAV)	Ritmo regular, com QRS estreito. Onda P frequentemente não é visualizada, podendo estar coincidindo com QRS, ou logo em seguida. A diferenciação da topografia do circuito de reentrada muitas vezes é difícil pelo ECG.
Taquicardia atrial	Onda P não sinusal, com frequência cardíaca acima de 100. Pode haver condução AV variável. Quando há 3 ou mais morfologias diferentes de onda P, chamamos de taquicardia atrial multifocal.
Taquicardia ventricular monomórfica	Ritmo regular com QRS alargado (>120 ms). Complexos QRS são idênticos em cada derivação.
Torsades de pointes	Taquicardia ventricular relacionada ao prolongamento do intervalo QT. Alternância da polaridade e amplitude do QRS a partir da linha de base.

Na vigência de uma arritmia, os seguintes exames devem ser realizados:

- Eletrocardiograma de 12 derivações: na vigência de uma nova arritmia e também na admissão, sempre que possível, a fim de documentar a morfologia QRS-T inicial e o intervalo QT corrigido para comparações posteriores. O QTc deve ser monitorizado regularmente, especialmente em pacientes que recebem terapias prolongadoras do intervalo QT, como azitromicina ou cloroquina.
- Exames laboratoriais: eletrólitos (especialmente potássio e magnésio para todos os pacientes), troponina, NT-proBNP e função tireoidiana devem ser solicitados, de acordo com suspeita clínica.
- Ultrassonografia à beira-leito (POCUS): quando disponível, sua realização contribui para avaliação da função ventricular direita e esquerda.

Ecocardiograma transtorácico formal, apesar de não ser necessário em todos os casos, está habitualmente indicado para avaliar doença cardíaca estrutural.

MANEJO CLÍNICO

Como habitualmente no contexto de arritmias, o manejo adequado dependerá da estabilidade hemodinâmica e do tipo de arritmia diagnosticada.

Fibrilação atrial e *flutter* atrial

- Pacientes instáveis: cardioversão elétrica sincronizada caso a instabilidade seja decorrente da arritmia, devendo-se sempre considerar a possibilidade de que a taquicardia seja compensatória, casos em que não se deve tratar a arritmia, mas sim a doença de base.
- Pacientes estáveis: em episódios agudos (< 48 h) ou em pacientes anticoagulados adequadamente por mais de 3 semanas, pode-se tentar estratégia de controle de ritmo com cardioversão elétrica ou cardioversão farmacológica, utilizando amiodarona. Em pacientes sem anticoagulação ou com início de arritmia incerto ou superior a 48 h, que podem apresentar trombo intracavitário, deve-se optar pela estratégia de controle de frequência. Ela deve ser feita preferencialmente com betabloqueadores ou bloqueadores de canais de cálcio endovenosos, na ausência de contraindicações, podendo-se utilizar digitálicos, como deslanosídeo, em casos refratários.

Taquicardia atrial e taquicardias paroxísticas supraventriculares (taquicardia por reentrada nodal e taquicardia por reentrada atrioventricular)

- Pacientes instáveis: cardioversão elétrica sincronizada caso a instabilidade seja decorrente da arritmia.
- Pacientes estáveis: manobras vagais podem ser tentadas inicialmente, como manobra de Valsalva modificada ou eventualmente massagem do seio carotídeo (atentando para contraindicações desta última). No caso de insucesso, o tratamento farmacológico deve ser instituído, começando-se por adenosina (6 mg inicialmente, podendo-se tentar 12 mg após caso não seja resolvida a arritmia) e se necessário seguindo para uso de betabloqueadores ou verapamil, para controle de frequência.

Taquicardia ventricular monomórfica

- Pacientes instáveis: cardioversão elétrica sincronizada.
- Pacientes estáveis: antiarrítmicos costumam ser a primeira escolha. Caso não haja contraindicações, amiodarona pode ser usada na dose de ataque com manutenção. Como alternativa ou droga adicional, pode-se usar lidocaína. É possível para casos refratários (ou mesmo como conduta inicial) indicar cardioversão elétrica sincronizada mesmo para casos estáveis.

Taquicardia ventricular polimórfica (incluindo *torsades de pointes*)

- Pacientes instáveis ou sem pulso: ACLS, com desfibrilação (não sincronizada) com carga máxima.[3]
- Pacientes estáveis: pacientes com *torsades de pointes* podem rapidamente se tornar instáveis, e o tratamento deve ser instituído prontamente:
  - Episódio único: sulfato de magnésio EV associado à correção de distúrbios eletrolíticos/metabólicos.
  - Episódios múltiplos: além do sulfato de magnésio e correção dos distúrbios hidroeletrolíticos/metabólicos, em pacientes com *torsades de pointes* associado ao QT prolongado, deve-se visar uma frequência cardíaca de base maior do que 100 bpm, com uso de marca-passo transvenoso se necessário. Quanto maior a frequência cardíaca, menor a probabilidade de o paciente voltar a apresentar *torsades de pointes*.

O modo de uso e a posologia das drogas citadas encontram-se na Tabela 2.

• **TABELA 2** Modo de uso e posologia de medicações nas taquiarritmias

Medicamento	Modo de uso
Sulfato de magnésio 10% (ampola de 10 mL)	2 g (20 mL), endovenoso, diluído em 100 mL de SF 0,9%, em 15 minutos. Em caso de PCR, deve ser realizado em *bolus* em 1 a 2 minutos.
Adenosina 3 mg/mL	Dose inicial de 6 mg em *bolus*; repetir em 1 a 2 minutos, em caso de insucesso, na dose de 12 mg em *bolus*. Cada *bolus* deve ser seguido de *flush* de 20 mL de soro fisiológico. Preferencialmente, monitora-se com ECG contínuo, a fim de documentar eventuais reversões.
Esmolol (ampolas de 10 mg/mL ou 250 mg/mL)	Dose de ataque de 500 mcg/kg em 1 minuto, seguido de infusão de 50 mcg/kg/minuto por 4 minutos. A dose de infusão pode ser aumentada a cada 4 minutos em 50 mcg/kg/min, até a dose máxima de 200 mcg/kg/min.

(continua)

• **TABELA 2** Modo de uso e posologia de medicações nas taquiarritmias *(continuação)*

Medicamento	Modo de uso	
Metoprolol 5 mg/5mL	2,5 a 5 mg administrados em 5 minutos, podendo ser repetido a cada 10 minutos, até dose máxima de 15 mg.	
Verapamil 2,5 mg/mL	Dose de ataque de 5 a 10 mg, em infusão lenta (2 minutos). Dose pode ser repetida após 15-30 minutos, até resposta adequada. Se tiver resposta adequada após 1 ou 2 *bolus*, iniciar infusão contínua com 5 mg/hora, titulada até 20 mg/hora, de acordo com meta de frequência cardíaca.	
Lidocaína 20 mg/mL	Dose de ataque de 1 a 1,5 mg/kg. Novas doses de 0,5 a 0,75 mg/kg podem ser repetidas a cada 5 a 10 minutos, até uma dose máxima de 3 mg/kg. Continuar com infusão contínua de 1 a 4 mg/minuto. A administração deve ser feita com monitorização eletrocardiográfica contínua.	
Amiodarona 50 mg/mL	Controle de frequência	Cardioversão farmacológica ou tempestade elétrica
	Dose inicial de 300 mg em 1 hora, seguida por 10 a 50 mg/hora por 24 horas. Dose de manutenção oral de 100 a 200 mg 1x/dia.	Dose inicial de 150 mg em 10 minutos, podendo ser repetida se necessário. Manter com 1 mg/minuto por 6 horas, seguida por 0,5 mg/minuto por mais 18 horas (totalizando 900 mg em 24 h), com troca para medicação via oral, que deve ser mantida com 400 mg a cada 8 horas por até 2 semanas, seguida de 200 a 400 mg/dia.
Deslanosídeo 0,4 mg/2mL	Dose de 0,4 mg, intravenosa, em *bolus*. Pode ser repetida após 15 minutos.	

ECG: eletrocardiograma; PCR: parada cardiorrespiratória; SF: soro fisiológico.

Manejo do prolongamento do intervalo QT associado a medicamentos

O QTc de base dos pacientes deve ser calculado antes da administração de qualquer droga potencialmente prolongadora de QT, preferencialmente a partir de um ECG de 12 derivações. Recomenda-se monitorizar também a ocorrência de diarreia ou vômito, além do uso de diuréticos, que podem cursar com espoliação de potássio, aumentando o risco de arritmias.

O risco de prolongamento de QT e taquiarritmias associadas é menor quando o QTc basal é menor do que 480 ms em mulheres e 470 ms em homens. Já um QTc de base maior ou igual a 500 ms aumenta o risco dessas complicações e, nesses pacientes, distúrbios eletrolíticos devem ser diariamente acompanhados e corrigidos.

As prescrições devem ser revisadas, a fim de evitar uso desnecessário de medicações que prolongam o intervalo QT. Quando mais de uma medicação prolongadora de QT está em uso, o risco de uma taquiarritmia deve ser pesado contra o benefício de cada medicação.

Um protocolo instituído pela Mayo Clinic pode ser utilizado nos casos de uso das terapias *off-label* para COVID-19. Se após duas ou três horas de uso de alguma droga prolongadora de QT, como hidroxicloroquina, cloroquina ou azitromicina, houver aumento de pelo menos 60 ms no intervalo QT, ou o QTc ultrapassar 500 ms, o paciente deve ser reavaliado levando em consideração o risco de *torsades de pointes*. Todas as demais medicações que prolonguem o intervalo QT devem ser descontinuadas, distúrbios eletrolíticos devem ser corrigidos, e o paciente deve ser mantido em monitorização cardíaca contínua. Na ocorrência de *torsades de pointes*, todas as medicações prolongadoras de QT devem ser suspensas.[4]

REFERÊNCIAS BIBLIOGRÁFICAS

1. Wang D, Hu B, Hu C, et al. Clinical characteristics of 138 hospitalized patients with 2019 novel coronavirus-infected pneumonia in Wuhan, China. JAMA. 2020.
2. Roden DM, Harrington RA, Poppas A, Russo AM. Considerations for drug interactions on QTc in exploratory COVID-19 (Coronavirus Disease 2019) treatment. Circulation. 2020.
3. Panchal AR, Berg KM, Kudenchuk PJ, et al. 2018 American Heart Association focused update on advanced cardiovascular life support use of antiarrhythmic drugs during and immediately after cardiac arrest: An update to the American Heart Association guidelines for cardiopulmonary resuscitation and emergency cardiovascular care. Circulation. 2018;138:e740.
4. Mayo Clinic. Disponível em: https://mayoclinicproceedings.org/pb/assets/raw/Health%20Advance/journals/jmcp/jmcp. Acesso em 03/05/2020.
5. Heart Rhythm Society – COVID 19 Rapid Response Task Force. Disponível em: https://www.hrsonline.org/hrs-covid-19-task-force-update-april-21-2020. Acesso em 03/05/2020.
6. Lazzerini PE, Boutjdir M, Capecchi PL. COVID-19, arrhythmic risk and inflammation: Mind the gap! Circulation. 2020.
7. Prutkin JM. COVID-19: arritmias e patologias do sistema de condução. Disponível em: https://www.uptodate.com/contents/coronavirus-disease-2019-covid-19-arrhythmias-and-conduction-system-disease?source=history_widget. Acesso em 03/05/2020.
8. Life in the Fastlane. ECG clinical interpretation. Disponível em: https://litfl.com/ecg-library/diagnosis. Acesso em 03/05/2020.
9. Prutkin JM. Overview of the acute management of tachyarrhythmias. Disponível em: https://www.uptodate.com/contents/overview-of-the-acute-management-of-tachyarrhythmias?topicRef=127551&source=see_link. Acesso em 03/05/2020.

32 Tratamento específico na COVID-19

Victor Van Vaisberg
Eduardo Messias Hirano Padrão
Guilherme dos Santos Moura
Rodrigo Antonio Brandão Neto

INTRODUÇÃO

Existem mais de 1.600 estudos registrados em COVID-19 na base de dados clinicaltrials.gov, dos quais 943 são estudos de intervenção, isto é, são estudos clínicos avaliando alguma possível terapêutica para COVID-19.

A expectativa quanto à descoberta de um tratamento específico é grande, pois poderia mudar o enfrentamento da pandemia. Até o momento, não há tratamento específico aprovado para COVID-19, e o uso de terapias específicas é compassionado ou experimental.[1]

O objetivo deste capítulo é discutir, perante as evidências já disponíveis, as possíveis opções terapêuticas na COVID-19. É importante ressaltar o caráter dinâmico desse assunto. O que é verdade hoje, pode não ser amanhã; e vice-versa. Durante a pandemia, novas evidências são disponibilizadas em bases diárias em uma velocidade ímpar. Cada estudo randomizado-controlado, estudo observacional ou série-de-caso pode acrescentar dimensões novas ao conhecimento já existente e mudar nossas concepções. Dessa forma, este capítulo irá retratar as evidências que existem até o momento sobre o tratamento da COVID-19.

Existem inúmeras moléculas com potencial ação na infecção da COVID-19, mas essa concepção é baseada em seu desempenho em estudos pré-clínicos ou por terem apresentado benefício em desfechos substitutos em estudos clínicos. Rapidamente, estudos pré-clínicos são realizados em laboratório de pesquisa em sistemas de células e em animais, e têm por objetivo identificar moléculas candidatas, que tenham o efeito desejado dentro de um perfil de segurança tolerado. Uma vez identificadas essas moléculas, podem ser testadas em estudos clínicos. Para a molécula identificada ser comprovada como eficaz, ela deve passar por 4 fases de estudo clínico. A primeira fase consiste em testar em poucos indivíduos saudáveis se ela é segura e identificar a dose correta. A segunda fase testa a eficácia da droga em um número pequeno de pacientes. A terceira fase são os grandes ensaios clínicos, em que testam em centenas a milhares de pessoas para avaliar eficácia e efeitos adversos. E por fim, a quarta fase consiste no monitoramento após aprovação para vigilância e avaliação de eventos adversos a longo prazo ou raros (Figura 1).[2]

Em todo estudo clínico, existe um desfecho que é analisado. Ao aprovar uma droga para tratamento de uma doença específica, esse desfecho deve ser importante para o paciente. Buscamos benefício nos chamados *desfechos duros*, como mortalidade, tempo de internação hospitalar, necessidade de ventilação mecânica, tempo de ventilação mecânica, progressão para forma grave de doença etc. Outro tipo de desfecho são os *desfechos substitutos,* que refletem processos fisiopatológicos que presumidamente teriam correlação com benefício clínico, mas não são o alvo desejado. Exemplos de desfechos substitutos seriam a diminuição de provas de atividade inflamatórias, de viremia, melhora da febre etc.

Assim, a droga ideal que procuramos para o tratamento da COVID-19 deve apresentar benefício quanto a desfechos duros, dentro de um perfil de segurança e tolerabilidade adequados. A aceitação de um composto baseado apenas no seu desempenho em desfechos substitutos ou em estudos pré-clínicos sem considerar seu perfil de segurança é inadequada.

Até o momento, nenhum tratamento demonstrou benefício clínico evidente no tratamento da COVID-19. A seguir, comentaremos os principais medicamentos, estratégias em teste e as evidências já disponíveis.

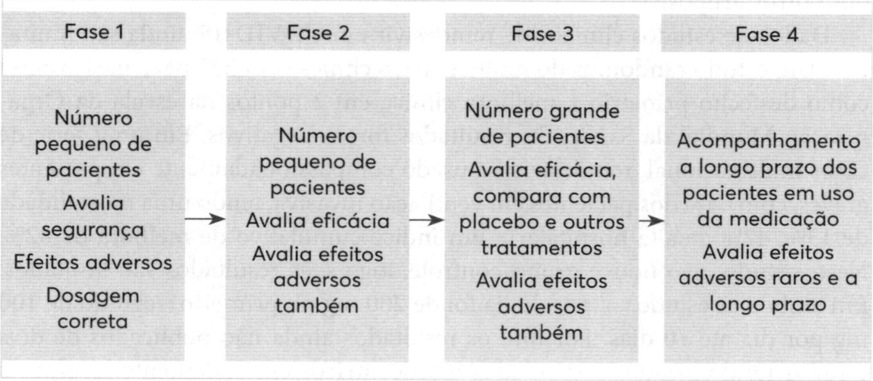

• **FIGURA 1** Fases de estudos clínicos.

TRATAMENTOS

Como discutido em outros capítulos deste livro, a fisiopatologia da doença grave por COVID-19 ainda não está totalmente elucidada, mas aparenta ser fruto tanto de ação direta do vírus, bem como de uma resposta inflamatória do hospedeiro. Assim, eventuais tratamentos teriam como substrato para ação a inibição da replicação viral, modulação da resposta imune do hospedeiro e limitação das repercussões do binômio vírus-hospedeiro no organismo; podendo também atuar em mais de uma maneira no combate à doença. Maiores detalhes desses processos são descritos em outros capítulos deste livro.[3]

Remdesivir

Remdesivir é uma droga com potencial ação contra múltiplos vírus. É uma prodroga, isto é, no organismo será metabolizada em um composto ativo. Trata-se de um análogo de nucleotídeo, cujo mecanismo de ação ainda não está completamente elucidado. Em estudos pré-clínicos, teve ampla ação contra vários tipos de coronavírus. Acredita-se que interfira na síntese e incorporação de ácidos nucleicos durante a replicação viral, e sua efetividade associa-se à baixa capacidade de desenvolvimento de resistência.[4,5]

A experiência clínica prévia do remdesivir foi no contexto da epidemia de Ebola na África Ocidental e na República Democrática do Congo. Existem relatos bem-sucedidos de sua administração compassionada em dois pacientes infectados. Um estudo randomizado-controlado publicado no *New England Journal of Medicine* em 2019 incluiu o remdesivir como um de quatro grupos-intervenção no tratamento de doentes infectados por Ebola, porém seu grupo foi descontinuado precocemente em uma análise ínterim por superioridade dos outros grupos.[4,6,7]

Dados de estudos clínicos de remdesivir em COVID-19 ainda são limitados. Um estudo randomizado multicêntrico chinês com 237 pacientes avaliou como desfecho primário a melhora clínica em 2 pontos na escala da Organização Mundial da Saúde. Os resultados foram negativos. Em uma série de casos multinacional, remdesivir foi usado compassionadamente em pacientes graves, com 64% dos pacientes em ventilação invasiva, tendo uma mortalidade de 13%, 47% de alta hospitalar e um índice cumulativo de melhora de 82%. Neste estudo, não houve grupo-controle, logo seus resultados são limitados. Em ambos os estudos, a posologia foi de 200 mg no primeiro, seguido de 100 mg por dia até 10 dias. Por fim, os resultados ainda não publicados de dois estudos randomizados-controlados multicêntricos em andamento levaram o Food and Drug Administration a liberar o uso emergencial de remdesivir para

COVID-19, sugerindo que tenha sido observado benefício clínico. Em pacientes com COVID-19 severa, acometimento pulmonar e hospitalizados houve um melhor tempo de recuperação no grupo que usou o remdesivir em relação ao placebo, com mediana de 11 e 15 dias, respectivamente.[8-11]

Um estudo randomizado duplo-cego com 1.059 pacientes foi publicado no *New England Journal of Medicine*. Neste estudo, o tempo de recuperação no grupo remdesivir foi de 11 dias comparado a 15 dias com o placebo.[12] O estudo não chegou a mostrar diminuição de mortalidade, embora uma tendência à diminuição de mortes tenha ocorrido no grupo remdesivir. Assim, apesar dos benefícios modestos, o estudo parece um passo na direção certa.

O perfil de segurança, a tolerabilidade e interações medicamentosas dessa droga ainda não são totalmente conhecidos. A única contraindicação formal é hipersensibilidade aos compostos da formulação. Pacientes com eGFR < 30 mL/minuto ou em terapia de substituição podem ter acumulação do excipiente ciclodextrina, cuja excreção é renal, e seu risco/benefício deve ser pesado. Há relatos de hepatotoxicidade e eventos adversos associados à infusão da droga. Pacientes que apresentem elevação de alanina-aminotransferase 5 vezes acima dos níveis de normalidade devem interromper o tratamento, e retorná-lo quando sua bioquímica hepática estiver abaixo deste valor.

Lopinavir/ritonavir (LPV/r) e outros inibidores de protease

Lopinavir é um inibidor de protease tradicionalmente usado no tratamento do vírus da imunodeficiência humana (HIV) em conjunto com ritonavir, molécula que inibe o citocromo P450 e portanto diminui a metabolização do lopinavir, permitindo sua maior ação. Acredita-se que tenha ação na protease expressa pelos coronavírus, contudo não temos dados *in vitro* do seu uso em SARS-CoV-2. Muito da literatura que embasa seu uso na COVID-19 advém da sua experiência prévia com SARS-CoV-1 e MERS-CoV em estudos observacionais. Nesses estudos, a administração precoce de LPV/r pareceu ser um fator associado à melhora.[11,13]

Muitos relatos iniciais do uso de LPV/r, apesar de favoráveis, eram pequenas séries-de-casos ou estudos observacionais. Alguns outros eram pequenos estudos prospectivos, não randomizadas ou controlados. Inúmeros vieses, e até mesmo o de autorresolução da doença podem estar envolvidos, dificultando a sua compreensão. Na maioria desses relatos, a dosagem usada era de 400/100 mg duas vezes ao dia por 14 dias.[14]

Um estudo randomizado-controlado aberto com LPV/r no grupo intervenção comparado com o tratamento padrão (terapia de suporte) foi publicado no *New England Journal of Medicine*. O total de pacientes em ventilação mecânica era de 14% no início do protocolo, e pacientes podiam receber outras medicações, como corticosteroides e interferon. Seu desfecho primário foi tempo até melhora clínica, e outros desfechos foram mortalidade e viremia. Os resultados do estudo foram negativos, e LPV/r não trouxe benefício aos pacientes. Uma análise exploratória dos pacientes cujo início do tratamento foi precoce a partir do começo dos sintomas, remetendo aos ensaios observacionais no contexto da SARS-CoV-1, também foi negativa.[14]

A segurança e a tolerabilidade do LPV/r são uma questão importante. Existem múltiplas interações medicamentosas descritas, pelo fato de interferirem no citocromo P450, frequentes relatos de intolerância gastrointestinal e de hepatotoxicidade induzida pelo medicamento. Essas são questões que podem se tornar obstáculos graves ao seu uso, principalmente considerando que a COVID-19 pode cursar por si só com sintomas gastrointestinais e levar à elevação de transaminases, como discutido em capítulo à parte deste livro.[15]

Muitos outros estudos randomizados-controlados com LPV/r estão em andamento, incluindo pacientes de maior gravidade, e em breve deveremos ter respostas se há um direcionamento de evidências contra a efetividade de lopinavir/ritonavir ou não. Outros antirretrovirais, como darunavir, estão também sendo avaliados em estudos randomizados-controlados.

Hidroxicloroquina e cloroquina

Cloroquina (CLQ) e hidroxicloroquina (HCQ) são drogas antigas, usadas rotineiramente no tratamento da malária e de doenças autoimunes, como lúpus eritematoso sistêmico e artrite reumatoide. Têm ação antimicrobiana *in vitro* contra múltiplos agentes, incluindo SARS-CoV-2. Acredita-se que possam ter um papel antiviral direto, inibindo a entrada de patógenos na célula hospedeira, e uma ação imunomoduladora, diminuindo a produção de citocinas pró-inflamatórias e agindo no metabolismo celular envolvido na resposta imune inata.[16,17]

O emprego dessas duas medicações chamou a atenção da mídia e do grande público após a publicação de alguns estudos observacionais em que o seu emprego levou à diminuição da viremia e melhora radiológica. Esses achados foram corroborados por um estudo clínico aberto, não randomizado, com pequeno número de pacientes, que identificou diminuição na viremia de pacientes do grupo intervenção ao longo do tempo, sendo que alguns desses pacientes receberam azitromicina em paralelo. Vale ressaltar que existem questões metodológicas relevantes nesses estudos, e os desfechos observados não são duros, mas substitutos.[17,18]

HCQ e CLQ passaram a ser usadas em múltiplos serviços mundialmente apesar da carência de evidências de que essas drogas alterariam desfechos duros, como mortalidade, piora clínica, tempo de ventilação mecânica etc. A negativação/diminuição da viremia, contudo, foi considerada como potencialmente vantajosa, pois poderia contribuir para diminuição da transmissibilidade da doença. No Brasil, uma normativa do Conselho Federal de Medicina inclusive propõe a médicos considerar a prescrição dessas drogas em pacientes com quadro leve com confirmação de infecção pelo SARS-CoV-2, em pacientes com sintomas importantes internados ou não e em pacientes graves em cuidados intensivos. Também eximiu de infração ética o médico que utilizar HCQ/CLQ nesse contexto.[21]

O Ministério da Saúde do Brasil publicou uma diretriz recomendando o uso de HCQ ou CLQ associadas à azitromicina para pacientes com COVID-19. Nessa diretriz é recomendado o uso para as formas leves, moderadas e graves da doença. Na própria diretriz há ressalvas em relação à evidência insuficiente para uso dessa medicação.[22] No Hospital das Clínicas da Faculdade de Medicina da Universidade de São Paulo (HC-FMUSP), a prática atual é não utilizar a HCQ ou a CLQ de forma protocolar.

Uma preocupação recorrente é quanto à segurança e tolerabilidade do uso de HCQ/CLQ no contexto da COVID-19. Ambulatorialmente, usa-se em torno de 5 mg/kg/dia de HCQ, podendo chegar até uma dosagem diária de 400 mg. Os eventos adversos mais comuns neste uso são intolerância gastrointestinal, alargamento de intervalo QTc e maculopatia. A posologia em um possível tratamento da COVID-19 ainda é desconhecida, porém acredita-se, com base em estudos de farmacocinética, que uma dose de ataque de 800 mg no primeiro dia, em duas tomadas, seguida por manutenção de 200 mg duas vezes ao dia seria adequada. Um estudo piloto de um estudo randomizado-controlado brasileiro comparou altas doses (dose cumulativa de 12 g) com baixas doses (dose cumulativa de 2,7 g) de CLQ em pacientes com síndrome respiratória aguda grave, com a maioria dos pacientes com detecção molecular de SARS-CoV-2. Houve maior mortalidade no grupo que recebeu altas doses, com maior incidência de alargamento de intervalo QTc neste grupo. O estudo foi interrompido no desenho atual, e será modificado.[23]

A real efetividade do uso da CLQ/HCQ é tema de intenso debate. Um estudo observacional com número grande de participantes (1.376 indivíduos incluídos para análise) com diagnóstico de síndrome respiratória aguda grave com confirmação molecular de COVID-19 em um hospital em Nova York comparou pacientes que receberam HCQ com pacientes que não receberam essa medicação para um desfecho composto de tempo até morte ou intubação orotraqueal. O uso de HCQ não foi associado a menor ou maior risco de se atingir o desfecho, levando esse hospital a retirar de seu protocolo o uso de HCQ na COVID-19. Vale ressaltar que o estudo de Nova York foi retrospectivo, no entanto usou medidas "*propensity score matching* e *weighting*" para que fosse obtido um grupo-controle similar ao grupo que recebeu HCQ. Um estudo randomizado-controlado multicêntrico aberto chinês comparou a negativação da viremia em pacientes infectados por COVID-19 com formas leves/moderadas de doença em uso de HCQ no braço experimental com pacientes recebendo apenas medidas de suporte. Os achados não favoreceram o uso de HCQ, e o estudo foi descontinuado precocemente. A negativação de viremia, desfecho que foi aventado inicialmente como favorável em estudos observacionais, não se confirmou em estudo randomizado-controlado. Por final, um estudo retrospectivo envolvendo 96.032 pacientes, sendo 14.888 divididos em 4 grupos (CLQ, CLQ + macrolídeo, HCQ e HCQ + macrolídeo), realizado em 671 hospitais em todos os continentes, mostrou, por meio de *propensity score*, que houve aumento de mortalidade e de arritmias ventriculares no grupo tratamento em relação ao controle. Neste registro, a mortalidade no grupo-controle foi de 9,3% comparada a 18,0% no grupo HCQ, 23,8% no grupo HCQ e macrolídeo e 22,2% no grupo CLQ e macrolídeo. Portanto, uma letalidade de 1 morte a mais a cada 11 pacientes no grupo HCQ isoladamente.[24-26] Com o resultado deste último estudo, acreditamos que no momento o uso destas medicações deve ser reservado a estudos randomizados.

Apesar do uso frequente das medicações discutidas neste tópico, não existe até o momento evidência científica de nível elevado que suporte a sua efetividade. Considerando também o cenário de doença aguda, e a possibilidade de usar doses maiores do que o habitual, preocupações quanto à sua segurança são levantadas. Vários estudos randomizados-controlados avaliando a efetividade e a segurança de HCQ/CLQ estão em andamento no momento, e seus resultados podem confirmar ou mudar a perspectiva que temos sobre seu uso na COVID-19.

Antiparasitários: nitazoxanida e ivermectina

Licenciada como antiparasitário, a nitazoxanida tem efeito antiviral potente *in vitro* contra uma série de vírus, incluindo alguns coronavírus. Seu mecanismo de ação não tem ação específica antiviral, mas sim um efeito imunomodulador. Acredita-se que atue em vias ligadas ao IFN-1, e conjuntamente com outros mecanismos, impeça o escape viral à resposta imune inata. A ivermectina, outro antiparasitário, também apresentou ação *in vitro* contra SARS-CoV-2, por mecanismos não completamente elucidados.[27,28]

Em um trabalho de caso-controle multicêntrico com 1.408 pacientes hospitalizados por COVID-19, o uso da ivermectina se associou a menor mortalidade. O possível benefício do uso dessa medicação foi mais proeminente em pacientes submetidos a ventilação mecânica. O próprio trabalho relata a necessidade de ensaios clínicos para a confirmação dessas hipóteses.[29]

Seu uso prévio em outros contextos evidencia um bom perfil de segurança e tolerabilidade, com poucos efeitos adversos associados. Estudos randomizados-controlados avaliando a efetividade de ambas as drogas na COVID-19 estão em andamento.

Umifenovir (Arbidol®)

É um antiviral de amplo espectro, com ação *in vitro* contra diversos vírus. Seu mecanismo de ação baseia-se na inibição da endocitose por comprometimento da interação entre a proteína S viral e o receptor ECA-2, impedindo que o envelope viral adentre o citoplasma do hospedeiro. É licenciado na Rússia e na China para o tratamento e profilaxia de influenza A e B, porém sua efetividade nesse contexto é questionável e já foi alvo de controvérsias previamente.[30]

Em um estudo retrospectivo, seu uso em pacientes de unidade de terapia intensiva não foi associado a maior *clearance* viral do SARS-CoV-2. Em uma outra série prospectiva em Wuhan, China, 69 pacientes consecutivos foram incluídos para análise. Em uma análise bruta, os pacientes que receberam umifenovir morreram menos e tiveram mais alta hospitalar. É importante ressaltar, contudo, que o extrapolamento desses resultados para quaisquer outros cenários não é possível dentro da metodologia proposta. Estudos randomizados-controlados estão em andamento, e mais dados estarão disponíveis no futuro.[31]

Favipiravir

Favipiravir é um análogo de nucleotídeo cuja ação inibe a replicase de RNA (RNA polimerase dependente de RNA), levando à produção de partículas virais não viáveis. É licenciado como antiviral para gripe no Japão. Tem ampla ação antiviral *in vitro*, e em um estudo aberto para tratamento de Ebola apresentou algum benefício em mortalidade para indivíduos com carga viral de média a baixa.[32]

Em um ensaio clínico, um grupo prospectivo de 35 indivíduos recebendo favipiravir, LPV/r e interferon-α inalatório foi comparado com uma série histórica que recebeu apenas LPV/r e interferon-α inalatório (combinação definida como cuidado padrão arbitrariamente) para desfechos substitutos, como viremia e mudanças na tomografia computadorizada de tórax. Apesar de apontar melhores desfechos no grupo favipiravir, a eficácia desse medicamento será mais bem compreendida em estudos randomizados-controlados em andamento pelas limitações metodológicas desse ensaio.[33]

Oseltamivir

Não há evidência em estudos pré-clínicos ou clínicos de que o oseltamivir tenha efeito sobre o SARS-CoV-2. Contudo, essa droga faz parte do manejo clínico de síndromes gripais em pessoas com fatores de risco e da síndrome respiratória aguda grave, merecendo ser mencionada. Tem ação sobre a neuraminidase, proteína presente no envelope do vírus influenza, que é responsável pela emissão das partículas virais recém-formadas.

Na prática clínica, o doente com síndrome respiratória aguda grave com fatores de risco para influenza, incluindo casos suspeitos para COVID-19, recebe oseltamivir até que infecção pelo vírus influenza seja excluída clínica ou laboratorialmente. Em princípio, pacientes com COVID-19 não têm benefício em usar esse medicamento, exceto os casos em que há coinfecção pelo vírus influenza. Estudos randomizados e controlados em andamento buscam avaliar se haveria benefício do emprego do oseltamivir na COVID-19.

De maneira análoga, o mesmo raciocínio pode estender-se aos antibióticos empregados nos casos suspeitos para COVID-19, como cefalosporinas e macrolídeos. Apesar de não haver ganho direto pelo seu uso, ficam indicados em casos graves em que não se pode excluir pneumonia bacteriana.

Ribavirina e interferon

Ribavirina é uma droga antiga, empregada amplamente no passado no tratamento da hepatite C, e até hoje é usada contra algumas infecções virais. É um análogo de purinas, inibindo ação da polimerase, dificultando a replicação viral e diminuindo a viabilidade de novas partículas formadas. Age também desestabilizando o RNA já formado, e aparenta ter uma ação imunomoduladora. A atividade *in vitro* contra SARS-CoV-2 foi, contudo, limitada.[34]

Interferons são uma família de moléculas produzidas na resposta imune, e ajudam na recuperação do hospedeiro em um contexto infeccioso. A injeção exógena dessas moléculas já fez parte de diversos tratamentos para doenças virais, com o racional de estimular a resposta imune, como em HIV e hepatite C.

Essas drogas foram usadas, em combinação ou separadamente, no tratamento de SARS-CoV-1 e MERS-CoV. Uma metanálise de estudos clínicos de SARS-CoV-1 para efetividade de ribavirina foi inconclusiva e chamou atenção para possíveis eventos adversos, como anemia hemolítica e hepatotoxicidade. Um desses estudos, inclusive, reportou 75% de elevação de transaminases. Já um outro estudo observacional em MERS-CoV apontou que 40% dos pacientes que receberam a combinação ribavirina e interferon necessitaram de transfusões de sangue por hemólise.[35,36]

Algumas séries de casos em COVID-19 reportaram o desfecho de pacientes que fizeram uso de ribavirina e interferon, principalmente pela primeira ter sido uma medicação largamente empregada na China durante o surto de SARS-CoV-2. Faltam, contudo, dados para apoiar o uso dessas medicações. Um estudo que ganhou bastante atenção na mídia foi um ensaio aberto em pacientes leves a moderados que comparou um grupo que recebeu LVP/r, interferon-1β e ribavirina e o outro somente LVP/r, com um desfecho primário de negativação de rRT-PCR em *swab* de vias aéreas. Apesar de ter sido positivo, trata-se de um desfecho substituto. A pouca gravidade dos pacientes também dificulta a interpretação dos desfechos secundários, e a conseguinte conclusão de um possível ganho clínico a partir deles. Existem diversos estudos randomizados-controlados em andamento tanto com ribavirina como interferons para COVID-19 no momento.[37]

Atacando a inflamação: tocilizumab, inibidores da janus kinase (JAK) e aférese terapêutica

Tocilizumab é um anticorpo monoclonal contra a IL-6, licenciado para uso na artrite reumatoide e na artrite idiopática juvenil, e também aprovado para uso na tempestade de citocinas associada ao uso de algumas imunoterapias de câncer. Considerando o entendimento atual de que as formas graves da COVID-19 estariam associadas a uma hiperativação imune, e uma das principais citocinas envolvidas nisso é a IL-6, uma terapia alvo-molecular que interrompa essa cadeia pró-inflamatória é promissora.[38,39]

Estudos observacionais e séries-de-casos são majoritariamente favoráveis. Alguns estudos observacionais retrospectivos italianos apontaram que pacientes que receberam tocilizumab em adição ao cuidado padrão, o que incluía uma série de antivirais como HCQ, lopinavir/ritonavir e/ou azitromicina tinham maior chance de apresentar desfechos favoráveis, como menos internações em unidade terapia intensiva ou morte. Em apenas um outro estudo observacional retrospectivo tocilizumab não diminuiu internações em unidade de terapia intensiva.[40-42]

Apesar de animador, o nível de evidência descrito não é suficiente para discutir sobre uma real efetividade da droga. Estudos randomizados-controlados estão sendo desenvolvidos, e dados mais concretos devem ser apresentados. Outras questões envolvem o custo da droga e eventos adversos relacionados. Já foram relatados eventos graves de hipersensibilidade, e por se tratar de um imunobiológico, seu uso está contraindicado em pacientes com infecções graves. No doente grave em terapia intensiva, uma infecção bacteriana subjacente pode evoluir desfavoravelmente. No contexto ambulatorial, pode associar-se à reativação de agentes microbianos, como tuberculose e hepatite B, porém isso ainda não foi descrito na COVID-19. Além desses, é também prevista em bula hepatotoxicidade pelo uso de tocilizumab. Conforme detalhado no capítulo "Manifestações gastrointestinais na COVID-19" deste livro, a bioquímica hepática de pacientes com COVID-19 em uso de tocilizumab deve ser monitorada regularmente.[43]

Tocilizumab pode ser considerado, na verdade, como protótipo para uma série de drogas cuja ação nos processos inflamatórios poderia ser benéfica na COVID-19. Uma outra família de medicamentos que merece destaque são os inibidores da janus kinase (JAK). Pertencem a ela o baracitinib, usado no tratamento de artrite reumatoide, e o ruxolitinib, usado para mielofibrose. Esse receptor celular é responsável pela ativação de uma via chamada JAK-STAT, que culmina na liberação de uma série de citocinas pró-inflamatórias, inclusive a IL-6. Uma possível ação antiviral direta dessa classe foi vista em estudos pré-clínicos em zika vírus e HIV, e acredita-se que possa agir inibindo também a endocitose do SARS-CoV-2. Em um pequeno estudo clínico aberto não randomizado cujo piloto foi publicado, baracitinib foi adicionado ao cuidado padrão de pacientes com COVID-19, o que incluía também HCQ e LPV/r. No grupo intervenção, houve menos internações em unidade de terapia intensiva e melhora clínica mais evidente.[44-47]

Outras drogas que também estão em estudos randomizados-controlados para COVID-19 são: sarilumabe (outro anticorpo monoclonal contra a IL-6), bevacizumabe (um inibidor do fator de crescimento endotelial vascular usado no tratamento do câncer), fingolimode (um imunomodulador usado na esclerose múltipla) e eculizumabe (um anticorpo monoclonal contra a fração C5 do complemento usado na hemoglobinúria paroxística noturna).

Outra estratégia que pode ser usada no combate à inflamação na COVID-19 é a aférese terapêutica. Por meio de circulação extracorpórea, o sangue do paciente circula em uma máquina, que pode remover o plasma total ou parcialmente. O racional seria eliminar citocinas pró-inflamatórias da circulação, minimizando os efeitos da inflamação. Esse tipo de terapêutica já foi abordado na sepse e em influenza em alguns relatos de caso. Duas pequenas séries de casos em pacientes COVID-19 usaram o método. Em uma delas, observou-se diminuição de marcadores pró-inflamatórios. Na segunda, pacientes com despertar difícil foram avaliados para possíveis sinais de encefalite. Houve diminuição importante de ferritina, e o despertar ocorreu. Apesar de o despertar talvez ocorrer com ou sem a terapêutica, o racional por trás dessa estratégia é interessante, e pode ser efetivo. Estudos randomizados-controlados estão em andamento.[48-51]

Tratamentos basesados em anticorpos: imunoterapia, imunoglobulina hiperimune e plasma de convalescente

Uma imunoterapia baseada na aplicação de um anticorpo que neutralizasse o vírus, diminuindo sua ação citopática direta e mitigando a resposta hiperinflamatória seria um excelente tratamento, principalmente considerando que com a especificidade do tratamento, o perfil de segurança da droga seria favorável. Cientistas já foram capazes de desenvolver em laboratório um anticorpo neutralizante que pode vir a ser empregado no futuro como medicamento. Similaridades estruturais entre o SARS-CoV-1 e o SARS-CoV-2 podem levar à reatividade cruzada entre os anticorpos dos dois vírus, e anticorpos neutralizantes do primeiro podem ser usados como tratamento para o segundo.[52,53]

Seres humanos infectados pela COVID-19 sabidamente produzem anticorpos contra a doença, e anticorpos provenientes de indivíduos convalescentes podem ser usados no tratamento da COVID-19. A transfusão de plasma de convalescente foi reportada como uma estratégia de sucesso no tratamento de influenza e SARS-CoV-1, com certas evidências apontando ganhos em desfechos duros, inclusive uma metanálise de estudos observacionais que apontou redução significativa de mortalidade. Pequenas séries de casos já reportaram experiências relativamente bem-sucedidas e sem eventos adversos. Similarmente, imunoglobulina hiperimune, um hemoderivado contendo imunoglobulina G policlonal, poderia ser usada no tratamento. Uma pequena série de casos bem-sucedida em indivíduos com COVID-19 foi publicada.[52-56]

Ainda existem muitas dúvidas sobre como a formação de anticorpos contra SARS-CoV-2 ocorre, e principalmente, o significado clínico disso. A capacidade de uma infecção prévia conferir imunidade protetora, ou se os anticorpos formados são de fato neutralizantes são dados desconhecidos até o momento. A variabilidade de títulos de anticorpos entre indivíduos acometidos e a baixa probabilidade de anticorpos específicos contra SARS-CoV-2 na imunoglobulina hiperimune também podem se tornar um desafio para o uso das estratégias supracitadas. Estudos randomizados-controlados em ambas as estratégias estão em desenvolvimento, e devem ajudar a responder perguntas quanto à sua efetividade.

• **TABELA 1** Resumo das principais evidências por medicamento

Medicação	Dose	Eventos adversos	Evidência
Remdesivir	200 mg no primeiro dia + 100 mg por 10 dias.	Segurança e tolerabilidade ainda em estudo. Hipersensibilidade é contraindicação. Cuidado em pacientes em diálise ou eGFR < 30 mL/min.	Estudo clínico chinês sem benefício. Um estudo com diminuição de tempo para recuperação. Mais estudos são necessários.

(continua)

• **TABELA 1** Resumo das principais evidências por medicamento *(continuação)*

Medicação	Dose	Eventos adversos	Evidência
Lopinavir/ritonavir (LPV/r)	400 mg/100 mg 12/12 h por 14 dias.	Inibidor do citocromo P450 (múltiplas interações medicamentosas). Náuseas, vômitos e diarreia importantes.	Estudo clínico chinês sem benefício. Mais estudos ainda são necessários.
Hidroxicloriquina (HCQ) e cloriquina (CLQ)	Doses variáveis.	Intolerância gastrointestinal, prolongamento de QT.	Estudo brasileiro mostrou efeitos adversos importantes com CLQ. Estudos retrospectivos não mostraram benefício. Estudos randomizados chineses não mostraram benefícios. Uma análise de registros multinacionais sugere aumento de mortalidade com a medicação. Estudos randomizados são necessários, mas no momento a medicação parece deletéria.
Nitazoxanida e ivermectina	Doses para COVID-19 ainda em investigação.	Perfil seguro.	Ainda necessita de estudos.
Umifenovir	Doses para COVID-19 ainda em investigação.	Ainda em investigação.	Ainda necessita de estudos melhores.
Favipiravir	1.600 mg no primeiro dia seguidos de 600 mg 12/12 h por 14 dias.	Diarreia e hepatotoxicidade.	Apenas um ensaio clínico controlado pequeno, necessita de mais estudos.
Tocilizumab	8 mg/kg 12/12 h (uma ou duas doses apenas).	Hepatotoxicidade, reações relacionadas à infusão, diarreia, vômitos, leucopenia.	Apenas estudos retrospectivos e observacionais, necessita de estudos melhores.

(continua)

• **TABELA 1** Resumo das principais evidências por medicamento *(continuação)*

Medicação	Dose	Eventos adversos	Evidência
Plasma convalescente	2 transfusões de 250 mL no mesmo dia da doação.	Reações associadas à transfusão.	Apenas série de casos, mais estudos necessários.

REFERÊNCIAS BIBLIOGRÁFICAS

1. ClinicalTrials.gov. Disponível em: clinicaltrials.gov. Acesso em 21 de maio de 2020.
2. AIDSinfo. HIV/AIDS glossary. Disponível em: https://aidsinfo.nih.gov/understanding-hiv-aids/glossary/568/phase-1-trial. Acesso em 18 de maio de 2020.
3. Tay MZ, Poh CM, Rénia L, MacAry PA, Ng LFP. The trinity of COVID-19: immunity, inflammation and intervention. Nat Rev Immunol. 2020.
4. Mulangu S, Dodd LE, Davey RT, Tshiani Mbaya O, Proschan M, Mukadi D, et al. A randomized, controlled trial of ebola virus disease therapeutics. N Engl J Med. 2019;381(24):2293-303.
5. Agostini ML, Andres EL, Sims AC, Graham RL, Sheahan TP, Lu X, et al. Coronavirus susceptibility to the antiviral remdesivir (GS-5734) is mediated by the viral polymerase and the proofreading exoribonuclease. mBio. 2018;9(2).
6. Dörnemann J, Burzio C, Ronsse A, Sprecher A, De Clerck H, Van Herp M, et al. First newborn baby to receive experimental therapies survives Ebola virus disease. J Infect Dis. 2017;215(2):171-4.
7. Jacobs M, Rodger A, Bell DJ, Bhagani S, Cropley I, Filipe A, et al. Late Ebola virus relapse causing meningoencephalitis: A case report. Lancet. 2016;388(10043):498-503.
8. Wang Y, Zhang D, Du G, Du R, Zhao J, Jin Y, et al. Remdesivir in adults with severe COVID-19: a randomised, double-blind, placebo-controlled, multicentre trial. Lancet. 2020;395(10236):1569-78.
9. Grein J, Ohmagari N, Shin D, Diaz G, Asperges E, Castagna A, et al. Compassionate use of remdesivir for patients with severe Covid-19. N Engl J Med. 2020.
10. US Food and Drug Administration. Fact sheet for health care providers Emergency Use Authorization (EUA) of remdesivir (GS-5734™). Disponível em: https://www.fda.gov/media/137566/download. Acesso em 18 de maio de 2020.
11. National Institute of Allergy and Infectious Diseases. NIH clinical trial shows remdesivir accelerates recovery from advanced COVID-19. Disponível em: https://www.niaid.nih.gov/news-events/nih-clinical-trial-shows-remdesivir-accelerates-recovery-advanced-covid-19. Acesso em 21 de maio de 2020.
12. Beigel JA, Tomashek KM, Dodd LE, et al. Remdesivir for the treatment of COVID-19 – Preliminary report. N Eng. J Med. May 22 2020. doi: 10.1056/NEJMoa2007764.
13. Yao TT, Qian JD, Zhu WY, Wang Y, Wang GQ. A systematic review of lopinavir therapy for SARS coronavirus and MERS coronavirus – A possible reference for coronavirus disease-19 treatment option. J Med Virol. 2020.
14. Dong L, Hu S, Gao J. Discovering drugs to treat coronavirus disease 2019 (COVID-19). Drug Discov Ther. 2020;14(1):58-60.
15. Yuan J, Zou R, Zeng L, Kou S, Lan J, Li X, et al. The correlation between viral clearance and biochemical outcomes of 94 COVID-19 infected discharged patients. Inflamm Res. 2020;69(6):599-606.
16. Cao B, Wang Y, Wen D, Liu W, Wang J, Fan G, et al. A trial of lopinavir-ritonavir in adults hospitalized with severe Covid-19. N Engl J Med. 2020;382(19):1787-99.
17. Savarino A, Boelaert JR, Cassone A, Majori G, Cauda R. Effects of chloroquine on viral infections: An old drug against today's diseases? Lancet Infect Dis. 2003;3(11):722-7.

18. Yao X, Ye F, Zhang M, Cui C, Huang B, Niu P, et al. In vitro antiviral activity and projection of optimized dosing design of hydroxychloroquine for the treatment of severe acute respiratory syndrome coronavirus 2 (SARS-CoV-2). Clin Infect Dis. 2020.
19. Gautret P, Lagier JC, Parola P, Hoang VT, Meddeb L, Mailhe M, et al. Hydroxychloroquine and azithromycin as a treatment of COVID-19: results of an open-label non-randomized clinical trial. Int J Antimicrob Agents. 2020:105949.
20. Gao J, Tian Z, Yang X. Breakthrough: Chloroquine phosphate has shown apparent efficacy in treatment of COVID-19 associated pneumonia in clinical studies. Biosci Trends. 2020;14(1):72-3.
21. Conselho Federal de Medicina. Parecer CFM n. 04/2020. Disponível em: https://sistemas.cfm.org.br/normas/visualizar/pareceres/BR/2020/4. Acesso em 15 de maio de 2020.
22. Ministério da Saúde. Orientações do Ministério da Saúde para manuseio medicamentoso precoce de pacientes com diagnóstico da COVID-19. Disponível em: https://www.saude.gov.br/images/pdf/2020/May/20/orientacoes-manuseio-medicamentoso-covid19.pdf.
23. Borba MGS, Val FFA, Sampaio VS, Alexandre MAA, Melo GC, Brito M, et al. Effect of high vs low doses of chloroquine diphosphate as adjunctive therapy for patients hospitalized with severe acute respiratory syndrome coronavirus 2 (SARS-CoV-2) infection: A randomized clinical trial. JAMA Netw Open. 2020;3(4):e208857.
24. Geleris J, Sun Y, Platt J, Zucker J, Baldwin M, Hripcsak G, et al. Observational study of hydroxychloroquine in hospitalized patients with Covid-19. N Engl J Med. 2020.
25. Tang W, Cao Z, Han M, Wang Z, Chen J, Sun W, et al. Hydroxychloroquine in patients with mainly mild to moderate coronavirus disease 2019: Open label, randomised controlled trial. BMJ. 2020;369:m1849.
26. Mehra MR, Desai SS, Ruschitzka F, Patel AN, et al. Hydroxychloroquine or chloroquine with or without a macrolide for treatment of COVID-19: a multinational registry analysis. The Lancet. 2020; e-pub ahead of print.
27. Rossignol JF. Nitazoxanide, a new drug candidate for the treatment of Middle East respiratory syndrome coronavirus. J Infect Public Health. 2016;9(3):227-30.
28. Caly L, Druce JD, Catton MG, Jans DA, Wagstaff KM. The FDA-approved drug ivermectin inhibits the replication of SARS-CoV-2 in vitro. Antiviral Res. 2020;178:104787.
29. Patel A. Usefulness of ivermectin in COVID-19 illness. Disponível em: https://papers.ssrn.com/sol3/papers.cfm?abstract_id=3580524. Acesso em 21 de maio de 2020.
30. Kadam RU, Wilson IA. Structural basis of influenza virus fusion inhibition by the antiviral drug Arbidol. Proc Natl Acad Sci USA. 2017;114(2):206-14.
31. Wang Z, Yang B, Li Q, Wen L, Zhang R. Clinical features of 69 cases with coronavirus disease 2019 in Wuhan, China. Clin Infect Dis. 2020.
32. Sissoko D, Laouenan C, Folkesson E, M'Lebing AB, Beavogui AH, Baize S, et al. Experimental treatment with favipiravir for Ebola virus disease (the JIKI Trial): A historically controlled, single--arm proof-of-concept trial in Guinea. PLoS Med. 2016;13(3):e1001967.
33. Cai Q, Yang M, Liu D, Chen J, Shu D, Xia J, et al. Experimental treatment with favipiravir for COVID-19: An open-label control study. Engineering (Beijing). 2020.
34. Khalili JS, Zhu H, Mak NSA, Yan Y, Zhu Y. Novel coronavirus treatment with ribavirin: Groundwork for an evaluation concerning COVID-19. J Med Virol. 2020.
35. Stockman LJ, Bellamy R, Garner P. SARS: systematic review of treatment effects. PLoS Med. 2006;3(9):e343.
36. Arabi YM, Shalhoub S, Mandourah Y, Al-Hameed F, Al-Omari A, Al Qasim E, et al. Ribavirin and interferon therapy for critically ill patients with Middle East respiratory syndrome: A multicenter observational study. Clin Infect Dis. 2020;70(9):1837-44.
37. Hung IF, Lung KC, Tso EY, Liu R, Chung TW, Chu MY, et al. Triple combination of interferon beta-1b, lopinavir-ritonavir, and ribavirin in the treatment of patients admitted to hospital with COVID-19: an open-label, randomised, phase 2 trial. Lancet. 2020.

38. Aziz M, Fatima R, Assaly R. Elevated interleukin-6 and severe COVID-19: A meta-analysis. J Med Virol. 2020.
39. Toniati P, Piva S, Cattalini M, Garrafa E, Regola F, Castelli F, et al. Tocilizumab for the treatment of severe COVID-19 pneumonia with hyperinflammatory syndrome and acute respiratory failure: A single center study of 100 patients in Brescia, Italy. Autoimmun Rev. 2020:102568.
40. Klopfenstein T, Zayet S, Lohse A, Balblanc JC, Badie J, Royer PY, et al. Tocilizumab therapy reduced intensive care unit admissions and/or mortality in COVID-19 patients. Med Mal Infect. 2020.
41. Capra R, De Rossi N, Mattioli F, Romanelli G, Scarpazza C, Sormani MP, et al. Impact of low dose tocilizumab on mortality rate in patients with COVID-19 related pneumonia. Eur J Intern Med. 2020.
42. Colaneri M, Bogliolo L, Valsecchi P, Sacchi P, Zuccaro V, Brandolino F, et al. Tocilizumab for treatment of severe COVID-19 Patients: Preliminary results from SMAtteo COvid19 REgistry (SMACORE). Microorganisms. 2020;8(5).
43. Diseases AAftSoL. Clinical best practice advice for hepatology and liver transplant providers during the COVID-19 pandemic: AASLD Expert Panel Consensus Statement 2020. Disponível em: www.aaalsd.org.
44. Gavegnano C, Bassit LC, Cox BD, Hsiao HM, Johnson EL, Suthar M, et al. Jak inhibitors modulate production of replication-competent Zika virus in human Hofbauer, trophoblasts, and neuroblastoma cells. Pathog Immun. 2017;2(2):199-218.
45. Gavegnano C, Brehm JH, Dupuy FP, Talla A, Ribeiro SP, Kulpa DA, et al. Novel mechanisms to inhibit HIV reservoir seeding using Jak inhibitors. PLoS Pathog. 2017;13(12):e1006740.
46. Cantini F, Niccoli L, Matarrese D, Nicastri E, Stobbione P, Goletti D. Baricitinib therapy in COVID-19: A pilot study on safety and clinical impact. J Infect. 2020.
47. Spinelli FR, Conti F, Gadina M. HiJAKing SARS-CoV-2? The potential role of JAK inhibitors in the management of COVID-19. Sci Immunol. 2020;5(47).
48. Ma J, Xia P, Zhou Y, Liu Z, Zhou X, Wang J, et al. Potential effect of blood purification therapy in reducing cytokine storm as a late complication of critically ill COVID-19. Clin Immunol. 2020;214:108408.
49. Dogan L, Kaya D, Sarikaya T, Zengin R, Dincer A, Akinci IO, et al. Plasmapheresis treatment in COVID-19-related autoimmune meningoencephalitis: Case series. Brain Behav Immun. 2020.
50. Patel P, Nandwani V, Vanchiere J, Conrad SA, Scott LK. Use of therapeutic plasma exchange as a rescue therapy in 2009 pH1N1 influenza A – an associated respiratory failure and hemodynamic shock. Pediatr Crit Care Med. 2011;12(2):e87-9.
51. Keith P, Day M, Perkins L, Moyer L, Hewitt K, Wells A. A novel treatment approach to the novel coronavirus: an argument for the use of therapeutic plasma exchange for fulminant COVID-19. Crit Care. 2020;24(1):128.
52. Chen L, Xiong J, Bao L, Shi Y. Convalescent plasma as a potential therapy for COVID-19. Lancet Infect Dis. 2020;20(4):398-400.
53. Cao W, Liu X, Bai T, Fan H, Hong K, Song H, et al. High-dose intravenous immunoglobulin as a therapeutic option for deteriorating patients with coronavirus disease 2019. Open Forum Infect Dis. 2020;7(3):ofaa102.
54. Shen C, Wang Z, Zhao F, Yang Y, Li J, Yuan J, et al. Treatment of 5 critically ill patients with COVID-19 with convalescent plasma. JAMA. 2020.
55. Duan K, Liu B, Li C, Zhang H, Yu T, Qu J, et al. Effectiveness of convalescent plasma therapy in severe COVID-19 patients. Proc Natl Acad Sci USA. 2020;117(17):9490-6.
56. Mair-Jenkins J, Saavedra-Campos M, Baillie JK, Cleary P, Khaw FM, Lim WS, et al. The effectiveness of convalescent plasma and hyperimmune immunoglobulin for the treatment of severe acute respiratory infections of viral etiology: A systematic review and exploratory meta-analysis. J Infect Dis. 2015;211(1):80-90.
57. Long QX, Liu BZ, Deng HJ, Wu GC, Deng K, Chen YK, et al. Antibody responses to SARS-CoV-2 in patients with COVID-19. Nat Med. 2020.

33 Medicações especiais: IECA/BRA e corticoide

André Moreira Nicolau
Vinícius Machado Correia

INTRODUÇÃO

Neste capítulo vamos abordar algumas medicações que geraram muita discussão no meio científico, devido à hipótese de interferirem no mecanismo da doença COVID-19. Inicialmente, falaremos dos inibidores do sistema renina-angiotensina-aldosterona, constituídos pelos inibidores de enzima conversora de angiotensina (IECA) e bloqueadores do receptor de angiotensina II (BRA). Em seguida, discutiremos o papel dos corticoides na COVID-19.

INIBIDORES DA ECA E BLOQUEADORES DO RECEPTOR DA ANGIOTENSINA II (BRA)[1-3]

Entendendo o problema

- Fisiologia normal (Figura 1): cuidado nessa parte. Temos muitos nomes parecidos e números 1 e 2. Leia com calma. O angiotensinogênio é transformado em angiotensina I por ação da renina. A angiotensina I pode sofrer ação da ECA ou da ECA2 (presente no miocárdio, pulmão, rins e vasos). O mais comum é sofrer a ação da ECA e se transformar em angiotensina 2 ou 3. Neste caso, ela tem efeito vasoconstritor ao se ligar ao receptor de angiotensina. Por outro lado, caso a angiotensina 1 sofra ação da ECA2, vai formar angiotensina 1-9 e 1-7, as quais se ligam nos receptores MasR e causam vasodilatação (efeito contrário ao da angiotensina 2).

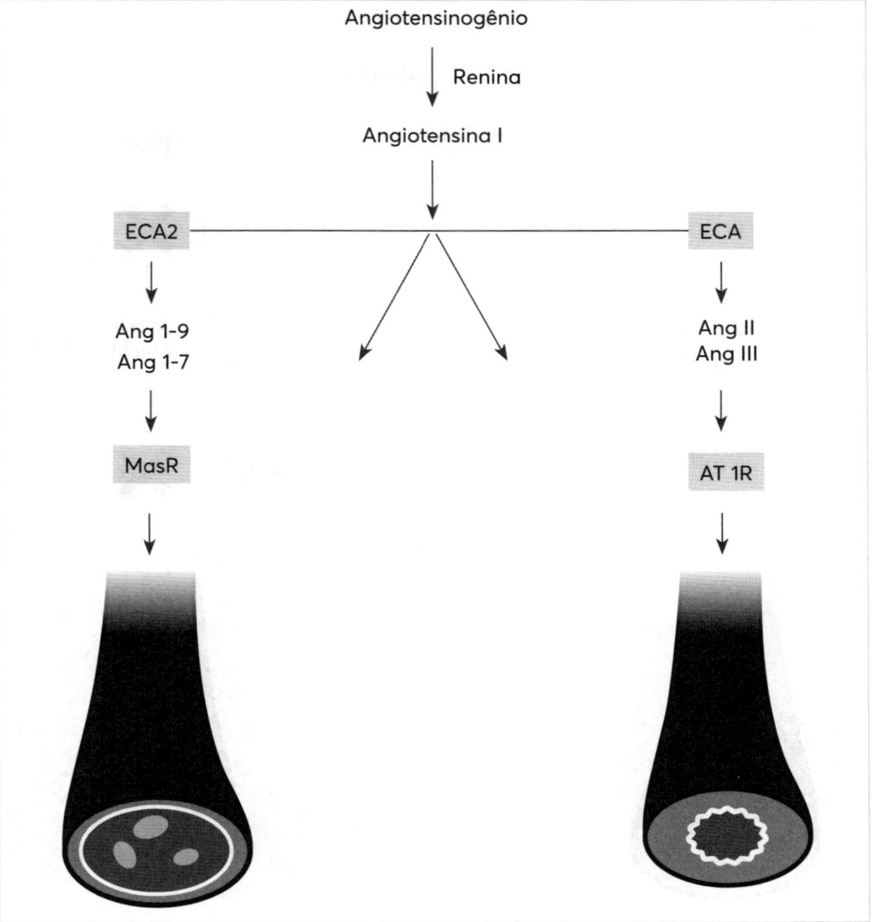

• **FIGURA 1**

- O que fazem iECA e BRA (Figura 2)? os inibidores da ECA inibem seletivamente a ECA e não a ECA2. Os BRA agem inibindo o receptor da angiotensina (envolvido apenas na via da ECA).
- Relação com o vírus: já se sabe desde os estudos com SARS-CoV e MERS que os coronavírus se ligam ao receptor ECA2 (enzima conversora de angiotensina II) para entrar na célula. Acredita-se, assim, que o SARS-CoV-2 também utiliza essa mesma via.
- O possível problema (Figura 3): estudos em corações de rato demonstraram que, ao inibir a via da ECA, as medicações podem deslocar o equilíbrio para o lado da ECA2, levando a um *upregulation* da ECA2. A hipótese,

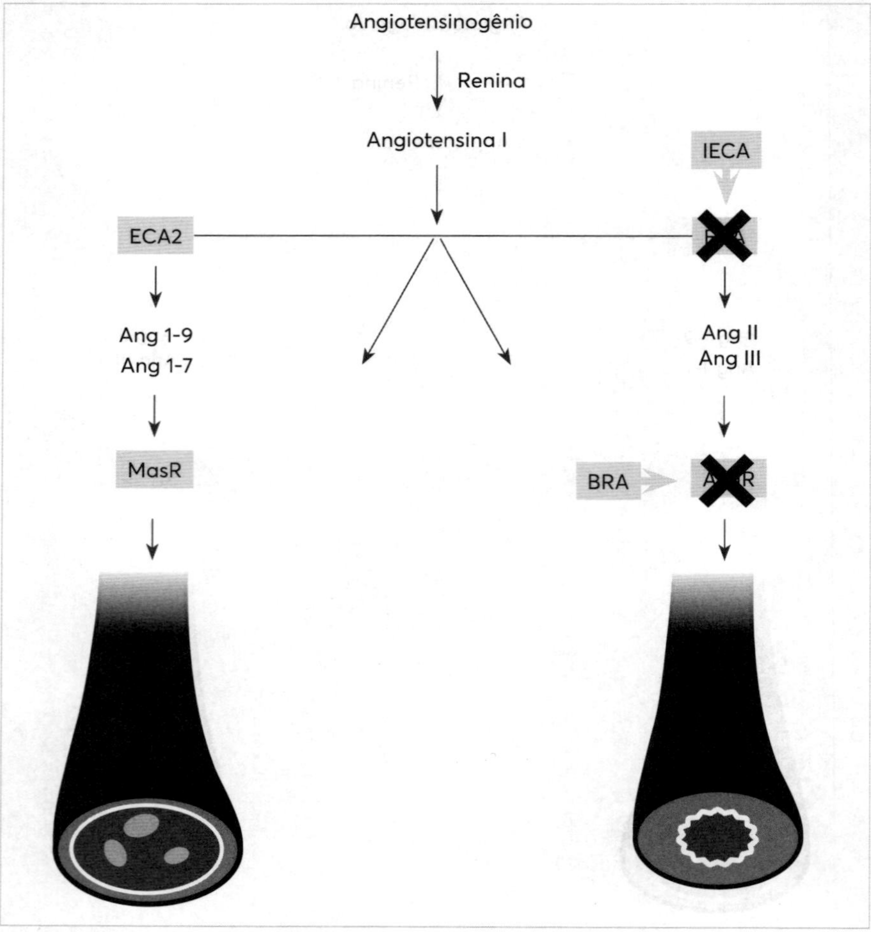

• **FIGURA 2**

portanto, é que, ao aumentar a ECA2, estes anti-hipertensivos aumentariam a replicação viral e, assim, o risco de infecção por SARS-CoV2, particularmente formas graves. Além disso, o receptor de angiotensina-1, ao ser ativado pela angiotensina 2, induz o desacoplamento do ECA2 da superfície celular, dificultando a entrada do vírus na célula. Postula-se que, ao bloquear esse receptor, o BRA aumentaria o número de ECA2 na superfície celular, facilitando a entrada do vírus.

- O outro lado: estudos em modelos animais demonstraram também que as mesmas medicações em questão, ao inibir o SRAA (sistema renina-angiotensina-aldosterona), podem causar um efeito anti-inflamatório e diminuir

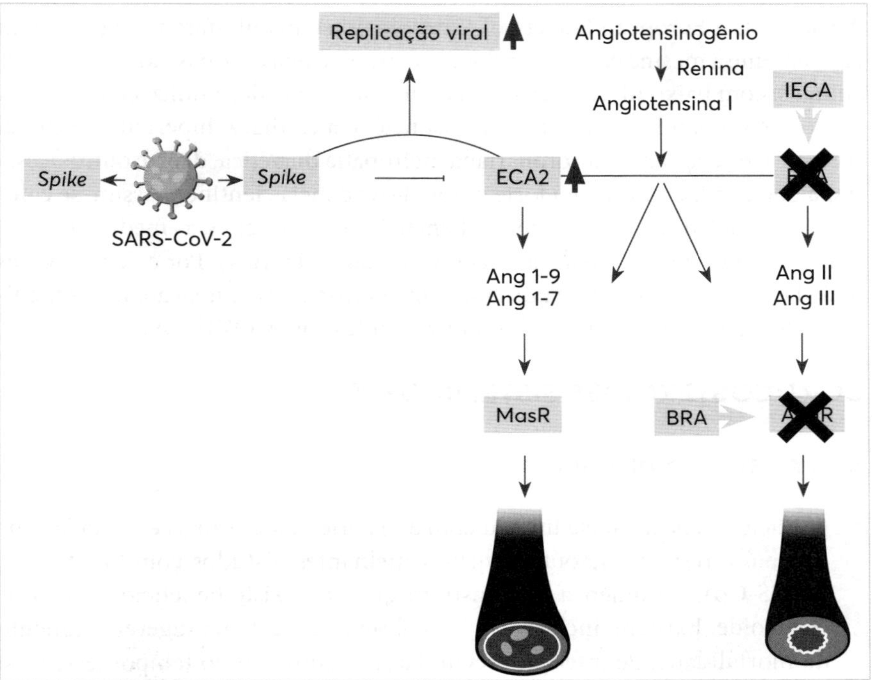

• **FIGURA 3**

a lesão pulmonar induzida pelo vírus. Além disso, postula-se que a diminuição da ECA2, secundária a um *downregulation* induzido pelo vírus, está associada a disfunção ventricular e, portanto, o IECA e o BRA poderiam ter efeito protetor cardíaco ao aumentar os níveis de ECA2.

- O que temos de evidência? Doenças cardiovasculares diversas (coronariopatia, hipertensão e insuficiência cardíaca) já estão bem estabelecidas como fatores de risco para desfechos piores da COVID-19. Três estudos populacionais recentes avaliaram de forma retrospectiva a possível associação entre o uso dos inibidores do SRAA e a taxa de infecção e formas graves da COVID-19. Todos os estudos foram uníssonos em demonstrar que o aumento do risco está associado a presença da hipertensão e doença cardiovascular, e não ao uso das medicações em questão, sendo elevado inclusive em pacientes hipertensos que utilizavam outras medicações.[4-6]

O que fazer?

Diante do problema, diversas sociedades de cardiologia no mundo (Sociedade Brasileira de Cardiologia, American College of Cardiology, American Heart

Association e European Society of Cardiology) se manifestaram e postularam basicamente a mesma coisa. O problema exposto é teórico e baseado em estudos animais, com baixo nível de evidência. Em contrapartida, a utilização do IECA ou do BRA, quando bem indicada (insuficiência cardíaca, hipertensão arterial sistêmica, doença arterial coronariana, nefropatia diabética, dentre outros), está respaldada na literatura com forte corpo de evidência científica. Assim, se colocarmos na balança, sabemos que os benefícios de manter essas medicações são muito maiores que os possíveis riscos aventados (Figura 4). Por esse motivo, as sociedades de cardiologia se posicionaram a favor da manutenção desses medicamentos, quando bem indicados, nos pacientes com COVID-19.

CORTICOSTEROIDES SISTÊMICOS[7-10]

Entendendo o problema

- O início: a discussão se iniciou com a experiência e com as evidências que existem a respeito de outros vírus semelhantes. Estudos com SARS-CoV, MERS-CoV e influenza demonstram que não existe benefício do uso de corticoide. Existem, inclusive, dados observacionais que sugerem aumento da mortalidade, de infecções secundárias e aumento do tempo necessário para *clearance* viral em pacientes que utilizaram corticoide nessas infecções, este último inclusive já demonstrado para COVID-19.[11] Por analogia, portanto, acredita-se que o corticoide sistêmico deveria ser evitado nos pacientes com COVID-19.

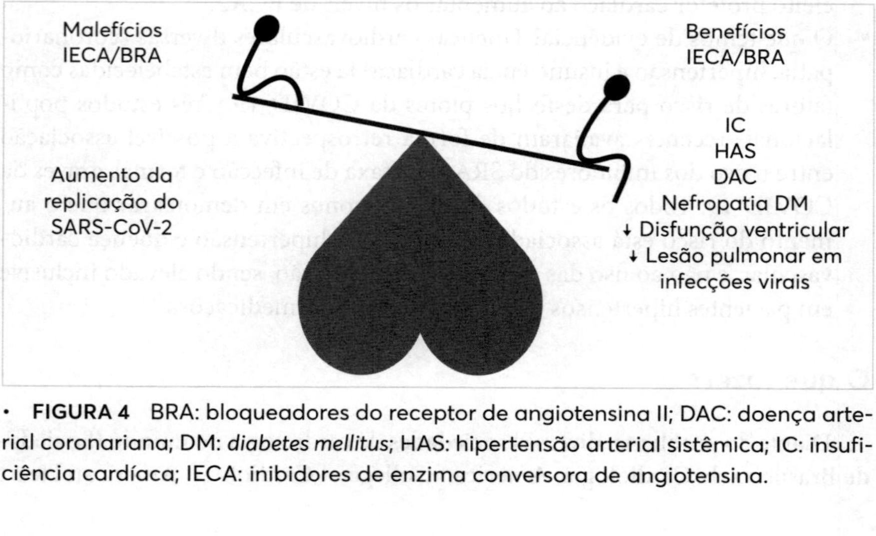

• **FIGURA 4** BRA: bloqueadores do receptor de angiotensina II; DAC: doença arterial coronariana; DM: *diabetes mellitus*; HAS: hipertensão arterial sistêmica; IC: insuficiência cardíaca; IECA: inibidores de enzima conversora de angiotensina.

- Novos estudos: a discórdia surgiu quando coortes retrospectivas de pacientes tratados com metilprednisolona na China demonstraram que pacientes com SDRA grave apresentaram menor duração da febre e menor uso de oxigênio.

O que fazer?

Em resposta a essas evidências, a maior parte das diretrizes orienta a não utilizar o corticoide de forma rotineira nos pacientes com COVID-19 (Figura 5). Porém, orientam que em pacientes com outras indicações (asma, doença pulmonar obstrutiva crônica [DPOC]), o uso deve ser feito. Existe ressalva também de que, em pacientes com síndrome do desconforto respiratório agudo (SDRA) grave, o corticoide pode apresentar algum benefício.

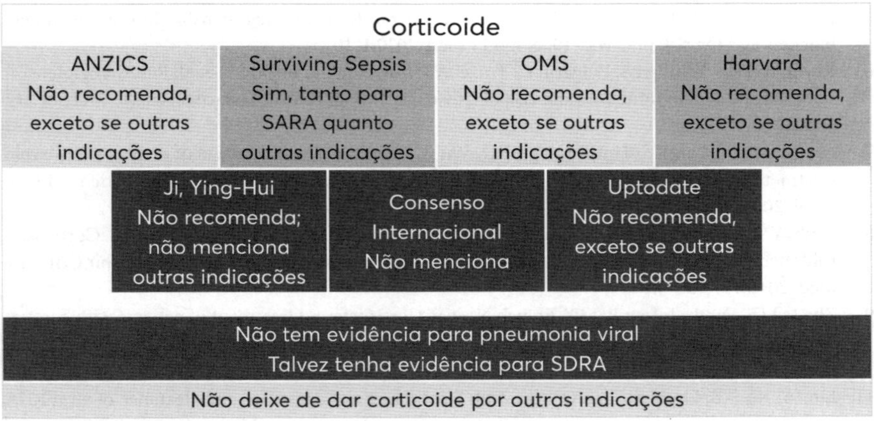

• **FIGURA 5** SDRA: síndrome do desconforto respiratório agudo.

Em 16 de junho de 2020, foram lançados os resultados preliminares do RECOVERY (*Randomised Evaluation of COVid-19 thERapY) trial*, mostrando redução da mortalidade com o uso de dexametasona em pacientes com COVID-19 necessitando de suporte de oxigênio ou de ventilação mecânica. Um total de 2.104 pacientes foram randomizados para receber dexametasona 6 mg por dia por 10 dias, sendo comparados com 4.321 pacientes, que receberam cuidados clínicos usuais. A dexametasona reduziu a mortalidade em um terço entre os pacientes em ventilação mecânica (RR 0,65 [IC 95% 0,48-0,88]; p = 0,0003; NNT = 8) e em um quinto em pacientes recebendo apenas oxigênio (RR 0,8 [IC 95% 0,67-0,96]; p = 0,0021; NNT 25). Não houve benefício em pacientes sem necessidade de suporte de oxigênio (RR 1,22 [IC 95% 0,86-1,75];

p = 0,14). Dessa forma, diferente do que as diretrizes recomendam, após os resultados do estudo RECOVERY, parece benéfico o uso de dexametasona 6 mg por dia por 10 dias em pacientes com COVID-19 e necessidade de suporte de oxigênio.

REFERÊNCIAS BIBLIOGRÁFICAS

1. Zheng YY, Ma YT, Zhang JY, Xie X. COVID-19 and the cardiovascular system. Nat Rev Cardiol Springer US. 2020;17.
2. Gurwitz D. Angiotensin receptor blockers as tentative SARS-CoV-2 therapeutics. Drug Dev Res. 2020;2-5.
3. Wu C, Chen X, Cai Y, Xia J, Zhou X, Xu S, et al. Risk factors associated with acute respiratory distress syndrome and death in patients with coronavirus disease 2019 pneumonia in Wuhan, China. JAMA Intern Med. 2020.
4. Mehra MR, Desai SS, Kuy S, Henry TD, Patel AN. Cardiovascular disease, drug therapy, and mortality in Covid-19. N Engl J Med Massachusetts Medical Society. 2020.
5. Mancia G, Rea F, Ludergnani M, Apolone G, Corrao G. Renin-angiotensin-aldosterone system blockers and the risk of Covid-19. N Engl J Med. 2020;1-10.
6. Reynolds HR, Adhikari S, Pulgarin C, Troxel AB, Iturrate E, Johnson SB, et al. Renin-angiotensin--aldosterone system inhibitors and risk of Covid-19. N Engl J Med Massachusetts Medical Society. 2020.
7. Lee N, Allen Chan KC, Hui DS, Ng EKO, Wu A, Chiu RWK, et al. Effects of early corticosteroid treatment on plasma SARS-associated Coronavirus RNA concentrations in adult patients. J Clin Virol. 2004;31:304-9.
8. Arabi YM, Mandourah Y, Al-Hameed F, Sindi AA, Almekhlafi GA, Hussein MA, et al. Corticosteroid therapy for critically ill patients with middle east respiratory syndrome. Am J Respir Crit Care Med. 2018;197:757-67.
9. Zha L, Li S, Pan L, Tefsen B, Li Y, French N, et al. Corticosteroid treatment of patients with coronavirus disease 2019 (COVID-19). Med J Aust. 2020;2019:1-5.
10. Poston JT, Patel BK, Davis AM. Management of critically ill adults with COVID-19. JAMA. 2020.
11. Ling Y, Xu S-B, Lin Y-X, Tian D, Zhu Z-Q, Dai F-H, et al. Persistence and clearance of viral RNA in 2019 novel coronavirus disease rehabilitation patients. Chin Med J (Engl). 2020;10.1097/CM9.0000000000000774.

34

Parada cardiorrespiratória na COVID-19

André Pessoa Bonfim Guimarães
Victor Paro da Cunha
Rodrigo Antonio Brandão Neto
Júlio César Garcia de Alencar

INTRODUÇÃO

A parada cardiorrespiratória (PCR) é definida como a interrupção súbita da função cardíaca e consequente colapso da circulação sistêmica. Representa um evento que configura sempre situação extrema de emergência médica. Quando ocorre no ambiente intra-hospitalar, requer rápido reconhecimento e manejo. Sua abordagem protocolar é a melhor forma de garantir um atendimento efetivo e equânime aos pacientes. Visando reduzir a alta taxa de morbidade e mortalidade inerente ao processo, sociedades internacionais como a American Heart Association vêm buscando treinar e capacitar profissionais por meio de fluxogramas de atendimento.[1] Para isso, a coordenação do cuidado, o diálogo entre a equipe e o conhecimento das manobras de ressuscitação cardiopulmonar (RCP) são essenciais para o sucesso do atendimento ao paciente em PCR.

Com o surgimento da pandemia pelo SARS-CoV-2, novas questões foram levantadas no que diz respeito à segurança da equipe assistente durante o manejo da PCR. A Organização Mundial de Saúde (OMS) categorizou a reanimação cardiopulmonar como processo gerador de aerossóis[2] e que, portanto, carrega alto risco de contaminação. Neste contexto, é importante que todos os profissionais envolvidos estejam atentos ao protocolo e às particularidades da reanimação ao paciente portador de COVID-19.

CONCEITOS GERAIS DA RCP

O rápido reconhecimento da PCR é passo fundamental para o início das manobras de ressuscitação. Para iniciar o atendimento ao paciente com suspeita de PCR, o profissional deve estar devidamente paramentado e prosseguir com avaliação da responsividade e checagem de pulso por no máximo 10 segundos.

Para um correto manejo, é importante que os profissionais de saúde envolvidos no atendimento dominem os conceitos básicos da reanimação orientados pela AHA, sendo estes expostos na Tabela 1.

• **TABELA 1** Conceitos básicos de reanimação

Qualidade da RCP	• Compressões efetivas, com no mínimo 5 cm de profundidade. • Compressões em ritmo de 100-120 por minuto.
Reconhecimento de ritmos	Chocáveis: • Fibrilação ventricular (FV). • Taquicardia ventricular sem pulso (TVsp). Não chocáveis: • Atividade elétrica sem pulso (AESP). • Assistolia.
Carga do choque	• Bifásico: 120-200 J. • Monofásico: 360 J.
Terapia medicamentosa	• Epinefrina: IV ou IO, 1 mg a cada 3 a 5 minutos. • Amiodarona (apenas em FV ou TVsp refratárias): 300 mg na primeira dose e 150 mg na segunda dose. • Lidocaína (apenas em FV ou TVsp refratárias): 1-1,5 mg/kg na primeira dose e 0,5-0,75 mg/kg na segunda dose.
Causas reversíveis de PCR (5 "Hs" e 5 "Ts")	• Hipovolemia. • Hipóxia. • Hidrogênio (acidose). • Hipo/hipercalemia. • Hipotermia. • Tensão pulmonar (pneumotórax). • Tamponamento cardíaco. • Tromboembolismo pulmonar. • Trombose cardíaca (infarto agudo do miocárdio). • Toxinas.

PCR: parada cardiorrespiratória; RCP: ressuscitação cardiopulmonar.

SEGURANÇA DA EQUIPE

Acredita-se que no ambiente intra-hospitalar a disseminação por partículas aerossolizadas é um importante meio de transmissão do SARS-CoV-2. Portanto, a intubação orotraqueal e a RCP são procedimentos que oferecem importante risco de contaminação. Deste modo, é preciso ter atenção ao uso dos equipamentos de proteção individual (EPIs) durante a realização desses procedimentos. Antes de avaliar os pacientes com COVID-19 em provável PCR, os profissionais envolvidos devem estar paramentados com, no mínimo, gorro, máscara N95 ou FFP2, avental impermeável, luvas, óculos e *face shield*, mesmo que isso atrase o início da RCP.[3] Essa medida diminui o risco de contaminação dos profissionais de saúde.

Outro ponto sensível ao atendimento de pacientes com COVID-19 em PCR é o número de profissionais envolvidos. Este deve ser limitado ao mínimo necessário.[3] Essa estratégia limita o número de profissionais expostos a procedimentos geradores de aerossol, consequentemente reduzindo a disseminação da doença. Além disso, essa medida promove racionamento de recursos escassos como os EPIs.[9] A Figura 1 mostra nossa recomendação de equipe para atendimento de PCR na Disciplina de Emergências do Hospital das Clínicas da Faculdade de Medicina da Universidade de São Paulo.

Além dos EPIs, a condução da PCR deve ser realizada em ambiente apropriado, preferencialmente em salas com pressão negativa.[3] É sabido que a pressão negativa reduz a disseminação de partículas para fora da sala, protegendo, desta forma, profissionais e pacientes não envolvidos nos procedimentos.

Uma estratégia para diminuir o pessoal na PCR é o uso de dispositivos de RCP mecânicos para realizar compressões torácicas para reduzir o número de socorristas necessários durante o atendimento na RCP.

PARTICULARIDADES DA RCP EM PACIENTES COM COVID-19

Pacientes com COVID-19 apresentam alto risco de evoluir com PCR devido a insuficiência respiratória, além de acometimentos cardiovasculares, como injúria miocárdica, arritmias ventriculares e choque hemodinâmico.[4-7] Além disso, o uso indiscriminado de medicações empíricas como a hidroxicloroqui-

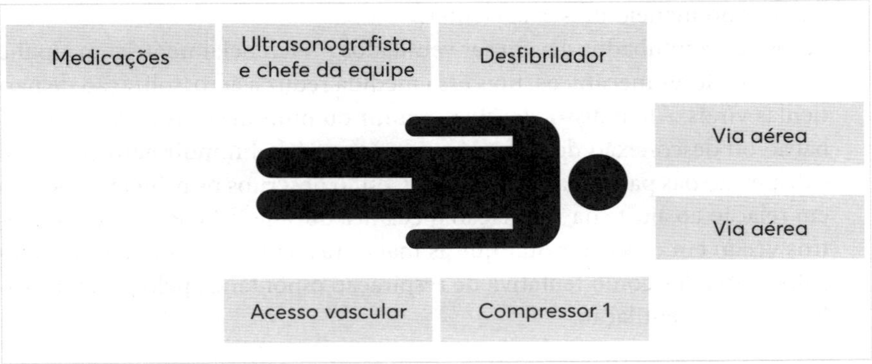

• **FIGURA 1** Configuração da equipe no atendimento da parada cardiorrespiratória.

na e a azitromicina podem promover aumento do intervalo QT, propiciando maior chance de arritmias fatais.[8]

O atendimento ao paciente com suspeita de COVID-19 em PCR pode ser realizado conforme preconizado pelo *Advanced Cardiovascular Life Support* (ACLS), contudo com algumas particularidades (Figura 2):

- Ventilação: a ventilação do paciente em PCR é outra importante fonte de transmissão, pelo aumento da produção e disseminação de aerossóis. Pacientes não intubados devem ser ventilados através do dispositivo bolsa-válvula-máscara acoplado a um filtro de alta eficiência na separação de partículas (HEPA). A utilização do filtro HEPA promove filtração e consequente menor dispersão viral.[10] Deve-se garantir vedação adequada da máscara à face do paciente, evitando escape de ar.[9]
- Intubação orotraqueal (IOT): a intubação precoce deve ser considerada após checagem de ritmo. Importantes cuidados referentes à IOT devem ser tomados, objetivando menor tempo de exposição do profissional a partículas aerossolizadas e maior taxa de intubação efetiva na primeira tentativa. Para isso, a IOT deve ser realizada pelo profissional mais experiente e capacitado da equipe, além de ser preconizada a parada de compressões durante tentativas de IOT. Outra estratégia indicada é o uso da videolaringoscopia, quando disponível. Essa estratégia tem por objetivo reduzir a proximidade do profissional com a via aérea do paciente e o contato com secreções.[3,9] O uso do videolaringoscópio aumenta, ainda, as chances de intubação em primeira tentativa no departamento de emergência.[10] Em paciente com falha na tentativa de IOT e se o material de via aérea avançada não estiver prontamente disponível, o uso de dispositivos supraglóticos (máscara laríngea tamanhos 4 ou 5 ou tubo laríngeo, p.ex.), bem acoplados e associados a um filtro HEPA, pode permitir ventilações e auxiliar no manejo desses pacientes.
- Pacientes já intubados devem ser ventilados preferencialmente com auxílio de ventiladores mecânicos, pois essa medida reduz a aerossolização de partículas virais. Além disso, deve-se garantir ou minimizar os riscos de extubação ou desconexão dos circuitos, para também diminuir aerossolização e dispersão das partículas. Na Tabela 2, estão descritos os principais pontos em relação ao ajuste da ventilação mecânica durante a PCR. Esses parâmetros visam em especial evitar que as manobras de RCP sejam identificadas pelo ventilador como tentativa de respiração espontânea pelo paciente, dificultando a ventilação.

- Em pacientes em que alterações na programação do ventilador não foram capazes de permitir um processo de ventilação eficaz, o paciente deve ser ventilado por meio da conexão com dispositivo bolsa-válvula-máscara conectado a um filtro de partículas, reduzindo o risco de dispersão de partículas e mantendo o suporte ventilatório ao paciente.

• **TABELA 2** Ajustes da ventilação mecânica na parada cardiorrespiratória

• Colocar em modo VCV (ventilação controlada a volume).
• Desligar alarmes ou ajustar para valores altos (em torno de 60 cmH_2O), permitindo a ventilação.
• Desligar ou aumentar a sensibilidade inspiratória (*trigger*), impossibilitando que as compressões torácicas desencadeiem a ventilação.
• FiO_2 = 100%.
• Ajustar volume corrente para gerar adequada elevação do tórax (idealmente, 6 mL/kg de peso ideal).
• Frequência respiratória = 10 incursões por minuto.

FiO_2: fração inspirada de oxigênio.

MANOBRAS DE RCP EM PACIENTES PRONADOS

A ventilação em prona é uma estratégia que comprovadamente diminui a mortalidade em pacientes com síndrome do desconforto respiratório agudo (SDRA).[11] Portanto, muitos pacientes com COVID-19 apresentando hipoxemia refratária são pronados na tentativa de recrutamento alveolar e melhora das trocas gasosas. Não se sabe totalmente a efetividade das manobras de RCP em tais pacientes, porém especificidades do manejo devem ser conhecidas. As seguintes recomendações são feitas pelo *Guidance for prone positioning in adult critical care* e pela AHA:

- Compressões cardíacas (Figura 3): compressão sobre a coluna torácica média (T7-10), localizada entre as escápulas.[9,12]
- Desfibrilação (Figura 4): as pás podem ser colocadas em posição posterolateral[12] ou em posição anteroposterior (AHA).

Pacientes não intubados devem retornar à posição supina para início das manobras de reanimação.[9]

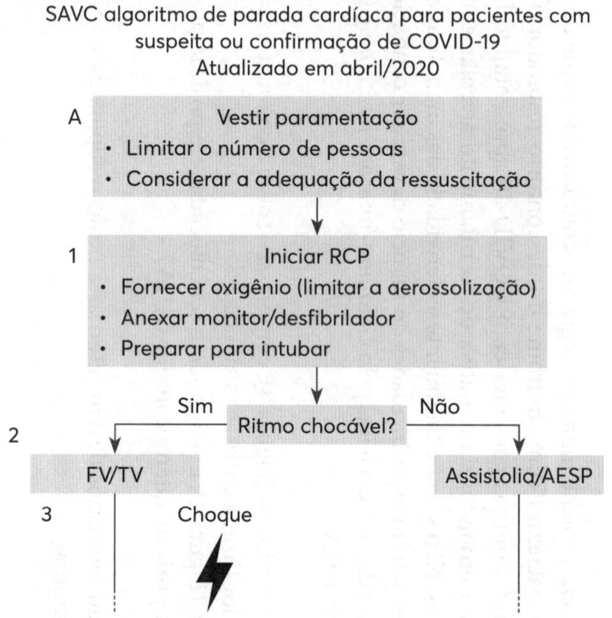

Qualidade da RCP
• Pressione forte (no mínimo 5 cm) e rápido (100-120/min) e permita o retorno torácico completo
• Minimize intervenções nas compressões
• Evite ventilação excessiva
• Mude de compressor a cada 2 min, ou antes se fadiga
• Se não houver via aérea invasiva, 30:2 razão compressão:ventilação
• Capnografia quantitativa com forma de onda. Se $PETCO_2 < 10$ mmHg, melhorar quantidade da RCP
• Pressão intra-arterial. Se fase de relaxamento (pressão diastólica < 30 mmHg), melhorar qualidade da RCP
Carga do choque para desfibrilação
• Bifásica: recomendação do fabricante (p.ex., dose inicial de 120-200 J); se desconhecida, use dose máxima disponível. Segunda dose e as subsequentes devem ser equivalentes, e doses mais altas podem ser consideradas
• Monofásica: 360 J

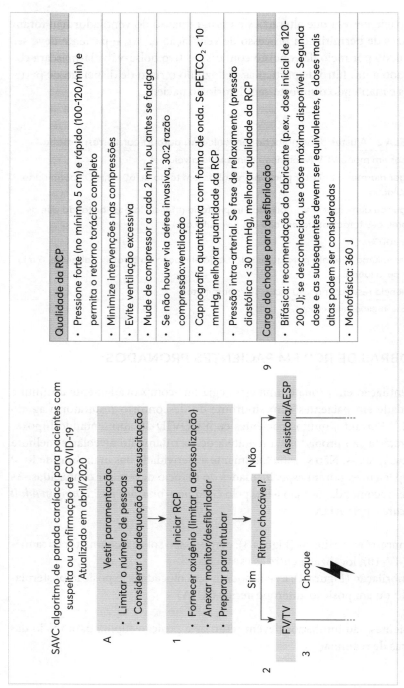

• **FIGURA 2** Atendimento de pacientes em parada cardiorrespiratória (PCR) por COVID-19. Adaptada de AHA, 2020. *(continua)*

AESP: atividade elétrica sem pulso; FV/TV: fibrilação ventricular/taquicardia ventricular; $PETCO_2$: pressão parcial de CO_2 ao final da expiração; RCP: ressuscitação cardiopulmonar.

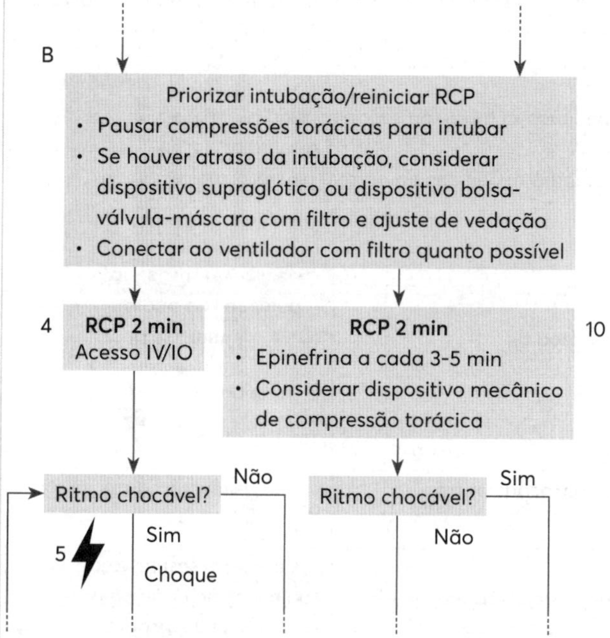

Via aérea avançada
• Minimizar a desconexão do circuito em alça fechada
• Use intubador com maior probabilidade de ser bem-sucedido na primeira passagem
• Considerar videolaringoscopia
• Intubação de via aérea avançada endotraqueal ou supraglótica
• Capnografia em forma de onda ou capnografia para confirmar e monitorizar localização do tubo ET
• Quando via aérea avançada instalada, fornece 1 ventilação a cada 6 segundos (10 ventilações/min) com compressões torácicas contínuas
Terapia medicamentosa
• Epinefrina IV/IO: 1 mg a cada 3-5 min
• Amiodarona IV/IO: primeira dose: 300 mg *bolus*. Segunda dose: 150 mg
OU
• Lidocaína IV/IO: primeira dose: 1-1,5 mg/kg. Segunda dose: 0,5-0,75 mg/kg

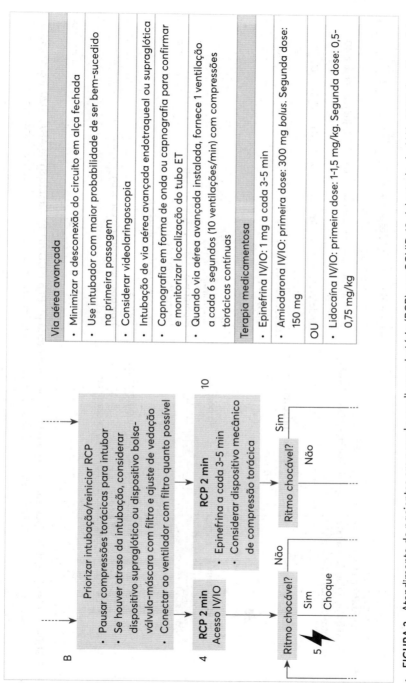

• **FIGURA 2** Atendimento de pacientes em parada cardiorrespiratória (PCR) por COVID-19. Adaptada de AHA, 2020. *(continuação)*

AESP: atividade elétrica sem pulso; ET: endotraqueal; FV/TV: fibrilação ventricular/taquicardia ventricular; IO: intraósseo; IV: intravenoso; $PETCO_2$: pressão parcial de CO_2 ao final da expiração; RCP: ressuscitação cardiopulmonar.

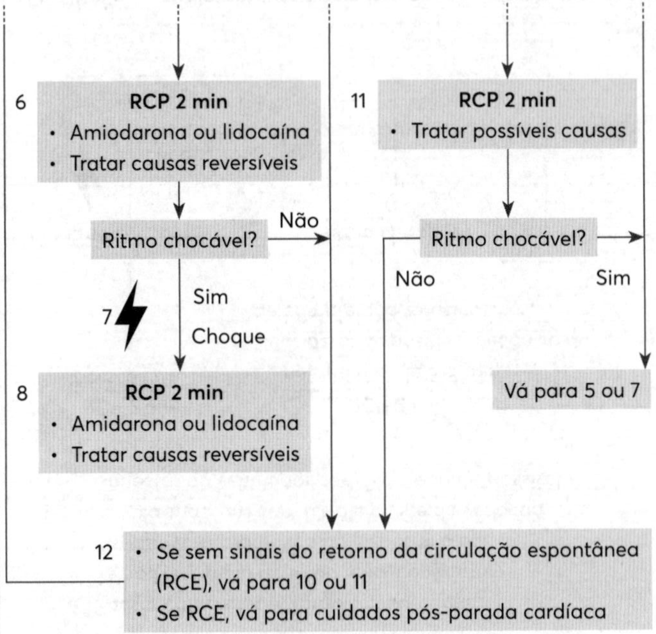

Retorno da circulação espontânea
• Pulso e pressão sanguínea
• Aumento abrupto e sustentado na $PETCO_2$ (tipicamente ≥ 40 mmHg)
• Onda pressórica arterial espontânea com monitorização intra-arterial

Causas reversíveis
• Hipovolemia
• Hipóxia
• Hidrogênio (acidose)
• Hipo/hipercalemia
• Hipotermia
• Tensão (pneumotórax)
• Tamponamento (cardíaco)
• Toxinas
• Trombose (pulmonar e cardíaca)

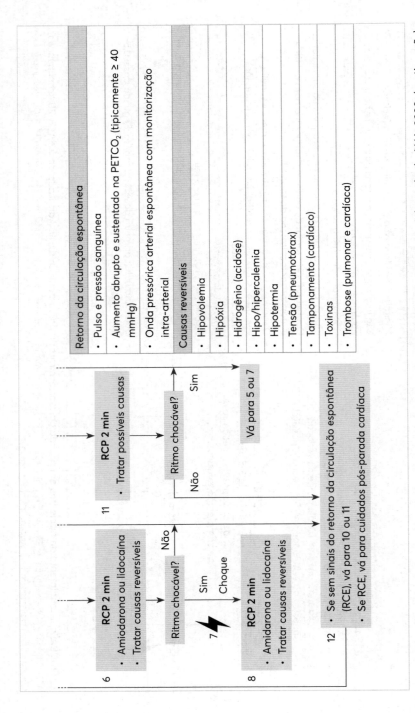

• **FIGURA 2** Atendimento de pacientes em parada cardiorrespiratória (PCR) por COVID-19. Adaptada de AHA, 2020. *(continuação)*

AESP: atividade elétrica sem pulso; FV/TV: fibrilação ventricular/taquicardia ventricular; $PETCO_2$: pressão parcial de CO_2 ao final da expiração; RCP: ressuscitação cardiopulmonar.

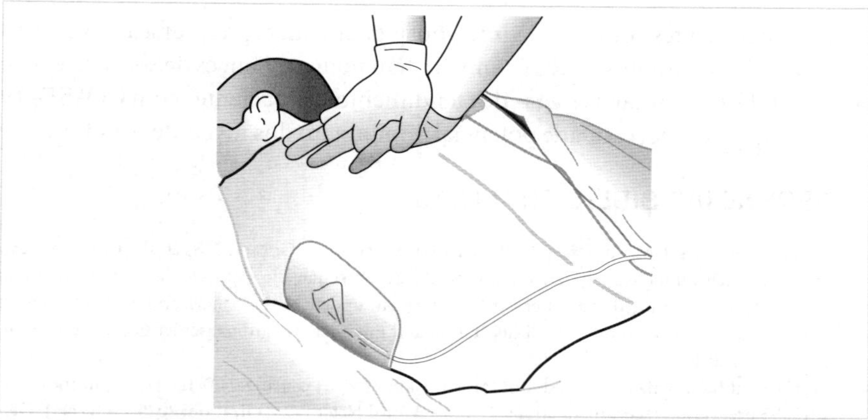

• **FIGURA 3** Ressuscitação cardiopulmonar em paciente pronado.

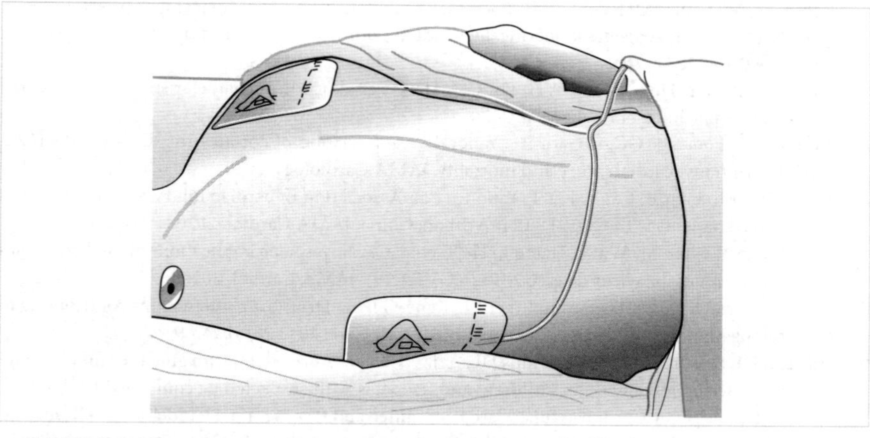

• **FIGURA 4** Correto posicionamento das pás para desfibrilação.

Cessação de esforços

A ressuscitação cardiopulmonar é um esforço de equipe de alta intensidade que desvia o médico no departamento de emergência da atenção a outros pacientes. No contexto da COVID-19, o risco para a equipe aumenta e os recursos podem ser mais limitados. A mortalidade de pacientes com COVID-19 em estado crítico é alta e se eleva com o aumento da idade e comorbidades, particularmente doenças cardiovasculares. Portanto, é razoável considerar a idade, comorbidades e gravidade da doença na determinação da adequação da ressuscitação e equilibrar a probabilidade de sucesso com o risco de socorristas e pacientes dos quais os recursos estão sendo desviados. Deve-se lembrar ainda que pacientes com parada intra-hospitalar com capnografia abaixo de 10 mmHg após 20 minutos de RCP também têm poucas chances de sobrevivência. Recomenda-se abordar as metas de atendimento aos pacientes com COVID-19 em antecipação à necessidade potencial de aumento dos níveis de atendimento.

REFERÊNCIAS BIBLIOGRÁFICAS

1. Panchal AR, Berg KM, Kudenchuk PJ, Del Rios M, Hirsch KG, Link MS, et al. 2018 American Heart Association focused update on advanced cardiovascular life support use of antiarrhythmic drugs during and immediately after cardiac arrest: an update to the American Heart Association Guidelines for Cardiopulmonary Resuscitation and Emergency Cardiovascular Care. Circulation. 2018;138:e740-9.
2. World Health Organization. Modes of transmission of virus causing COVID-19: implications for IPC 395 precaution recommendations. Geneva: World Health Organization; 2020. [Internet]. Disponível em: https://www.who.int/news-room/commentaries/detail/modes-of-transmission-of-virus-causing-covid-19-implications-for-ipc-precaution-recommendations.
3. Alhazzani W, Møller MH, Arabi YM, Loeb M, Gong MN, Fan E, et al. Surviving Sepsis Campaign: guidelines on the management of critically ill adults with Coronavirus Disease 2019 (COVID-19). Intensive Care Med. 2020.
4. Guan WJ, Ni ZY, Hu Y, Liang WH, Ou CQ, He JX, et al. Clinical characteristics of coronavirus disease 2019 in China. N Engl J Med. 2020.
5. Bonow RO, Fonarow GC, O'Gara PT, Yancy CW. Association of coronavirus disease 2019 (COVID-19) with myocardial injury and mortality. JAMA Cardiology. 2020.
6. Shi S, Qin M, Shen B, Cai Y, Liu T, Yang F, et al. Association of cardiac injury with mortality in hospitalized patients with COVID-19 in Wuhan, China. JAMA Cardiol. 2020.
7. Guo T, Fan Y, Chen M, Wu X, Zhang L, He T, et al. Cardiovascular implications of fatal outcomes of patients with coronavirus disease 2019 (COVID-19). JAMA Cardiol. 2020.
8. Armahizer MJ, Seybert AL, Smithburger PL, Kane-Gill SL. Drug-drug interactions contributing to QT prolongation in cardiac intensive care units. J Crit Care. 2013;28(3):243-9.
9. Edelson DP, Sasson C, Chan PS, Atkins DL, Aziz K, Becker LB, et al. Interim guidance for basic and advanced life support in adults, children, and neonates with suspected or confirmed COVID-19: From the Emergency Cardiovascular Care Committee and Get With the Guidelines ® – Resuscitation Adult and Pediatric Task Forces of the American Heart Association in Collaboration With the American Academy of Pediatrics, American Association for Respiratory Care, American College of Emergency Physicians, The Society of Critical Care Anesthesiologists, and American Society of Anesthesiologists: Supporting Organizations: American Association of Critical Care Nurses and National EMS Physicians. Circulation. 2020.
10. Brown CA III, Kaji AH, Fantegrossi A, et al. Video vs. augmented direct laryngoscopy in adult emergency department tracheal intubations: A National Emergency Airway Registry (NEAR) Study. Acad Emerg Med. 2020.
11. Guérin C, Reignier J, Richard JC, Beuret P, Gacouin A, Boulain T, et al. Prone positioning in severe acute respiratory distress syndrome. N Engl J Med. 2013;368(23):2159-68.
12. Bamford P, Denmade C, Newmarch C, Shirley P, Singer B, Webb S, et al. Guidance for: prone positioning in adult critical care [Internet]. 2019. Disponível em: https://www.ficm.ac.uk/sites/default/files/prone_position_in_adult_critical_care_2019.pdf.

35

Critérios para admissão em UTI

Giovanna Chiqueto Duarte
Vinicius Zofoli de Oliveira

A principal causa de internação em unidade de terapia intensiva (UTI) de pacientes suspeitos e/ou confirmados para COVID-19 é a insuficiência respiratória aguda hipoxêmica.[1] Outras causas, como disfunção múltipla de órgãos, descompensação da doença de base e complicações neurológicas, contribuem também com uma parcela dos casos. No ambiente de terapia intensiva, os cuidados realizados por uma equipe multiprofissional treinada, somados a intervenções diagnósticas e terapêuticas avançadas, propiciam ao paciente melhores condições de suporte orgânico, enquanto aguardamos a reversão do quadro. No contexto de uma pandemia, ocorre racionamento de leitos e adaptação de outros setores hospitalares para funcionarem como unidades de cuidados intensivos. Assim, é importante reforçar algumas indicações clássicas de internação em UTI, mas sempre lembrando que a decisão final deve considerar a disponibilidade de leitos e a opinião do médico assistente, individualizando cada situação e considerando o contexto que se encontra a unidade hospitalar em questão.

Nesse contexto, no Hospital das Clínicas da Universidade de São Paulo (HC-FMUSP), considera-se a internação em UTI para os casos conforme a Tabela 1.[2]

Uma vez na UTI, o paciente irá enfrentar dias-semanas de isolamento dos familiares, impossibilidade de reconhecer a face (encoberta por máscaras e óculos de proteção) dos profissionais envolvidos no cuidado, e acima de tudo a incerteza se irá algum dia sair daquele quarto. Mais importante do que nunca é a valorização das diretivas de vontade do paciente e dos cuidados paliativos, a fim de promover cuidados compatíveis com os valores do paciente. Ainda que o paciente apresente critérios de internação em UTI, essa transferência deve ser baseada em uma decisão compartilhada entre médico, paciente e família.

• **TABELA 1** Critérios de internação em UTI – protocolo HC-FMUSP

Disfunção respiratória	Má perfusão periférica
• Necessidade de oferta de O_2 > 6 L/min, mantendo $SatO_2$ < 93%. • Presença de esforço ventilatório a despeito da oferta de O_2. • Relação pO_2/FiO_2 < 200.	• PAM < 65 mmHg ou necessidade de drogas vasoativas. • Tempo de enchimento capilar prolongado. • Oligúria persistente. • Rebaixamento do nível de consciência.

FiO_2: fração inspirada de oxigênio; O_2: oxigênio; PAM: pressão arterial média; pO_2: pressão parcial de oxigênio; $SatO_2$: saturação de oxigênio.

REFERÊNCIAS BIBLIOGRÁFICAS

1. Toronto COVID Collective. Consulting critical care. Disponível em: https://www.torontocovidcollective.com/critical-care.
2. HC-FMUSP. Diretriz institucional – Manejo de tratamento para pacientes com COVID-19 em ambiente hospitalar.
3. Brigham and Women's Hospital. COVID-19 critical care clinical guidelines. Disponível em: https://www.covidprotocols.org/.
4. Bassford C, Griffiths F, Svantesson M, Ryan M, Krucien N, Dale J, et al. Developing an intervention around referral and admissions to intensive care: a mixed-methods study. Health Serv Deliv Res. 2019;7(39).
5. Murthy S, Gomersall CD, Fowler RA. Care for critically ill patients with COVID-19. JAMA. 2020;323(15):1499-500. doi:10.1001/jama.2020.3633.

36

Características clínicas e manejo do paciente com COVID-19 na unidade de terapia intensiva (UTI)

Fernando Galassi Stocco Neto
Vinicius Zofoli de Oliveira
Vinícius Machado Correia
Lucas Oliveira Marino

MANEJO RESPIRATÓRIO

Hipoxemia

Considerações fisiopatológicas sobre a hipoxemia na COVID-19

A infecção por SARS-CoV-2 apresenta dois fenótipos distintos (Figura 1) no que diz respeito à insuficiência respiratória, descritos recentemente pelo prof. Gattinoni como L – *low* (baixa elastância-alta complacência) e H – *high* (alta elastância-baixa complacência).[1] Ambos os pacientes podem, já na admissão, preencher critérios para síndrome do desconforto respiratório agudo (SDRA), no entanto, possuem mecânicas ventilatórias fundamentalmente diferentes. O perfil L representa o início do quadro, com o paciente, apesar de hipoxêmico, apresentando complacência preservada, sem grande aumento do trabalho respiratório. A hipoxemia nesse caso é atribuída à perda da vasoconstrição induzida por hipóxia por parte dos capilares pulmonares, com efeito *shunt* proeminente, com relatos sugerindo também microtromboses na circulação pulmonar e consequente aumento do espaço morto.[2,3] À medida que piora a lesão pulmonar, graus mais intensos de esforço respiratório são necessários para promover o mesmo volume-minuto de base, o que acarretaria progressivamente maiores pressões transpulmonares, e mais SILI (*self induced lung injury*). Essa situação progride em um espectro de doença desde pacientes assintomáticos/oligossintomáticos até graus intermediários de piora clínica/uso de musculatura acessória/desconforto respiratório, com piora progressiva da lesão pulmonar. Eventualmente, há uma progressão para o perfil H, com baixa complacência pulmonar, e achados fisiopatológicos semelhantes aos da SDRA clássica (Figura 2).

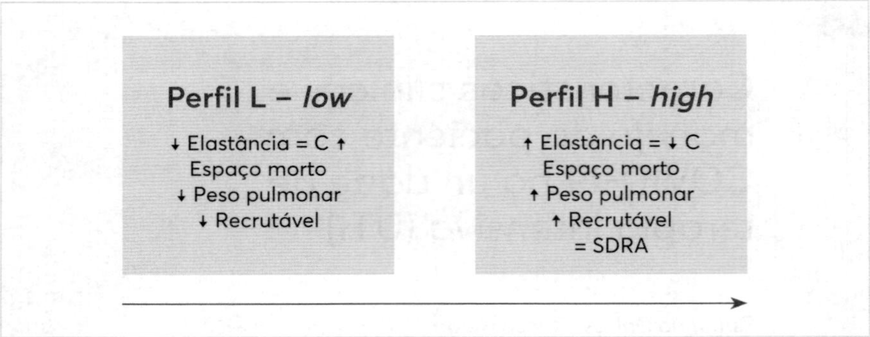

• **FIGURA 1** Perfil L e perfil H.
SDRA: síndrome do desconforto respiratório agudo.

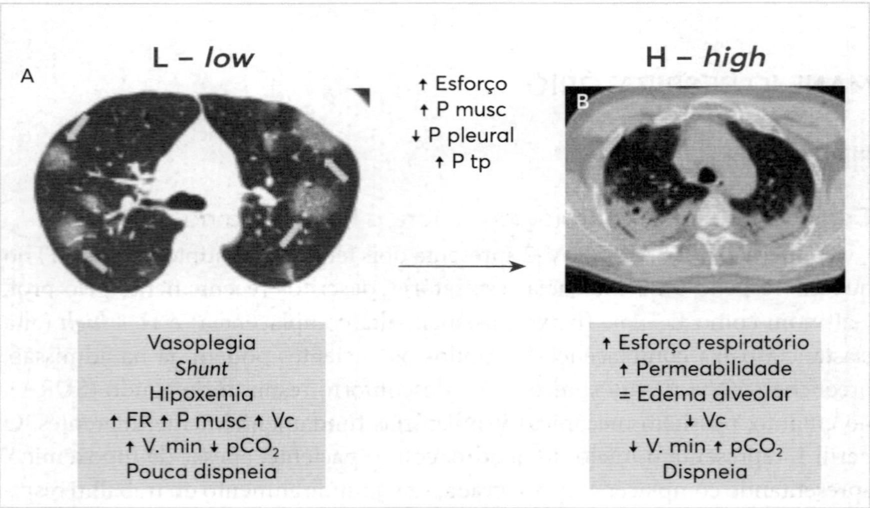

• **FIGURA 2**
FR: frequência respiratória; pCO_2: pressão parcial do gás carbônico; P musc: pressão muscular; P pleural: pressão pleural; P tp: pressão transpulmonar; Vc: volume corrente; V. min: volume-minuto.

Alvos desejados na COVID-19

Por ser uma doença nova, o alvo ideal de saturação de oxigênio (SpO_2) é objeto de intenso debate, e provavelmente não deve ser o mesmo para todos os pacientes. Assim, um alvo de SpO_2 entre 92-96% pode ser usado para a maioria dos casos, enquanto alvos mais permissivos, entre 88-92%, podem ser usados em casos mais graves. Apesar de dificilmente avaliada na prática clínica, a pressão transpulmonar, que depende da pressão muscular (esforço respiratório), gerada pelo paciente, precisa ser controlada. Assim, visamos como parâmetros substitutos: frequência cardíaca (FR) < 24 irpm; ausência de desconforto respiratório; além dos parâmetros clássicos de ventilação mecânica protetora [volume corrente (Vc) 6 mL/kg e pressão (P) platô < 30 cmH_2O], pelo menos na fase aguda da doença. Vale ressaltar que os alvos de SpO_2 variam entre *guidelines* (Figura 3).

Manejo da hipoxemia na COVID-19

Os princípios do manejo respiratório do paciente com COVID-19 devem seguir os conceitos fisiopatológicos abordados anteriormente. Assim, devemos ofertar oxigênio de maneira não invasiva inicialmente, iniciando com cateter nasal, progredindo, se necessário, para máscara Venturi, máscara não reinalante com reservatório, e até mesmo cateter nasal de alto fluxo e ventilação não invasiva (VNI). Nestes dois últimos casos, em especial, devemos tomar cuidado com a possibilidade de aerossolização e, portanto, a atenção para paramentação completa do profissional de saúde deve ser redobrada.

A adoção de posição prona em paciente acordado (e não intubado) vem sendo estudada e parece melhorar a relação pressão arterial de oxigênio/fração inspirada de oxigênio (PaO_2/FiO_2), podendo ser uma estratégia em pacientes ainda sem indicação clara de intubação orotraqueal (IOT). No entanto, não se sabe se essa medida é capaz de reduzir os índices de IOT ou mortalidade. Se o paciente apresentar desconforto respiratório importante, com uso de musculatura acessória, a IOT jamais deve ser postergada.

Após a IOT, nos pacientes em perfil L, devemos utilizar baixas pressões positivas expiratórias finais (PEEPs), pois se trata de um pulmão com complacência preservada, diferentemente do perfil H, em que devemos instituir ventilação com PEEPs maiores, de forma semelhante à SDRA,[4] já que estamos diante de um pulmão pouco complacente (Figura 4).

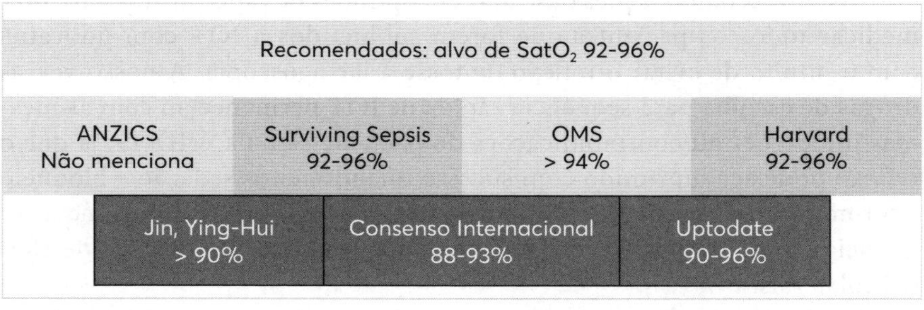
Recomendados: alvo de SatO₂ 92-96%
ANZICS
Não menciona
Surviving Sepsis
92-96%
OMS
> 94%
Harvard
92-96%
Jin, Ying-Hui
> 90%
Consenso Internacional
88-93%
Uptodate
90-96%

• **FIGURA 3** Recomendações dos principais *guidelines* para saturação de oxigênio ($SatO_2$).

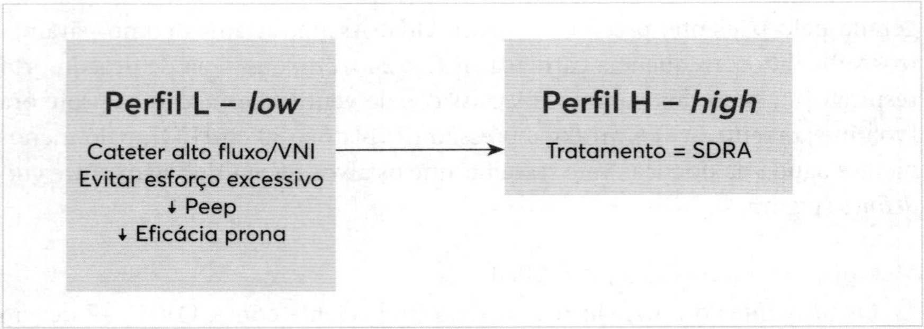

• **FIGURA 4**

PEEP: pressão expiratória final positiva; SDRA: síndrome do desconforto respiratório agudo; VNI: ventilação não invasiva.

Intubação orotraqueal

A ideia não é promover IOT em quem ainda não precisa, mas evitar que o procedimento seja realizado às pressas em um paciente de difícil pré-oxigenação. É necessário, portanto, cuidadoso julgamento clínico. As indicações de IOT para pacientes graves podem ser sumarizadas pelo mnemônico "**ABC**" (Figura 5), em que **A** (*airway*) seria a falha de manutenção de patência da via aérea; **B** (*breath*) seria comprometimento da ventilação (o problema está nos pulmões), com falha ou impossibilidade de suporte não invasivo; e **C** (*course*) nos casos onde, pelo curso clínico conhecido da doença, antecipamos deterioração clínica em breve, que culminará em necessidade de via aérea avançada. Na COVID-19, os pacientes serão intubados provavelmente com base no **B** e **C**. Neste último, temos o paciente que necessita de crescentes FiO_2 sem sucesso do manejo da hipoxemia e provavelmente irá evoluir para um cenário em que a IOT será realizada em situação catastrófica caso não seja feita antecipadamente.

Existem recomendações baseadas em opiniões de especialistas para pré-medicar todos os pacientes que forem submetidos a IOT com lidocaína com o intuito de evitar o reflexo de tosse à laringoscopia. A nosso ver, as drogas de escolha para sequência rápida de IOT permanecem com as mesmas indicações ou contraindicações do paciente sem COVID-19, já que o reflexo pode ser suprimido com sucesso quando feitos sedação e bloqueio neuromuscular adequados. Dessa maneira, o acréscimo da lidocaína à sequência rápida tradicional nos parece pouco útil, com maior risco de efeitos colaterais.

Uma boa opção para a grande maioria dos casos seria o uso da combinação: etomidato e rocurônio, pois são medicações com virtualmente nenhuma contraindicação relevante, que podem ser usadas em praticamente qualquer cenário na sala de emergência. Além disso, o efeito do rocurônio dura de 45-60 minutos, o que nos permite tempo hábil para a avaliação da mecânica ventilatória (cálculo de complacência do sistema respiratório e da resistência das vias aéreas) após a IOT. Vale ressaltar que após o uso do rocurônio, é **obrigatória** a sedação contínua, ao menos pelo tempo de duração do efeito da medicação utilizada em *bolus* para IOT. Caso contrário, o paciente pode acordar ainda sob efeito do bloqueador neuromuscular. Na Tabela 1 encontram-se as principais drogas da sequência rápida de intubação.

Ventilação mecânica

A ventilação mecânica na COVID-19 deve ser conduzida de acordo com o fenótipo do paciente (Tabela 2):

1. Complacência reduzida (SDRA clássica): volume corrente 6 mL/kg de peso ideal; pressão de platô < 30 cmH_2O; PEEP de acordo com a *low PEEP-table* (estudo original da ARDS Network).[4]

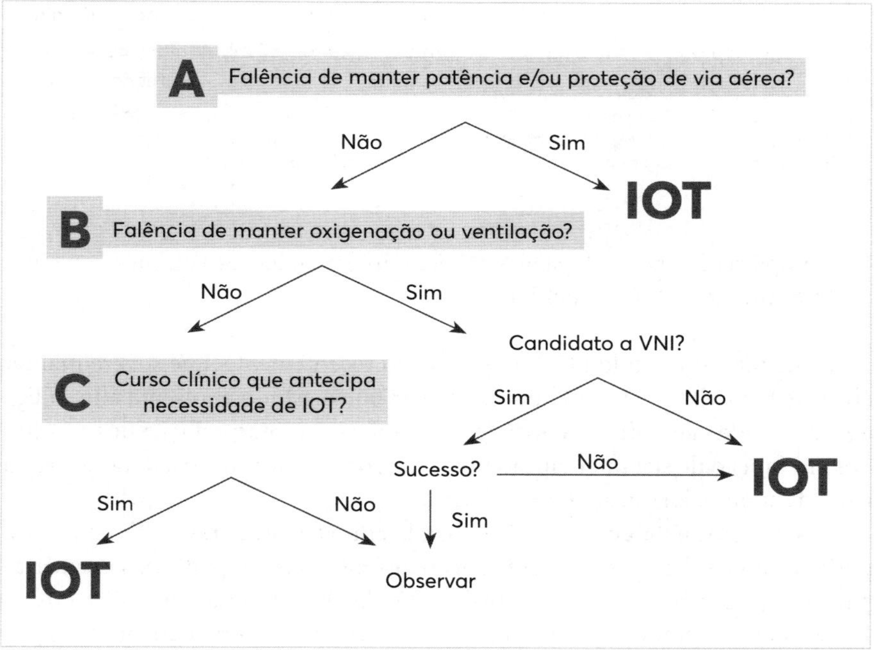

• **FIGURA 5**

IOT: intubação orotraqueal; VNI: ventilação não invasiva.

• **TABELA 1** Drogas para intubação em sequência rápida

	Droga	Dose	Concentração	AMP	70 kg	Observações
PM	Fentanil	3 mcg/kg	50 mcg/mL	10 mL	4 mL	Apenas para emergências hipertensivas e HIC
Indução	Etomidato	0,3 mg/kg	2 mg/mL	10 mL	10 mL	Estabilidade CV, ↓ PIC, mioclonia
	Midazolam	0,3 mg/kg	5 mg/mL	10 mL	4 mL	Anticonvulsivante, ↓ PA
	Propofol	1,5 mg/kg	10 mg/mL	20 mL	10 mL	Anticonvulsivante, ↓ PA, ↓ PIC, broncodilatador, mioclonia
	Quetamina	1,5 mg/kg	50 mg/mL	10 mL	2 mL	Analgésico, broncodilatador, ↑ PA, ↑ FC, efeito mínimo no *drive*. Dissociação
BNM	Succinil	1,5 mg/kg	*	100 mg	1 amp	Início: 60 s. Duração: 10 min
	Rocurônio	1 mg/kg	10 mg/mL	5 mL	7 mL	Início: 60 s. Duração: 45 min

*Diluir uma ampola (100 mg em pó) em 10 mL de AD – concentração de 10 mg/mL. AMP: ampola; BNM: bloqueio neuromuscular; CV: cardiovascular; FC: frequência cardíaca; HIC: hipertensão intracraniana; PA: pressão arterial; PIC: pressão intracraniana; PM: pré-medicação.

2. Complacência normal (SDRA atípica): tolerar maiores volumes correntes (4-8 mL/kg) e PEEPs mais baixas.

A despeito do estudo LOCO$_2$, publicado recentemente, que sugere manter alvos de SpO$_2$ entre 92-96%,[5] deve-se notar que o estudo apresenta alto índice de fragilidade, além da necessidade de ressalvas na interpretação dos resultados em função de sua interrupção precoce após análise interina, o que acarreta risco de supervalorização dos resultados.

Assim, essa meta pode ser flexibilizada em pacientes graves, nos quais ela pode ser inviável e arriscada, em função das medidas terapêuticas necessárias para atingi-la. Nesses casos, a meta de SpO$_2$ de 88-92% pode ser mais factível.

De maneira prática: qual seria o passo a passo para ventilar adequadamente os pacientes com SDRA (Figuras 6 a 9)?

• **TABELA 2** Ventilação mecânica

	Complacência normal (~50)	Complacência reduzida (< 30)
Volume corrente	4-8 mL/kg	4-6 mL/kg
Platô	< 30 cmH_2O	< 30 cmH_2O
PEEP	8-10 cmH_2O	*Low-PEEP table*
FR suficiente para	pH > 7,2	pH > 7,2

FR: frequência respiratória; PEEP: pressão positiva expiratória final.

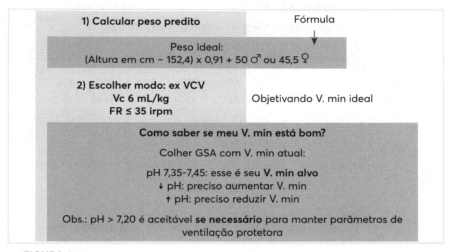

1) Calcular peso predito

Fórmula ↓

Peso ideal:
(Altura em cm – 152,4) x 0,91 + 50 ♂ ou 45,5 ♀

2) Escolher modo: ex VCV
Vc 6 mL/kg
FR ≤ 35 irpm

Objetivando V. min ideal

Como saber se meu V. min está bom?

Colher GSA com V. min atual:

pH 7,35-7,45: esse é seu **V. min alvo**
↓ pH: preciso aumentar V. min
↑ pH: preciso reduzir V. min

Obs.: pH > 7,20 é aceitável **se necessário** para manter parâmetros de ventilação protetora

• **FIGURA 6**

FR: frequência respiratória; GSA: gasometria; Vc: volume corrente; VCV: ventilação controlada a volume; V. min: volume minuto.

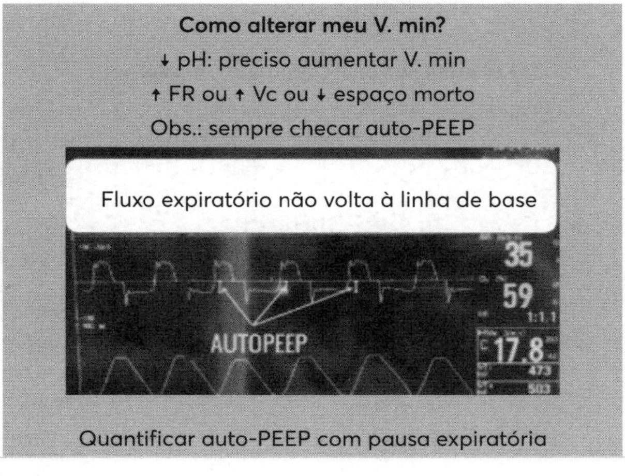

• **FIGURA 7**

FR: frequência respiratória; Vc: volume corrente; V. min: volume minuto.

3) Pausa inspiratória para medir P platô — Alvo: P platô ≤ 30

P platô > 30: reduzir Vc em 1 mL/kg

P platô 25-30 com Vc 6 mL/kg: nada

P platô< 25 e Vc < 6 mL/kg: subir Vc em 1 mL/kg (até P platô > 25 ou Vc 6 mL/kg)

4) Escolher PEEP ideal — *Low PEEP table*

Titular FiO_2 até $SatO_2$ 88-92%/PaO_2 55-80 mmHg

↓

FiO_2	30%	40%	50%	60%	70%	80%	90%	100%
PEEP	5	5-8	8-10	10	10-14	14	14-18	18-24

• **FIGURA 8**

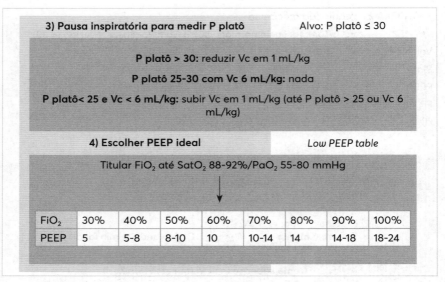

FiO_2: fração inspirada de oxigênio; P: pressão; $SatO_2$: saturação de oxigênio; Vc: volume corrente.

5) E se eu preferir PCV?
1. Calcular peso predito — Fórmula
2. Escolher modo: ex PCV — Tanto faz o modo

DeltaP p/ Vc 6 mL/kg
FR ≤ 35 irpm — Objetivando V. min basal

3. Pausa inspiratória para medir P platô — Alvo: P platô ≤ 30
4. Escolher PEEP ideal — *Low PEEP table*

Nada deu certo/VM protetora impossível

Sedação profunda com alvo de RASS –5
Bloqueio neuromuscular

↓

Prona

↓

Óxido nítrico
ECMO

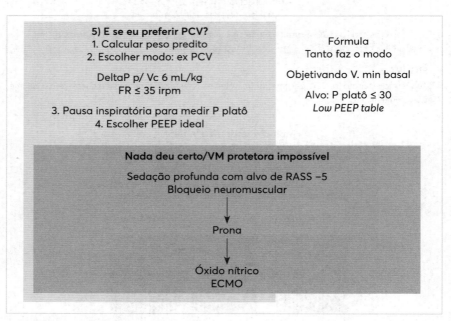

• **FIGURA 9**

ECMO: oxigenação por membrana extracorporal; FR: frequência respiratória; P: pressão; PCV: ventilação controlada a pressão; Vc: volume corrente; VM: ventilação mecânica; V. min: volume minuto.

Posição prona

A adoção de posição prona nos pacientes com SDRA moderada/grave (relação P/F < 150 mmHg), já em ventilação protetora, teve seu benefício comprovado pelo estudo PROSEVA.[6] Deve ser empregada também na COVID-19, porém apenas em serviços com experiência na técnica, por 16-20 horas ininterruptas, com maior benefício quanto maior for o grau de colapso posterobasal do parênquima pulmonar.

A experiência com pacientes com COVID-19 tem demonstrado particular sucesso em melhora da hipoxemia, inclusive em pacientes não intubados. Recomenda-se a coleta de gasometria arterial pré-prona, com avaliação da presença de resposta com nova gasometria 1 h após adoção da medida. Espera-se aumento da relação P/F em 20 mmHg e/ou queda da pressão parcial do gás carbônico (pCO_2) em ao menos 2 mmHg. Mesmo pacientes sem resposta inicial podem ser mantidos na posição e reavaliados após algumas horas para checar se houve melhora ventilatória, uma vez que a melhora pode ser tardia.

Quando o paciente consegue permanecer em posição supina por ao menos 4 horas, mantendo relação P/F > 150 em FiO_2 < 60% e PEEP ≤ 10, considera-se interrupção das sessões de posição prona.

• **TABELA 3** Posição prona

Indicações para início de posição prona
• Relação P/F < 150. • Pelo menos 12 h de VM protetora e menos de 33 h de VM.
Contraindicações da prona
• Hipertensão intracraniana. • PAM < 65 mmHg. • Sangramento ativo (TGI ou via aérea). • Fratura instável de pelve, fêmur, coluna. • Gravidez. • Cirurgia de traqueia, esternotomia, trauma de face nos últimos 15 dias. • TVP com menos de 2 dias de tratamento.

PAM: pressão arterial média; P/F: pressão arterial de oxigênio/fração inspirada de oxigênio; TGI: trato gastrointestinal; TVP: trombose venosa profunda; VM: ventilação mecânica.

Bloqueador neuromuscular

Não recomendamos o uso rotineiro de bloqueio neuromuscular (BNM) nos pacientes com SDRA com base isoladamente no valor da relação P/F, por não haver benefício comprovado em mortalidade, após a divulgação do estudo ROSE.[7]

O bloqueio é reservado a pacientes que apresentam SDRA moderada-grave, com assincronia grave que impeça a ventilação com parâmetros protetores, mesmo após a otimização da sedação. Em pacientes com complacência normal, sugerimos tolerar volumes corrente mais altos (6-8 mL/kg), caso necessário. Se persistirem assincrônicos, na incapacidade de resolução da assincronia com ajustes na ventilação mecânica, podem ser administrados *bolus* intermitentes de BNM. Persistindo o problema, lançamos mão da infusão contínua de cisatracúrio, idealmente pelo menor tempo possível.

Note que o BNM pode ser prescrito em doses baixas, ainda que não promova bloqueio total (e o paciente seja capaz de apresentar esforços ventilatórios), se a assincronia que motivou sua introdução estiver controlada. Essa estratégia

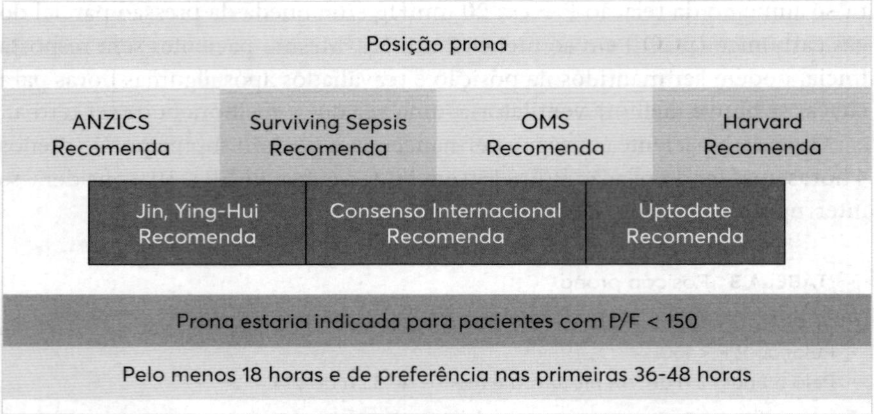

Posição prona
ANZICS
Recomenda
Surviving Sepsis
Recomenda
OMS
Recomenda
Harvard
Recomenda
Jin, Ying-Hui
Recomenda
Consenso Internacional
Recomenda
Uptodate
Recomenda
Prona estaria indicada para pacientes com P/F < 150
Pelo menos 18 horas e de preferência nas primeiras 36-48 horas

• **FIGURA 10** Recomendações dos principais *guidelines* para posição prona.
P/F: pressão arterial de oxigênio/fração inspirada de oxigênio.

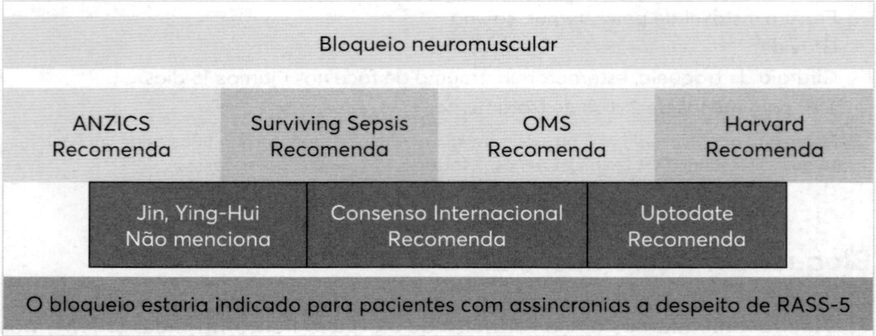

Bloqueio neuromuscular
ANZICS
Recomenda
Surviving Sepsis
Recomenda
OMS
Recomenda
Harvard
Recomenda
Jin, Ying-Hui
Não menciona
Consenso Internacional
Recomenda
Uptodate
Recomenda
O bloqueio estaria indicado para pacientes com assincronias a despeito de RASS-5

• **FIGURA 11** Recomendações dos principais *guidelines* para bloqueio neuromuscular.

talvez seja melhor do que o "tudo ou nada", no qual o BNM é utilizado em dose elevada (bloqueio total) e depois retirado totalmente, acarretando recidiva da assincronia, com múltiplas reintroduções da droga ao longo da internação na UTI. O mesmo raciocínio vale para o manejo de sedação.

Óxido nítrico inalatório

Não deve ser empregado de rotina, ficando como opção apenas nos casos de hipoxemia refratária à otimização da ventilação.[8] Não deve ser usado por períodos prolongados. Se utilizado, na sua descontinuação, deve ser desmamado lentamente para evitar vasoconstrição rebote da circulação pulmonar, com *cor pulmonale* agudo.

- Sugestão de introdução:
  - Ter gasometria arterial pré-NO (óxido nítrico).
  - Titular fluxo de NO para atingir dose de 1 a 5 ppm.
  - Monitorizar nível do metabólito tóxico dióxido de nitrogênio (NO_2): não ultrapassar 2 ppm (disponível na tela do aparelho).
  - Meta: aumento da pO_2 em 10%. Se o paciente não apresentar resposta, aumentar o NO até no máximo 20 ppm e reavaliar após 2 h novamente. Se atingida, continuar administração; se não, iniciar desmame.
- Sugestão de desmame: reduzir em 2 ppm a cada 1-2 h, até desmame completo, monitorando parâmetros hemodinâmicos.

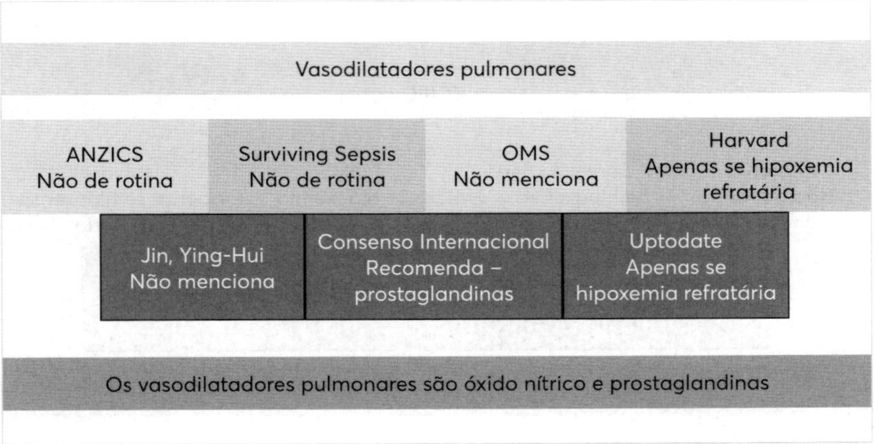

• **FIGURA 12** Recomendações dos principais *guidelines* para vasodilatadores pulmonares.

Recrutamento alveolar

Manobra de recrutamento é qualquer manobra que vise reduzir o grau de atelectasia dos alvéolos pulmonares (p.ex.: aumentar pressão de suporte, aumentar PEEP, posição prona). No entanto, manobra de recrutamento máximo (MRM) é a utilização de protocolos com níveis elevados de PEEP (p.ex.: até 35-40 cmH_2O), visando reduzir a zero a porcentagem de alvéolos atelectasiados, ainda que isso aumente substancialmente a sobredistensão alveolar. O risco dessa abordagem é a precipitação de barotrauma (p.ex.: pneumotórax) e instabilidade hemodinâmica. Não se recomenda a MRM de rotina, a não ser em situações de exceção, por equipe de UTI especializada. O estudo ART[9], desenhado para demonstrar redução de mortalidade na SDRA por meio dessa manobra, teve resultado oposto, demonstrando aumento de mortalidade com a adoção dessa estratégia.

Após os resultados desse estudo, especialistas vêm propondo manobras alternativas de recrutamento máximo, com PEEPs mais baixas do que as utilizadas no protocolo do estudo ART. No entanto, não há qualquer estudo que comprove o benefício dessa medida ou que avalie a sua segurança.

Oxigenação extracorpórea por membrana (ECMO)

Em pacientes com hipoxemia refratária às medidas citadas, considera-se a utilização da ECMO. No entanto, trata-se de medida com custo muito elevado e potenciais complicações graves. O maior estudo sobre o assunto, chamado EOLIA, não conseguiu demonstrar redução de mortalidade com o método.[10]

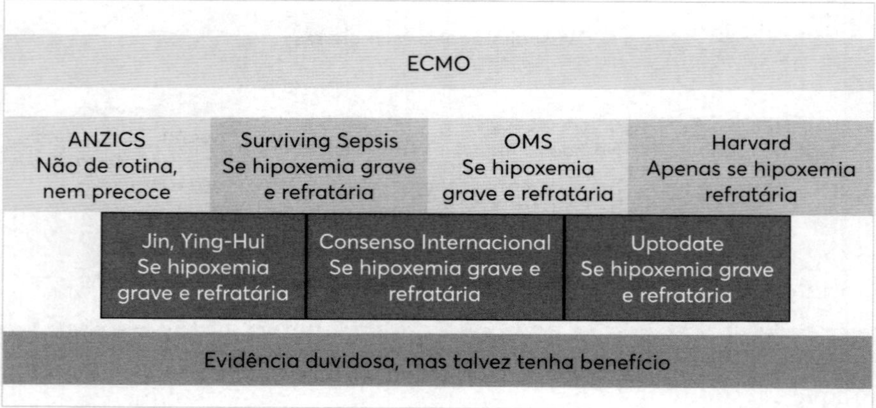

• **FIGURA 13** Recomendações dos principais *guidelines* para ECMO (oxigenação extracorpórea por membrana).

Sedação

Drogas para sedação

Inicialmente é preciso salientar que não é necessário manter um paciente em sedação contínua exclusivamente em função da ventilação por tubo orotraqueal. Antes de sedar um paciente, é necessária uma justificativa para início da medicação (p.ex.: hipertensão intracraniana, estado de mal epiléptico, agitação psicomotora perigosa refratária a antipsicóticos). Além disso, a sedação deve ser usada na menor dose possível, o suficiente para resolver a condição que levou ao início do uso da droga, e pelo menor tempo possível.

Outro conceito fundamental é preferir drogas de meia-vida curta, a menos que seja previsto longo tempo de ventilação mecânica (VM). Nesse sentido, a droga mais utilizada para sedação contínua em UTI é o propofol. Comparado ao midazolam, apresenta menor associação com *delirium*. Uma ótima opção para pacientes em *delirium* e que necessitem de sedação mais superficial é a dexmedetomidina (Precedex®). É frequente a agitação psicomotora após suspensão da sedação contínua, sendo possível o uso de antipsicóticos como quetiapina ou risperidona em horários fixos, para auxílio nessa transição. A utilização dessas medicações requer a monitorização do intervalo QT, com realização de eletrocardiograma na sua introdução ou aumento de dose.

A Tabela 4 apresenta um resumo das drogas sedativas e bloqueadores neuromusculares em UTI.

• **TABELA 4** Drogas sedativas e bloqueadores neuromusculares em UTI

Droga	Dose	Diluição	Comentários
Propofol	Manutenção: 5 a 50 mcg/kg/min 70 kg = 2-20 mL/h	Ampola 20 mL (1% 10 mg/mL) Prescrever puro Solução 10 mg/mL	Agonista receptor de GABA-A Anticonvulsivante, broncodilatador Hipotensão, bradicardia, síndrome de infusão do propofol, flebite
Midazolam	Manutenção: 0,05 a 0,1 mg/kg/h 70 kg = 3,5-7 mL/h	Ampola 3 mL (5 mg/mL) 10 amp (150 mg) + 120 mL SF ou SG Solução 1 mg/mL	Modulador receptor de GABA Anticonvulsivante, relaxante muscular Hipotensão, bradipneia, *delirium*, agitação paradoxal

(continua)

• **TABELA 4** Drogas sedativas e bloqueadores neuromusculares em UTI *(continuação)*

Droga	Dose	Diluição	Comentários
Dexmedetomedina (Precedex®)	Manutenção: 0,2 a 0,7 mcg/kg/h 70 kg = 3,5-12 mL/h	Ampola 2 mL (100 mcg/mL) 2 amp (400 mcg) + 96 mL SF 0,9% Solução 4 mcg/mL	Agonista alfa-2 adrenérgico Analgesia leve, preserva *drive* respiratório, ↓ risco de *delirium* Hipotensão, bradicardia
Quetamina	Manutenção: 0,05 a 0,4 mg/kg/h 70 kg = 3,5-28 mL/h	Ampola 2 mL (50 mg/mL) 1 amp + 98 mL SF 0,9% Solução 1 mg/mL	Antagonista receptor NMDA e nicotínico, agonista opioide e muscarínico + simpaticomimético Anestesia dissociativa, analgesia, menor risco de apneia Alucinações, sialorreia
Fentanil	Manutenção: 1 a 3 mcg/kg/h 70 kg = 2-20 mL/h	Ampola 5 mL (50 mcg/mL) 4 amp (1.000 mcg) + 80 mL SF 9% Solução 10 mcg/mL	Agonista opioide Bradipneia, hipotensão, tórax rígido, RNC/*delirium*, constipação, retenção urinária
Cisatracúrio	*Bolus*: 0,15 mg/kg (amp pura) Manutenção: 1 a 2 mcg/kg/min (solução p/ BIC) 70 kg *Bolus* 5 mL (1 amp) BIC 4-8 mL/h	Ampola 10 mL/5 mL (2 mg/mL) 10 amp (100 mg) + 50 mL SF 0,9% ou SG 5% Solução 1 mg/mL	BNM não despolarizante Sem efeitos adversos comuns

Amp: ampola; BIC: bomba de infusão contínua; BNM: bloqueador neuromuscular; GABA: ácido gama-aminobutírico; NMDA: N-metil D-aspartato; RNC: rebaixamento do nível de consciência; SF: soro fisiológico; SG: soro glicosado.

Despertar diário

Recomendamos a utilização da menor dose possível de sedativos e, se possível, a tentativa de despertar diário dos pacientes em VM visando seu desmame precoce.[11] Além disso, para minimizar o tempo de VM, é importante a instituição de protocolos de desmame ventilatório, com mudança precoce para modalidades espontâneas e realização do teste de respiração espontânea (TRE) assim que possível em pacientes elegíveis, que respeitem todas as condições a seguir:

- Reversão da causa da insuficiência respiratória.
- Trocas gasosas adequadas (P/F 150-200; $PaO_2 > 60$ mmHg com $FiO_2 < 40\%$; PEEP ≤ 5; pH > 7,25).
- Estabilidade hemodinâmica (ausência de isquemia miocárdica atual ou hipotensão significativa – mínimo suporte vasopressor ou inotrópico).
- *Drive* ventilatório preservado.

SUPORTE HEMODINÂMICO

Fluidoterapia e balanço hídrico

Recomendamos o uso de soluções cristaloides em vez de coloides na ressuscitação volêmica inicial do paciente em choque. Se possível, o uso de cristaloides balanceados parece ter benefício em relação ao soro fisiológico no que se refere a desfechos renais, como demonstrou o ensaio clínico SMART-ICU.[12]

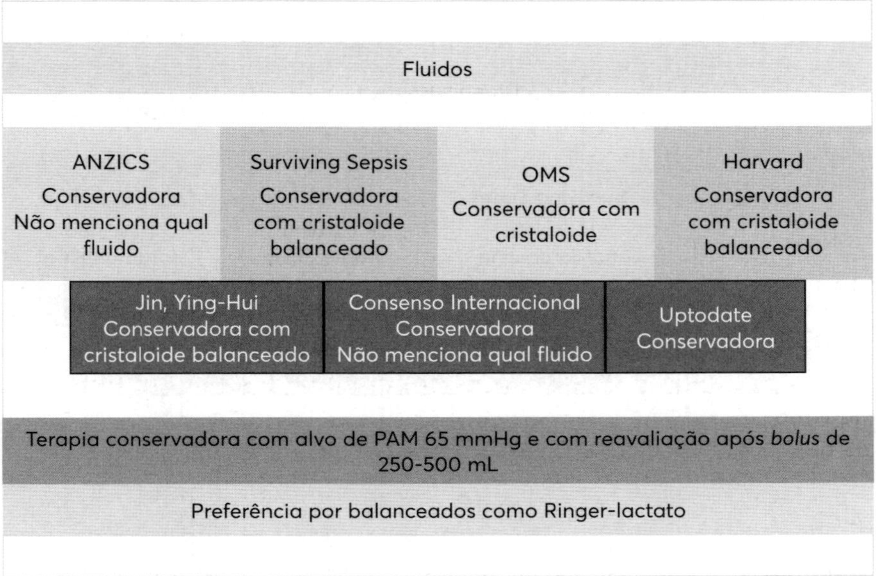
Fluidos
ANZICS
Conservadora
Não menciona qual fluido
Surviving Sepsis
Conservadora com cristaloide balanceado
OMS
Conservadora com cristaloide
Harvard
Conservadora com cristaloide balanceado
Jin, Ying-Hui
Conservadora com cristaloide balanceado
Consenso Internacional
Conservadora
Não menciona qual fluido
Uptodate
Conservadora
Terapia conservadora com alvo de PAM 65 mmHg e com reavaliação após *bolus* de 250-500 mL
Preferência por balanceados como Ringer-lactato

• **FIGURA 14** Recomendações dos principais *guidelines* para fluidos.
PAM: pressão arterial média.

A ressuscitação volêmica deve ser parcimoniosa, em pequenas alíquotas (250-500 mL) e apenas se necessário. O balanço hídrico deve ser monitorizado diariamente. Após a estabilização inicial, a meta é mantê-lo zerado ou negativo. Essa medida promove maior sucesso na extubação de pacientes em VM, além de estar associada a redução de mortalidade nos pacientes críticos em UTI de maneira geral.

Droga vasoativa

A noradrenalina é a droga vasoativa de escolha em paciente com choque não responsivo a volume. Atualmente, temos a tendência de iniciar drogas vasoativas de maneira precoce no choque, concomitante ou mesmo antes da infusão de cristaloides. A associação de vasopressina fica reservada a pacientes com doses a partir de 0,5 mcg/kg/min de noradrenalina, condição que denominamos de choque refratário. Neste contexto, recomenda-se o tratamento adjuvante com hidrocortisona 50 mg de 6/6 h. Alguns pacientes com COVID-19 apresentam miocardite viral, o que contribui para a persistência do choque e adiciona possível componente cardiogênico. No entanto, o suporte inotrópico com dobutamina não deve ser iniciado de forma empírica, mas apenas nos casos com evidência de disfunção ventricular e baixo débito cardíaco, em função do seu potencial arritmogênico.

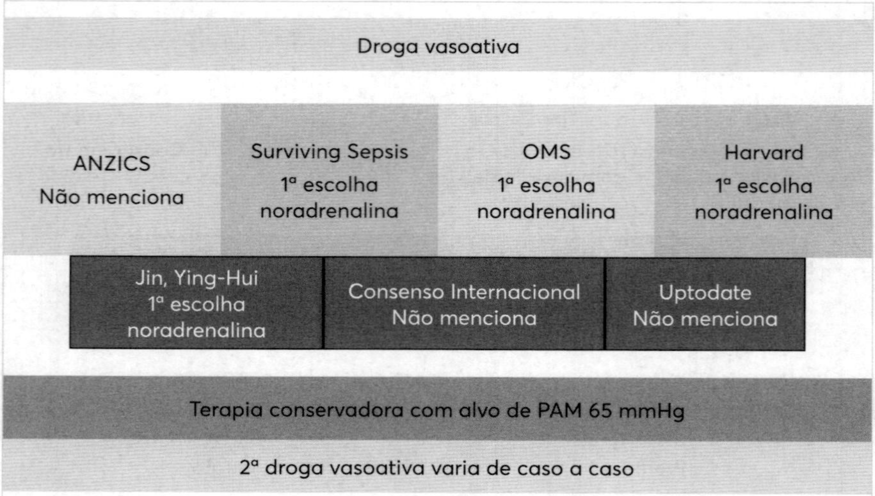

• **FIGURA 15** Recomendações dos principais *guidelines* para droga vasoativa.
PAM: pressão arterial média.

ANTICOAGULAÇÃO

Relatos recentes indicam presença de hipercoagulabilidade importante, com fenômenos trombóticos frequentes em pacientes com COVID-19. Na circulação pulmonar, podem causar distúrbio V/Q por prejuízo à perfusão, explicando, em parte, a hipoxemia com complacência normal (aumento do espaço morto). Também foram descritas elevadas incidências de eventos trombóticos venosos, a despeito do uso de profilaxia de tromboembolismo venoso (TEV).[13]

Esses dados motivaram a adoção de esquemas alternativos de profilaxia de TEV em alguns serviços. Apesar do racional fisiopatológico, não há até o momento estudos prospectivos e randomizados que validem essa prática. Assim, na nossa instituição, preconizamos a utilização de profilaxia de TEV em dose habitual até a publicação de novos estudos.

A introdução de anticoagulação em pacientes com COVID é alvo atual de diversas investigações e uma das medidas com maior expectativa na comunidade médica.

Exemplos de doses

- *Clearance* de creatinina estimado > 30 mL/min, sem lesão renal aguda: enoxaparina 40 mg 1x/dia (índice de massa corporal – IMC < 35) ou 60 mg 1x/dia (IMC > 35).
- *Clearance* de creatinina estimado < 30 mL/min ou lesão renal aguda: heparina não fracionada 5.000 UI de 8/8 h.

Nos pacientes em uso de dosagens de anticoagulantes acima das preconizadas acima, sugere-se monitorizar o grau de anticoagulação com dosagem de antifator Xa (enoxaparina) ou TTPA (heparina não fracionada).

CORTICOTERAPIA

Até recentemente, o uso de corticoterapia em SDRA de qualquer etiologia não era indicado. Isso mudou recentemente em fevereiro de 2020, com a publicação do gigantesco e bem conduzido estudo DEXA-ARDS, realizado em UTIs espanholas. Pela primeira vez foi demonstrada a redução de mortalidade (–15,3% [IC –25,9 a –4,9%]; p = 0,0047) em 60 dias, com um protocolo de dexametasona 20 mg/dia por 5 dias, seguido de 10 mg/dia por mais 5 dias. Além disso, foi demonstrada redução de dias em ventilação mecânica (4,8 dias [95%

IC 2,57 a 7,03]; p < 0,0001), sem aumento de efeitos colaterais da medicação como hiperglicemia ou infecções, comparada ao placebo.

Com a explosão de casos de SDRA por COVID-19, foi natural que fosse aventado se a mesma medicação conseguiria demonstrar o mesmo benefício nessa população. No entanto, havia certo receio do seu uso em SDRA por infecções virais, em função de estudos prévios que demonstraram associação do uso de corticoides com maior demora para clareamento viral em infecções por MERS (subtipo de coronavírus), e aumento de mortalidade em SRAG por influenza.

Dois estudos foram pioneiros em investigar o benefício da dexametasona na COVID-19, o britânico RECOVERY, e o CODEX, com participação de centros brasileiros, como o HC-FMUSP. O RECOVERY utilizou a dose de 6 mg/dia por 10 dias, enquanto o CODEX usou esquema terapêutico idêntico ao utilizado no DEXA-ARDS. No entanto, o estudo britânico foi mais rápido, lançando em 16 de junho de 2020 resultados preliminares mostrando redução da mortalidade com o uso de dexametasona em pacientes com necessidade de suporte de oxigênio ou ventilação mecânica.

Nesses dados preliminares, a dexametasona reduziu a mortalidade da COVID-19 em um terço entre pacientes em ventilação mecânica (RR 0,65 [IC 95% 0,48-0,88]; p = 0,0003; NNT = 8), e em um quinto em pacientes recebendo apenas oxigênio suplementar (RR 0,8 [IC 95% 0,67-0,96]; p = 0,0021; NNT 25). Não houve benefício em pacientes sem necessidade de suporte de oxigênio (RR 1,22 [IC 95% 0,86-1,75]; p = 0,14).

No entanto, até o momento em que este capítulo está sendo escrito, o estudo original ainda não foi enviado para revisão e posterior publicação para a comunidade médica, de modo que os dados ainda não foram formalmente avaliados. Estamos ansiosos pela publicação do trabalho para posterior aplicação dos seus resultados na prática clínica.

ANTIMICROBIANOS

O uso empírico de antibioticoterapia nos pacientes suspeitos/confirmados de COVID-19 é controverso. Geralmente indica-se sua utilização em pacientes internados por SRAG até a confirmação de COVID, pela dificuldade de descartar infecções bacterianas secundárias, especialmente no paciente grave.

O esquema inicial mais utilizado em pacientes da comunidade é ceftriaxone (betalactâmico) e azitromicina (macrolídeo). Não devemos esquecer também o oseltamivir em todos os pacientes que preenchem critérios para síndrome respiratória aguda grave ou naqueles que possuem síndrome gripal com fatores de risco (dentro das primeiras 48 h dos sintomas).

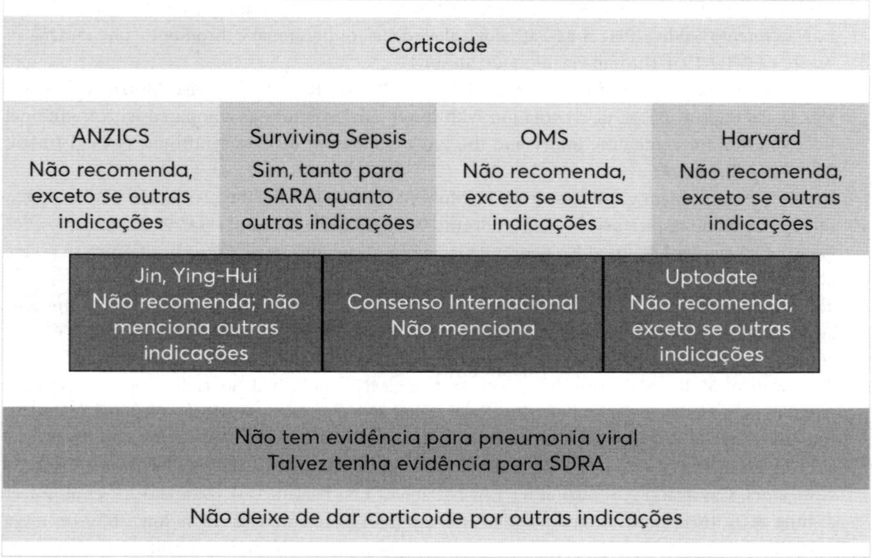

• **FIGURA 16** Recomendações dos principais *guidelines* para corticoides.
SARA: síndrome da angústia respiratória aguda; SDRA: síndrome do desconforto respiratório agudo.

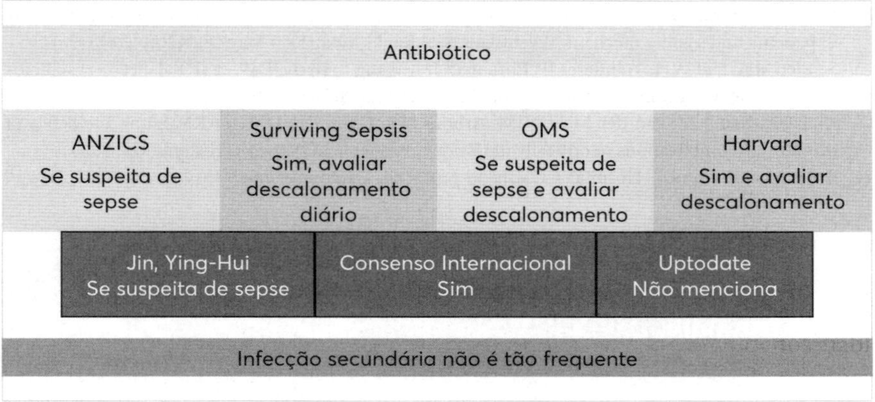

• **FIGURA 17** Recomendações dos principais *guidelines* para antibióticos.

REFERÊNCIAS BIBLIOGRÁFICAS

1. Marini JJ, Gattinoni L. Management of COVID-19 respiratory distress. JAMA. 2020.
2. Mauri T, Spinelli E, Scotti E, Colussi G, Basile MC, Crotti S, et al. Potential for lung recruitment and ventilation-perfusion mismatch in patients with the acute respiratory distress syndrome from coronavirus disease 2019. Crit Care Med. 2020.

3. Dolhnikoff M, Duarte-Neto AN, de Almeida Monteiro RA, Ferraz da Silva LF, Pierre de Oliveira E, Nascimento Saldiva PH, et al. Pathological evidence of pulmonary thrombotic phenomena in severe COVID-19. J Thromb Haemost. 2020 Apr 15;
4. The Acute Respiratory Distress Syndrome Network, Brower RG, Matthay MA, Morris A, Schoenfeld D, Thompson BT, et al. Ventilation with lower tidal volumes as compared with traditional tidal volumes for acute lung injury and the acute respiratory distress syndrome. N Engl J Med. 2000;342(18):1301-8.
5. Barrot L, Asfar P, Mauny F, Winiszewski H, Montini F, Badie J, et al. Liberal or conservative oxygen therapy for acute respiratory distress syndrome. N Engl J Med. 2020;382(11):999-1008.
6. Guerin C, Reignier J, Richard JC, Beuret P, Gacouin A, Boulain T, et al. Prone positioning in severe acute respiratory distress syndrome. N Engl J Med. 2013;368(23):2159-68.
7. The National Heart, Lung, and Blood Institute PETAL Clinical Trials Network. Early neuromuscular blockade in the acute respiratory distress syndrome. N Engl J Med. 2019 May 23;380(21):1997-2008.
8. Alhazzani W, Moller MH, Arabi YM, Loeb M, Gong MN, Fan E, et al. Surviving Sepsis Campaign: Guidelines on the management of critically ill adults with Coronavirus Disease 2019 (COVID-19). Intensive Care Med. 2020.
9. Writing Group for the Alveolar Recruitment for Acute Respiratory Distress Syndrome Trial Investigators, Cavalcanti AB, Suzumura EA, Laranjeira LN, Paisani DM, Damiani LP, et al. Effect of lung recruitment and titrated positive end-expiratory pressure (PEEP) vs low PEEP on mortality in patients with acute respiratory distress syndrome: A randomized clinical trial. JAMA. 2017;318(14):1335-45.
10. Combes A, Hajage D, Capellier G, Demoule A, Lavoué S, Guervilly C, et al. Extracorporeal membrane oxygenation for severe acute respiratory distress syndrome. N Engl J Med. 2018 May 24;378(21):1965-75.
11. Kress JP, Pohlman AS, O'Connor MF, Hall JB. Daily interruption of sedative infusions in critically ill patients undergoing mechanical ventilation. N Engl J Med. 2000 May 18;342(20):1471-7.
12. Semler MW, Self WH, Wanderer JP, Ehrenfeld JM, Wang L, Byrne DW, et al. Balanced crystalloids versus saline in critically ill adults. N Engl J Med. 2018;378(9):829-39.
13. Klok FA, Kruip M, van der Meer NJM, Arbous MS, Gommers D, Kant KM, et al. Incidence of thrombotic complications in critically ill ICU patients with COVID-19. Thromb Res. 2020.
14. Brigham and Women's Hospital. COVID-19 protocols. Disponível em: https://covidprotocols.org/.

37

Atendimento na enfermaria e critérios de alta hospitalar

Gabriel Berlingieri Polho
Vinicius Zofoli de Oliveira
Rodrigo Antonio Brandão Neto

Neste capítulo, vamos falar um pouco sobre alguns aspectos dos cuidados de enfermaria para pacientes com COVID-19 e a alta hospitalar.

Pelo levantamento dos casos na China, notamos que a maior parte dos casos de COVID não necessitará de internação hospitalar (cerca de 85%), por serem quadros leves da doença. Dos internados, a maior parte estará sob cuidados de enfermaria, sendo aproximadamente 5% transferidos para unidade de terapia intensiva (UTI), por doença grave.[1]

Os objetivos da enfermaria basicamente serão estratificar o risco de progressão para doença crítica, identificar rapidamente os pacientes que estão evoluindo com piora do quadro clínico e precisarão de cuidados intensivos, além de oferecer terapia de suporte adequada e reabilitar pacientes que receberam alta da UTI.

ADMISSÃO

Na admissão desses pacientes, devemos nos atentar aos cuidados habituais para admissão de paciente por qualquer outra doença: reavaliar história clínica, antecedentes pessoais, exames laboratoriais e de imagem, entre outros. Além disso, devemos nos atentar a alguns detalhes para pacientes com COVID-19:

- Em primeiro lugar, atentar para diagnósticos diferenciais: os sintomas da COVID-19 podem ser inespecíficos,[1-3] podendo ser comuns a outras doenças, conforme descrito em capítulo próprio.
- Critérios para internação hospitalar em pacientes submetidos a transplante de órgãos sólidos são diferentes, assim, se saturação de oxigênio ($SatO_2$)

menor que 95% sem outra justificativa e pneumonia bilateral com menos de 12 dias de história, é recomendada internação hospitalar.

- A população internada terá comorbidades que poderão estar descompensadas, como insuficiência cardíaca, doenças pulmonares e diabetes, dentre outras.
- Devemos saber em qual período da evolução da doença o paciente se encontra. Pelo curso natural da doença, observamos que há piora do padrão respiratório por volta do 7º ao 10º dias[3] do início dos sintomas e em alguns casos pode haver piora tardia mesmo após 15 dias. Isso nos leva a concluir que um paciente nos primeiros dias de sintomas ainda pode ter uma piora, devendo ser observado com cuidado.
- Definir quais pacientes têm maior risco de pior desfecho, os quais merecerão também mais atenção, conforme fatores de risco clínicos e laboratoriais descritos em outros capítulos. Estar atento também a sinais de deterioração clínica, que devem ser reconhecidos para transferência rápida para UTI (Tabela 1).

PRESCRIÇÃO

A seguir serão abordados alguns detalhes para se atentar no momento da prescrição destes pacientes.

Dieta

Pacientes internados terão, em geral, comorbidades, que deverão ser levadas em conta. Além disso, para pacientes que recebem alta da UTI, após período (muitas vezes prolongado) de intubação, o risco de broncoaspiração deve ser avaliado por fonoaudiólogo, para correta adaptação da dieta.

• **TABELA 1** Sinais de deterioração clínica

• Necessidade de quantidades maiores de FiO_2 para corrigir hipoxemia.
• Aumento da frequência respiratória ou aparecimento de sinais de desconforto respiratório.
• Sepse.
• Instabilidade hemodinâmica.
• Outras disfunções orgânicas importantes.

FiO_2: fração inspirada de oxigênio.

Antimicrobianos

Não há evidência para uso de antibióticos nos casos de COVID-19 que não tenham suspeita de infecção bacteriana concomitante, mas não é possível ter certeza do diagnóstico etiológico e pneumonia representa mais de 1 milhão de internações hospitalares ao ano com mais de 60 mil mortes, e as características clínicas e radiológicas não conseguem diferenciar de forma clara os pacientes com pneumonia por COVID-19 e pneumonia bacteriana. Em pacientes com sepse instalada, em que não se pode descartar etiologia bacteriana, deve ser utilizada terapia antimicrobiana empírica,[4-5] conforme diretrizes locais. Em geral, para infecção de foco pulmonar em pacientes internados, são iniciados betalactâmico associado a macrolídeo, ou, alternativamente quinolona respiratória isoladamente. As diretrizes do Hospital das Clínicas da Faculdade de Medicina da Universidade de São Paulo (HC-FMUSP) referem que no momento da internação pacientes com infiltrado pulmonar devem receber:

- Ceftriaxone 2 g EV 1x ao dia por 5 dias.
- Azitromicina 500 mg VO 1x ao dia por 5 dias.
- Oseltamivir 75 mg VO 12/12 horas por 5 dias.

O uso de oseltamivir em pacientes que ainda não tiveram diagnóstico de COVID-19 confirmado deve ser considerado conforme indicações já existentes para síndrome gripal [síndrome respiratória aguda grave (SRAG) instalada ou síndrome gripal em pacientes de grupo de risco, principalmente se início dos sintomas há menos de 48 h], uma vez que não pode ser descartada infecção por influenza com base nos sintomas clínicos. Uma vez confirmada infecção por SARS-CoV-2, deve-se considerar suspensão do oseltamivir, caso haja baixa suspeita clínica de Influenza, lembrando que a coinfecção COVID-19 e Influenza, apesar de rara, pode ocorrer. Pode-se considerar descontinuar os antibióticos, caso confirmado diagnóstico de COVID-19 e a suspeita de infecção bacteriana concomitante for baixa, principalmente se amostras negativas de trato respiratório inferior (aspirado traqueal, lavado broncoalveolar) ou níveis de procalcitonina menores que 0,5 ng/mL.

Corticoide

Corticoides devem ser utilizados quando há indicação por outros motivos, como exacerbação de doenças pulmonares obstrutivas.[4,5] Até há pouco tempo, as indicações de corticoide na COVID-19 paravam por aí, até o surgimento do RECOVERY (*Randomised Evaluation of COVid-19 thERapY*) *trial*, cujos resultados preliminares foram lançados em 16 de junho de 2020, mostrando benefício do uso de dexametasona 6 mg por dia por 10 dias em pacientes com COVID-19 e necessidade de suporte de oxigênio ou de ventilação mecânica, mas não para pacientes sem suporte de O_2.

Inibidores da enzima conversora de angiotensina/ bloqueadores dos receptores de angiotensina (IECA/BRA)

Consensos de especialistas não recomendam descontinuar tais drogas nos pacientes que faziam uso prévio, uma vez que ainda não se sabe a influência dessas drogas na infecção por SARS-CoV-2 e o risco real de descompensação das doenças de base[6].

Profilaxias

Consensos de especialistas recomendam a profilaxia farmacológica de eventos tromboembólicos para todos os pacientes hospitalizados por COVID-19, caso não haja contraindicação.[7] A anticoagulação plena deverá ser realizada SOMENTE se houver evento tromboembólico confirmado, uma vez que não foi comprovado seu benefício para tratamento da COVID-19. O uso de anticoagulação plena empiricamente, antes da realização de estudos de qualidade, coloca o paciente em risco, sem qualquer justificativa de benefício comprovado.

Profilaxia de sangramento gastrointestinal deve seguir recomendações habituais.

Imunossupressão

Casos de pacientes que estão em vigência de terapia imunossupressora (como transplantados e portadores de doenças autoimunes) deverão ser discutidos individualmente, de preferência com o especialista que acompanha o paciente ambulatorialmente.

Broncodilatadores

Indicados caso haja evidência de broncoespasmo. Existe um risco teórico de contaminação ambiental, por aerossolização, com o uso de nebulizadores, por isso tem sido recomendado utilizar dispositivos com espaçadores.

Oxigenioterapia

Na enfermaria, os pacientes podem precisar de cateter nasal em baixo fluxo, até 5 L/min (fluxos acima de 3 L/min podem ser incômodos), sendo o fluxo titulado para manter saturação periférica ≥ 90%, se paciente estável. Para pacientes com doença pulmonar obstrutiva crônica (DPOC), utilizar alvos de saturação ≥ 88%. No caso de necessidade de máscara Venturi, atentar para o uso em ambiente adequado, pelo risco de aerossolização.[8-9] Pacientes estáveis em

24 horas em ambiente de departamento de emergência, em uso de cateter nasal de O_2 até 6 L/min, são considerados candidatos a internação em enfermaria no HC-FMUSP.

Anti-inflamatórios não esteroidais e sintomáticos

Não há evidência concreta a favor ou contra o uso de anti-inflamatórios. Atentar para manutenção de medicamentos sintomáticos para os principais sintomas da doença, principalmente febre, mialgia e náuseas/vômitos.

Na Tabela 2 vemos um exemplo de prescrição possível para um paciente hipertenso, internado em enfermaria por COVID-19, em que uma infecção bacteriana sobreposta não pode ser descartada e com necessidade de cateter nasal de oxigênio.

CUIDADOS NA ENFERMARIA

Por mais que a principal preocupação com os pacientes com COVID-19 seja suporte respiratório, há relatos de acometimento de outros sistemas que devem ser lembrados (Tabela 3), tanto para adequado controle sintomático, quanto para pesquisa de diagnósticos diferenciais, como descrito em outros capítulos.

• **TABELA 2** Exemplo de prescrição

Nome do paciente: Idade:	
Prescrição	Checagem
1. Dieta geral para hipertenso	
2. Ceftriaxona 2 g EV 1x/d	
3. Azitromicina 500 mg EV 1x/d	
4. Enalapril 10 mg VO 12/12 h	
5. Enoxaparina 40 mg SC 1x/d	
6. Dipirona 1 g EV 6/6 h SN	
7. Metoclopramida 10 mg EV 8/8 h SN	
8. Cateter nasal 2 L/min	
Prescritor:	Data:

Vale lembrar que o perfil de pacientes internados é constituído, em grande parte, por pacientes mais idosos e com comorbidades.[1-3] Nesse sentido, podemos esperar exacerbações de doenças de base prévias.

Particularmente na COVID-19, o período de hospitalização pode ser longo, com passagem pela UTI e restrição da presença de acompanhantes (conforme políticas institucionais de cada hospital), o que pode aumentar o risco de complicações relativas à internação. Dentre as complicações possíveis, são exemplos: úlceras de pressão, *delirium*, sarcopenia e pneumonia associada aos cuidados de saúde. O ambiente da enfermaria é particularmente importante na reabilitação e prevenção dessas complicações.

ALTA HOSPITALAR

Não há critérios específicos definidos para alta desses pacientes. Recomendações nacionais e internacionais orientam alta conforme julgamento clínico, no qual deverão ser considerados os seguintes:[4,8]

1. Resolução da febre.
2. Ausência de dispneia ou dessaturação em ar ambiente.
3. Compensação das comorbidades e de possíveis complicações da internação.
4. Capacidade de se manter em isolamento domiciliar caso ainda seja indicado.
5. Sem necessidade de oxigênio suplementar (as diretrizes do HC-FMUSP sugerem 48 horas sem oxigênio antes da alta, mas conforme a evolução essa observação pode ser abreviada).

Para decidir sobre a alta desses pacientes, devemos levar em conta também o momento da doença em que o paciente se encontra, uma vez que, no caso de alta precoce, pode haver piora do quadro clínico após uma semana do início dos sintomas.[1]

Estar fora do período de contágio não deve ser um pré-requisito para alta, no entanto, o paciente precisa ter condições para o isolamento domiciliar, por exemplo: morar afastado de pessoas no grupo de alto risco, ter possibilidade de ficar em cômodo separado dos outros membros da família, ter acesso a insumos básicos para manter-se restrito por alguns dias, e ter condições de transporte até sua residência sem expor familiares inadvertidamente.[4,8]

• **TABELA 3**

Trato gastrointestinal	Controle de náuseas e vômitos. Vigilância de lesão hepática.
Sistema cardiovascular	Vigilância de arritmias, IAM e sinais de miocardite.
Sistema nervoso central	Vigilância de encefalopatia e AVC. Vigilância de *delirium*.
Sistema renal	Vigilância de IRA e distúrbios hidroeletrolíticos.
Sistema hematológico	Vigilância de eventos tromboembólicos.

AVC: acidente vascular cerebral; IAM: infarto agudo do miocárdio; IRA: injúria renal aguda.

Os critérios para definir o tempo de isolamento domiciliar necessário variam conforme instituições de diferentes países e alguns estudos sugerem que pacientes imunocomprometidos e com quadro clínico grave têm clareamento viral mais demorado. O Ministério da Saúde brasileiro orienta isolamento por 14 dias contados a partir do início dos sintomas.[4] O Centers for Disease Control and Prevention (CDC) norte-americano, por sua vez, sugere como critérios de resolução: desaparecimento de febre E resolução dos sintomas E dois resultados negativos de RT-PCR (*real time polimerase chain reaction*) em *swabs* de nasofaringe consecutivos, coletados com intervalo ≥ 24 h.[8] Nesse sentido, vale a pena buscar os protocolos institucionais do lugar onde você atua, pois pequenas diferenças podem existir.

Caso exista a necessidade de isolamento domiciliar no momento da alta hospitalar, algumas orientações devem ser dadas aos pacientes,[4,8] entre elas:

- Permanecer em quarto isolado do restante dos moradores da casa.
- Não compartilhar objetos de higiene pessoal, talheres, copos, toalhas.
- Caso fique em ambiente comum, mantê-lo arejado e utilizar máscara cirúrgica.
- Lavar as roupas de forma separada das roupas dos demais familiares, mantendo-as em saco plástico fechado enquanto aguardam a lavagem.

REFERÊNCIAS BIBLIOGRÁFICAS

1. Guan W, Ni Z, Hu Y, et al. Clinical characteristics of coronavirus disease 2019 in China. N Eng J Med. 2020;382:1708-20. doi: 10.1056/NEJMoa2002032.
2. Wu C, Chen X, Cai Y, et al. Risk factor associated with acute respiratory distress syndrome and death in patients with coronavirus disease 2019 pneumonia in Wuhan, China. JAMA Intern Med. Published online March 13, 2020. doi:10.1001/jamainternmed.2020.0994.
3. Zhou F, Yu T, Du R. Clinical course and risk factors for mortality of adult inpatients with COVID-19 in Wuhan, China: a retrospective cohort study. Lancet. Published Online March 9, 2020. doi: 10.1016/ S0140-6736(20)30566-3.
4. Ministério da Saúde. Diretrizes para diagnóstico e tratamento da COVID-19. Disponível em: https://portalarquivos.saude.gov.br/images/pdf/2020/April/18/Diretrizes-Covid19.pdf. Acesso em 30 de Abril 2020.
5. World Health Organization. Clinical management of sever acute respiratory infection (SARI) when COVID-19 disease is suspected: Interim guidance. Disponível em: https://www.who.int/publications-detail/clinical-management-of-severe-acute-respiratory-infection-when-novel-coronavirus-(ncov)-infection-is-suspected. Acesso em 30 de Abril 2020.
6. Vaduganathan M, Vardeny O, Michel T, et al. Renin-angiotensin-aldosterone system inhibitors in patients with Covid-19. N Engl J Med. 2020;382:1653-9. doi: 10.1056/NEJMsr2005760.
7. Thachil J, Tang N, Gando S, et al. ISTH interim guidance on recognition and management of coagulopathy in COVID-19. J Thromb Haemost. Published online Apr 17, 2020. doi: 10.1111/jth.14860.
8. Center for Disease Control and Prevention. Coronavirus disease 2019 – discontinuing transmission-based precautions. Disponível em: https://www.cdc.gov/coronavirus/2019-ncov/hcp/disposition-hospitalized-patients.html. Acesso em 02 Maio 2020.

38

Declaração de óbito no paciente com COVID-19 e achados *post-mortem*

Carolina Wermelinger Erthal
Thiago Vicente Pereira
Vinicius Zofoli de Oliveira
Rodrigo Antonio Brandão Neto

INTRODUÇÃO

Este capítulo tem o objetivo de auxiliar o médico no preenchimento da declaração de óbito (DO), conforme orientações do Ministério da Saúde (MS), de pacientes com suspeita ou confirmação da infecção pelo SARS-CoV-2. A DO tem como finalidade a coleta de informações sobre mortalidade, assim como caráter jurídico, sendo indispensável para elaboração da certidão de óbito.[2]

É de fundamental importância o preenchimento completo e fidedigno das "Causas da Morte – Partes I e II", uma vez que este documento é a base do Sistema de Informações sobre Mortalidade (SIM), utilizado pela Vigilância Epidemiológica Nacional para controle e planejamento de políticas públicas de segurança e saúde.

O médico tem obrigação legal de constatar e atestar o óbito,[2] sendo o responsável pelas informações registradas em todos os campos deste documento. É importante escrever com letra legível, sem abreviações ou rasuras, e revisar o documento antes de assiná-lo.[2]

FORMA DE PREENCHIMENTO

Em maio de 2020, o MS divulgou novo documento para padronização da codificação das causas de morte, em conformidade com as recomendações da Organização Mundial de Saúde (OMS).[3]

Novos códigos: U07.1 (COVID-19, vírus identificado) e U07.2 (COVID-19, vírus não identificado, diagnóstico clínico-epidemiológico) devem constar na DO, além do código B34.2 (infecção pelo coronavírus de localização não especificada), que deve ser mantido.[3] A causa básica, portanto, terá dupla codificação. Os dois códigos deverão ser anotados na mesma linha da causa básica, conforme demonstrado a seguir.[3]

Entretanto, o código U04.9 (síndrome respiratória aguda grave – SARS/SRAG), previamente recomendado nos documentos anteriores do MS, deverá ser substituído pelos códigos supracitados.[2,3]

• **TABELA 1** Códigos da Classificação Internacional de Doenças que devem ser utilizados na declaração de óbito de casos suspeitos ou confirmados de COVID-19/SARS-CoV-2, segundo recomendações do Ministério da Saúde

Código	Especificação
B34.2	Infecção pelo coronavírus de localização não especificada
U07.1	COVID-19, vírus identificado
U07.2	COVID-19, vírus não identificado, clínico-epidemiológico

Parte I – Causas da morte

A COVID-19 deve ser inserida nesta parte, se a causa da morte for infecção pelo SARS-CoV-2, compondo a sequência lógica de eventos registrada pelo médico.

Porém, se a causa da morte foi outra doença ou acidente, não registrar COVID-19 nesta parte, mesmo que o certificante considere que a COVID-19 tenha agravado ou contribuído para a morte. Neste caso, poderá relatá-la na parte II do atestado.[3]

Parte II – Comorbidades que contribuíram para a morte

Nesta parte, entram as principais condições que contribuíram para a morte, mas que não entraram na parte I.

Veja exemplos de como preencher a DO nas seguintes situações:

1. Morte confirmada por COVID-19 (teste laboratorial positivo) (Figura 1).
2. Morte suspeita por COVID-19 (teste laboratorial negativo, critério clínico--epidemiológico presente) (Figura 2).
3. Morte de gestantes com COVID-19 (Figura 3).

CONSIDERAÇÕES IMPORTANTES

- Atender as normas de biossegurança ao entregar as vias da DO aos familiares e aos profissionais de setores administrativos do hospital.

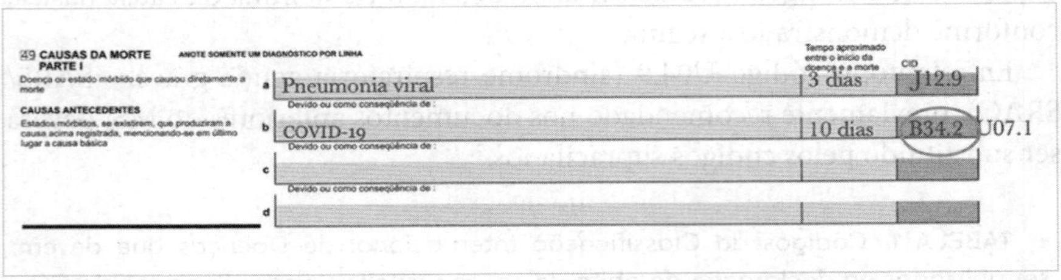
49 CAUSAS DA MORTE
PARTE I
Doença ou estado mórbido que causou diretamente a morte
CAUSAS ANTECEDENTES
Estados mórbidos, se existirem, que produziram a causa acima registrada, mencionando-se em último lugar a causa básica
ANOTE SOMENTE UM DIAGNÓSTICO POR LINHA

	Diagnóstico	Tempo aproximado entre o início da doença e a morte	CID
a	Pneumonia viral	3 dias	J12.9
b	Devido ou como consequência de: COVID-19	10 dias	B34.2 U07.1
c	Devido ou como consequência de:		
d	Devido ou como consequência de:		

• **FIGURA 1** Para casos confirmados de COVID-19, utilizar os códigos B34.2 (infecção por coronavírus de localização não especificada) + o marcador U07.1 (COVID-19, vírus identificado) na mesma linha do atestado.[3]

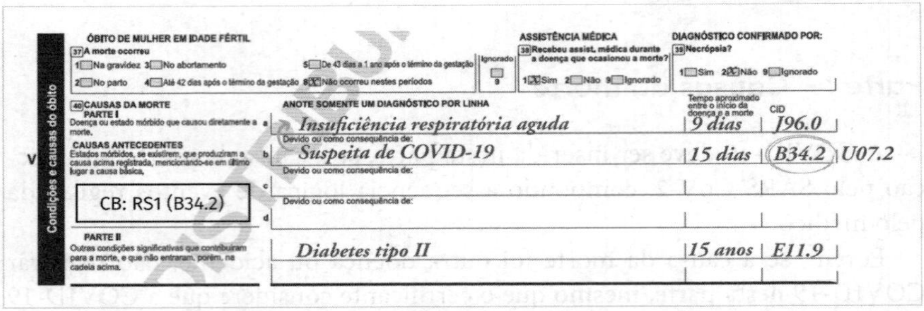
Condições e causas do óbito
ÓBITO DE MULHER EM IDADE FÉRTIL
37 A morte ocorreu
1 Na gravidez 3 No abortamento 5 De 43 dias a 1 ano após o término da gestação Ignorado 9
2 No parto 4 Até 42 dias após o término da gestação 8 [X] Não ocorreu nestes períodos
ASSISTÊNCIA MÉDICA
38 Recebeu assist. médica durante a doença que ocasionou a morte?
1 [X] Sim 2 Não 9 Ignorado
DIAGNÓSTICO CONFIRMADO POR:
39 Necrópsia?
1 Sim 2 [X] Não 9 Ignorado
40 CAUSAS DA MORTE
PARTE I
Doença ou estado mórbido que causou diretamente a morte.
CAUSAS ANTECEDENTES
Estados mórbidos, se existirem, que produziram a causa acima registrada, mencionando-se em último lugar a causa básica.
CB: RS1 (B34.2)
ANOTE SOMENTE UM DIAGNÓSTICO POR LINHA

	Diagnóstico	Tempo aproximado entre o início da doença e a morte	CID
a	*Insuficiência respiratória aguda*	*9 dias*	*J96.0*
b	Devido ou como consequência de: *Suspeita de COVID-19*	*15 dias*	*B34.2 U07.2*
c	Devido ou como consequência de:		
d	Devido ou como consequência de:		

PARTE II
Outras condições significativas que contribuíram para a morte, e que não entraram, porém, na cadeia acima.

Diagnóstico	Tempo	CID
Diabetes tipo II	*15 anos*	*E11.9*

• **FIGURA 2** Para os casos suspeitos de COVID-19, utilizar o código B34.2 (infecção por coronavírus de localização não especificada) + o marcador U07.2 (COVID-19, vírus não identificado ou critério clínico-epidemiológico) na mesma linha do atestado.[3]

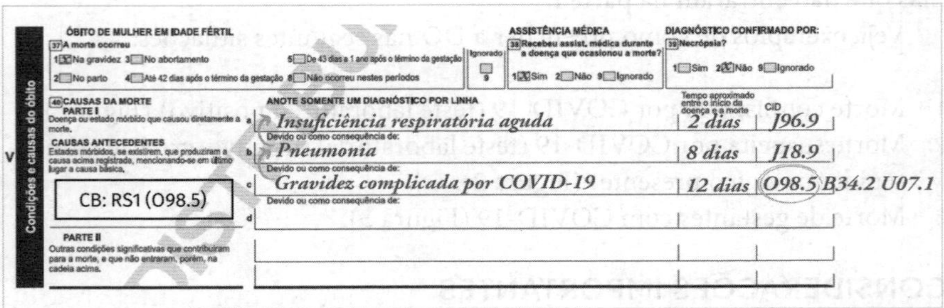
Condições e causas do óbito
ÓBITO DE MULHER EM IDADE FÉRTIL
37 A morte ocorreu
1 [X] Na gravidez 3 No abortamento 5 De 43 dias a 1 ano após o término da gestação Ignorado 9
2 No parto 4 Até 42 dias após o término da gestação 8 Não ocorreu nestes períodos
ASSISTÊNCIA MÉDICA
38 Recebeu assist. médica durante a doença que ocasionou a morte?
1 [X] Sim 2 Não 9 Ignorado
DIAGNÓSTICO CONFIRMADO POR:
39 Necrópsia?
1 Sim 2 [X] Não 9 Ignorado
40 CAUSAS DA MORTE
PARTE I
Doença ou estado mórbido que causou diretamente a morte.
CAUSAS ANTECEDENTES
Estados mórbidos, se existirem, que produziram a causa acima registrada, mencionando-se em último lugar a causa básica.
CB: RS1 (O98.5)
ANOTE SOMENTE UM DIAGNÓSTICO POR LINHA

	Diagnóstico	Tempo aproximado entre o início da doença e a morte	CID
a	*Insuficiência respiratória aguda*	*2 dias*	*J96.9*
b	Devido ou como consequência de: *Pneumonia*	*8 dias*	*J18.9*
c	Devido ou como consequência de: *Gravidez complicada por COVID-19*	*12 dias*	*O98.5 B34.2 U07.1*
d	Devido ou como consequência de:		

PARTE II
Outras condições significativas que contribuíram para a morte, e que não entraram, porém, na cadeia acima.

• **FIGURA 3** Exemplificação do preenchimento da declaração de óbito em caso de gravidez complicada por COVID-19.[3]

- Serviço de Verificação de Óbito (SVO): em São Paulo, de acordo com orientações do Governo do Estado, causas de morte natural não deverão ser encaminhadas ao SVO durante a pandemia de COVID-19. Caso a morte suspeita não tenha amostras biológicas coletadas em vida, deve-se realizar a coleta *post-mortem* no próprio serviço de saúde e continuar a investigação por equipe da vigilância epidemiológica do hospital.
- Caso a causa do óbito não seja conhecida (indeterminada), aplicar o questionário de autópsia verbal, no hospital ou na residência, junto ao familiar ou responsável. Disponível em: https://www.prefeitura.sp.gov.br/cidade/secretarias/upload/saude/ar- quivos/mortalidade/Questionario_Autopsia_Verbal-SES-SP_20032020.pdf.
- O formulário deve ser digitalizado e enviado por e-mail para autopsiaverbal@saude.sp.gov.br com o número da DO no campo "assunto". O arquivo deve ser nominado com as iniciais do paciente, número da DO e município de ocorrência. No contexto da atual pandemia de COVID-19, os cartórios aceitarão a DO de morte indeterminada mesmo sem autópsia.
- Instituto Médico Legal (IML): em casos confirmados de COVID-19, a autópsia não deve ser realizada, pois expõe a equipe a riscos. O IML continua sendo responsável por elucidar as mortes violentas e por causas externas.

ACHADOS DE COVID-19 EM AUTÓPSIAS

Estudos de autópsias foram capazes de detectar o RNA do SARS-CoV-2 no cérebro, rins, fígado, coração e corrente sanguínea, além do trato respiratório, como já era esperado.[7] Isso sugere que o vírus se dissemina de forma sistêmica, com acometimento multiorgânico. Dentre estes, os órgãos cujo acometimento apresenta maior repercussão clínica, com impacto no manejo desses pacientes, são os rins e os pulmões.

Rins

Um estudo chinês demonstrou que todos os pacientes apresentaram lesão renal aguda de grau variável na autópsia de 26 pacientes que morreram por complicações respiratórias secundárias ao COVID-19. Outros achados histopatológicos relevantes encontrados foram cilindros pigmentados e agregados de hemácias obstruindo capilares peritubulares. Desses 26 pacientes, 9 desenvolveram injúria renal aguda (IRA) durante a hospitalização, definida como aumento da creatinina e/ou surgimento de proteinúria.[5]

Pulmões

Pesquisadores da Faculdade de Medicina da Universidade de São Paulo (FMUSP) realizaram um estudo com autópsia minimamente invasiva, por meio de biópsia percutânea guiada por ultrassonografia, em 10 indivíduos que morreram devido a infecção pelo SARS-CoV-2. Resultados preliminares desse estudo demonstraram que os casos fatais de COVID-19 apresentaram alterações histológicas pulmonares como dano alveolar difuso exsudativo/proliferativo, com envolvimento do epitélio alveolar e de pequenas vias aéreas, com mínima infiltração linfocítica.[4]

Foi observada também a presença de trombose em arteríolas pulmonares, inclusive em áreas do parênquima preservadas pela doença, em 80% dos casos. A presença de grande número de megacariócitos nos capilares pulmonares desses pacientes pode ser indicativa de ativação da cascata de coagulação. Outros achados interessantes foram: pequenos e esparsos focos de hemorragia alveolar, sem sinais de infarto pulmonar, além da constatação da presença de infecção bacteriana secundária em seis casos. Devido à técnica empregada, que não permite avaliar médios e grandes vasos pulmonares, tromboembolismo pulmonar (TEP) não pode ser confirmado ou excluído nas avaliações.[4]

Outros estudos *post-mortem* também tentaram provar o papel da coagulação intravascular na fisiopatologia da infecção pelo COVID-19. Em um estudo com 21 pacientes com COVID-19 conduzido na Suíça,[6] o exame *post-mortem* revelou TEP em 4 deles, além de microtrombos nos capilares alveolares em 45% dos casos analisados. Todos esses pacientes estudados estavam em uso de algum tipo de anticoagulação durante a internação.

Na Alemanha, estudo de autópsia com 12 pessoas infectadas pelo COVID-19[7] revelou a presença de trombose venosa profunda (TVP) em 58% dos casos, todos com acometimento de ambos os membros inferiores, sem que houvesse suspeita clínica de tromboembolismo venoso antes da morte. Desses 12 indivíduos analisados, 42% apresentaram evidência histopatológica de trombose pulmonar. Apenas 4 dos 12 pacientes estavam sob regime de anticoagulação. O mecanismo exato para explicar a trombose pulmonar ainda está sendo estudado, podendo envolver hipercoagulabilidade, dano endotelial e ativação do complemento, entre outros.[8]

Um estudo publicado no *New England Journal of Medicine* comparando necrópsias de pacientes com COVID-19 e H1N1 mostrou lesão endotelial mais extensa em pacientes com infecção pelo COVID-19 e trombose pulmonar e microangiopatia nove vezes mais frequente em pacientes com infecção pela COVID-19,[9] mostrando as diferenças entre as duas doenças.

É evidente que devemos considerar a presença de comorbidades e variáveis como sexo, idade e tempo de internação hospitalar como confundidores para analisar o verdadeiro risco de eventos tromboembólicos em pacientes com COVID-19. Os estudos de autópsia são importantes na investigação da fisiopatologia de doenças novas. No entanto, seu resultado sempre deve ser analisado com ressalvas, uma vez que são fadados ao viés de analisar apenas casos com evolução grave e morte.

REFERÊNCIAS BIBLIOGRÁFICAS

1. Governo do Estado de São Paulo; Secretaria de Estado da Saúde; Coordenadoria de Controle de Doenças (CCD); Centro de Informações Estratégicas em Vigilância à Saúde (CIVS). Orientações para o preenchimento da declaração de óbito. São Paulo: Secretaria de Estado da Saúde; 2020.
2. Ministério da Saúde; Conselho Federal de Medicina; Centro Brasileiro de Classificação de Doenças. A declaração de óbito: documento necessário e importante. 3. ed. Brasília: Ministério da Saúde; 2009.
3. Ministério da Saúde; Secretaria de Vigilância em Saúde; Departamento de Análise em Saúde e Vigilância de Doenças não Transmissíveis. Orientações para codificação das causas de morte no contexto da COVID-19. Versão 1. Brasília: Ministério da Saúde; 2020. Publicada em 11/05/2020.
4. Dolhnikoff M, Duarte-Neto AN, Monteiro RAA, Silva LFF, Oliveira EP, Saldiva PHN, et al. Pathological evidence of pulmonary thrombotic phenomena in severe COVID-19. J Thromb Haemost. 2020. doi: 10.1111/JTH.14844.
5. Hua S, Ming Y, Chen W, Li-Xia Y. Renal histopathological analysis of 26 postmortem findings of patients with COVID-19 in China. Kidney Int. 2020.
6. Menter T, Haslbauer JD, Nienhold R, et al. Post-mortem examination of COVID19 patients reveals diffuse alveolar damage with severe capillary congestion and variegated findings of lungs and other organs suggesting vascular dysfunction. Histopathology. 2020.
7. Wichmann D, Sperhake JP, Lütgehetmann M, et al. Autopsy findings and venous thromboembolism in patients with COVID-19: A prospective cohort study. Ann Intern Med. 2020.
8. Connors JM, Levy JH. Thromboinflammation and the hypercoagulability of COVID-19. J Thromb Haemost. 2020.
9. Ackerman M, Verleden SE, Kuehnel M, et al. Pulmonary vascular endotheliatitis, thrombosis and angiogenesis in COVID-19. N Eng. J Med. May 21 2020. doi: 10.1056/NEJMoa2015432.

Parte E

Profilaxia

39 Paramentação e desparamentação

Natália Doratioto Serrano Faria Braz
Stefânia Bazanelli Prebianchi
Glória Selegatto
Vinicius Zofoli de Oliveira

ESTABILIDADE DO SARS-COV-2 NAS DIVERSAS SUPERFÍCIES

Um estudo publicado recentemente na *Journal of the American Medical Association*[1] analisou a presença do SARS-CoV-2 nas superfícies dos quartos de três pacientes infectados em um hospital em Singapura. As amostras coletadas após rotina de limpeza do quarto vieram negativas. Por outro lado, das amostras coletadas antes da higienização do quarto, 13 das 15 foram positivas [mesa cardíaca (incluindo a alça), grades da cama, painel de controle da cama, campainha da cama, armário com abertura manual, cadeira, luz atrás da cama, estetoscópio, pia (face externa e interna), chão, vidro da janela, vidro da porta, área de armazenamento de equipamento de proteção individual (EPI) acima da pia e saída de ar do ventilador] e 3 das 5 amostras do banheiro foram positivas (maçaneta, vaso sanitário e face interna da pia). Apesar de ser um estudo pequeno, ele nos mostra algumas mensagens relevantes:

- A permanência do SARS-CoV-2 em diversas superfícies.
- A importância do uso adequado de EPI para evitar a disseminação do vírus para o profissional da saúde, para o paciente e para as superfícies do ambiente.
- A importância da higienização das mãos e das superfícies.

O tempo de permanência do vírus nas diferentes superfícies depende de uma série de fatores, como tipo de superfície (material), pH, temperatura e umidade do ambiente (Tabela 1). Uma publicação no *Journal of Hospital Infection*[2] estudou a persistência de diversos tipos de coronavírus, exceto o SARS-CoV-2, em diferentes materiais: aço (8-48 h), alumínio (2-8 h), metal (5 dias), madeira (4 dias), papel (1-5 dias), vidro (4-5 dias) e plástico (2-6 dias).

• **TABELA 1** Tempo de permanência dos coronavírus nas superfícies

Alumínio	Até 8 horas
Roupa	Até 2 dias
Aço	Até 2 dias
Madeira	Até 4 dias
Vidro	Até 5 dias
Papel	Até 5 dias
Luva	Até 5 dias
Plástico	Até 6 dias

A significativa contaminação ambiental do COVID-19 através das gotículas respiratórias e a estabilidade dos coronavírus nas superfícies sugerem que o ambiente é um potencial meio de transmissão, mostrando a importância da higiene das mãos e a higiene ambiental. Dessa maneira, faz-se necessária a utilização de equipamentos de proteção individual (EPI) de forma adequada, bem como sua correta colocação e retirada.

EQUIPAMENTO DE PROTEÇÃO INDIVIDUAL (EPI)

O acesso a casos suspeitos ou confirmados de COVID-19 deve ser realizado sempre pelo menor número de profissionais possível.

Os ambientes de atendimento e cuidados de pacientes com suspeita de COVID-19 devem apresentar sinalização adequada e devem ser separados de áreas de atendimento de outros pacientes. Todos os profissionais que entrarem nessas áreas devem respeitar as medidas de precaução padrão, de contato e respiratória (gotículas).

Os EPIs indicados em cada nível de assistência estão relacionados na Tabela 2.

As luvas, máscaras cirúrgicas e avental/capote deverão ser descartados após cada contato com o paciente. Óculos de proteção e protetores faciais são EPIs reutilizáveis, sendo necessária a adequada higienização dos mesmos com água e sabão ou desinfecção com álcool 70% ou qualquer produto para desinfecção disponível após cada uso.

Os procedimentos geradores de aerossol são: intubação orotraqueal (IOT), ventilação com bolsa-válvula-máscara, uso de ventilação não invasiva (VNI), ressuscitação cardiopulmonar (RCP), coleta de escarro induzido, coleta de amostras nasotraqueais e broncoscopia. Nessas situações, recomenda-se uso de máscara com eficácia mínima de filtração de 95% de partículas de até 0,3 μ (p.ex.: N95). Deve-se ajustá-la adequadamente à face, e ela não deve ser compartilhada (Figura 1). Evite tocar na máscara enquanto estiver em uso. Se o fizer, higienize as mãos antes e após a manipulação. A coleta de *swab* nasofaríngeo também pode levar à produção de aerossóis.

Para verificar a vedação da máscara, é aconselhado realizar o teste de pressão positiva e pressão negativa (Figura 2). O teste basicamente consiste em realizar uma expiração profunda que exercerá uma pressão positiva na máscara quando essa não apresentar vazamentos (teste de pressão positiva) e realizar uma inspiração profunda que fará a máscara agarrar-se ao rosto do profissional

• **TABELA 2** Uso de equipamentos de proteção individual (EPIs) nos diferentes ambientes

Tipo de proteção	Higiene de mãos	Capote ou avental	Máscara cirúrgica	Máscara N95/PFF2	Óculos ou protetor facial	Luvas
Triagem de pacientes	X		X			
Coleta de amostras	X	X		X	X	X
Assistência sem gerar aerossol	X	X	X		X	X
Assistência na UTI	X	X		X	X	X
Assistência em procedimento gerador de aerossol	X	X		X	X	X

Modificada de Associação de Medicina Intensiva Brasileira.[3]

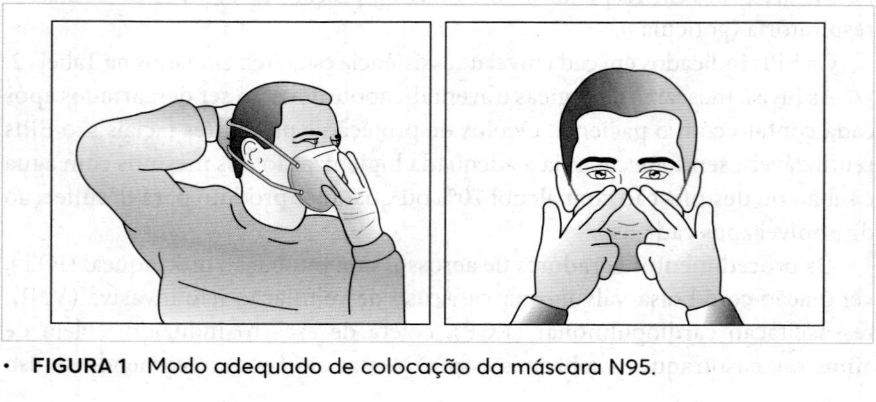

• **FIGURA 1** Modo adequado de colocação da máscara N95.

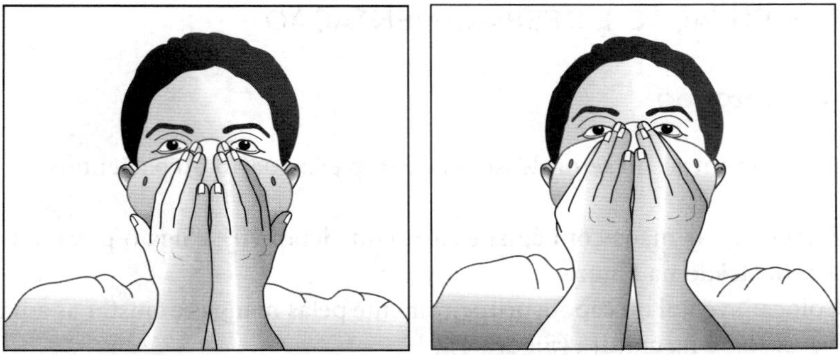

• **FIGURA 2** Testes de vedação para máscara N95.

caso não haja vazamentos (teste de pressão negativa). Dessa forma é possível ter a certeza de que a máscara está de fato com vedação completa e segura para uso.

Em enfermarias ou UTIs com internação de paciente do tipo "salão" ou em leitos sem pressão negativa com risco de procedimentos aerossóis é recomendado o uso da máscara N95 durante toda a permanência no local. Deve-se acrescentar que em caso de contato com vários pacientes com suspeita de infecção pelo COVID-19 durante seu plantão, os profissionais da saúde devem fazer os atendimentos com máscara N95, mesmo se não estiverem realizando procedimentos geradores de aerossóis, devido à potencial alta carga de exposição viral.

Quais são os cuidados para o uso de EPIs em pacientes em uso de cateter nasal de alto fluxo?

Segundo divulgado pela Associação Brasileira de Medicina Intensiva Brasileira (AMIB) e em concordância com o alertado por órgãos de saúde internacionais, o uso de cateter nasal de alto fluxo apresenta sim um risco de aerossolização de patógenos e contaminação do ambiente e, portanto, deve ser empregado se a equipe tiver treinamento adequado ou se forem experientes na técnica E se dispuserem de EPIs adequados, preferencialmente em quarto isolado e com pressão negativa, orientando o paciente a manter a boca fechada o máximo de tempo possível.

Por fim, recomenda-se limitar a movimentação do paciente para além da área de isolamento. Caso seja necessário o transporte, manter máscara cirúrgica no paciente durante todo o deslocamento e a equipe que realizar o transporte do paciente deve utilizar as precauções de contato e respiratórias adequadas.

PARAMENTAÇÃO E DESPARAMENTAÇÃO

Paramentação

Antes de entrar no setor de isolamento (p.ex.: quarto do paciente):

1. Higienizar as mãos com água e sabão ou álcool 70%. Siga o passo a passo demonstrado na Figura 3.
2. Colocar avental ou capote primeiramente pelas mangas e ajustar as amarras nas costas e na cintura (Figura 4).
3. Colocar máscara N95, pegando pelas tiras. Ajustar a máscara pelo grampo nasal, deixando-a bem vedada à face (conforme exposto na Figura 1).
4. Colocar óculos de proteção ou protetor facial – cuidado para não tocar na lente/viseira (Figura 5).
5. Colocar o gorro de modo a garantir a cobertura de todo o cabelo e das orelhas (Figura 6).
6. Higienizar as mãos com preparação alcoólica (esse passo, teoricamente, deve ser repetido antes de cada passo da paramentação).
7. Calçar luvas bem ajustadas por cima do punho do avental (Figura 7). Obs.: o profissional deve usar luvas adequadas ao seu tamanho e sempre verificar a integridade delas, desprezando-as sempre que houver rasgos, furos ou outros danos visíveis. De modo algum deve-se reutilizá-las.

A Figura 8 resume os principais elementos para uma paramentação adequada.

Desparamentação

No setor de isolamento (p.ex.: quarto do paciente) (Figura 9):

1. Retirar as luvas (Figura 10): a primeira, tocar com a mão oposta na face externa para puxá-la, invertendo-a para o avesso na retirada. Com a mão sem a luva, retirar a segunda luva, pegando por dentro na parte não contaminada, invertendo-a também para retirada.
2. Higienizar as mãos com preparação alcoólica.
3. Desamarrar o avental de forma segura (começar por trás e pegar pelas bordas da parte de trás – menos contaminadas) sem movimentos bruscos para não levantar gotículas. Retirar ao avesso e também manusear pelo avesso para desprezá-lo.
4. Higienizar novamente as mãos com preparação alcoólica ou água e sabão.

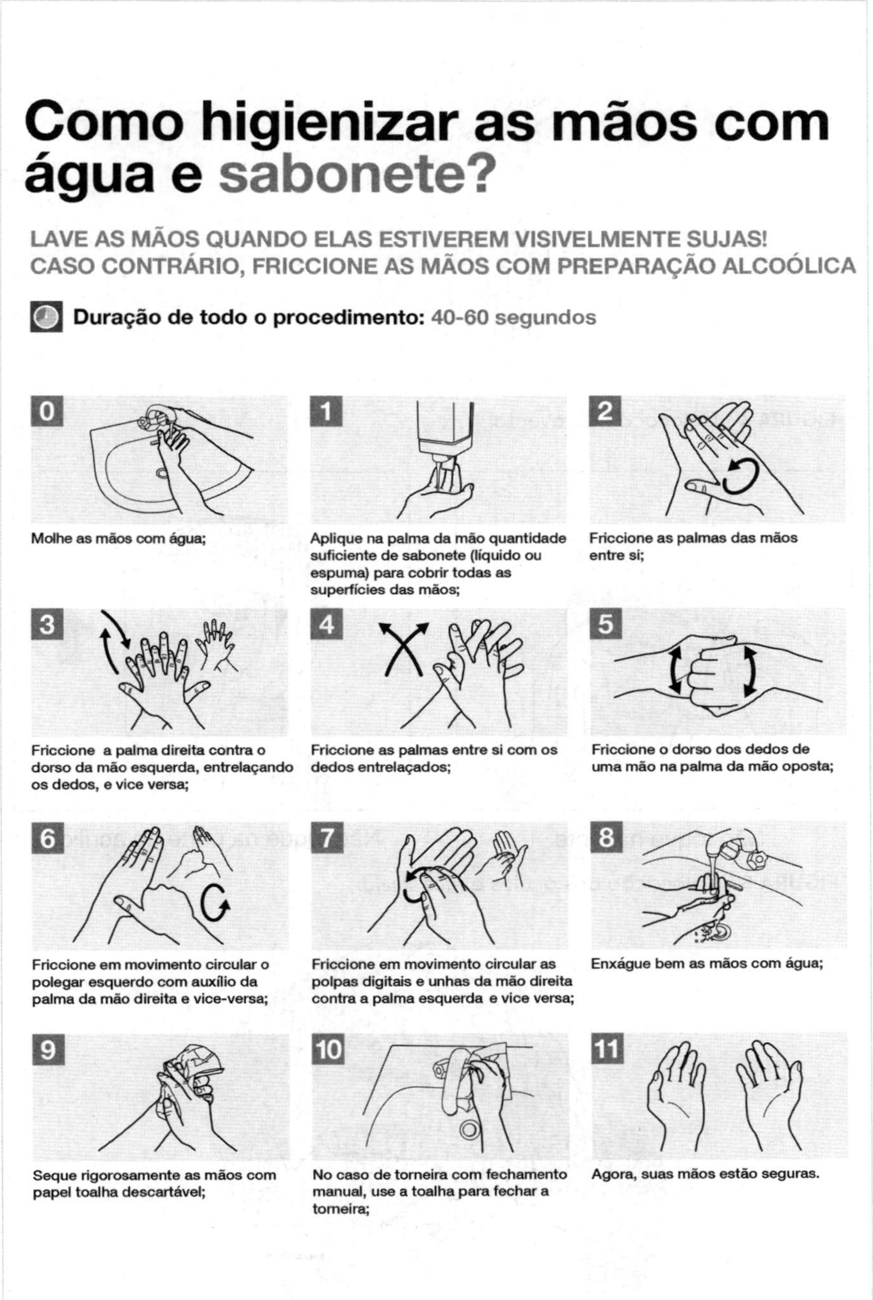
Como higienizar as mãos com água e sabonete?
LAVE AS MÃOS QUANDO ELAS ESTIVEREM VISIVELMENTE SUJAS!
CASO CONTRÁRIO, FRICCIONE AS MÃOS COM PREPARAÇÃO ALCOÓLICA
Duração de todo o procedimento: 40-60 segundos
0
Molhe as mãos com água;
1
Aplique na palma da mão quantidade suficiente de sabonete (líquido ou espuma) para cobrir todas as superfícies das mãos;
2
Friccione as palmas das mãos entre si;
3
Friccione a palma direita contra o dorso da mão esquerda, entrelaçando os dedos, e vice versa;
4
Friccione as palmas entre si com os dedos entrelaçados;
5
Friccione o dorso dos dedos de uma mão na palma da mão oposta;
6
Friccione em movimento circular o polegar esquerdo com auxílio da palma da mão direita e vice-versa;
7
Friccione em movimento circular as polpas digitais e unhas da mão direita contra a palma esquerda e vice versa;
8
Enxágue bem as mãos com água;
9
Seque rigorosamente as mãos com papel toalha descartável;
10
No caso de torneira com fechamento manual, use a toalha para fechar a torneira;
11
Agora, suas mãos estão seguras.

• **FIGURA 3** Lavagem das mãos.

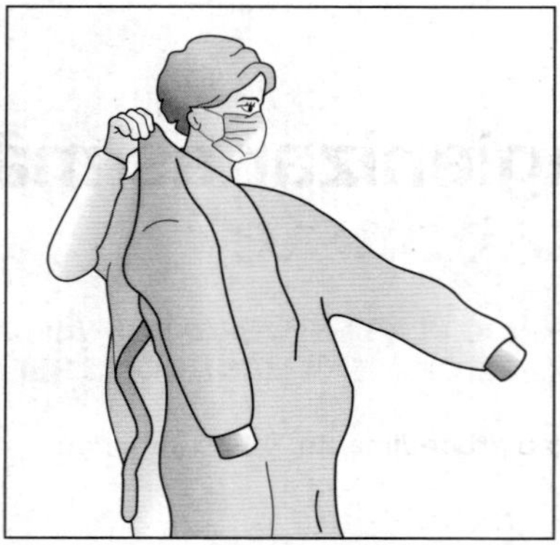

• **FIGURA 4** Colocação do avental.

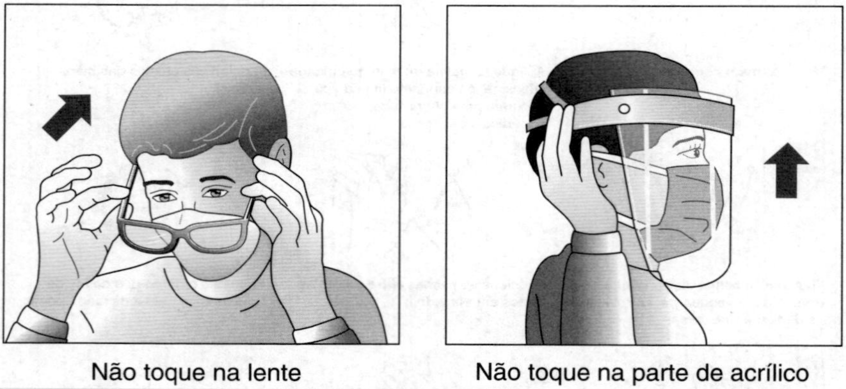

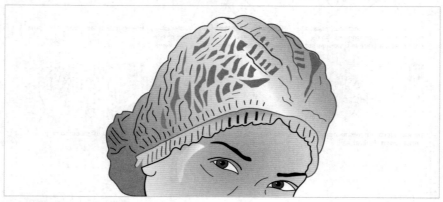

• **FIGURA 5** Colocação dos óculos e *face shield*.

• **FIGURA 6** Colocação do gorro.

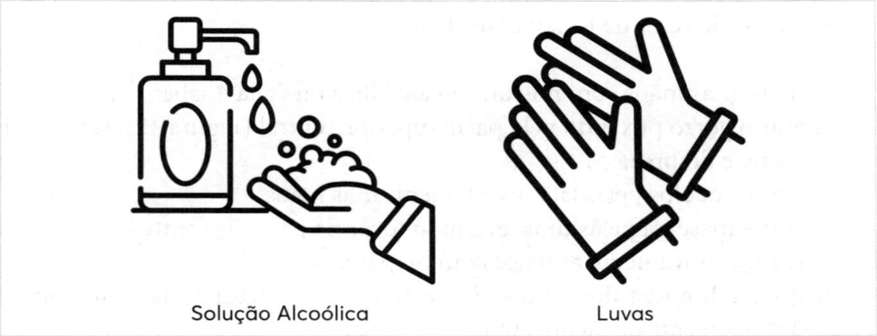

• **FIGURA 7** Higienizar as mãos novamente antes de calçar as luvas.

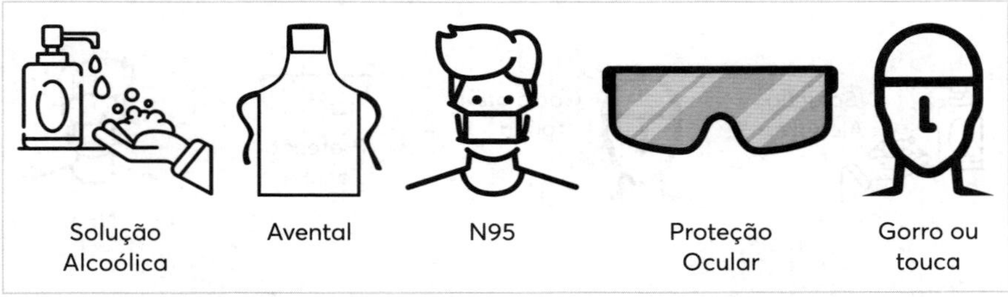

• **FIGURA 8** Elementos para uma paramentação adequada.

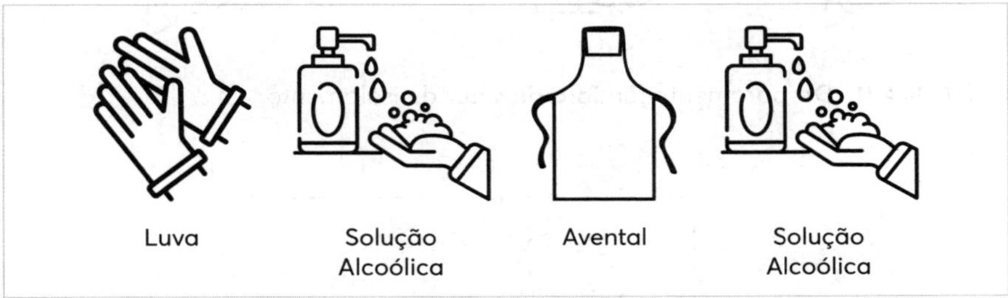

• **FIGURA 9** Desparamentação no quarto de isolamento.

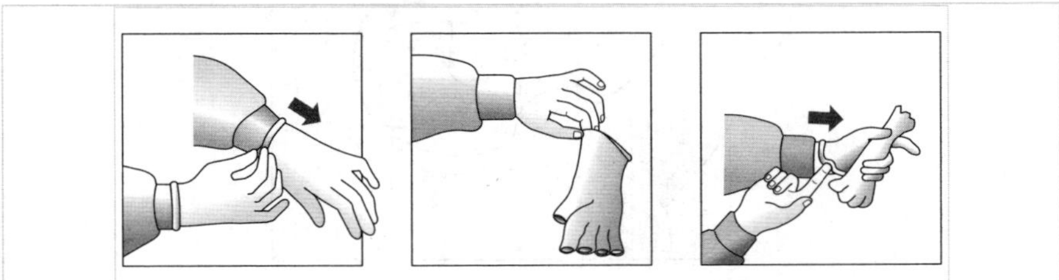

• **FIGURA 10** Retirada das luvas.

Após sair do setor de isolamento (Figura 11):

1. Higienizar as mãos com preparação alcoólica ou água e sabão.
2. Retirar o gorro puxando pela parte superior central (Figura 12), sem tocar no rosto, e desprezá-lo.
3. Retirar os óculos pelas laterais e higienizar as mãos.
4. Retirar a máscara pelas tiras, evitando tocar na parte da frente.
5. Higienizar novamente as mãos com preparação alcoólica.
6. Realizar a limpeza dos óculos de proteção ou protetor facial com água e sabão/detergente ou álcool 70%.
7. Higienizar as mãos com preparação alcoólica.

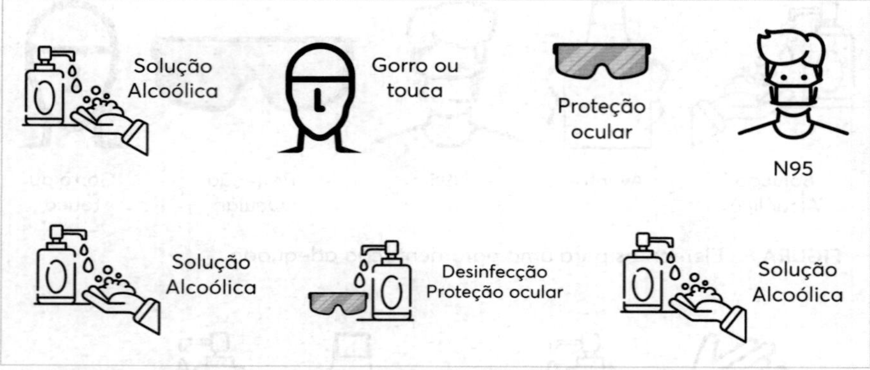

• **FIGURA 11** Desparamentação fora do setor de isolamento.

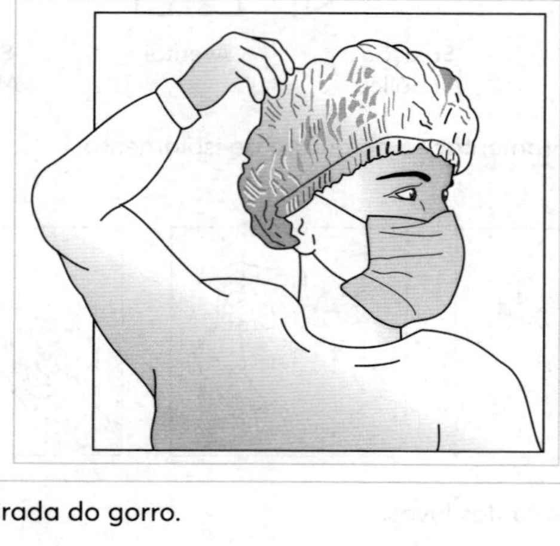

• **FIGURA 12** Retirada do gorro.

REFERÊNCIAS BIBLIOGRÁFICAS

1. Ong SWX, Tan YK, Chia PY, et al. Air, surface environmental and personal protective equipment contamination by severe acute respiratory syndrome coronavirus 2 (SARS-CoV-2) from a symptomatic patient. Journal of the American Medical Association. 2020;323(16):1610-2. doi:10.1001/jama.2020.3227.
2. Kampf G, Todt D, Pfaender S, Steinmann E. Persistence of coronaviruses on inanimate surfaces and their inactivation with biocidal agents. Journal of Hospital Infection. 2020 Feb;104:246-51. Doi: 10.1016/j.jhin.2020.01.022.
3. Associação de Medicina Intensiva Brasileira. Equipamento de proteção individual - Na UTI, a segurança da equipe é fundamental! Março de 2020. Disponível em: https://www.amib.org.br/pagina-inicial/coronavirus.
4. Universidade Federal do Rio de Janeiro. Procedimentos geradores de aerossóis passo a passo para colocação e retirada dos equipamentos de proteção individual (EPIs). Março de 2020. Disponível em:https://coronavirus.ufrj.br/wp-content/uploads/sites/5/2020/03/Procedimentos-geradores-de-aerossois-_-Passo-a-Passo-para-colocacao-e-retirada-de-EPIsDig-1-1.pdf.
5. Associação de Medicina Intensiva Brasileira. Orientações sobre o manuseio do paciente com pneumonia e insuficiência respiratória devido a infecção pelo coronavírus (SARS-CoV-2) - versão n.04/2020. Acesso em 12 de maio de 2020. Disponível em: https://www.amib.org.br/fileadmin/user_upload/amib/2020/marco/31/0904202_1026_Orientac__o__es_sobre_o_manuseio_do_paciente_com_pneumonia_e_insuficie__ncia_respirato__ria_v4.pdf.

40 Isolamento domiciliar

Stefânia Bazanelli Prebianchi
Vinícius Machado Correia

INTRODUÇÃO

Enquanto não se encontram drogas comprovadamente eficazes contra o SARS-CoV-2, a prevenção da infecção mostra-se a medida mais importante no combate à COVID-19. O distanciamento social é necessário de modo a controlar a propagação do novo coronavírus e assim diminuir o número de pessoas expostas a ele.[1]

Já é sabidamente aceito que, nessa fase da doença, deve-se estimular o isolamento social por toda a população. Entretanto, para os casos suspeitos ou aqueles já confirmados de COVID-19, mas com sintomas leves que permitam o tratamento domiciliar, deve-se adotar uma série de medidas a fim de diminuir a chance de transmissão do vírus para os demais moradores da casa.[5] Tais medidas geram muitas dúvidas e são recomendações não tão simples de serem obedecidas, ainda mais em um país com tantas disparidades socioeconômicas como o Brasil.

Assim, revisaremos agora as precauções que devem ser tomadas no ambiente domiciliar no contexto de pacientes suspeitos ou confirmados com a COVID-19.

QUEM DEVE REALIZAR O ISOLAMENTO DOMICILIAR?

Nas circunstâncias atuais da pandemia, todas as pessoas são estimuladas a praticarem o isolamento social e permanecerem em casa o maior tempo possível. "Fique em casa" é a expressão mais incutida no subconsciente humano nos últimos meses, porém não é sinônimo de segurança, se você reside na mesma casa que alguém com suspeita ou confirmação de COVID-19. Para manter a segurança de todos, é preciso adotar práticas de higiene e uso de equipamentos de proteção individual de modo adequado.

De acordo com as recomendações do Ministério da Saúde, pacientes com sintomas respiratórios sem sinais de gravidade, pacientes confirmados com COVID-19 e sintomas leves, bem como os contactantes próximos e moradores da mesma casa devem:

- Realizar o isolamento domiciliar por 14 dias a partir da data do início dos sintomas.
- Realizar higiene adequada das mãos, com água e sabão, respeitando os cinco momentos de higienização:[2]
  - Antes de contato com a pessoa.
  - Antes da realização de procedimentos.
  - Após risco de exposição a fluidos biológicos (secreções, catarro etc.).
  - Após contato com a pessoa.
  - Após contato com as áreas próximas ao suspeito/infectado.

COMO FUNCIONA O ISOLAMENTO DOMICILIAR?

Quarto

- O ideal é destinar um quarto exclusivo para o uso da pessoa suspeita/confirmada com COVID-19.
- Caso o domicílio tenha apenas um quarto, a recomendação é deixar o único quarto da casa para uso da pessoa suspeita/confirmada. Quem não tem sintomas deve dormir na sala ou outro cômodo, se possível.[5]

No quarto usado para o isolamento

- Deve-se manter a porta fechada o tempo todo e as janelas abertas para a circulação de ar e entrada de luz solar.
- O próprio indivíduo isolado deverá realizar a limpeza do cômodo, retirando a roupa de cama e, caso haja secreções, embalando-a em sacos plásticos para transporte até a máquina de lavar/tanque.
- O ideal também é que se tenha uma lixeira próximo da cama do paciente, com saco plástico, devendo ser trocada sempre que cheia.
- Deve-se higienizar constantemente as maçanetas das portas com álcool 70% ou água sanitária (Figura 1).[2,5,4]

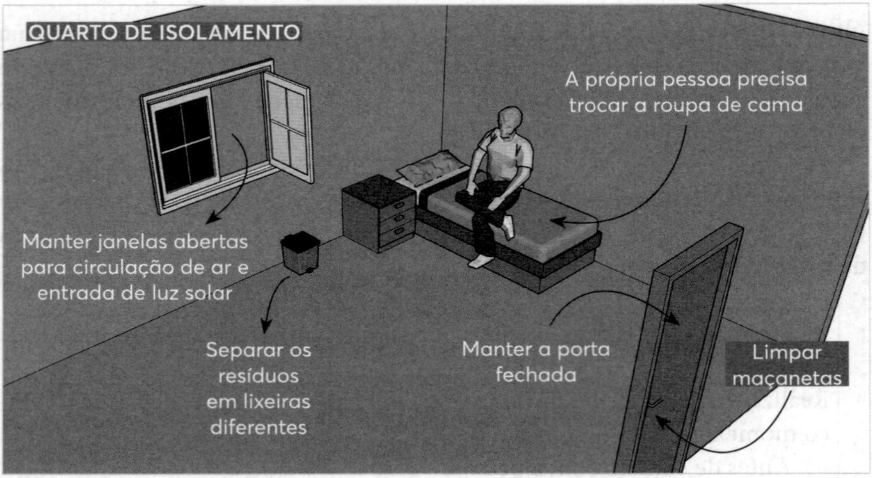

• **FIGURA 1** Quarto de isolamento.

E se a casa tiver apenas um cômodo?

- Nesses casos, o ideal é que a pessoa suspeita/confirmada e as pessoas sem doença não compartilhem o mesmo sofá/colchão.
- Tentar manter distância de 2 metros entre as pessoas que moram no local.
- A medida mais adequada seria que as pessoas saudáveis que moram na casa procurassem a residência de algum outro parente até o término do isolamento social.[4,5]

Banheiro (Figura 2)

- Idealmente, deve-se destinar um banheiro para uso exclusivo do paciente suspeito/confirmado.
- Caso o banheiro seja compartilhado: o próprio paciente deve desinfetar as superfícies como maçanetas, interruptores, vaso sanitário, descarga, box e pia com água sanitária ou álcool 70%, sempre após cada uso.
- Não compartilhar toalhas de rosto/corpo, sabonete de pia, pasta de dente, escova de dente.
- Guardar escova de dente em local diferente das demais escovas de dentes dos outros moradores da casa.
- Preferencialmente, usar sabonetes líquidos.
- Dar descarga com a tampa fechada, para que não haja dissipação de partículas pelo ambiente.[2,4,5]

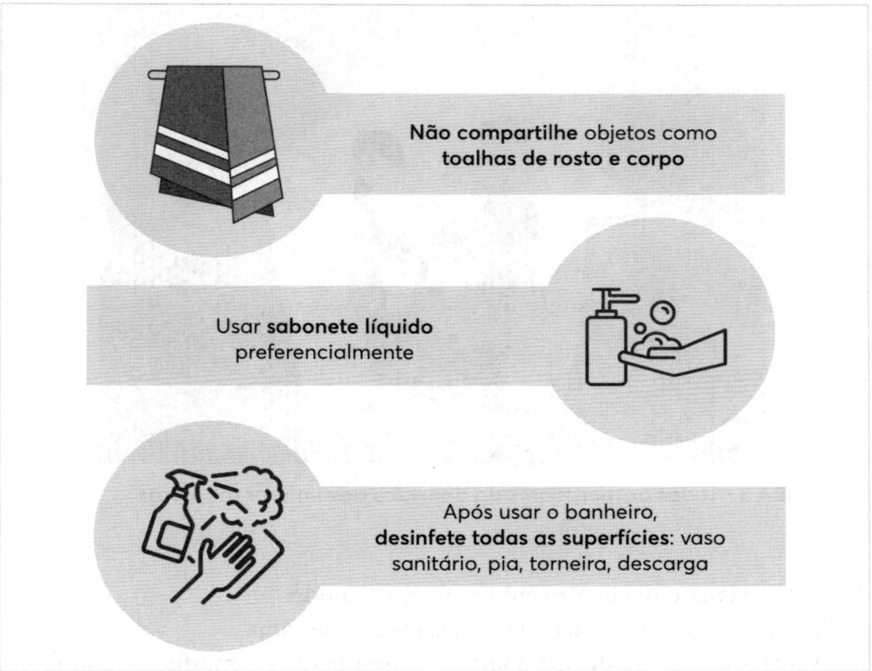
Não compartilhe objetos como toalhas de rosto e corpo
Usar sabonete líquido preferencialmente
Após usar o banheiro, desinfete todas as superfícies: vaso sanitário, pia, torneira, descarga

• **FIGURA 2** Orientações sobre o uso do banheiro.

Cozinha

- Não compartilhar utensílios de cozinha/talheres.
- Idealmente, o paciente deve realizar suas refeições sozinho ou a uma distância de 2 metros dos demais moradores da casa.
- Caso a pessoa suspeita/infectada precise cozinhar, deve fazê-lo de máscara durante todo o tempo.[2,4,5]

Orientações gerais

O paciente suspeito/infectado deve:

- Permanecer de máscara o tempo todo em que não estiver em seu próprio quarto. Deve-se priorizar o uso de máscara cirúrgica (tendo o cuidado de trocá-la sempre que úmida, sempre que apresentar sujidades e sempre depois de 2 horas de uso). Caso não haja disponibilidade desse tipo de máscara, pode-se utilizar máscaras de tecido, tomando os mesmos cuidados (Figura 3).[2,4,5]

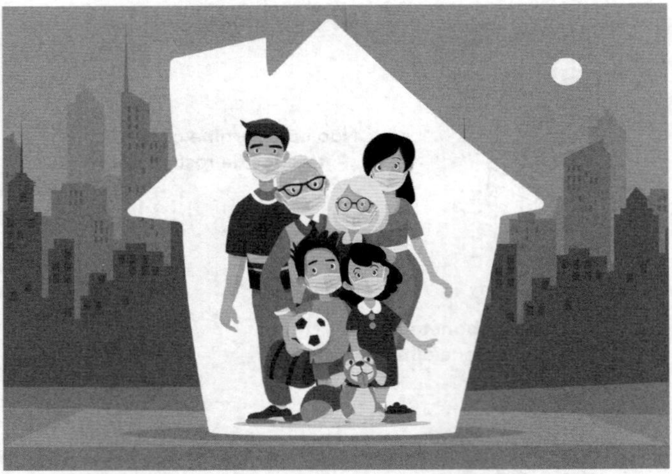

• **FIGURA 3** Todos os moradores do domicílio devem usar máscaras.

- Evitar passar o dia inteiro em um único cômodo.
- Retirar seu próprio lixo e sua própria roupa de cama.
- Realizar a limpeza de seu quarto e de seu banheiro mesmo se não forem compartilhados.
- Não receber visitas enquanto estiver em isolamento domiciliar.
- Sair de casa somente por motivo imprescindível.

Outras recomendações

- A pessoa que for realizar a limpeza dos demais cômodos da casa deve estar em uso de máscara, óculos, avental e luvas.
- Uso de álcool 70% ou água sanitária para realizar a limpeza da casa.
- Todas as superfícies de contato constante devem ser limpas frequentemente (mais de uma vez ao dia).
- Manter as lixeiras fechadas e usar sacos plásticos hermeticamente fechados.
- Roupas e acessórios de cama/banho do suspeito/infectado devem ser lavados separadamente das demais roupas da casa e deixados para secar em ambiente arejado.
- Não é necessário manter o distanciamento de animais de estimação.
- Caso a pessoa suspeita/infectada não seja independente e precise de cuidadores: deve-se eleger um familiar (de preferência sem comorbidades) para realizar os cuidados e essa pessoa deve sempre utilizar máscara cirúrgica, óculos e luvas durante o contato.[4,5]

PRODUTOS DE HIGIENE

Quais as substâncias indicadas para a limpeza da casa?

- Álcool em concentrações de 70% ou mais.
- Água sanitária.[2-5]

Qual é a concentração ideal da água sanitária?

- Para a desinfecção de superfícies, a Organização Mundial da Saúde recomenda o hipoclorito de sódio a 0,1% (1000 ppm) e 0,5% (5.000 ppm) para desinfecção de derramamentos de sangue ou fluidos corporais.[3]

Para conseguir uma solução com concentração de 0,5%

- Utilize água sanitária com concentração de princípio de cloro ativo entre 2% e 2,5%.
- Em um frasco, adicione 250 mL de água sanitária e 750 mL de água - ou seja, 1 parte de água sanitária para 3 partes de água.[3]

Para conseguir uma solução com concentração de 0,1%

- Utilize água sanitária com concentração de princípio de cloro ativo entre 2% e 2,5%.
- Em um frasco, adicione 50 mL de água sanitária e adicione 950 mL de água - ou seja, uma parte de água sanitária para 19 partes de água.[3]

Atenção: a solução pode perder seu potencial de desinfecção se exposta à luz, por isso, recomenda-se utilização imediata após a diluição. Além disso, após aplicar o desinfetante em uma superfície, é necessário aguardar o tempo de exposição e secagem necessários para garantir que os microrganismos da superfície sejam mortos.[3]

MEDIDAS DE PREVENÇÃO PARA NÃO LEVAR O VÍRUS PARA DENTRO DE CASA

Se por algum motivo houver a necessidade de sair de casa, algumas recomendações devem ser seguidas no intuito de diminuir o risco de contaminação domiciliar:

- Deixe os sapatos do lado de fora da casa.

- Assim que chegar em casa tome banho ou lave bem todas as áreas expostas (mão, punho, rosto, pescoço, braços).
- Higienize frequentemente seu celular.
- Limpe as embalagens que trouxe de fora antes de guardá-las.
- Não toque em seu rosto antes de higienizar bem as mãos.
- Caso leve seu animal de estimação para passear, lembre-se de higienizar suas patas após o passeio.
- Evite usar transporte público, mas, se necessário, evite tocar em superfícies e higienize bem as mãos.
- Evite uso de dinheiro em espécie para pagamentos, mas, se necessário, higienize as mãos antes e depois da manipulação.[1,2,4,5]

REFERÊNCIAS BIBLIOGRÁFICAS

1. WHO. Q&A on infection prevention and control for health care workers caring for patients with suspected or confirmed 2019- nCoV. 1 March 2020. Disponível em: https://www.who.int/news-room/q-a-detail/q-a-on-infection-prevention-and-control-for-health-care-workers-caring-for-patients-with-suspected-or- confirmed-2019-ncov. Acesso em 10 de maio 2020.
2. Secretaria de Atenção Primária à Saúde. Ministério da Saúde. Protocolo de manejo clínico do coronavírus (COVID-19) na atenção primária à saúde. Março de 2020.
3. WHO/UNICEF. Water, sanitation, hygiene and waste management for the COVID-19 virus. Technical brief. Genebra: WHO – World Health Organization/UNICEF – United Nations Children's Fund. 3 March 2020.
4. WHO. Home care for patients with suspected novel coronavirus (nCoV) infection presenting with mild symptoms and management of contacts. WHO interim guidance 20 January 2020.
5. Guia do isolamento domiciliar: como preparar sua casa para conviver com suspeitos de infecção por coronavírus. https://www.sae.unicamp.br/portal/images/Guia_isolamento_domiciliar_corona-virus.pdf. Acesso em 10 de maio de 2020.

Índice remissivo

L

M

N

O

P

Q

R

S

T

U

V

X